健康河南行动发展蓝皮书
（2019—2023年）

Blue Book of Healthy Henan Action Development

主审 周勇

主编 吴建 赵丽娟

郑州大学出版社

图书在版编目(CIP)数据

健康河南行动发展蓝皮书. 2019—2023 年 / 吴建主编. -- 郑州：郑州大学出版社，2025.6. -- ISBN 978-7-5773-1159-3

Ⅰ．R199.2

中国国家版本馆 CIP 数据核字第 2025L9J435 号

健康河南行动发展蓝皮书(2019—2023 年)
JIANKANG HENAN XINGDONG FAZHAN LANPISHU（2019—2023 NIAN）

策划编辑	张　帆	封面设计	苏永生
责任编辑	张　帆	版式设计	苏永生
责任校对	呼玲玲	责任监制	朱亚君

出版发行	郑州大学出版社	地　　址	河南省郑州市高新技术开发区
经　　销	全国新华书店		长椿路 11 号(450001)
发行电话	0371-66966070	网　　址	http://www.zzup.cn
印　　刷	郑州宁昌印务有限公司		
开　　本	787 mm×1 092 mm　1 / 16		
印　　张	23.75	字　　数	494 千字
版　　次	2025 年 6 月第 1 版	印　　次	2025 年 6 月第 1 次印刷
书　　号	ISBN 978-7-5773-1159-3	定　　价	89.00 元

本书如有印装质量问题，请与本社联系调换。

《健康河南行动发展蓝皮书》指导委员会

主　任　侯　红　别荣海　黄红霞

委　员　（按姓氏笔画排序）

刁琳琪　王　颖　王仲阳　王建防　卢长江
朱登博　刘培峰　关　新　孙晓红　李　波
李小营　李红乐　李育波　李爱军　杨　光
杨永军　杨洪涛　宋孝娟　张士东　张林玉
张金龙　张晟华　张晓辉　陈士艳　周　勇
祝云宪　秦高亭　徐显峰　郭万申　曹国然
董海立　温　超　谢长伟　路修德　熊林高

《健康河南行动发展蓝皮书》编写委员会

主　审　周　勇

主　编　吴　建　赵丽娟

副主编　董　倩　李洪彦

编　委　(按姓氏笔画排序)

马高峰　王　涛　王二锋　王明霞　毛瑞霞
毕飞先　朱声永　刘长军　孙　威　孙甜甜
杨学来　杨承君　来晓霞　张　敏　周　峰
周慧深　赵圣先　赵金岗　胡光辉　钮正春
段瑞昌　徐淑雷　高光杰　唐亚辉　梁林妹
梁宗飞　韩　东　程光中　舒卫方　曾　鑫
嵩俊杰　蔚　军　樊英戈　霍继伟　戴能光

编写组　(按姓氏笔画排序)

马铭泽　王　昊　王　鑫　王翔宇　王赛怡
牛亚冬　叶贝珠　申雪桐　朱星怡　任欣欣
刘甜丽　齐雯哲　安平平　孙婕霏　李　晨
李广樱　李泉漫　杨银梅　吴卓存　吴泽萍
吴晓漫　宋　瑶　宋雅林　张怡静　陈　悦
苗豫东　周子琛　周祉含　赵　颖　赵丽培
赵蔚嘉　段亚茹　贺秋洪　贾诗宇　徐　琳
高永基　郭星宏　蒋　睿　焦筱雨　魏景明

前言

进入新时代，健康在中国式现代化建设中的地位和作用更加凸显。2019年7月，国务院印发《国务院关于实施健康中国行动的意见》，启动健康中国行动。2022年，党的二十大作出"全面推进健康中国建设"的重大战略部署，明确提出到2035年建成健康中国的宏伟目标。各级党委、政府把推进健康中国建设作为增进民生福祉，提高人民生活品质的重要内容部署规划，深入实施健康中国行动和爱国卫生运动，倡导文明健康生活方式，推动全社会健康发展转型。

河南省委、省政府坚决贯彻党中央和国家战略部署，2019年12月出台《河南省人民政府关于推进健康中原行动的实施意见》，提出要提速提质推进健康河南建设，使发展成果更多惠及全省人民。全省卫生健康系统认真落实省委、省政府决策，精心组织，周密安排，健全工作机制，动态监测考核，有序有力推进各项行动深入实施，取得可喜进展。截至2023年底，健康河南行动72项年度监测指标中48项（66.67%）提前达到2030年（或2025年）既定目标。全省人均预期寿命增幅、居民健康素养水平高于全国平均水平，婴儿死亡率、5岁以下儿童死亡率、孕产妇死亡率低于全国平均水平。

站在新的历史起点，锚定2035年建成健康河南这一宏伟目标，本书通过阐述健康河南行动的时代内涵、任务要求和实施路径，全面总结5年来16项专项行动工作进展和实施成效，聚焦影响人民健康的重大疾病和突出问题，集中展现健康河南行动实施的重要阶段性成果，为健康河南建设提供借鉴和参考。实现健康河南建设目标，还需实施健康优先战略，深化医药卫生体制改革，健全预防为主的制度体系，形成有利于健康的生活方式、生态环境和社会环境，全方位全周期保障人民健康，筑牢中国式现代化建设河南实践的健康根基。

希望以本书为契机，凝聚更多智慧力量，形成人人参与、共建共享健康河南的浓厚氛围，推动国家战略成为社会共识，为实现健康中国目标而努力奋斗！

编者

2025年1月

目 录

BⅠ	总报告	001
B.1	健康河南行动发展基础	002
B.2	健康河南行动总体要求	009
B.3	实施成效	015
B.4	存在问题	025
B.5	政策建议	027
BⅡ	专项行动报告	031
B.6	健康知识普及行动	032
B.7	合理膳食行动	037
B.8	全民健身行动	040
B.9	控烟行动	045
B.10	心理健康促进行动	049
B.11	健康环境促进行动	051
B.12	妇幼健康促进行动	055
B.13	中小学健康促进行动	062
B.14	职业健康保护行动	064
B.15	老年健康促进行动	067
B.16	心脑血管疾病防治行动	072
B.17	癌症防治行动	077
B.18	慢性呼吸系统疾病防治行动	080
B.19	糖尿病防治行动	083
B.20	传染病及地方病防治行动	086
B.21	中医药健康促进行动	092

BⅢ 省辖市报告 ... 095

- B.22 郑州市 ... 096
- B.23 开封市 ... 107
- B.24 洛阳市 ... 117
- B.25 平顶山市 ... 131
- B.26 安阳市 ... 142
- B.27 鹤壁市 ... 154
- B.28 新乡市 ... 165
- B.29 焦作市 ... 183
- B.30 濮阳市 ... 195
- B.31 许昌市 ... 211
- B.32 漯河市 ... 222
- B.33 三门峡市 ... 240
- B.34 南阳市 ... 250
- B.35 商丘市 ... 262
- B.36 信阳市 ... 273
- B.37 周口市 ... 283
- B.38 驻马店市 ... 293
- B.39 济源示范区 ... 306

BⅣ 典型案例 ... 317

- B.40 鹤壁市：创新模式、全民共建，努力实现健康科普全覆盖 ... 318
- B.41 郑州大学第二附属医院：发挥临床营养专长，助力"好好吃饭"这件事 ... 321
- B.42 驻马店市：推进"体医融合"，建设健康驻马店 ... 324
- B.43 郑州市：推动控烟立法，建设无烟环境 ... 327
- B.44 新乡市：建立社会心理服务体系，推进社会健康和谐发展 ... 330
- B.45 鹤壁市：深化健康环境促进行动，绘就高质量生态画卷 ... 333
- B.46 三门峡灵宝市妇幼保健院：以中医中药之"灵"，护妇幼健康之"宝" ... 338
- B.47 南阳市方城县龙城小学：深培育阳光心理，护学生健康成长 ... 341
- B.48 中国石化中原石油化工有限责任公司：践行"大健康"理念，助推企业高质量发展 ... 345

B.49 郑州市第九人民医院(郑州市老年医院):强化老年友善管理,做实老年
健康服务 ………………………………………………………………… 349
B.50 河南省脑卒中防治中心(郑州大学第一附属医院):夯实全省脑卒中防治
网络,开创脑卒中防治新局面 ………………………………………… 352
B.51 郑州市:打造"九个统一"模式,构建市县乡一体化癌症防治新格局 …… 355
B.52 河南省慢阻肺防治中心(河南省人民医院):完善体系,加大投入,推进
慢阻肺防治见成效 ……………………………………………………… 359
B.53 河南省糖尿病防治中心(郑州大学第一附属医院):推动关口前移,提高
糖尿病防治水平 ………………………………………………………… 361
B.54 许昌市:社会共同参与 终结结核流行 ……………………………… 363
B.55 南阳市:万名中医师家庭签约服务,构建"防治康养"南阳模式 ……… 366

B I 总报告

B.1 健康河南行动发展基础

一、健康的时代内涵

河南是中华文明的主要发祥地之一,位于我国中东部、黄河中下游,因大部分地区位于黄河以南,故称河南。远古时期,在黄河中下游地区,河流纵横、森林茂密、野象众多,河南被形象地描述为人牵象之地,这就是象形字"豫"的来源,也是河南简称"豫"的由来。《尚书·禹贡》将天下分为"九州",现今河南大部分地区属九州中的豫州,位于九州之中,故有"中原""中州"之称。作为全国农业大省、人口大省和新兴工业大省,健康河南是健康中国的重要组成部分,健康河南行动是健康中国战略在河南落地的重大实践和重要体现。

健康的要义与人类对健康认识的转变及其维度不断拓展紧密联系。进入21世纪,由于健康定义的变化使得健康的维度不断丰富,也促使主要的医学模式发生相应转变。1948年,世界卫生组织(WHO)首次明确了健康的概念,即一种身体上、精神上和社会适应上的完好状态,而不仅仅是没有疾病和虚弱。1959年,美国学者Dunn提出了整体健康的概念,认为健康是一种包括躯体健康、社会健康、心理健康、情绪健康和精神健康5个方面的完美的状态[1]。1978年,国际初级卫生保健大会将健康描述为"健康不仅是疾病与体弱的匿迹,而是身心健全、社会幸福的完满状态"[2]。1978年WHO《阿拉木图宣言》重申,健康是身体的、精神的健康和社会适应的良好。1979年WHO《2000年世界全民健康战略》强调改善人民健康并非健康部门本身,还包括城市、区域乃至国家、国际层面的许多其他部门。1981年WHO提出健康不是单一的目标,而是一个发展的过程,提出健康系统概念。1986年西班牙里斯本会议提出健康的社会属性,认为人民对于影响健康的事务有控制权,健康应是政府部门、民间组织及小区居民共同的责任。1986年世界第一届健康促进大会《渥太华宪章》提出"应将健康看作是日常生活的资源,而不是生活的目标。健康是一种积极的概念,它不仅是个人素质的体现,也是社会和个人的资源"[3]。

---

[1] 王煜:《中国居民健康相关生命质量及其对卫生服务利用影响的研究》,北京协和医学院博士学位论文,2010年,第1页。
[2] 布明德:《健康的定义和标志》,《现代养生》,2011年第6期,第10页。
[3] 赵强:《城市健康生态社区评价体系整合研究》,天津大学建筑学博士学位论文,2012年,第7页。

1989年WHO再次深化健康的概念,提出包括躯体健康、心理健康、社会适应良好和道德健康的四维健康新概念[①]。2016年世界卫生组织提出"健康全覆盖"(Universal Health Coverage)倡议,呼吁各国政府从人群覆盖、服务覆盖和成本费用覆盖三个维度进一步推进健康公平和可及。

2000年联合国千年首脑会议上,189个国家联合签署《千年宣言》,就全世界范围内消除贫困、饥饿、文盲、性别歧视,减少疾病传播,阻止环境恶化,商定了一套到2015年达成的目标和指标(Millennium Development Goals,MDGs)。MDGs主要涉及八个方面,即消灭极端贫穷和饥饿,实现普及初等教育,促进两性平等并赋予妇女权力,降低儿童死亡率,改善产妇保健,与艾滋病、疟疾和其他疾病作斗争,确保环境的可持续能力,制订促进发展的全球伙伴关系。在千年发展目标指导下,全球在发展经济、改善人居、消除饥饿与贫困方面取得了积极进展。将维护和促进健康作为人类社会发展的标识和根本目标。

2015年联合国可持续发展峰会上,193个成员国正式通过17个可持续发展目标(Sustainable Development Goals,SDGs)。SDGs旨在制定一套普遍适用于所有国家而又考虑到各国不同的国情、能力和发展水平,同时尊重国家政策和优先目标以平衡可持续发展的三大支柱(环境保护、社会发展和经济发展)。可持续发展目标改变片面追求经济增长的传统发展观,坚持包容性增长和经济、社会、环境协调发展的可持续发展理念。无论是广度、深度、难度、力度都远远超越了千年发展目标,为全球可持续发展描绘了一幅雄心勃勃的蓝图,也将人类健康与经济社会可持续发展紧密联系在一起。

对健康内涵理解的演进和中国社会经济发展的深刻变化共同推动了健康中国布局和内核的形成。党的二十大报告作出"全面推进健康中国建设"的重大战略部署,明确提出到2035年建成健康中国的宏伟目标。各级党委和政府把"推进健康中国建设"作为增进民生福祉、提高人民生活品质的重要战略部署和规划,把保障人民健康放在优先发展的战略位置,以深入实施健康中国行动和爱国卫生运动为抓手,统筹部署卫生健康领域改革发展任务,积极倡导文明健康生活方式,不断完善人民健康促进政策,推动全社会健康发展转型。

新时代的健康应有"新内核",从认识上应承接人类对健康认识的新趋势,以"大健康"为大趋势,从维度上应含纳健康的主要方面,即以"大卫生"做大布局;从定位上应与国家战略相配合,以"大医学"谋"大实践"("大实践"即多部门、全要素、整个社会共建共筹的大健康实践运动),最终形成融合四个全面、五大理念的健康中国总体战略布局。

---

① 沈炜明,杨海平:《生命健康指数的计算式》,《贵州师范大学学报(自然科学版)》,2006年第24卷第4期,第1-6页。

2017年,《"健康河南2030"规划纲要》(豫发〔2017〕2号)①颁布,以此为标志,拉开了健康河南建设的大幕。

健康河南战略全面承接"四个全面"和"创新、协调、绿色、开放、共享"五大发展理念,以提高人民健康水平为核心,突出问题导向和需求导向,深入推进医药卫生体制改革,将健康融入所有政策,加快转变健康领域的发展方式,由过去以治病为中心转向以人民健康为中心,更加注重体制机制的创新,更加注重预防为主和健康促进,更加注重提高基本医疗服务的质量和水平,更加注重医疗资源重心下移、资源下沉,使基本医疗卫生制度能够更加巩固成熟,增进河南人民群众的健康福祉。②

五大发展理念体现在:①创新发展,激发健康产业创新活力,形成促进健康河南的创新体制架构,实施"互联网+"的健康行动计划,建立健康友好型社会;②协调发展,将健康融入所有政策,推进河南省的健康资源合理配置与协调发展,实现分级诊疗制度;③绿色发展,坚持人与环境的可持续发展,促进以健康为中心的生态文明建设,推动健康服务产业的绿色发展;④开放发展,以开放、融合的态度推进健康服务业多元发展,深度融入国家健康体系;⑤共享发展,完善基本医疗卫生制度,提高医疗服务可及性、可负担性、公平性,体现健康服务的公平性和全民健康覆盖。③

基于对健康概念的梳理和与国家健康战略的承接,健康河南建设的战略目标可概述为全社会以健康为中心,以公共政策为落脚点,以重大专项、重大工程为切入点,保障人民健康生活和工作,将河南建设成为人群健康、环境健康和社会健康的有机整体。建设范围与边界为:①健康服务,优化健康服务主要从强化全民公共卫生服务、提供以人为本整合型医疗服务、加强重点人群健康服务、促进人口均衡发展着力;②健康保障,主要从提供绿色安全食品、形成健康饮食习惯、完善药品供应保障体系着力;③健康行为,培养健康行为任务主要从实行健康生活方式、推动全民健身和健康深度融合、提升健康素养、促进心理健康着力;④健康环境,共创健康环境任务主要从优化健康生活环境、打造健康工作环境、健全社会医疗保障体系着力;⑤健康产业,繁荣健康产业主要从构建多元办医格局、促进医药产业发展升级、培育医养结合健康养老产业、发展健康服务新业态着力。

二、发展基础

"十四五"时期是河南省开启全面建设社会主义现代化河南新征程、谱写新时代"中

---

① 《中共河南省委河南省人民政府 关于印发〈"健康河南2030"规划纲要〉的通知》,https://wsjkw.henan.gov.cn/2017/06-19/1280132.html,最后访问日期2025-01-18。
② 詹洪春,刘志学:《李斌:"四个全面"战略布局推进"健康中国"建设》,《中国医药导报》,2016年第13卷第8期,第1页。
③ 方鹏骞,闵锐:《新常态下的健康中国建设》,《中国卫生》,2016年第3期,第67页。

原更加出彩"绚丽篇章的关键时期,是推动高质量发展、加快由大到强的转型攻坚期,卫生健康事业进入新发展阶段,发展面临新的机遇和挑战。

(一)发展基础

(1)居民健康水平显著提高。2023年全省人均预期寿命达到78.2岁,较2019年的77.5岁提高了0.7岁;婴儿死亡率、5岁以下儿童死亡率分别为2.41‰、3.62‰,较2019年的3.59‰、4.81‰分别下降1.18、1.19个千分点,孕产妇死亡率从9.66/10万下降至7.53/10万,居民主要健康指标优于全国平均水平。

(2)医疗卫生服务能力明显增强。全民健康保障工程、基层卫生人才工程全面推进,国家区域医疗中心建设顺利实施,县域医疗中心实现全覆盖,城乡医疗卫生资源总量增加、结构优化、布局均衡,基层服务能力明显增强。2023年全省每千人口医疗卫生机构床位数达到7.92张、执业(助理)医师数达到3.53人、注册护士数达到3.91人,分别较2019年的6.64张、2.61人和2.89人增长19.3%、35.2%和35.3%。

(3)公共卫生保障水平持续提升。基本公共卫生服务均等化水平稳步提高,人均基本公共卫生经费达到89元,服务质量不断提高,服务内容逐步拓展。慢病防控、重点传染病防控有力有效。老年人、婴幼儿、残疾人、低收入人群等重点人群健康管理持续强化。婴幼儿照护服务扎实推进,老年健康服务扩大供给,劳动者工作环境不断改善。食品安全形势稳步向好,食品安全风险监测样品中有害因素总超标率降低至5%以下。爱国卫生运动深入开展,健康教育和控烟履约工作持续推进,居民健康素养水平不断提高。

(4)医药卫生体制改革深入推进。统筹推进医疗、医保、医药联动改革。分级诊疗制度持续改善,紧密型县域医共体建设实现全覆盖,家庭医生签约服务扩面提质。公立医院综合改革全面推开,药品和耗材加成全部取消。全民医保制度更加健全,2023年城乡居民医保政策范围内住院费用支付比例为65.77%。药品供应保障改革持续深化,基本药物数量增加到685种,药品耗材集中带量采购稳步实施,短缺药品保供稳价制度逐步健全。行业综合监管督察实现全覆盖。社会办医加快发展。卫生筹资结构持续优化,居民就医负担明显减轻,"看病难、看病贵"问题明显缓解。

(5)中医药事业发展成效明显。多层次、广覆盖的中医药服务网络基本建立,中医药服务能力持续提升。启动国家区域中医(专科)诊疗中心、省级中医专科诊疗中心、省级区域中医专科诊疗中心建设,继续开展省级重点中医专科建设,实现乡镇卫生院中医馆(中医科)全覆盖。推动中医药科技进步,不断拓展中医药健康服务新业态。中医药人才队伍建设持续加强。

(6)人口家庭发展更加均衡,人口生育水平保持基本稳定。免费孕前优生健康检查全面覆盖,出生缺陷预防意识显著增强,计划生育奖扶、特扶对象保障有力,婴幼儿照护服务扎实推进。

(7)健康扶贫攻坚战全面打赢。认真贯彻精准扶贫、精准脱贫方略,紧盯贫困人口基本医疗有保障,不断强化责任、政策、工作"三落实",围绕"减存量、防增量"双向发力,推进健康扶贫规范化标准化制度化建设,实施突出问题"清零行动",如期实现贫困人口基本医保覆盖率、家庭医生签约服务率、贫困村卫生室和合格村医覆盖率"三个100%",贫困人口医疗费用报销比例、县域内就诊率"两个90%"目标,2021年,全省162万因病致贫人口实现全部脱贫目标。

(8)抗疫斗争取得重大战略成果。面对复杂的疫情,在党中央、国务院的坚强领导下,按照省委、省政府安排部署,因时因势优化调整防控政策措施,高效统筹疫情防控和经济社会发展,迅速扩充医疗救治资源,"乙类乙管"后用较短的时间实现了疫情防控平稳转段,有效保护了人民群众生命安全和身体健康,疫情防控取得重大决定性胜利。

(二)健康领域主要问题

5年来,健康河南行动取得显著成效,但也面临一些问题和挑战,主要涉及疾病谱、行为和生活方式、健康环境、食品药品安全、健康服务供给与体制机制等方面。

从疾病谱变化看,当前以及今后一个时期同时面临传统健康问题与新发健康挑战。双重疾病负担给全省疾病预防控制带来严峻挑战,尤其是在经济尚不发达的农村地区。一方面,传染病尚未得到完全控制,重大传染病流行仍比较严重。诸如肺结核、乙肝等老的传染病流行情况仍然严重,艾滋病、人感染高致病性禽流感等新发传染病和人畜共患病不断出现,对人民健康构成了新的威胁,针对感染性疾病开展防控工作的第一次卫生革命任务仍然艰巨。另一方面,心脑血管疾病、恶性肿瘤、糖尿病等慢性病患病人数快速持续上升,目前慢病人群超过5000万人。因慢性病死亡的人数已经占到因病死亡人数的80%以上,严重威胁居民健康,针对慢性病防控的第二次卫生革命形势严峻。

从行为和生活方式看,全省居民健康知识普及率不高,全省居民健康素养水平仍需持续提升。吸烟、酗酒、缺乏锻炼和不合理饮食等不健康生活方式比较普遍,不良生活方式引起的疾病日益突出。生活节奏加快、精神压力增大也直接损害身体健康。首先,在健康意识培养方面,居民获取疾病防治和其他健康知识的渠道还非常有限,吸烟、酗酒、吸毒等健康危害行为尚未得到有效控制,居民的基本健康素养与发达地区相比还有较大差距。2023年,全省15岁以上人群吸烟率达到21.69%。在体育健身方面,全省全民健身场地设施区域发展不平衡,经济发展较好地区和经济欠发达地区差距较大,公共体育设施利用率低,机关、学校公共体育设施对外开放率较低。全省居民经常参加体育锻炼人数比例2019年监测显示仅为36.6%。另外,心理健康、公共安全等健康问题尚未引起社会公众的足够关注。

从健康环境看,全省生态环境污染形势依然严峻,不断发生的自然灾害、事故灾害及社会安全事件对医疗卫生保障也提出更高要求。自纳入京津冀大气治理协作区域后,京津冀及周边相邻省份颗粒物年均浓度呈下降趋势,河北、山西、天津、北京、山东与2023年同比分别下降17.6%、14.0%、12.8%、12.3%、5.7%,而河南却同比上升0.75%,大气质量改善的幅度严重滞后。2023年全省地级以上城市空气质量优良天数比例为68%,低于全国平均水平,反映出环保工作还有较大差距,为人民群众提供健康自然环境方面挑战和压力巨大。此外,在改善自然环境的基础能力方面仍有诸多薄弱环节,特别是在环境监测监控预警能力建设、大气污染源解析、污染源排放清单编制、重大环境科技支撑不足,环境执法车辆、设备等能力建设问题还没有得到很好解决,环保依法行政意识和能力还不够强,环保工作方式方法尚不能适应以改善环境质量为核心,等等。

从食品药品安全看,全省食品药品安全监管体系、治理能力等基础依然薄弱,制约食品药品安全的深层次问题尚未解决,对人民群众的健康饮食和药品、器械供应带来危险和威胁。一是监管人员能力亟须提升。全省食品、药品安全监管系统8.5万人来自不同的单位和部门,学历经历、专业知识、素质能力等参差不齐,无法满足食品药品监管政策性、专业性和技术性要求,其业务素质和能力亟需提升。二是监管任务十分繁重。全省2022年监管对象中有药品生产、流通企业6万余家、化妆品生产、经营单位1.1万余家,医疗器械生产、经营和使用单位5.9万余家。各类监管对象多、小、低、散,从业人员素质整体不高,危害食品药品安全的违法犯罪屡禁不止,监管任务十分繁重。三是监管手段和技术支撑能力薄弱。目前,省、市食品药品监管系统执法装备缺乏,县级食品药品检验机构能力亟待加强。

从健康服务供给看:一是经济尚不发达背景下的快速老龄化。一方面,全省人口老龄化明显加速,带来康复、老年护理等医疗服务需求大幅增大,康复、老年护理等薄弱环节更为凸显。截至2023年底,全省60岁以上人口1966万,占常住人口的20%,其中65岁以上人口1304万,占13.2%。老龄化不仅给社会和经济的发展带来压力,也给人群健康带来新的挑战。另一方面,全省还正处于新型城镇化加速推进阶段,预计到2025年,常住人口城镇化率超过60%,新增1400万左右农村转移人口。迫切需要调整完善现行医疗卫生、基本医保等方面制度和政策,夯实城乡卫生健康基层基础工作,实现城乡居民基本医疗卫生服务的有效衔接。二是全省卫生资源分布不均衡,过度集中于大城市和大医院,城市社区和农村地区卫生资源不足、人才短缺、服务能力不强。农村卫生资源质量不高,尤其是人力资源质量不高,服务能力不能满足农村居民需要。资源布局结构不合理影响医疗卫生服务提供的公平与效率,突出体现是信阳、南阳、周口等部分地区资源总量较低,基层医疗卫生机构服务能力不足,公共卫生服务体系发展较慢。资源要素配置结构失衡,城市大型公立医院的床位占比超过70%,医护比1.2∶1左右,护士配备严重不足。专科医院发展相对较慢,肿瘤、儿科、精神卫生、康复、老年护理等领域服务能力薄弱。另外,县域对公共卫生服务体系建设投入不足,导致公共卫生工作质量难以保证,且公共卫生机构专业人员数量不足、质量不高,以每千人口执业(助理)医师数、注册护士数为例,均低于全国平均水平。全省执业(助理)医师中,大学本科及以上学历者占比不足40%,注册护士中,大学本科及以上学历者占比不足10%。从长期看,全省健康服务供给与增长变化的健康需求之间矛盾依然突出,健康领域与社会发展领域的协调性仍需进一步增强。

从体制机制看:一是体制、机制有待健全和完善,主要体现在医疗服务价格机制、医疗机构补偿机制、按项目付费支付方式、分配机制、监督机制等不合理或不完善。体制机制的不合理,导致医疗服务利用流向不合理,患者过多利用高层级医院的服务,基本医疗服务的公平性和可及性有待改善;导致医疗服务提供体系的系统效率不高,宏观健康绩效有待改善;导致医院和医生过度追求高技术应用,甚至过度提供服务;导致医疗服务的成本过高,降低了医疗资源使用效率。二是政府责任有待进一步明确和落实,党政主要领导干部的政绩考核指标体系之中未纳入足够数量的居民健康改善指标;卫生健康相关主管部门之间统筹协调机制有待完善;基层政府在健康改善方面的财政投入力度不足、结构不合理。多年来,很多基层政府对公共卫生、基本医疗服务、环境健康的投入一直处于较低水平。三是卫生服务模式亟须转变,以外延式扩张为主的发展方式没有得到根本改变,重治疗、轻预防、缺康复格局仍未彻底扭转。公共卫生机构、医疗机构分工协作机制不健全、缺乏联通共享,各级各类医疗卫生机构合作不够、协同性不强,难以有效应对日益严重的慢性病高发等健康问题。四是科学稳定的卫生健康投入与增长机制尚未形成,全省卫生总费用面临快速上升的压力,个人卫生费用负担偏高,居民看病就医感受有待进一步改善。2019—2023年,全省卫生总费用平均增长速度高于同期GDP增速,居民个人现金卫生支出占卫生总费用的比重持续下降至30%左右,但仍高于全国平均水平(27.3%)。医疗卫生的公益性、公平性和绩效水平有待进一步提高。健康事业与大健康产业协同互促的格局有待建立,产业创新发展与聚集效应不强,等等。

三、形势机遇

2021年3月,习近平总书记在福建考察调研时强调,人民健康是社会主义现代化的重要标志。在以中国式现代化推进强国建设、民族复兴伟业的新征程上,卫生健康工作的基础性地位和全局性作用进一步凸显。以习近平同志为核心的党中央着眼维护和增进人民健康,提出一系列重要思想和重要论断,把卫生健康事业提升到新的战略高度。党的二十大明确提出以中国式现代化全面推进中华民族伟大复兴的中心任务,对新时代新征程上推进健康中国建设作出新的战略部署,赋予新的任务使命。

虽然河南省卫生健康事业取得显著成就,但发展不平衡不充分的矛盾依然存在,仍然面临重大挑战。主要表现在:优质医疗资源总量不足、区域分布不均衡,医疗技术水平和服务能力仍不能满足人民群众的健康需求,全省仅有两家医院入选全国百佳医院,仍有不少群众到省外就医,省域外转率接近5%;各级疾控机构职责分工和定位不够清晰,部分地区财政投入不足,保障机制和人员激励机制有待完善;高层次医疗人才和基层卫生人才匮乏并存,科技创新能力不足;高血压、糖尿病等慢性病已成为居民主要健康问题,心脑血管疾病报告发病率高于全国平均水平,群众健康知识掌握不足,不合理膳食、缺乏体育锻炼等不良生活方式仍较为普遍;生育水平持续走低,老龄化程度加深,人口负增长下"老龄化少子化"将成为常态;传统和新发传染病疫情相互叠加,突发公共卫生事件时有发生,公共卫生安全治理难度持续加大;精神心理健康、道路交通伤害等问题不容忽视,对卫生健康资源和服务供给带来巨大压力。信息化、智能化发展迅速,迫切要求卫生健康领域加快做好健康服务模式创新和转变。

河南省委、省政府坚决落实中央和国家决策部署,推动健康河南建设提速提质,努力让发展成果更多更公平惠及全体人民。河南省委十一届四次全会进一步明确了推进中国式现代化建设河南实践的前进方向,要求加快健康河南建设。各级党委政府高度重视卫生健康工作,社会公众的健康意识大幅提升,健康日益成为人民群众美好生活需要的重要组成部分。与此同时,黄河流域生态保护和高质量发展、新时代中部崛起等重大战略的实施,为卫生健康发展带来新的机遇。5G、人工智能、物联网、区块链等新一代信息技术与生物技术、生命科学加速渗透融合,"互联网+医疗健康"新技术新模式不断涌现,为卫生健康发展提供强大动力。

总体看,"十四五"时期,河南省卫生健康发展面临的机遇与挑战并存。必须深刻认识新形势新要求,树立底线思维,准确识变、科学应变、主动求变,顺应全省人民对美好生活新期待,提速提质推进健康河南行动深入实施,加快构建现代化卫生健康服务体系、保障体系和治理体系,不断满足人民群众高品质健康生活需求。

B.2 健康河南行动总体要求

2019年10月,国务院印发《国务院关于实施健康中国行动的意见》。2019年12月,河南省人民政府印发《河南省人民政府关于推进健康中原行动的实施意见》(豫政〔2019〕26号),加快推进健康河南建设,提高全民健康水平,提出全方位干预健康影响因素、维护全生命周期健康、防控重大疾病共3个大类、16项专项行动。

一、指导思想

以习近平新时代中国特色社会主义思想为指导,深入贯彻落实健康中国行动各项决策部署,紧密围绕省委、省政府关于健康河南建设的总体要求,推动健康河南行动16项专项行动取得突破性进展,打造一批在全国有影响力的河南品牌,人民群众健康获得感、幸福感、安全感持续提升,进一步夯实健康河南高质量发展的根基。

二、基本原则

（1）普及知识、提升素养。把提升健康素养作为增进全民健康的前提,根据不同人群特点有针对性地加强健康教育与促进,让健康知识、行为和技能成为全民普遍具备的素质和能力,实现健康素养人人有。

（2）自主自律、健康生活。倡导每个人是自己健康第一责任人的理念,激发居民热爱健康、追求健康的热情,养成符合自身和家庭特点的健康生活方式,合理膳食、科学运动、戒烟限酒、心理平衡,实现健康生活少生病。

（3）早期干预、完善服务。对主要健康问题及影响因素尽早采取有效干预措施,完善防治策略,推动健康服务供给侧结构性改革,提供系统连续的预防、治疗、康复、健康促进一体化服务,加强医疗保障政策与健康服务的衔接,实现早诊早治早康复。

（4）全民参与、共建共享。强化跨部门协作,鼓励和引导单位、社区（村）、家庭和个人行动起来,形成政府积极主导、社会广泛动员、人人尽责尽力的良好局面,实现健康中国行动齐参与。

三、发展目标

到 2030 年,健康河南行动推进机制更加完善,全社会健康促进制度体系更加成熟,居民主要健康指标不断提升,健康预期寿命持续提高。

（1）健康水平持续提升。孕产妇死亡率和婴儿死亡率、5 岁以下儿童死亡率分别控制在 9.0/10 万、4.1‰和 5.0‰以下。

（2）人均预期寿命优于全国水平；城乡居民达到《国民体质测定标准》合格以上的人数比例达到 92.17%。人均预期寿命逐步提高,达到 79.5 岁。

（3）健康促进体系更加完善。居民健康素养水平逐年提高,达到 30%；健康生活方式更加普及,15 岁及以上人群吸烟率低于 20%；人均体育场地面积达到 2.6 平方米以上。

（4）健康环境持续改善。生态环境质量持续优化,地市级及以上城市空气质量优良天数比率持续提高,居民饮用水水质达标率持续改善,城市人均公园绿地面积 14.78 平方米。至 2025 年,17 个省辖市、济源示范区实现国家卫生城市全覆盖,县级市国家卫生城市数量覆盖率达到 80%,国家卫生县城覆盖率超过 70%,国家卫生乡镇比例覆盖率达到 10% 左右。

（5）健康服务更加高效。健康服务能力明显提升,重点人群健康需求得到更好满足,健康保障制度更加健全。产前筛查率大于80%,高血压和糖尿病规范管理率达到70%以上,个人卫生支出占卫生总费用比例调整至合理区间。重大慢性病发病率上升趋势得到遏制,重点传染病、严重精神障碍、地方病、职业病得到有效防控,重点人群健康状况显著提升。

四、重点任务

（一）全方位干预健康影响因素

1. 实施健康知识普及行动

向社会公众普及维护健康的知识与技能。建立完善省级健康科普专家库和资源库,开展健康科普活动,构建全媒体健康科普知识发布和传播机制。建立医疗卫生机构和医务人员开展健康促进与教育的激励约束机制。完善医保支付政策,鼓励基层医疗卫生机构和家庭签约医生团队开展健康管理服务。支持各级广播电台、融媒体中心和其他媒体开办优质健康科普节目,动员各方面社会力量参与健康知识普及工作。加强对全媒体健康栏目、健康医疗广告的审核、监管,以及对新媒体平台健康科普信息的监测、评估和通报。开发推广健康适宜技术和支持工具。开展健康促进县(区)建设。到2022年和2030年,全省居民健康素养水平分别不低于22%和30%。

2. 实施合理膳食行动

全面实施《河南省国民营养计划实施方案(2018—2030年)》。针对一般人群、特定人群和家庭,聚焦食堂、餐厅等场所,加强营养和膳食指导。鼓励全社会参与减盐、减油、减糖。实施贫困地区重点人群营养干预,继续实施农村义务教育学生营养改善计划。在幼儿园、学校、养老机构、医院等集体供餐单位配备营养师。推动营养立法和政策研究。推进食品营养标准体系建设,实施食品安全检验检测能力达标工程。发展营养导向型农业和食品加工业。到2022年和2030年,成人肥胖增长持续放缓,5岁以下儿童生长迟缓率分别低于7%和5%。

3. 实施全民健身行动

推进全民健身公共体育服务体系建设,统筹规划建设全民健身场地设施,实现城区"两场三馆"(体育场、室外体育活动广场和体育馆、游泳馆、全民健身综合馆)和"10分钟健身圈"全覆盖。制定全省公共体育设施运营管理办法,完善财政补助、服务收费、管理运营、安全保障等措施,推行公共体育设施免费或低收费开放。加强全民健身与全民健康深度融合,普及国民体质检测和科学健身指导服务,推动形成"体医结合"的慢性病预防与慢性病非医疗干预机制。构建运动伤病预防、治疗与急救体系。鼓励和支持新建工作场所建设适当的健身活动场地。强化对高校学生体质健康水平的监测和评估干预,把高校学生体质健康状况纳入对高校的考核评价内容。到2022年和2030年,城乡居民达到《国民体质测定标准》合格以上的人数比例分别不少于92.08%和92.28%,经常参加体育锻炼的人数比例达到40.31%及以上和44.04%及以上。

4. 实施控烟行动

广泛宣传吸烟和二手烟暴露的严重危害。鼓励领导干部、医务人员和教师发挥控烟引领作用,把各级党政机关建设成无烟机关。加强青少年控烟工作,把控烟知识纳入中小学生健康教育课程。强化公共场所控烟和烟草广告监督执法。全面落实税收、价格调节等措施,提高控烟成效。不断加强卷烟包装标识管理,逐步建立完善戒烟服务体系。积极推进公共场所控烟立法,逐步提高全面无烟法规覆盖人口比例。到2022年和2030年,全面无烟法规保护的人口比例分别达到30%及以上和80%及以上。

5. 实施心理健康促进行动

通过心理健康教育、咨询、治疗、危机干预等方式,引导公众科学缓解压力,正确认识和应对常见精神障碍及心理行为问题。依托城乡社区综治中心等综合服务管理机构及设施建立心理咨询(辅导)室或社会工作室(站),搭建基层心理健康服务平台。整合社会资源,设立市、县级未成年人心理健康辅导中心,完善未成年人心理健康辅导网络。鼓励社会力量提供心理健康服务。支持精神卫生医疗机构能力建设,完善人事薪酬分配制度,体现心理治疗服务的劳务价值。逐步将心理健康工作人员纳入专业技术岗位设置与管理体系,畅通职业发展渠道。建立精神卫生综合管理机制。完善精神障碍社区康复服务体系。开展心理危机干预和心理援助工作。加强心理健康人才培养,推动高校开设相关专业。到2022年和2030年,居民心理健康素养水平分别提升到20%和30%,心理相关疾病发生的上升趋势减缓。

6. 实施健康环境促进行动

加大环境与健康相关的防护和应对知识宣传力度,提升居民环境与健康素养水平。深入开展大气、水、土壤污染防治。推进健康城市、健康村镇、健康细胞工程建设。逐步建立环境与健康的调查、监测和风险评估制度,采取有效措施预防控制环境污染相关疾病。加强城市公共安全基础设施以及应急物资储备体系建设,合理规划和建设应急避难场所。组织实施交通安全生命防护工程。开展装饰装修材料等消费品安全性评价,完善产品伤害监测体系,建立消费品质量安全事故强制报告制度。以复合污染对健康影响和污染健康防护为重点,着力研发一批关键核心技术。加大饮用水工程设施建设、管理和维护力度,保障饮用水安全,居民饮用水水质达标情况明显改善,并持续改善。

(二)维护全生命周期健康

1. 实施妇幼健康促进行动

大力普及妇幼健康科学知识。完善妇幼健康服务体系、出生缺陷防治体系,实施妇幼健康服务能力提升计划,开展出生缺陷综合防治。全面开展新生儿疾病筛查,推进危重孕产妇和新生儿救治保障能力建设。加强托幼机构卫生保健业务指导和监督工作。重视儿童早期发展服务,完善婴幼儿照护服务和残疾儿童康复救助制度。促进生殖健康,持续推进农村妇女宫颈癌和乳腺癌筛查工作。加大儿科、产科、助产等急需紧缺人才培养力度。做好女职工劳动保护工作。到2022年和2030年,婴儿死亡率分别控制在4.3‰及以下和4.1‰及以下,孕产妇死亡率分别下降到10/10万及以下和9/10万及以下。

2. 实施中小学健康促进行动

动员家庭、学校和社会共同维护中小学生身心健康。引导学生从小养成健康生活习惯,锻炼健康体魄,预防近视、肥胖等疾病。实施青年体育活动促进工程。建设健康学校,深化学校体育、健康教育教学改革,中小学校按规定开齐开足体育与健康教育课程。建立基层医疗卫生机构包片联系中小学校制度,中小学卫生保健机构人员和设备要配备到位。建好义务教育学校食堂,保障师生在校用餐食品安全和营养健康。对学校、托幼机构和校外培训机构教室的采光和照明达标情况以"双随机"方式抽检、记录并公布。建设全省儿童青少年视力健康及其相关危险因素监测网络,加强数据收集利用。积极引导社会力量开展各类儿童青少年体育活动。实施网络游戏总量调控,限制未成年人上网时间。完善学生健康体检制度和学生体质健康监测制度,把学生体质健康状况纳入对学校的绩效考核内容,结合学生年龄特点,以多种方式对学生健康知识进行考试考查,将体育纳入高中学业水平测试。到2022年和2030年,学生体质健康标准达标优良率分别达到50%及以上和60%及以上;新发近视率明显下降,儿童青少年视力健康整体水平显著提升。

3. 实施职业健康保护行动

落实用人单位主体责任和政府监管责任,预防和控制职业病危害。推动修订职业病防治地方性法规。在矿山、建材等重点行业开展职业病专项治理,研发、推广新技术、新工艺、新设备和新材料。加强职业病防治专业人才队伍建设,鼓励高校扩大招生规模。加强职业病防治机构、技术支撑体系、监管体系建设。鼓励用人单位开展职工健康管理。健全职业病危害因素检测、监测和职业病报告网络,建立职业卫生和放射卫生大数据平台。督促企业依法履行职业病防治法定责任和义务。加大尘肺病患者工伤保险保障力度。接尘工龄不足5年的劳动者新发尘肺病报告例数占年度报告总例数的比例实现明显下降,并持续下降。

4. 实施老年健康促进行动

面向老年人普及膳食营养、体育锻炼、定期体检、健康管理、心理健康以及合理用药等知识。实施老年人心理健康预防和干预计划,加强对老年严重精神障碍患者的社区管理和康复治疗。建立完善老年健康服务体系,积极发展老年医院、康复医院、护理院、安宁疗护中心等医疗机构,二级以上综合医院开设老年医学科、三级中医医院设置康复科的比例达到或高于国家要求。发挥家庭医生（团队）作用，为老年人提供综合、连续、协同、规范的签约服务。推进医疗卫生与养老服务融合发展。支持高校和职业院校开设老年医学相关专业或课程。探索长期护理保险制度。逐步建立完善支持居家和社区养老的政策体系。鼓励专业技术领域人才延长工作年限，制定老年人力资源开发利用专项规划。优化老年人住、行、医、养等环境，营造安全、便利、舒适、无障碍的老年宜居环境，实现健康老龄化。到2022年，65—74岁老年人失能发生率有所下降，65岁及以上人群老年期痴呆患病率增速下降，并持续下降。

（三）防控重大疾病

1. 实施心脑血管疾病防治行动

鼓励、支持社会组织和医疗机构开展群众性应急救护培训。指导高危人群和患者践行健康生活方式，全面落实35岁及以上人群首诊测血压制度，加强高血压、高血糖、血脂异常规范化管理。建立心脑血管病防治网络、急性胸痛协同救治网络，推进医院卒中中心、胸痛中心建设，推广心脑血管疾病防治适宜技术，提高规范化诊疗服务水平。在学校、机关、企事业单位和车站、商场等公共场所配备急救药品、设备和设施。到2022年和2030年，心脑血管疾病死亡率分别下降到209.7/10万及以下和190.7/10万及以下。

2. 实施癌症防治行动

积极预防癌症，推进早筛查、早诊断、早治疗，降低癌症发病率和死亡率，提高患者生存质量。制定全省癌症筛查和早诊早治实施方案，有序扩大癌症筛查范围，积极推广应用常见癌症诊疗规范和临床路径。推进国家级区域医疗中心建设，实施疑难病症诊治能力提升工程。促进基本医疗保险、大病保险、医疗救助、应急救助、商业健康保险及慈善救助等制度间的互补联动和有效衔接，根据国家规定及时将符合条件的抗癌药物纳入医保目录，降低癌症患者就医负担。加强农村贫困人口癌症筛查，继续开展农村贫困人口大病专项救治。加强癌症防治科技攻关。到2022年和2030年，总体癌症5年生存率分别不低于43.3%和46.6%。

3. 实施慢性呼吸系统疾病防治行动

引导重点人群定期检查，预防疾病发生发展。推行高危人群首诊测量肺功能、40岁及以上人群常规体检检测肺功能。建立慢性呼吸系统疾病防治体系，提升基层防治能力和水平，加强慢阻肺患者健康管理。到2022年和2030年，70岁及以下人群慢性呼吸系统疾病死亡率下降到9/10万及以下和8.1/10万及以下。

4. 实施糖尿病防治行动

引导糖尿病前期人群科学降低发病风险，指导糖尿病患者加强健康管理，延迟或预防糖尿病的发生发展。开展血糖筛查行动，加强对糖尿病患者和高危人群的健康管理，提升基层医疗卫生机构糖尿病及并发症筛查标准化和诊疗规范化水平。到2022年和

2030年,糖尿病患者规范管理率分别达到60%以上和70%及以上。

5. 实施传染病及地方病防控行动

加强艾滋病、病毒性肝炎、结核病等重大传染病防控,全面落实检测、预防、筛查、救治救助等各项防治措施,努力控制和降低传染病流行水平。动员全社会参与艾滋病防治工作,针对重点群体加强宣传,推广有效的干预措施,切实降低艾滋病发生率。强化寄生虫病、饮水型燃煤型氟中毒、大骨节病、氟骨症等地方病综合防治和分类救治,控制和消除重点地方病。充分认识疫苗对预防疾病的重要作用。到2030年以乡(镇、街道)为单位适龄儿童免疫规划疫苗接种率保持在90%以上。

6. 实施中医药健康促进行动

充分发挥中医药在治未病中的独特优势,促进中医治未病健康工程升级,重点围绕全生命周期维护、重点人群健康管理、重大疾病防治、普及中医药健康知识,实施中西医综合防控,更好地为人民群众提供全方位、全生命周期的中医药健康服务。利用三年时间,通过开展妇幼中医药健康促进活动、老年人中医药健康促进活动、慢病中医药防治活动、中医治未病干预方案推广活动、"中医进家庭"活动、青少年近视/肥胖/脊柱侧弯中医干预活动、医体融合强健活动、中医药文化传播行动等8项活动,力争至2025年达到中医治未病理念融入健康促进全过程、重大疾病防治全过程、疾病诊疗全过程。中医药健康服务能力明显增强,公民中医药健康文化素养水平持续提高。人民群众多层次多样化中医药健康服务需求基本得到满足。到2025年,三级和二级妇幼保健院开展中医药专科服务的比例达到90%和70%,居民中医药健康文化素养水平提升到25%。

B.3 实施成效

5年来,省委、省政府坚决落实中央和国家决策部署,提速提质推进健康河南建设,使发展成果更多惠及全省人民。省卫生健康委会同省直有关部门,健全工作机制,周密安排部署,动态监测考核,有序有力推进各项行动任务做细落实,取得显著成效和阶段成果。

一、总体监测结果

截至2023年底,72项年度监测指标中48项指标(66.67%)进展良好,已达到或超过既定目标;16项指标(22.22%)较上年提升或持平;5项指标(6.94%)较上年下降;3项指标(4.17%)为周期性监测或基础值缺失。各类指标分布如图B.3-1所示。

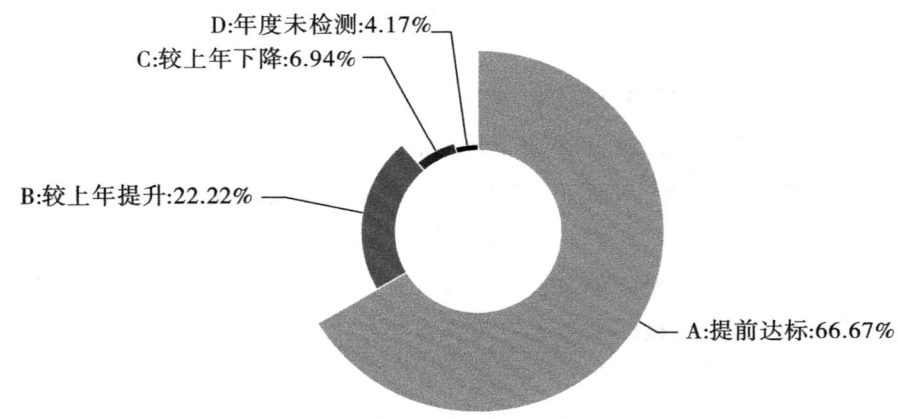

图 B.3-1　2023 年全省指标总体进展（相比于 2030 年目标值）

注：A 类为提前达到健康河南行动 2030 年目标（个别指标参考当前既定目标值）；B 类为未达标但指标值与上年比有提升或持平；C 类为较上年下降指标；D 类为周期性监测或基础值缺失指标，下同。

相较于 2019 年，2023 年度新增 27 个 A 类指标，提升 124%。从图 B.3-2 可以看出，2019—2023 年 A 类指标数量稳定上升，C 类指标始终控制在较低水平。

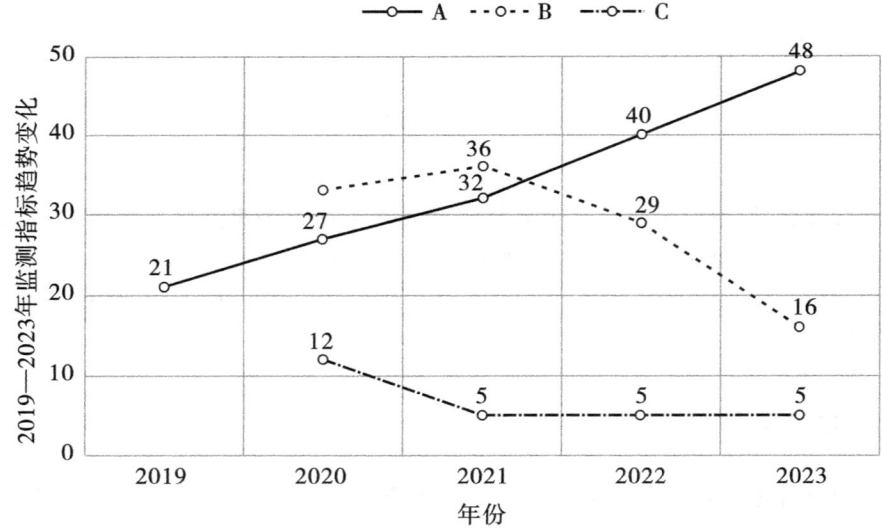

图 B.3-2　2019—2023 年全省监测指标评级变化趋势

从表 B.3-1 和图 B.3-3 中 2023 年各专项行动监测指标完成情况看，完成较好的包括：健康知识普及、妇幼健康促进、职业健康保护、老年健康促进和健康水平相关指标；提升较快的有中小学健康促进、合理膳食、心理健康促进相关指标;而传染病及地方病防控等部分指标较上年呈现下降趋势。

表 B.3-1 2023 年全省各专项行动监测指标进展情况

维度	专项行动	指标数 T/项	完成情况/项				良好率/% (A+B)/T
			A 类	B 类	C 类	D 类	
健康影响因素控制	健康知识普及	1	1	0	0	0	100%
	合理膳食	3	2	1	0	0	100%
	全民健身	2	0	1	0	1	50%
	控烟	2	1	0	1	0	50%
	心理健康促进	3	2	1	0	0	100%
	健康环境促进	11	8	2	0	1	90.9%
重点人群健康促进	妇幼健康促进	8	7	1	0	0	100%
	中小学健康促进	4	2	2	0	0	100%
	职业健康保护	4	4	0	0	0	100%
	老年健康促进	5	5	0	0	0	100%
重大疾病防控	心脑血管疾病、癌症、慢性呼吸系统疾病、糖尿病防治	7	4	2	1	0	85.71%
	传染病及地方病防控	3	2	0	1	0	66.67%
	健康服务与保障	13	6	5	2	0	84.62%
	健康水平	5	4	1	0	0	100%
	健康产业	1	0	0	0	1	0
	合计	72	48	16	5	3	88.89%

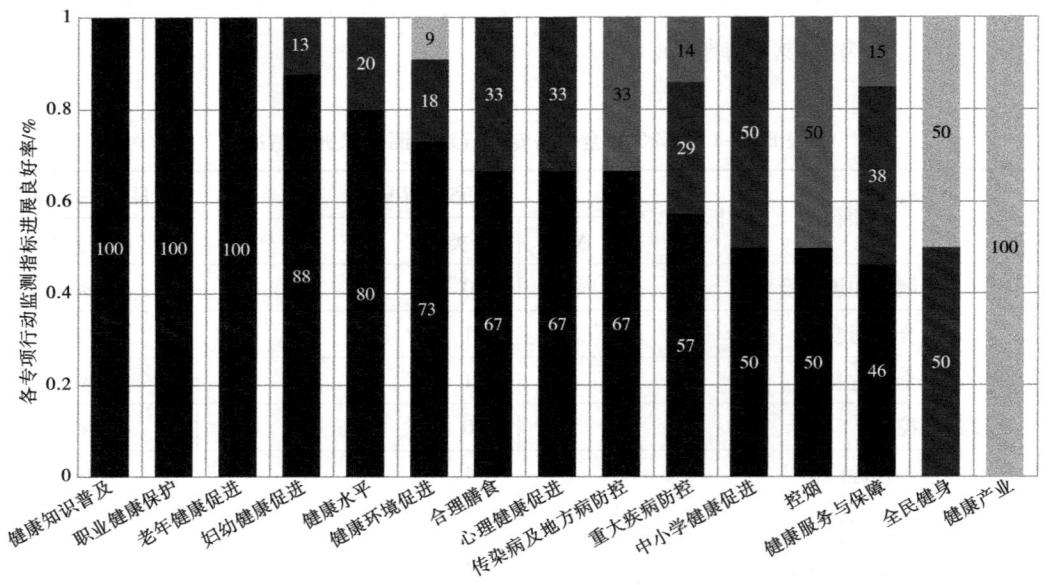

图 B.3-3　2023 年全省各专项行动监测指标进展情况

从 2023 年 17 个省辖市、济源示范区监测指标进展情况(表 B.3-2,图 B.3-4)来看,全省各地(不含省级监测指标)监测指标总体良好率为 84.7%。其中,漯河、信阳、郑州、洛阳、鹤壁、焦作和南阳指标进展较好,指标良好率均超过 86%,漯河为全省最高,达 91.18%。

表 B.3-2　2023 年全省各地市监测指标分类进展情况

地市	指标数 T/项	完成情况/项				良好率/% (A+B)/T
		A 类	B 类	C 类	D 类	
漯河市	68	48	14	3	3	91.18
信阳市	68	43	17	5	3	88.24
郑州市	68	47	12	5	4	86.76
洛阳市	68	49	10	7	2	86.76
鹤壁市	68	40	19	6	3	86.76
焦作市	68	49	10	6	3	86.76
南阳市	68	48	11	5	4	86.76
安阳市	68	40	18	7	3	85.29
新乡市	68	39	19	7	3	85.29

续表 B.3-2

地市	指标数 T/项	完成情况/项				良好率/%
		A 类	B 类	C 类	D 类	（A+B）/T
许昌市	68	47	11	7	3	85.29
平顶山市	68	38	19	8	3	83.82
三门峡市	68	45	12	8	3	83.82
周口市	68	42	15	8	3	83.82
驻马店市	68	41	16	7	4	83.82
济源	68	40	16	8	4	82.35
濮阳市	68	38	17	10	3	80.88
商丘市	68	38	16	11	3	79.41
开封市	68	44	9	12	3	77.94

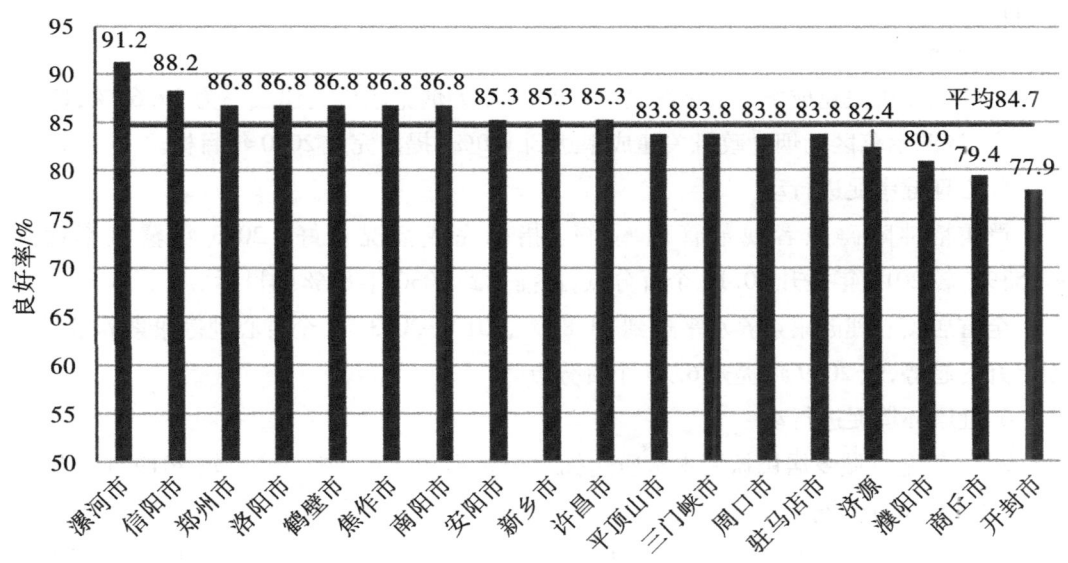

图 B.3-4　2023 年各地市监测指标进展情况

二、指标完成分析

（一）提前达标指标

与健康河南行动 2030 年目标相比，2023 年全省有 48 项指标提前达标。主要包括：

1. 健康知识普及行动

全省居民健康素养达到30.33%，提前达到2030年居民健康素养达到30%的目标。与2019年相比增长11.22个百分点。2023年共有15个地市达到2030年目标值，剩余3个地市较上年均有提升。

2. 合理膳食行动

农产品质量安全例行监测总体合格率达98.3%，提前达到2030年合格率达到98%的目标值。农产品质量安全例行监测总体合格率连续多年均保持在98%以上，完成情况良好。

食品安全评价性抽检合格率达99.42%，提前达到2025年合格率98%的目标值。全省17个省辖市、济源示范区均提前达到98%合格率的目标值，完成情况良好。

3. 全民健身行动

城乡居民达到《国民体质测定标准》合格以上的人数比例完成情况良好。2023年全省达到93.1%，提前完成2030年达到92.17%的目标值，共有10个地市提前达到2030年目标。

4. 控烟行动

无烟党政机关建成率完成情况良好。2023年无烟党政机关建成率为99.63%，17个省辖市、济源示范区无烟党政机关建成率达到100%，提前完成2030年目标。

5. 心理健康促进行动

严重精神障碍患者规范管理率(%)指标完成情况良好。2023年覆盖率达到97.53%，较2019年提升10.11个百分点，提前达到2030年85%的目标。

全省居民心理健康素养水平达到33.88%，2019—2023年，全省心理健康素养呈现不断上升的趋势，较2019年提升6.15个百分点。

6. 健康环境促进行动

2023年全省城乡居民饮用水水质达标率分别为96.2%、89.76%，较2019年分别上升6.84、15.86个百分点。

农村自来水普及率指标完成情况良好。自来水普及率达到92.5%，较2019年提升1.5个百分点，全省17个省辖市、济源示范区农村自来水普及率均达到当年目标值。

农村卫生厕所普及率不断提升。2023年农村卫生厕所普及率为76.8%，较2019年提升26.89个百分点。

城市生活垃圾无害化处理率和农村生活垃圾收运处理的数量占行政村总数的比例两个指标完成情况良好。17个省辖市、济源示范区全部实现城市生活垃圾无害化处理与农村生活垃圾收运处理。

城市人均公园绿地面积有所提升。2023年人均公园绿地面积为15.16平方米，较2019年提升2.54平方米，提前完成2025年目标。

城市公园绿化活动场地服务半径覆盖率完成情况良好。2023年城市公园绿化活动场地服务半径覆盖率达到88.33%,较2019年提升1.93个百分点。17个省辖市、济源示范区全部达到2025年目标值。

7. 妇幼健康促进行动

产前筛查率指标完成情况良好。省级层面产前筛查率达到82.45%,较2019年提升16.63个百分点,提前完成2030年产前筛查率达到80%的目标,共有13个地市提前完成2030年目标。

新生儿遗传代谢性疾病筛查率指标完成情况较好,全省筛查率为98.93%,较2019年提升2.29个百分点,全省共有15个地市提前达到2030年目标(≥98%)。

农村适龄妇女宫颈癌和乳腺癌筛查区县覆盖率完成情况较好。17个省辖市、济源示范区均达到100%的覆盖率,提前完成2030年覆盖率大于90%的目标。

3岁和7岁以下儿童系统管理率指标完成情况良好。2023年管理率分别达到91.75%、93.69%,较2019年分别提升3.15和4.01个百分点,其中全省17个省辖市、济源示范区均提前达到3岁以下儿童健康管理率的2030年目标值。

孕产妇系统管理率指标完成情况良好。2023年全省孕产妇系统管理率为90.39%,较2019年提升6.56个百分点,13个地市的孕产妇系统管理率达到90%以上。

婴儿死亡率及5岁以下儿童死亡率持续下降。全省婴儿死亡率和5岁以下儿童死亡率分别为2.41‰和3.62‰,提前达到2030年下降至4.1‰、5‰的目标。

8. 中小学健康促进行动

儿童青少年总体近视率呈下降态势。2023年近视率为55.54%,较2022年下降1.88个百分点,首次实现每年降低1个百分点的目标。

中小学配备专(兼)职心理健康教育教师的比例显著提升。2023年全省配备专(兼)职心理健康教育教师的中小学比例93.8%,较2019年提升30.7个百分点,提前完成2030年大于90%的目标值。全省共15个地市提前达到2030年目标。

9. 职业健康保护行动

接尘工龄不足5年的劳动者新发尘肺病报告例数占年度报告总例数比例指标完成情况良好。2014—2018年为11.21%,2019—2023年下降至3.38%。

地市公立医疗卫生机构职业病诊断服务覆盖率完成情况良好。职业健康检查服务覆盖率和职业病诊断服务覆盖率均达到100%。

县区公立医疗卫生机构职业健康检查服务覆盖率完成情况良好。2023年全省职业健康检查服务覆盖率达到97%,提前达到2025年覆盖率达到95%的目标。

全省工作场所职业病危害因素监测合格率达87.9%,提前完成2025年达到85%的目标值,较2020年提升6.58个百分点。

10. 老年健康促进行动

三级中医医院设置康复科比例和二级及以上综合性医院设老年医学科比例指标完成情况良好。全省17个省辖市、济源示范区三级中医院设置康复科比例均达到100%。

医养结合机构数量，2023年全省达到521家，较2019年新增365家，增长2.34倍。

65岁以上老年人规范化健康管理覆盖率较高。2023年全省覆盖率达到72.5%，提前达到2025年既定目标(≥65%)，较2019年提升1.29个百分点。

11. 重大疾病预防控制行动

70岁及以下人群慢性呼吸系统疾病死亡率控制指标实现度较高。2023年省级达到5.35/10万，全省17个省辖市、济源示范区均提前达标(≤8.1/10万)。

高血压患者规范管理率较高。2023年达到78.56%，连续五年达到2030年既定目标值(≥70%)，且规范管理率持续上升，较2019年提升1.9个百分点。

糖尿病患者规范管理率较高。2023年达到78.23%，连续五年达到2030年既定目标值(≥70%)，且规范管理率持续上升，较2019年提升1.78个百分点。

12. 传染病及地方病防控行动

传染病疫情和突发公共卫生事件报告责任落实指标。各省辖市、济源示范区均已提前达到2030指标(100%)。

有效控制和基本消除地方病危害省级评分达到100分，其中9个地市达到100分。

以乡(镇、街道)为单位适龄儿童免疫规划疫苗接种率完成情况良好。17个省辖市、济源示范区均提前达到>90%目标。

13. 中医药健康促进

村卫生室提供中医非药物疗法的比例指标完成良好。2023年全省达到85.6%，较2019年提升26.7%，提前完成2030年80%的目标。

14. 其他指标

每千人口医疗卫生机构床位数指标完成良好。2023年省级达到7.92张，提前达到2025年每千人口7.7张的目标。

红十字应急救护培训达到29 144人，较2019年提升143%，完成既定目标。

2023年全省残疾人基本康复服务覆盖率为89.39%，较2019年提升8.97个百分点，提前达到2025年覆盖率达到85%的目标值。全省13个地市提前达到2025年目标值。

(二)需重点关注指标

综合各专项行动监测指标总体变化和地区差异，需重点关注以下指标(表B.3-3)，及时加强与相关行动组协商沟通，制定重点督导指导方案，解决各地工作中存在的问题。

表 B.3-3 建议重点关注指标

序号	行动	指标名称	指标值（2023）	指标特征
1	合理膳食	每万人口营养指导员数/人	0.22	与2030年目标值差距大
2	心理健康促进	精神科执业（助理）医师（名/10万人）	4.16	年度波动较大
3	健康环境促进	居民饮用水水质达标率/%	城市:96.20% 乡镇:89.76%	地市年度水平波动较大
4		地级及以上城市空气质量优良天数比率/%	68	比率较低,且年度波动较大
5		地级及以上城市细颗粒物浓度（微克/立方米）	45.3	控制难度较大,水平有波动
6	中小学健康促进	学生体质健康标准达标优良率/%	39.82	各地指标值差异大,且距2030目标值差距较大
7	妇幼健康促进	每千人口拥有3岁以下婴幼儿托位数/个	3.03	与2025年目标值差距过大
8	心脑血管疾病、癌症、慢性呼吸系统疾病、糖尿病防治等重大疾病防控	心脑血管疾病死亡率（1/10万）	316.26	死亡率呈逐年上升趋势,且与2030目标值差距大
9		30—70岁人群因心脑血管疾病、癌症、慢性呼吸系统疾病和糖尿病导致的过早死亡率/%	14.96	与2030目标值差距大
10	传染病及地方病防控	甲乙类法定传染病报告发病率(1/10万)	401.8265	大幅上升
11	其他指标	每千人口公共卫生人员数/人	0.64	呈下降趋势
12		城乡居民医保政策范围内住院费用基金支付比例/%	65.77	呈下降趋势

三、工作机制

(一)党政协同机制

河南省人民政府成立健康中原行动推进委员会,推进委员会下设办公室,办公室设在省卫生健康委。推进办负责指导各地、各有关部门强化协作、一体推进。各级党委、政府结合实际,党委负责、政府主抓,健全协同推进机制。各有关部门按照职责分工,研究具体政策措施,各负其责、密切合作,确保专项行动任务落实。

(二)社会共建机制

坚持全社会共建共享,鼓励和引导单位、社区(村)、家庭和个人积极参与,形成健康促进合力。各相关行业学会、协会和群团组织以及其他社会组织充分发挥作用,指导、组织健康促进和健康科普工作。完善政府主导的多元化卫生健康筹资机制,形成资金来源多元化的保障机制。鼓励金融机构创新健康类产品和服务。

(三)考核监测机制

健康河南行动推进委员会办公室负责具体监测考核组织实施,各省辖市、济源示范区党委和政府结合本地实际,制定针对下一级党委和政府的考核办法,并细化落实到具体地方和单位。按照国家考核指标框架,结合我省实际,建立健康河南行动考核指标框架。将主要健康指标纳入党委、政府绩效考核指标,作为各地、各相关部门党政领导班子和干部考核评价、奖惩使用的重要参考。同步建立健全健康河南行动监测评价指标体系和评估机制,研发使用监测与考核信息平台,信息化处理分析相关数据。

(四)宣传动员机制

加强宣传推广、舆论监督、科学引导和典型报道,提高全社会对健康河南行动的认知度和参与度。充分利用报纸、电视、广播和网络新媒体,以群众喜闻乐见的方式,宣传普及健康知识,增强社会普遍认知。设立健康河南行动专题网站,大力宣传健康河南各专项行动,加强政策解读,积极回应社会关切,营造良好社会氛围。充分发挥相关行业学会、协会和群团组织以及其他社会组织作用。

(五)支撑保障机制

加强公共卫生体系建设和人才培养,提高疾病防治和应急处置能力。加大政府财政投入力度,强化资金统筹,优化资源配置,提高资金使用效益。加强科技支撑,开展一批影响健康因素和疑难重症诊疗攻关重大课题研究。完善相关法律法规,推动"将健康融入所有政策"。充分发挥信息化支撑作用,推动健康相关信息互联互通共享。

四、监测评估

(一)健全组织架构

健康河南行动推进委员会统筹推进健康河南行动组织实施、监测和考核相关工作。推进委员会下设各专项行动工作组,负责专项行动的具体实施和监测工作;设立专家咨询委员会,负责为行动推进实施提供技术支持。各有关部门积极研究推进健康河南行动的重大问题,及时制定相关政策,提出年度任务建议,落实工作任务,协同推进行动各项工作。各省辖市、济源示范区参照省级层面的组织架构,成立或明确推进健康河南行动实施的议事协调机构,研究制定具体行动方案并组织实施。

(二)加强监测评估

1. 监测主体

监测评估工作由推进委员会统筹领导,各专项行动工作组负责具体组织实施,专家咨询委员会提供技术支撑。各省辖市、济源示范区制定本地监测评估办法并组织实施。

2. 监测内容

以现有统计数据为基础,完善统计监测体系,依托互联网和大数据,对主要指标、重点任务的完成情况进行年度监测。监测主要内容:各专项行动主要指标(包括结果性指标、个人和社会倡导性指标、政府工作性指标)的年度完成情况,专项行动目标实现情况,个人、社会和政府各项任务的落实情况。

3. 结果运用

各专项行动工作组根据监测情况每年形成各专项行动实施进展专题报告。推进委员会办公室组织形成总体监测评估报告,经推进委员会同意后上报省政府并通报各省辖市、济源示范区、各省直管县(市)党委、政府和各有关部门,适时发布监测评估报告。

B.4 存在问题

一、不均衡不持续现象依然存在

从全省范围看,18个地市指标完成总体优良率从77.94%到91.18%不等,各地监测指标较上年变差少的有 10 项,多的有 15 项。各地市间监测指标进展情况差别较大,如居民心理健康素养水平、城市人均公园绿地面积、接尘工龄不足 5 年的劳动者新发尘肺病报告例数占年度报告总例数比例和有效控制和基本消除地方病危害等指标数据不均衡,差异性较大。各专项行动间重点任务实施进展差异也普遍存在,如儿童青少年总体近视率,心脑血管疾病、癌症、慢性呼吸系统疾病、糖尿病防治、城市空气质量优良天数比率等指标数据反复可持续性差。分析发现,优良率指标与地市经济发展水平相关性不强,说明行动进展与卫生资源配置相关,但也与地方政府的重视程度密切相关。

二、难点重点领域尚未取得突破

从各专项行动监测完成情况看,合理膳食,心理健康促进,中小学健康促进,心脑血管、癌症、慢性呼吸系统等 4 类慢病防控行动距离目标还有较大差距,2023 年,6 项指标较上年结果变差,心脑血管疾病死亡率、城市空气质量优良天数比率等指标出现反复。健康素养与东部地区相比仍有较大提升空间等,说明健康生活方式成为全体居民基本共识。各级政府部门和各专项行动组仍需聚焦重点难点、顶层设计、持续发力。健康生活方式的全面普及在河南这样的人口和农业大省,还是一个艰巨、长期甚至往复的过程。

三、跨部门协同机制有待深化

健康河南行动议事协调机构,主要功能是协调和联络。对于涉及多个部门的事项,缺乏全流程的决策、执行和监督体系,使政策在执行中缺乏整合力,顶层设计有待加强。基层队伍建设薄弱,大部分地区的工作人员为兼职参与,实际从事行动工作人员数量难以满足需要,现有人员的结构、专业素养也难以达到高质量推进要求,不少地方人员因退休或岗位调整出现"断层",工作推进压力不断增大。

四、推进机制建设有待加强

健康河南行动主要由卫生健康部门主导和推进,省级层面未建立强有力的工作推进机制。各部门行动工作与日常工作结合不紧密,存在"激励弱、约束软"现象,日常工作信息采集困难。部门统筹推进动力不足,议事协调机构作用发挥不明显。跨部门协同联动大多限于职责相近或来往密切的部门之间,其他部门参与度不够,运行实践中存在职责边界不清、交叉重叠及服务盲区等现象。

五、监测数据采集和转化应用有待提升

从数据采集方面来看,监测数据采集缺乏明确分类和指导细则,存在填报不规范、口径不统一、工作效率低等问题。从数据共享情况看,各地市、县信息化水平参差不齐,不同环节的信息收集共享渠道、方式不统一,业务系统缺乏协同、数据采集标准不一。数据质量问题对各地完善数据采集校验工作的反向驱动力弱。监测数据转化应用率不高,目前地市级对数据进行有效转化应用的较少。

六、共建共享格局有待形成

健康河南行动是"人人参与、人人尽力、人人享有"的系统工程,不仅需要以往行之有效的政策措施,还需要更加科学的综合治理方案,以及国家、社会、个人及家庭共同肩负起促进健康的责任。健康共治具有复杂性、不确定性和跨界性,单项推进方式很难有效解决问题。不仅需要继续驭好卫生健康、教育、体育领域"三驾马车",而且要提高其他相关部门的参与意愿和协作效率。行动实施五年来,各级政府部门仍是健康河南行动推进的主要力量。各类企事业单位、社会团体、第三方机构等参与实施健康河南行动仍然局限于人大、政协、妇联、团委等部门,企事业单位、第三方机构多为被动参与。社会各方对健康河南行动的目标、愿景、责任、重点、共建路径和激励机制仍不够清晰,尚未形成真正共建共治共享格局。

B.5 政策建议

一、加强监测考核,强化硬约束

一是健全组织管理。在当前形势下需进一步完善健康河南行动组织领导体制,有效协调成员单位开展工作。二是充分利用大数据和信息化手段。加强各地数据年度统计调查制度建设,加强与上级部门、相关政府部门及各专项行动工作组沟通联络。三是规范数据收集。根据行动目标和重点任务,制定监测信息数据采集汇聚、交换共享、质量控制、结果应用等工作制度。统一信息来源,规范数据采集方式方法,加强上报数据审核,做好校正、清洗、异常值处理等工作。四是增强健康河南行动的"硬约束"。对照国家和省委省政府要求,发挥年度考核工作约束机制,加强结果通报和运用,推动行动指标作为

各地党政领导班子和领导干部综合考核评价、奖惩使用的参考。

二、坚持精准施策,提升科学性

一是立足城乡居民健康需求,针对慢性病、老年人、孕产妇、中小学生等重点人群,开展健康促进和干预。完善职业病防治法规标准体系建设,加强劳动保护,预防和控制职业病危害。二是重点难点领域取得突破。针对进展较慢的行动领域,如合理膳食、健康环境促进、心脑血管等慢病防控行动以及健康产业开发,组织动员河南省医学科学院启动一批重大科学研究和产业项目,支持如"健康生活方式医学"等重大实践意义研究项目。发布一批应用性、时效性强的研究课题,如聚焦全省心脑血管疾病、癌症、慢性呼吸系统疾病、糖尿病防治领域,强化公众健康技能,提升基层适宜技术转化,建立全省主要慢性病风险预测模型,开展卫生经济学评价等,力争取得新突破。三是建设一批国家、省、市级创新载体,打造各地市健康河南行动先行示范区,努力在国家战略中凸显河南特色,打造河南亮点。四是提升行动效果和影响,既要发挥政府主导作用,还要注重强化社会组织在公共产品和服务提供中的职责。

三、推动源头融合,构建新局面

一是强化考核评价和政策激励工作中履职尽责程度权重,理清"主导、协同、配合"等部门职责关系,发挥优势、联动配合,激发协同内生动力。二是促进健康河南行动任务与各政府部门日常工作融合,鼓励各专项行动组将行动任务列入部门日常工作,通过定期会商机制,设置专项经费,研究解决实际困难和问题。三是挖掘先进事迹和典型案例,加大示范引领力度,强化医疗机构的疾病防控职责,加强能力建设,开展有效监测评估。四是组织发动社会力量,开设对基层执行重点难点专项行动的监督、反馈、建议渠道,设置专项任务吸引企业和第三方机构参与,针对基层开展培训、调研和督导,形成线上线下融合、人防物防结合、政府社会联动的健康河南治理新格局。

四、完善体制机制,促进可持续

一是落实经费保障,设立健康河南行动重大专项,加大财政投入,重点关注心理健康、青少年近视防控、心脑血管疾病、肿瘤等,开展调查、评估、干预等专项任务。二是提升社会筹资能力,坚持政府主导下的多元筹资渠道,发挥学会协会等第三方组织作用,向全社会发布重点难点攻关任务,提升社会筹资能力。三是强化制度保障,建立健康河南行动年度考核、监测评价结果与省财政转移支付地方重大卫生专项预算安排和调整挂钩机制,体现地区差异性。四是技术保障,强化专家委员会、巡讲团队和志愿服务人才队伍建设,建立有利于知识产品生产和决策咨询作用发挥的制度,建立政府、医院事业单位、NGO(非政府组织)、高校智库合作机制,完善覆盖政府和社会各部门的健康促进工作网络。

五、加强结果应用,提高协同性

一是对重点监测指标、重点关注指标与相关单位举行专题研讨会,与专家和社会各界共同商讨推进思路。二是对指标完成良好率低于79%的省辖市进行重点辅导,对发现的突出问题、薄弱环节、进展缓慢指标进行专项督导,及时反馈、重点解决。三是结合发展环境和形势变化,定期为市、县推进办工作人员举行培训、研讨活动,提高各级政策措施的规范性、协同性、精准性,助力各项行动方案落地落细。四是基于各专项行动指标监测和居民调查结果,从供给侧、需求侧分析健康河南行动推进成效和社会影响,提出升级版行动方案。五是发挥技术专家作用,针对监测发现问题,举行专题研讨,针对重点领域、薄弱环节提出专项政策建议,开展数据挖掘分析,定期举行新闻发布会。

BⅡ 专项行动报告

B.6 健康知识普及行动

一、实施成效

(一)行动概况

2019年以来,河南省积极贯彻健康中国战略决策部署,推进落实《"健康中原2030"规划纲要》《河南省人民政府关于推进健康中原行动的实施意见》,在全省统筹推动健康河南行动、健康知识普及行动和健康教育、健康促进工作,推动全省居民健康素养水平持续提升。2019—2023年,全省健康知识普及行动取得显著成效。

2019年以来,全省以"两建三融四行动"为框架,建立健全多部门参与、行业共同推进的健康教育工作体系和全媒体、广覆盖的健康知识传播体系;推动将健康教育、健康促进融入精神文明、爱国卫生、全民健身;以基层为重点,大力开展健康促进"三进两建一帮扶"和"健康中原行·大医献爱心"行动、健康支持性环境建设行动、健康素养监测行动。聚焦群众需求,普及健康知识,增强健康意识,提升健康能力。

以基层为重点,完善优化重点品牌行动。通过行动的推进,一步一步规范完善基层工作模式,补齐薄弱地区短板,营造良好健康环境,实现居民健康素养水平的持续提升。一是开展健康促进"三进两建一帮扶"和"健康中原行·大医献爱心"行动。汇集省市优质卫生健康资源,下沉至县区,每到一县,开展"十个一"活动,补齐健康素养短板,提升健康服务能力,通过"省级示范、地市跟进"的模式在全省全面推开。结合省情创新开展健康促进"三进两建一帮扶"行动,组织健康教育进乡村、学校、家庭,建立健康教育阵地和骨干队伍,做好省市医院、专家帮扶县区。两个行动相互补充,截至2023年,全省累计开展健康巡讲375.9万次,覆盖群众3156万人次,培训乡村医生、骨干160万人次,义诊群众1086.7万次,发放报纸、光盘、画册等宣传品1654.5万份,开展医疗业务帮扶31.7万次。"健康中原行"被中宣部评为"三下乡"示范项目。二是开展健康科普大赛。连续6年举办全省健康科普大赛,形成选、练、赛、奖、用的人才培养和优秀产品产出机制。2023年新时代健康科普能力大赛100个表演类获奖节目中,河南占16个。以科普大赛获奖节目为主体,开展"健行河南·科普惠民"活动。一批批科普新星产生并投入各类健康科普工作中,推动了河南健康教育工作的良性发展。三是开展健康支持性环境建设行动。结合健康中国"十四五"要求,积极推动健康县区、健康促进医院建设。在试点地市二级以上医院全面开展健康促进医院建设,全省300多家医院开展健康促进医院建设;全省47

个县(区)开展省级健康县区建设。各省辖市、济源示范区开创各类健康品牌活动,平顶山市举行"小手拉大手·素养共提升"健康教育进校园活动;郑州市在机关单位开展健康素养知识竞赛,发挥党员干部学习健康素养的引领作用。

(二)重点任务完成情况

总体上看,健康知识普及行动主要指标完成良好,涉及的1个监测评估指标提前完成健康中国2030目标值;3个重点任务全部完成。

1.居民健康素养水平不断提高

居民健康素养水平是评价健康知识普及行动效果,为"健康河南"建设提供科学数据,制定干预政策的重要参考依据。2017年9月,省级下发通知开展全省居民健康素养水平监测行动,科学分析数据,加强精准干预。2019—2022年,全省居民健康素养水平分别为19.11%、26.76%、28.4%、29.37%。2023年,全省居民健康素养水平达30.33%,较2019年提升了11.22%,高于全国29.7%的平均水平,提前完成国家2030年原定目标。

截至2023年,15个地市居民健康素养水平超过30%,17个省辖市及济源示范区均超过28%。五年来,全省居民健康素养水平不断提高。2019—2023年全省及各地市居民健康素养水平进展情况如图B.6-1、图B.6-2所示。

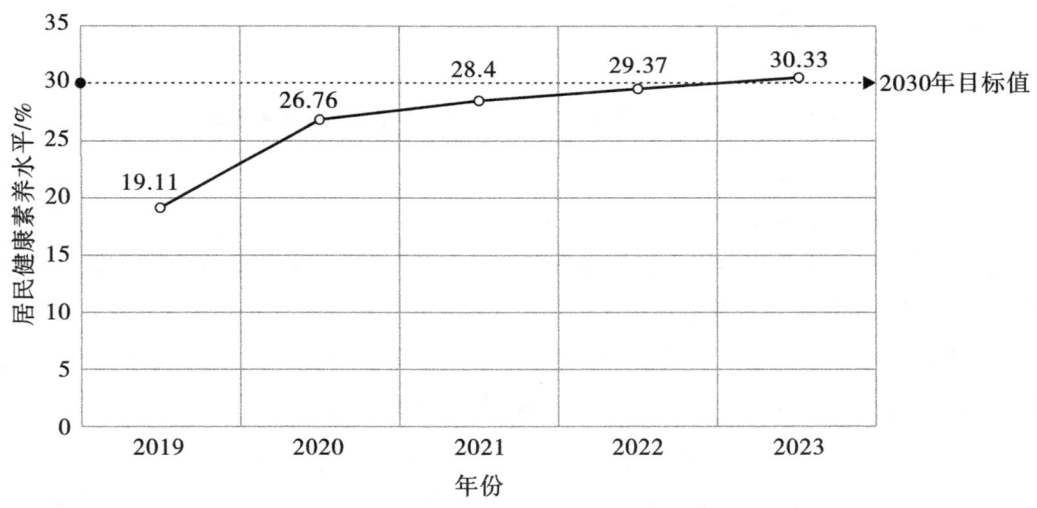

图 B.6-1 2019—2023年全省居民健康素养水平进展情况

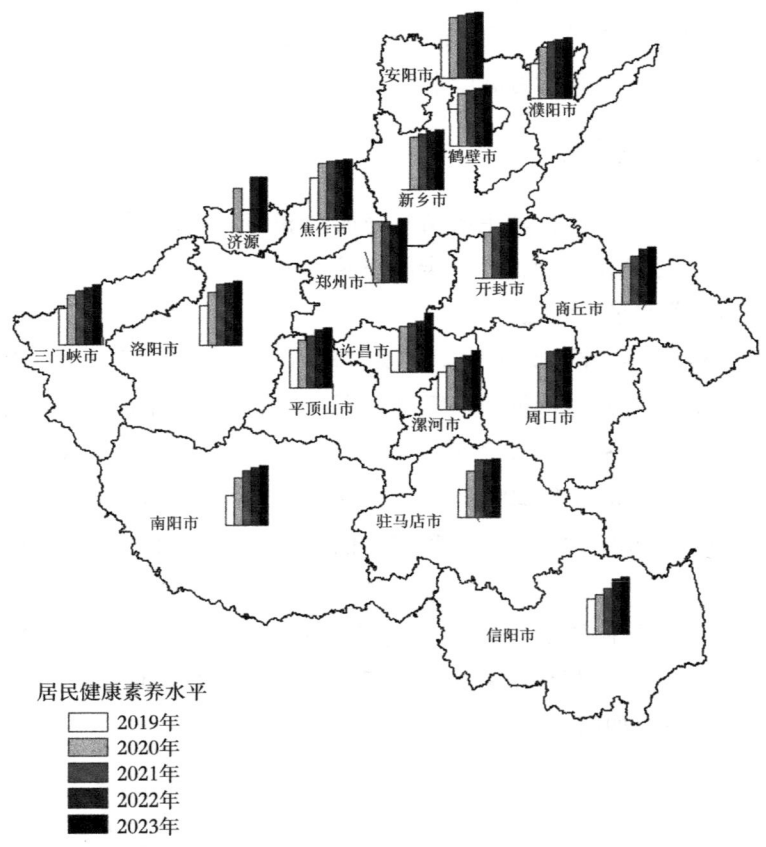

图 B.6-2 2019—2023 年各地市居民健康素养水平进展情况

2. 健康科普专家库逐年丰富

健康科普专家库是健康知识传播体系的重要支撑。2019 年以来,在全省分级建立健康科普专家库,根据实际工作情况,制定各级专家库规模和定位。省级印发《关于成立河南省健康科普专家库的通知》,出台《河南省健康科普专家库管理办法》,按照管理办法,不断完善各级健康科普专家库,充分发挥专家对健康科普工作的支撑作用。

截至目前,省市县(区)三级专家库从最初的 4312 人,增长到目前的 9324 人,涵盖公共卫生、临床医学、妇幼健康、人文心理、运动健身、药学护理学、中医养生、媒体传播等 8 个专业组。依托专家库,实施健康科普月度策划会,规范权威科普信息产出;开展志愿服务,组织专家走进田间地头,面对面地指导基层群众健康生活。

3. 健康科普资源库不断完善

2019 年以来,统筹推进省健康促进与教育融媒体平台为存储传播载体、"健康河南"融媒体中心为展播平台的资源库建设。加强科普产品制作,不断充实科普资源库。2019

年,依托河南有线电视网络开办120电视栏目,全天24小时播出健康科普节目,同时,实现直播、轮播、点播等多种功能。后经整合,升级为"健康河南"融媒体中心,服务全省2052万IPTV用户和400万有线电视用户。2021年,上线河南省健康促进与教育融媒体平台。截至2023年,17个省辖市、济源示范区依托省健康促进与教育融媒体平台建立健康科普资源库,在库资源共计9668条,涵盖健康科普视频、音频、图文、课件、文章等多种形式的科普作品,充分利用信息化手段实现健康科普信息储存和共享传播。

4. 健康科普传播发布机制全面建成

2019年,省级印发了《关于建立完善省市县健康科普知识发布传播机制和推广第一批健康科普作品的通知》,建立了覆盖省市县三级传播发布机制,明确了由省级负责科普作品研发,市县级负责相关平台推送,实现日常性发布的基本机制框架。2021年,省级制定《河南省健康科普核心信息及传播产品研发实施方案(试行)》和《河南省健康科普产品发布传播实施方案》。压实省、市、县、乡、村五级传播流程和责任,每周通过城乡纵向、部门横向、主流媒体、网络宣传、手机信息、大众媒介六个渠道发布。与此同时,建立传播监测机制,委托第三方机构,对省、市、县、乡、村五级科普产品线上的传播进行日常监测、收集、分析研判,形成健康科普传播发布闭环工作路径。各地市在此基础上,积极探索建立符合当地实际的健康科普传播机制,17个省辖市及济源示范区均建立完备的传播机制。截至目前,"豫健"健康科普传播矩阵涵盖全省健康科普栏目230余个,公众号、抖音号等健康科普传播平台1236个。特别是省级在河南卫视黄金档打造权威健康栏目《开箱!健康宝藏》,融合传播影响力进入全国同类节目头部方阵;洛阳市打通了全市2857个行政村4022个乡村大喇叭和音响,县区融媒及市县乡村各级医疗机构800多个楼宇电视、显示屏;鹤壁市开设《鹤壁卫健周刊》、开封在《汴梁晚报》《开封日报》设置健康科普专刊。形成"省级统筹、多级联动、上下协同、同频共振"的全省健康科普传播发布机制,有效扩大了健康知识传播的影响力和覆盖面。

二、面临的主要挑战

(一)整体素养水平提升进入瓶颈期

总体来看,全省各类人群健康素养水平均有明显提升,城乡居民的健康素养水平差距逐渐缩小,但农村、老年人健康素养水平仍然较低,慢性病、传染病健康素养总体不高,与发达省份相比仍有差距。知行转换难度大,整体素养水平提升进入瓶颈期。

(二)区域健康知识普及行动推进程度不平衡

部分区域健康知识普及行动扎实推进,落实情况良好,如安阳、周口、郑州等;但部分地市的工作重视程度不足,部分县级及以下人员、资金匹配不到位,工作推进难度大。

(三)多部门协同力度有待加强

健康知识普及行动涉及22个部门,但在推进过程中,协调难度较大,跨部门合作机制还未完全建立。居民健康素养水平的提升与其他专项行动的推进程度有关联,如合理膳食、全民健身、中小学健康促进、老年健康促进等行动,如何建立跨行动合作机制还需进一步探索。

三、策略展望

下一步,将坚持以高质量全民健康促进体系建设为统领,以群众健康知识需求为导向,全面推动健康知识进万家,助推健康河南建设。

(一)以数智建设为依托,扩展健康普及

探索建立全省健康促进数智化传播体系,通过数字技术和智能化手段提升全省健康知识传播的质量和效果。依托健康知识普及行动、全媒体健康科普知识发布和传播机制指导意见等强化健康传播政策建设,充分发挥健康科普专家库、资源库的互联作用,进一步充实"豫健"健康科普传播矩阵,打磨健康科普品牌栏目,建立健全"群众在哪里,健康传播到哪里"的河南省健康促进数智化传播体系。

(二)以重点人群为方向,强化素养提升

针对重点地区、重点人群、重点领域先找出痛点弱点,继而精准施策重点干预。加强医护工作同健康教育的结合,充分发挥医护人员的健康教育职能,发挥学校等重点场所健康促进的优势,以学生健康行为为突破口,带动整个农村地区、学校、家庭及社会健康生活方式养成。制定适合于文化程度较低的中老年人群的健康传播方式,加强形式创新,积极开展行为干预方法和适宜技术研究,不断探索健康教育工作方式和方法。持续加大传染病防治素养、慢性病防治素养和基本医疗素养提升力度。

(三)以健康活动为牵引,增强部门协同

持续贯彻"把健康融入所有政策"策略,结合全省"两建三融四行动"工作格局,进一步发挥"健康中原行·大医献爱心"、全省健康科普大赛、健康促进"三进两建一帮扶"、健体融合等活动的带动作用,加强与各部门的联络协同,统筹发力,建设有益于健康的环境,营造全社会多部门合力共同推进健康素养提升的氛围。

(供稿:董灏彬)

B.7 合理膳食行动

一、实施成效

（一）行动概况

2019年以来，通过强化组织领导，健全工作机制，统筹制定分步目标任务，推动实施国民营养计划，开展成效评估考核等手段，合理膳食行动各年度重点任务圆满完成，营养健康工作初见成效。一是食品安全风险监测数据更加丰富。持续开展国家及省级食品安全风险监测，5年采集5.6万份样品，获得43.7万项次监测数据。二是营养健康相关数据不断完善。开展食物消费量调查和食物成分监测，初步掌握我省居民含油、盐、糖加工食品的食物消费量及相关营养数据信息。三是农村义务教育学生营养改善计划营养健康监测覆盖面逐步扩大，2023年覆盖至28个监测县，监测学校800余所、学生33.6万人次。四是营养指导能力提升工作不断深入。下拨专项经费，建设营养指导员培训基地，组织2850余名学员参加营养指导员培训，营养专业队伍不断扩大。五是营养健康科普宣教实现常态化。在每年的食品安全宣传周、全民营养周和"5·20"中国学生营养日期间，组织开展系列主题宣传，举办活动2500余场次，公众对营养与健康的认识逐步提高。

（二）重点任务完成情况

1. 健全各级营养相关工作机构

成立省级合理膳食行动工作组，组建由省、市、县三级百余名专家组成的专家咨询委员会。各地卫生健康委均牵头成立合理膳食行动领导小组及专家委员会，形成了上下联动、齐抓共管的工作格局。发挥工作机构作用，制定年度工作目标、任务，对各地合理膳食行动组织实施情况进行评估考核，推动工作落实落细。

2. 实施食品安全风险监测项目

持续开展食品中污染物及有害因素监测，5年间全省采集食品样品5.6万份，获取监测数据43.7万项次，监测范围覆盖全省所有县（市、区）。食源性疾病监测网络逐年扩大，至2023年承担监测任务的医疗机构达到3046家，覆盖全省所有二级及以上医院（与食源性疾病不相关的专科医院除外）和社区卫生服务中心/乡镇卫生院。监测报告病例数量逐年增多，5年全省报告食源性疾病病例信息113.5万例。每年组织专业人员编制

《河南省食品安全风险监测评估报告》，分别上报国家卫生健康委和省政府，服务政府决策，得到充分肯定。

3. 推进食物成分监测调查工作

根据全省地理环境、食物生产和消费等特点，组织开展食物成分监测及食物消费量调查，掌握我省居民含油、盐、糖加工食品为主的食物消费量及相关营养数据信息，为完善食品安全风险评估基础数据库、落实国民营养计划及合理膳食行动提供数据支撑。

4. 组织膳食指导与营养健康调查

基于全省人群膳食营养状况的特点和既往膳食指导工作中所发现问题，以《中国居民膳食指南》和《中国居民膳食指南科学研究报告》为蓝本，在县、乡、村开展膳食指导，针对不良的油盐摄入膳食行为做控油限盐干预，范围覆盖至全省100%的县（区）。2023年对全省18岁以上成年人每日盐油摄入量的调查显示，食盐摄入量由2015年的9.13克降至8.52克，食用油摄入量由2015年的35.93克降至34.7克。

5. 持续提升营养指导能力

确定培训机构，搭建信息平台，建设3个省级、5个市级实践技能培训基地，培育我省营养指导员队伍。自2021年全省启动培训工作以来，3年共组织2850余名学员参加培训，其中2130名学员通过国家理论考试，全省每万人营养指导员人数达到0.22人，营养人才队伍初具规模。

6. 推动营养健康场所建设

按照国家下发的《营养健康食堂建设指南》《营养健康餐厅建设指南》《营养与健康学校建设指南》等文件要求，分解制定实施细则，指导各地开展营养健康场所建设，不断推动"四个指南"工作落实。自2021年启动建设工作以来，全省建设营养健康餐厅49个、营养健康食堂29个、营养与健康学校60个。

7. 实施校园食品安全守护行动

在《河南省高校食堂食品安全评价细则》《河南省中小学食堂食品安全评价细则》设置"营养健康要求"章节，将营养健康纳入校园食品安全工作内容，促进校园食堂从"保安全"向"提营养"转变。配合省政府食安办、省教育厅等多部门对全省高校、中学、小学、幼儿园等学校食堂开展联合检查，督促各地教育机构重视学生营养健康，强化校园食品安全工作。

8. 组织营养职业技能竞赛

自2022年起，河南省卫生健康委员会连续两年联合省总工会举办营养技能竞赛。竞赛优胜者按程序申报"河南省五一劳动奖章"，目前已通过竞赛产生两枚"五一劳动奖章"，激励各级营养专业人才提升技能，推进营养专业人才队伍建设。

9. 常态开展营养知识宣教

以食品安全宣传周、全民营养周和"5·20"中国学生营养日为契机，开展系列主题宣传活动。五年举办各类线上线下会议、讲座、咨询等2500余场次,媒体报道660余篇,受众达3756万人次。"合理膳食"主题深入人心,居民健康素养显著提高。

二、面临的主要挑战

(一)重视不够,能力不强

部分地市存在对营养健康工作职责认识不清、重视不够,工作制度与机制不健全,基层工作人员主动性不强等问题。从能力看,承担技术支撑工作的基层机构能力不强,尤其是县、乡镇机构人员专业知识欠缺等问题突出。

(二)经费不足,人力缺乏

河南省人口基数大、人群分布广,营养指导能力提升、营养场所建设、营养健康宣教、营养膳食干预、营养调查与监测等工作,需要更多人力物力支撑,目前尚存在经费支持力度不够和专业人员缺乏等现实问题。

(三)人群健康问题严峻

通过监测发现,5年来全省18岁以上成人肥胖率和孕产妇贫血患病率均呈增长趋势,不良的饮食和生活方式是这些健康问题的主要诱因,营养宣教和膳食干预工作依然任重道远。

三、策略展望

(一)推动政策支持,推进部门协作

进一步完善合理膳食相关政策,健全制度体系,明确各部门职责和任务,建立健全部门间沟通协调机制,加强信息共享和工作联动,形成工作合力,确保合理膳食行动顺利实施。加大对基层从业人员的培训力度,持续提升基层服务能力和业务水平。

(二)提升服务能力,持续开展监测

充分发挥政府及社会各方力量,充实营养专家队伍,持续开展营养指导员培训,强化营养专业人才管理,提升营养健康工作能力。完善营养咨询服务体系,为民众提供便捷、高效的饮食指导和健康咨询服务。结合行动指标,持续开展监测和调查,系统收集营养健康及合理膳食相关基础数据,对行动实施效果进行评估,及时调整策略。积极筹措资

金,加大经费投入,强化资金监管和绩效评估。

(三)强化科普宣教,突出个体责任

加强统筹部署,强化组织引领,在重要时段利用多元途径,重点对学校、社区、工作单位等场所,开展形式多样的科普宣教活动。针对不同人群的特点和需求,开展个性化宣传教育,提高民众参与度和依从性,树立科学饮食观念,提升全社会营养健康意识和自我管理能力。

(供稿:邵亚鹏,李向力)

B.8 全民健身行动

一、实施成效

(一)行动概况

河南省体育局认真贯彻落实国务院《关于实施健康中国行动的意见》,紧紧围绕推进健康中国行动、健康河南行动的总体部署,按照健康河南行动考核实施方案的具体要求,积极履行体育部门职能,注重发挥体育综合功能,持续提升全民健身意识,强化全民健康素养,在推进体育强省、体育河南和健康河南建设中发挥了积极作用。全省全民健身发展成绩显著。

1. 全民健身公共服务体系政策框架基本形成

相继出台了《关于加快建设体育强省的实施意见》《加快建设体育河南实施方案》等政策措施,为推动全民健身提供有力保障。

2. 体育健身场地设施覆盖城乡

统筹中央和省级体彩公益金1.2亿元,支持各地体育公园、多功能运动场和乡镇体育工程等240余个项目建设,建成体育公园46个,新增公共体育场馆65个。全省17个省辖市、济源示范区建有"两场三馆",102个县(市)中,73%建有"两场三馆"。全省体育场地总数由2019年的21.3万个上升到32.21万个,人均体育场地面积由2019年的1.9平方米上升到2.58平方米。全省建成全民健身路径6.01万条、健身步道0.68万条,长度2.13万千米,实现城市社区"15分钟健身圈"、乡镇和行政村体育健身设施全覆盖。近5年,投入专项资金2亿元兴建老年健身园(中心)等老年健身场地138个,累计建成332个。

3. 全民健身赛事供给更加丰富

"十三五"以来,河南省体育局建立了以"六赛两节两活动"为引领的省级品牌赛事,实施一市一品牌、一县一特色、一乡一亮点、一村一项目"四个一"精品带动工程,连续举办郑州国际少林武术节、焦作国际太极拳交流大赛等特色体育赛事,推动郑开国际马拉松赛、自行车公开赛、乒乓球大众公开赛等赛事品牌化发展,承办了郑州国际女子网球公开赛、国际乒联巡回赛总决赛等国际性重大体育赛事。成功举办了迎新春系列活动、全民健身活动月、全民健身日、群众性冰雪活动等传统主题活动。每年组织开展"三山同登"群众性登山活动、"万村千乡"农民篮球赛、三门峡横渡母亲河等省级群众性赛事活动。连续举办2021、2022、2023年河南省社区运动会省级示范活动,同时在全省设置19个赛区,54个县(市、区)承办单站赛,开展跳绳、拔河、健步走等群众喜闻乐见的体育活动。社区运动会线上线下相结合同步推进,把体育赛事办到群众家门口,充分满足群众健身需求。截至2023年底,全省有199站1830场次社区运动会,近14万名城乡社区群众直接参与。国家体育锻炼标准达标测验完成26 000人次,全国排名第四。周口淮阳区、安阳殷都区融入武术、甲骨文等本地传统文化,充分展现了地域人文特色。

4. "体卫融合"亮点纷呈

省体育局、省卫生健康委联合印发了《河南省推进全民健身和全民健康深度融合的实施意见(2021—2025年)》。建立了体育和医疗专业人员交叉培训制度,"十四五"末对全省基层医疗专业人员培训运动处方知识达到全覆盖;建设了20个"体卫融合"健康驿站示范点;在10个社区开展了"体卫融合"慢性病运动健身干预行动等,推动了体医融合的深度发展。

5. "体教融合"深入推进

省体育局、教育厅联合印发了《深化体教融合 促进青少年健康发展的实施意见》。实施青少年体育活动促进计划,保障学生每天校内、校外各1小时体育活动时间。推动田径、足球、篮球、排球、乒乓球、羽毛球、游泳、武术、冰雪项目进校园,指导学生较好掌握1—2项运动技能,培育运动项目人口,形成终身运动习惯。持续开展小学生"曙光"、中学生"晨光"、大学生"华光"体育活动,办好亲子体育、冬夏令营、家庭体育等活动。

6. 持续加强科学健身指导

推进市、县两级"国民体质测定与运动健身指导中心(站)"标准化建设。指导全省190多个国民体质测定与运动健身指导服务机构,开展常态化的国民体质监测和科学健身指导服务工作,每年服务人数超过25万人次。大力培训、发展社会体育指导员,2023年新增各级社会体育指导员2.3万人。2023年组织开展"走基层送健康"全民健身志愿服务超过200场,服务群众4万余人。

7. 建设全民运动健身模范市县建设取得新成效

在洛阳市获得国家第一批全民运动健身模范市称号的带动下,全省各地积极开展第二批创建申报工作。经过初审,郑州、安阳等2市9县(市、区)入围全国第二批模范市、县(市、区)创建地区。为搞好全国模范市、县创建地区的推荐梯队建设,提升全省创建工作积极性,省体育局开展了第一批建设河南省全民运动健身模范市、县的活动。

(二)重点任务完成情况

1.城乡居民达到《国民体质测定标准》合格以上的人数比例

从全省层面来看,城乡居民达到《国民体质测定标准》合格以上的人数比例维持在较高水平,2021至2023年达到评价标准合格以上人数比例分别为93.9%、92.8%、93.1%,均超过2030年目标值(92.17%)。根据河南省国民体质监测数据管理系统显示,2023年,全省开展常态化体质测评服务活动,全年测评服务群众超过22.4万人次,达到评价标准合格以上人数比例为93.31%。

2.人均体育场地面积稳步提升

从2019年的人均1.90平方米提升至2023年的人均2.58平方米,有望提前完成2030年全省人均2.6平方米的目标值。2019—2023年全省及各地市人均体育场地面积变化情况如图B.8-1、图B.8-2所示。

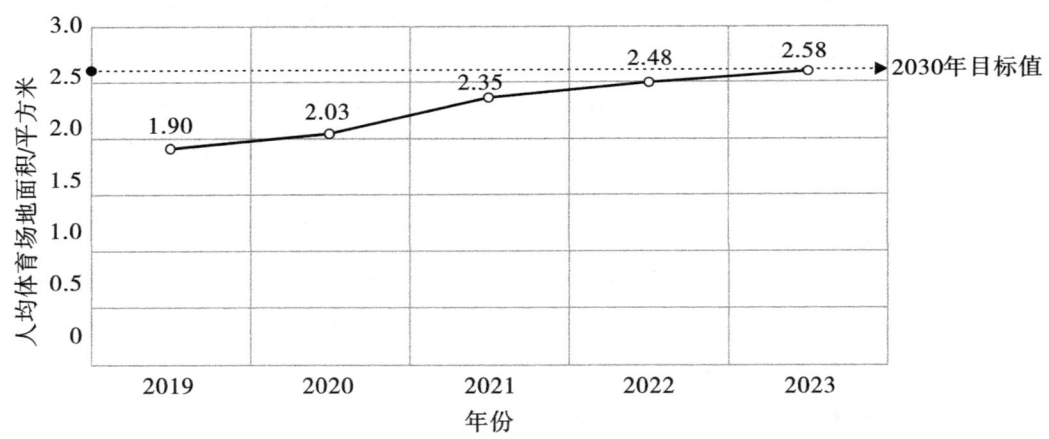

图B.8-1 2019—2023年全省人均体育场地面积进展情况

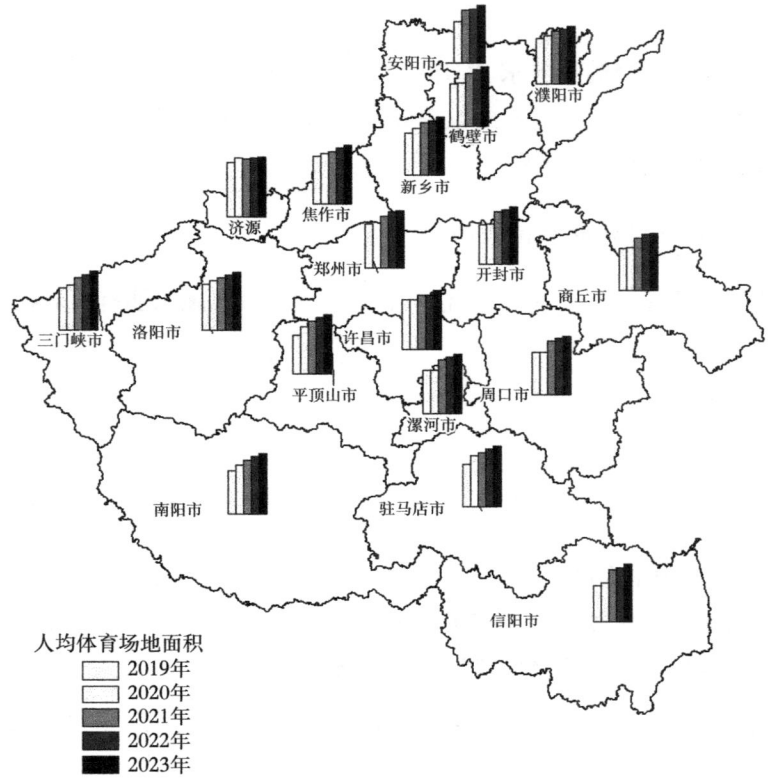

图 B.8-2　2019—2023 年各地市人均体育场地面积进展情况

二、面临的主要挑战

(一) 城乡不平衡

全省人均体育场地面积低于全国 2.89 平方米的平均水平，城市全民健身设施建设较为齐全，各类体育社会组织、体育健身活动等覆盖率较高。农村全民健身整体水平比较滞后，健身器材功能单一、陈旧老化，自然村普遍没有体育健身设施。

(二) 供给不充分

在全民健身活动安排上，对老年人、城市人群、综合性质赛事活动安排较多，对农民、社区、特殊人群活动安排较少，不能完全满足各类人群的需求。

(三)服务不完善

在充分满足人民群众健身需求,构建高水平全民健身公共服务体系方面,存在机制不健全、资金投入不足、政策保障不到位等问题。另外,在推进体医融合、体教融合、体旅融合等方面,还没有强有力的抓手。

(四)公共体育设施开放有待提高

一些具备开放条件的学校、机关和企事业单位的体育设施未能有效对社会开放。

三、策略展望

(一)推进重大制度机制落实

深入学习贯彻《中华人民共和国体育法》,督导全省各地落实《全民健身计划(2021—2025年)》《加快建设体育河南实施方案》,将各地出台全民健身实施计划的情况纳入全民健身工作评价体系,切实落实全民健身各项目标任务。

(二)持续推进全民健身设施补短板行动

紧盯体育河南建设目标,瞄准"十四五"阶段任务,加快推进全民健身设施补短板行动。扩大增量、提升质量、用好存量,提升健身设施开放服务水平和综合使用效益。县市空白短板项目要列入规划、加速推进。构建群众身边的多样化、家门口健身圈。持续扩大"国球进社区(公园)"活动影响,构建群众身边的多样化、家门口健身圈,2024年年底前符合完整居住社区健身设施标准的社区覆盖率达到70%以上。发挥体育场地设施建设在助力乡村振兴中的基础作用,继续支持满足全龄段人群需求的乡镇(街道)多功能运动场项目,抓好农村地区适老化、适儿化场地设施建设。做好乡镇和行政村农民体育工程健身器材维修更新、提质增效。截至2024年,乡镇和行政村设施达标率分别达到95%、90%以上(截至2023年分别是90%、85%)。指导各地对照任务指标,加快推进在建项目实施,年底前全省"十四五"规划体育公园完成率达到75%以上。加强对122个享受2024年国家免费低收费开放补贴场馆的指导和监管,做好2025年公共体育场馆免低开放补贴申报工作。

(三)持续提升科学健身指导水平

稳步壮大社会体育指导员队伍,加强社区、农村社会体育指导员培训,发展指导各年龄人群加入社会体育指导员队伍。继续开展"走基层送健康"活动,大力推广普及广场舞、太极拳、健步走、棋类、球类等群众喜闻乐见的体育项目，积极倡导科学健身生活理念。结合社区运动会、全民健身主题赛事活动等，用好各级社会体育指导员开展科学健身指导服务，打造具有本地特色的服务品牌。持续推进国民体质监测站点标准化建设和国民体质测评服务常态化工作，全年服务人数不低于25万人次。

（四）积极做好全民健身赛事活动服务

持续创新机制，进一步加强省内全民健身品牌赛事活动的培育工作。加强顶层设计，完善制度体系，坚持全省一盘棋，融合数字化技术，加强对全民健身赛事活动的引导、服务和监管，推进全民健身赛事活动的放管服改革。积极创新群众身边赛事活动，加强公共体育服务，在全省推广国家体育锻炼标准达标测验、社区运动会等活动，形成长效机制。

（五）发展壮大各级体育社会组织

充分发挥省体育总会作用，加强省级体育社会组织建设，研究制定省级体育社会组织监管办法，推动省级社会组织规范、健康发展。引导、鼓励体育社会组织举办、承办全民健身赛事活动，参与全民健身场馆设施建设和运营。探索多种方式扶持基层体育社会组织发展，鼓励发展社区群众自发性健身组织。

（供稿：张天增）

B.9 控烟行动

一、实施成效

（一）行动概况

河南省高度重视健康河南行动控烟专项行动。每年将控烟工作纳入全省爱国卫生工作要点，统筹部署，强力推动。扎实开展烟草流行监测，为全省控烟工作提供科学依据。联合省直机关事务管理局等多家单位，有效推进无烟党政机关建设。2021年，实现省级党政机关室内全面无烟。稳步推进控烟立法，2020年6月，修订《河南省爱国卫生条例》。郑州、信阳、周口、鹤壁、商丘等市修订或制定当地控烟法规，濮阳、安阳、漯河等城市将"不在禁烟场所吸烟"纳入《文明行为促进条例》。提升戒烟服务能力，每年举办省级培训班，打造河南省人民医院、郑州大学第五附属医院两家规范化戒烟门诊培训教育基地。加强戒烟服务师资力量建设,选取许昌市魏都区为社区戒烟干预服务国家级试点,探索戒烟服务新模式。政协河南省机关和河南省高级人民法院机关的控烟做法纳入全国优秀案例。2024年8月,河南省在全国无烟党政机关建设经验交流会上作经验介绍。

(二)重点任务完成情况

1.15岁及以上人群吸烟率

2019年,河南省15岁及以上人群吸烟率为23.14%;2020年,河南省15岁及以上人群吸烟率为22.28%;2022年,河南省15岁及以上人群吸烟率为21.69%。总体看,2019—2023年全省与各省辖市、济源示范区15岁及以上人群吸烟率变化情况如图B.9-1所示。

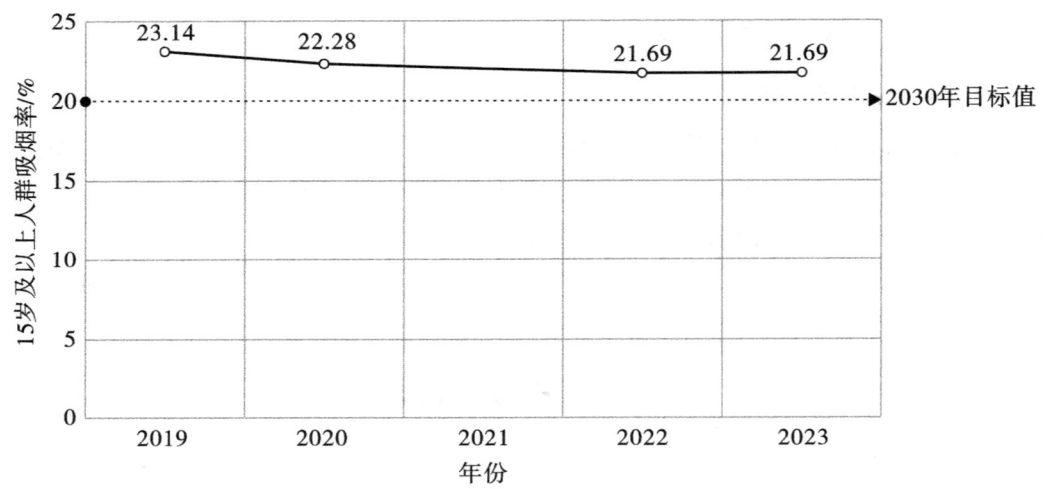

图B.9-1 2019—2023年全省15岁及以上人群吸烟率变化情况

2.无烟党政机关建成率

2019年,河南省无烟党政机关建成率17%;2020年,河南省无烟党政机关建成率51.24%;2021年底,河南省无烟党政机关建成率达到90%以上。2022年,河南省各级无烟党政机关基本实现全覆盖。2019—2023年全省及各省辖市、济源示范区无烟党政机关建成率进展情况如图B.9-2所示。

3.全面无烟法规保护人口比例逐步提高

2020年,河南省全面无烟法规保护人口比例接近40%;2023年,河南省全面无烟法规保护人口比例达到40%。

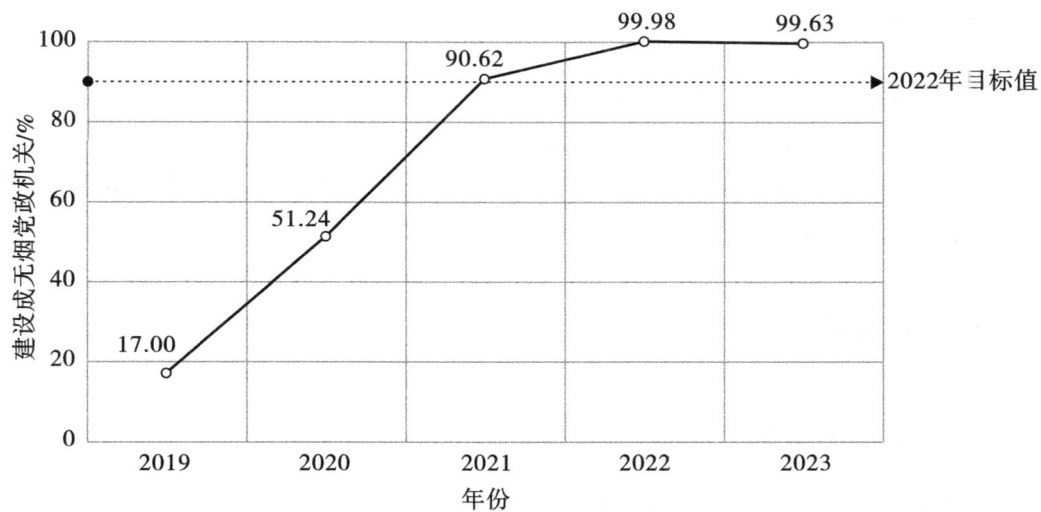

图 B.9-2　2019—2023 年全省建设无烟党政机关进展情况

二、面临的主要挑战

（一）无烟环境建设成果需长期巩固

近年来,无烟环境建设取得显著成果,公共场所无烟政策得到了较好落实,吸烟率有所下降。然而,要保持这一成果,还需继续加强监督管理。各级政府和相关部门应加大对无烟环境的宣传力度,提高公众对无烟环境重要性的认识,使无烟文化深入人心,从而真正巩固无烟环境建设成果。

（二）戒烟干预服务需创新方式方法

传统的戒烟干预服务虽然取得了一定成效,但在面对新形势、新挑战时显得力不从心。因此,戒烟干预服务亟须创新。可以开发个性化的戒烟方案,提供更加便捷、灵活的戒烟服务。此外,还应加强专业人员的培训,提高戒烟服务的专业性和针对性,帮助吸烟者更有效地戒烟,从而进一步降低吸烟率。

（三）无烟立法需继续推进

无烟立法是保障公共健康的重要措施。尽管已有一些地方出台了无烟法规,但在全省范围内,立法进程还需进一步加快,各地政府应积极推动无烟立法。此外,还需加强执法力度,确保无烟法规得到严格执行,切实保护公众健康,减少二手烟的危害。

(四)烟草流行监测需在全省推开

烟草流行监测是评估控烟效果、制定控烟政策的重要依据。目前,虽然在部分地区开展了烟草流行监测工作,但覆盖范围仍需扩大。全省各地应加强协调合作,共同推动烟草流行监测的全覆盖。通过定期监测和分析烟草流行趋势,可以及时发现问题,调整控烟策略,从而更有效地减少烟草危害,保护公众健康。

三、策略展望

(一)坚持不懈,巩固无烟环境建设成果

开展"回头看",巩固无烟党政机关、无烟医疗卫生机构、无烟学校建设成果,倡导开展无烟家庭建设。

(二)拓宽思路,创新开展戒烟干预服务

学习全国先进经验,试点探索,总结适合河南省的社区戒烟干预服务新模式,在全省推广,提升戒烟干预服务可及性。发挥中医优势,开展中西医结合戒烟,增强戒烟干预服务可选择性。

(三)省级先行,稳步推进无烟立法工作

开展《河南省爱国卫生条例》修订调研,积极推进修订工作,为各省辖市、济源示范区立法、修法提供上位法依据。对省辖市、济源示范区控烟立法加强指导,按国家要求开展控烟立法培训及督导调研,推进无烟立法工作,提高全面无烟法规保护人口比例。

(四)统一部署,规范开展烟草流行监测

按照国家烟草流行监测相关标准,组织各省辖市、济源示范区开展烟草流行监测,为控烟工作提供数据支撑。

(供稿:张勉)

B.10 心理健康促进行动

一、实施成效

(一) 行动概况

河南省致力于提升公民的心理健康水平,采取措施加强儿童青少年心理健康工作,促进儿童青少年心理健康和全面素质发展。构建更加完善的心理健康服务体系,持续强化心理健康人才队伍建设,强化严重精神障碍患者综合管理,全面加强心理健康宣传教育等措施。

全省17个省辖市、济源示范区均成立精神卫生中心,大部分县(市、区)成立县级精神卫生中心,各乡镇卫生院和社区卫生服务中心均有专兼职精防人员从事精神卫生工作。"省—市—县—乡"四级精神卫生服务网络体系基本形成、日益完善。加强部门协同。建立健全多部门分工合作机制,落实落细服务管理各项措施。建立覆盖省、市、县三级的精神卫生工作领导小组或多部门协调机制,统筹协调解决综合管理、救治救助、人才培养、机构运行、服务保障等问题,经常性组织开展精神卫生工作督导,推动加强社区与医疗机构协作联动。乡镇(街道)建立精神卫生综合管理小组,指导村(居)民委员会组建由精防人员、相关部门工作人员、社区工作者、志愿者、家属等组成的关爱帮扶小组。按要求督促基层医疗卫生机构精防人员、公安机关责任民警和患者家庭监护人为组员的"五位一体"管控服务小组,将严重精神障碍患者的日常监护责任落到实处。

全省加大力度培育专业人才。截至2023年,全省精神科医师数3849人,精神科护士9889人,每10万人口精神科执业(助理)医师3.9名,高于国家要求的3.3名标准。自2015年开始,持续实施精神科医师转岗培训项目,累计培训转岗医师1102人。每年组织省、市级精神卫生中心分片对县、乡两级精神卫生防治人员开展集中业务培训,有力提升全省精神卫生专业人员服务能力。依托"河南省严重精神障碍信息系统"强化防治结合,持续加强全省严重精神障碍患者筛查、诊断、登记、报告、建档、治疗、随访、定期体检、病情评估、服药督促、康复指导、心理干预、质量控制、应急处置、宣教科普等全链条规范化服务管理,按照国家项目管理有关要求实施好中央转移支付严重精神障碍管理治疗项目,确保患者能够得到及时有效的治疗和管理,有效保障患者权益。

开展科普教育。普及心理健康知识、提升心理健康素养是提高全民心理健康水平最根本、最经济、最有效的措施之一。在《开箱!健康宝藏》《中原名医健康强省大讲堂》

《大医生来了》等电视栏目播出精神卫生心理健康科普节目;开展"世界精神卫生日"主题宣传活动;组织开展河南省心理咨询与心理援助热线培训,为各省辖市以及共青团省委从事社会心理服务人员提供技术指导,支持为居民开展心理健康服务,着力引导提升全社会对心理疾病的认知水平与关注度。

(二)重点任务完成情况

1. 居民心理健康素养水平

截至2023年,全省居民心理健康素养水平达到33.88%。2019—2023年,全省心理健康素养呈现不断上升的趋势,提升6.15个百分点。

2. 精神科执业(助理)医师(名/10万人)

截至2023年底,全省精神科执业(助理)医师(名/10万人)达到4.16,较2022年3.01提升38.2%。2019—2023年,全省精神科执业(助理)医师数呈现不断上升的趋势,有望提前完成2030年4.5/10万人的目标值。

3. 严重精神障碍患者规范管理率

截至2023年,河南省严重精神障碍信息系统根据各地严重精神障碍患者随访管理录入情况显示,全省严重精神障碍患者规范管理率97.53%,较2019年上升10.11个百分点。

二、面临的主要挑战

(一)发病呈上升趋势

随着社会竞争加剧,学习、生活、工作节奏加快、压力加大,导致各种心理应激因素急剧增加,精神卫生问题日益突出,精神疾病患者发病增多,对社会心理健康和精神卫生工作形成巨大挑战。

(二)基层精防力量明显不足

乡村两级作为精神防治网络的前沿和网底,大部分基层精防人员为兼职人员,缺乏足够的专业知识和技术能力,对严重精神障碍患者服务管理水平不高,难以满足当前工作需要。

(三)心理健康素养水平不高

全省社会公众普遍心理健康和精神卫生知识不足,重视程度不够,导致患病后主动就诊率低,影响精神疾病早预防、早发现、早治疗。

三、策略展望

(一)完善服务体系,提升服务能力

构建多层次、全方位的心理健康服务体系,确保服务覆盖全省。加强精神卫生服务与心理健康服务的衔接,实现资源共享。加大心理健康相关专业人才的培养力度,特别是基层医疗卫生机构人才培养。定期举办专业培训和继续教育,提高工作人员的业务水平。

(二)加强政策支持,保障服务质量

制定和完善心理健康相关法规政策,为促进行动提供法律保障,建立健全心理健康服务监管制度。加大财政对心理健康促进行动的支持力度,确保资金充足,通过政策激励,吸引社会资本投入心理健康服务领域。

(三)加强宣传教育,营造良好氛围

提高社会参与度,鼓励社会组织、企业和个人参与心理健康服务,形成多方参与的格局。举办心理健康主题活动,提高社会关注度和参与度。开展心理健康知识普及活动,提高公众对心理健康的重视程度。通过媒体、网络等渠道,加大心理健康宣传力度,提高社会认知。

(供稿:张小燕,王琰)

B.11 健康环境促进行动

一、实施成效

(一)行动概况

近年来,河南省健康环境促进行动取得了显著进展。大气污染治理方面,深入打好蓝天保卫战,始终坚持以改善空气质量为核心,以减少重污染天气和解决人民群众身边的突出大气环境问题为重点,扎实推进产业、能源、交通绿色低碳转型,深化大气污染综合治理、系统治理、源头治理,加快形成绿色低碳生产生活方式,实现全省环境空气质量稳定向好。水污染治理方面,持续打好碧水保卫战,修订《河南省水污染防治条例》,颁布实施《河南省黄河流域水污染物排放标准》(DB41/ 2087—2021),开展城市黑臭水体治理、入河排污口排查整治、美丽河湖建设与保护等系列工作,推动建成一批城镇污水、工业废水收集处理设施。全省优良水体的比例由2019年的68.1%升至2023年的83.0%,水环境质量得到持续改善。与此同时,水质监测和治理工作稳步推进,城乡饮用水水质显著提升,城市饮用水达标率为96.2%,农村饮用水达标率为89.76%。土壤污染治理方面,持续加强土壤污染防控工作,深入开展土壤污染成因排查整治,推进涉重金属企业执行特别排放限值和绿色化改造,实施农用地土壤环境质量分类管理,保障土壤环境质量。

城市园林绿化建设力度持续加大,为全省城市居民提供生态宜居的生产生活环境。全省设市城市建成区绿地率达37.69%、建成区绿化覆盖率42.48%、人均公园绿地面积15.16平方米、公园绿化活动场地服务半径覆盖率达到88.33%。城市公园从2012年的280个增加到目前的1471个,公园绿地面积达到668.813平方千米。为满足人民出门见绿和健身休闲的需要,建设口袋公园5557个、建设城市绿道7730.6千米。在全省439个城市公园实施绿地开放共享,轮换开放草坪19.7672平方千米,在中小学幼儿园周边配套建设公园、公厕、家长等候区三件套36处。积极开展"国球进公园"活动,在城市公园内建设乒乓球台2720个,足球活动场地280个,各类健身设施18 014件(处)。

居民生态环境与健康素养水平提升方面,编制《河南省居民生态环境与健康素养行动指南》,完成2022年国家居民生态环境与健康素养水平监测和评估工作,全省10县区居民生态环境与健康素养平均水平由2021年的13.2%提升至15.7%,实现《健康中国行动计划(2019—2030)》提出的15%阶段性目标。在健康宣传方面,我省通过举办各类宣传活动,如"环境健康杯"征文比赛、"六五环境日"主场活动等,进一步提高了公众对环境与健康关系的认识,推动了低碳出行、垃圾分类等绿色生活方式的普及,为实现可持续的健康生活奠定了坚实基础。

(二)重点任务完成情况

1.城乡饮用水水质监测

目前,城乡饮用水水质监测覆盖全省所有县区(县级市)城区和100%乡镇,监测点设置原则上保持稳定,城市监测点设置1514处,覆盖所有城区;农村监测点设置4000处,覆盖全部乡镇。同时,各地疾控中心对当地南水北调配套水厂和"千吨万人"以上农村供水工程进行重点监测。2023年完成枯水期监测水样采集6836份,完成率为124.00%;丰水期监测水样6703份,完成率为121.56%。枯水期水质综合指标合格率90.49%,其中城市水质综合指标合格率为94.72%,农村水质综合指标合格率为89.21%。

2. 空气污染与居民健康监测与防护（试点）

在郑州市（经开区、二七区）、安阳市（北关区、殷都区）、开封市（龙亭区、祥符区）、新乡市（红旗区、牧野区）、焦作市（解放区、孟州市）已设立的10个监测点开展监测。年审核上传监测数据空气质量1.6万余条、气象数据2000余条、死因数据16.9万余条、急救中心数据30.3万余条、医院门诊数据4.3万余条、医院住院数据116.2万余条、PM2.5监测1000余条、小学生健康问卷调查1.2万余份，每年撰写全省空气污染对人群健康监测数据审核报告并上报国家。

3. 公共场所健康危害因素监测

在郑州市、漯河市、许昌市和周口市四个城市开展公共场所健康危害因素监测试点工作。重点对宾馆（酒店）、游泳场（馆）、沐浴场所、商场（超市）、理发店、美容店、候车室、健身房等8类公共场所开展健康危害因素监测。其中每个省辖市、济源示范区应完成监测宾馆（酒店）18家，游泳场（馆）4家，沐浴场所4家，商场（超市）8家，理发店8家，美容店4家，候车室2家，健身房2家。2023年，全省完成200家公共场所夏季监测，监测系统共计上报118家公共场所基本情况调查数据，688名从业人员健康状况调查数据，4925项次现场及实验室检测指标（物理因素840项次、室内空气1521项次、浴池水及游泳池水等水质指标200项次、公共用品用具等2364项次）。

4. 国家人体生物监测项目

在郑州市金水区、郑州市登封市、开封市龙亭区、焦作市中站区、焦作市博爱县、驻马店市确山县、南阳市社旗县、洛阳市宜阳县开展相关检测工作，每年调查192人，包括完成今年6—36月龄婴幼儿人群环境化学物质监测工作（含每个监测点24名婴幼儿调查对象问卷、体检及尿液样本采集分装和运输工作等）。

5. 环境健康风险评估（试点）

为推动环境健康风险评估试点工作，总结试点工作成果和工作经验，国家疾病预防控制局委托中国疾病预防控制中心环境所对第一批环境健康风险评估试点的工作情况开展考核评估。我省作为全国第一批环境健康风险评估试点，于2023年6月15日在北京参加环境健康风险评估试点专家评审会并顺利通过。

二、面临的主要挑战

（一）环境卫生工作的认识有待加强

环境卫生工作涉及健康危害因素监测等多方面内容，在健康中国行动中占有较大权重。但是多年来一些基层对环境卫生工作认识不够，没有长远规划和安排。

(二)环境卫生的队伍建设需进一步加强

县区级疾控环境卫生科室设置不健全,专业人员少且不稳定,人员更替时没有做好监测工作的交接,致使工作开展受到一定限制。

(三)基层环境卫生工作经费不足、到位晚

监测经费每年通过转移支付项目直接拨付至市、县(区),但部分县区的经费到达县区财政后,经费使用存在较大难度,无法购买相关检测仪器、试剂耗材等,阻碍了部分地区开展相关监测工作。

(四)监测数据分析转化应用不足

基层单位对环境卫生监测工作数据分析能力有限,数据挖掘利用率较低,省市级环境卫生专家发声不足,监测数据的转化应用率低,政府社会群众对环境健康问题与健康卫生工作认识不足。

三、策略展望

(一)认真落实健康中国行动政策和措施

进一步强化责任意识,深入开展健康危害因素监测和干预工作,为全省人民健康保驾护航。

(二)加强队伍建设,提升业务能力

强化业务学习和专业培训,培训最新的法律法规、标准规范、环境卫生专业动态、案例分析、现场调查处置技能等,提高专业人员水平。

(三)开展针对性培训,提高数据分析能力

结合现有工作,适时开展数据统计能力整体提升行动,建设有代表性的平台和数据库,统一数据审核清洗等标准和要求,提供一些针对性强的模板,逐步提升数据分析能力和水平。

(四)加大环境卫生相关知识科普宣传

积极参与、组织做好科普宣教活动,围绕大众关注,宣传环境与健康知识和技能,向社会发出疾控声音,扩大疾控影响力。

(供稿:乔洁,赵锐,王领,侯金斤,焦学静,张杰,张欣烨)

B.12 妇幼健康促进行动

一、实施成效

(一)行动概况

2019—2023年全省妇幼健康工作以习近平新时代中国特色社会主义思想为指导,以落实《健康中原行动(2020—2030年)》妇幼健康促进行动和全方位全周期保障妇女儿童健康为主线,以实现"两高""三低"目标为牵引,以实施妇幼健康"两提升 两促进"行动为重点,不断提高妇幼健康服务能力,促进妇幼健康事业高质量发展。严格落实母婴安全五项制度和《母婴安全行动提升计划(2021—2025年)》,强化妊娠风险筛查、评估、质控管理,重点加强红色孕产妇专案管理,加强危重救治体系建设,全面推广新生儿复苏技术,扩大新生儿先天性心脏病筛查试点项目,继续开展新生儿保健特色专科建设,规范开展危重孕产妇评审、孕产妇及新生儿死亡评审,对任务措施不落实、工作严重滑坡的地区进行约谈和通报。2023年以"减少产科出血导致孕产妇死亡"为重点,制定全省年度干预措施并落实,切实保障母婴安全。

2017年省委、省政府开始实施"预防出生缺陷免费产前筛查和新生儿疾病筛查"省政府重点民生实事工作,2018年将妇女"两癌"筛查工作纳入省政府重点民生实事。2019—2023年,累计完成产前超声筛查408.53万人、血清学产前筛查429.05万人、新生儿遗传代谢病筛查626.17万人、新生儿听力筛查618.43万人、宫颈癌筛查750.47万人、乳腺癌筛查765.96万人,圆满完成省政府历年目标任务。

2023年,我省加快市、县妇幼保健机构建设,推动县级妇幼保健院达到二级标准、2所县级妇幼保健院达到三级标准。加快推进妇幼保健机构等级评审,指导省辖市、济源示范区规范推进"二甲"妇幼保健机构评审工作。开展妇幼保健机构绩效考核,强化绩效考核结果运用。继续实施国家县级妇幼保健机构能力建设项目,支持24个县级妇幼保健院人才队伍建设和医疗服务与保障能力提升。

(二)重点任务完成情况

1. 产前筛查率

2019—2023年全省孕产妇产前筛查率呈上升趋势,2023年全省产前筛查率为82.45%,达到健康河南行动2030年80%的目标值。2023年较2022年提升8.95个百分点,与2019年相比提升16.63个百分点。2019—2023年全省及各地市产前筛查率进展情况如图B.12-1、图B.12-2所示。

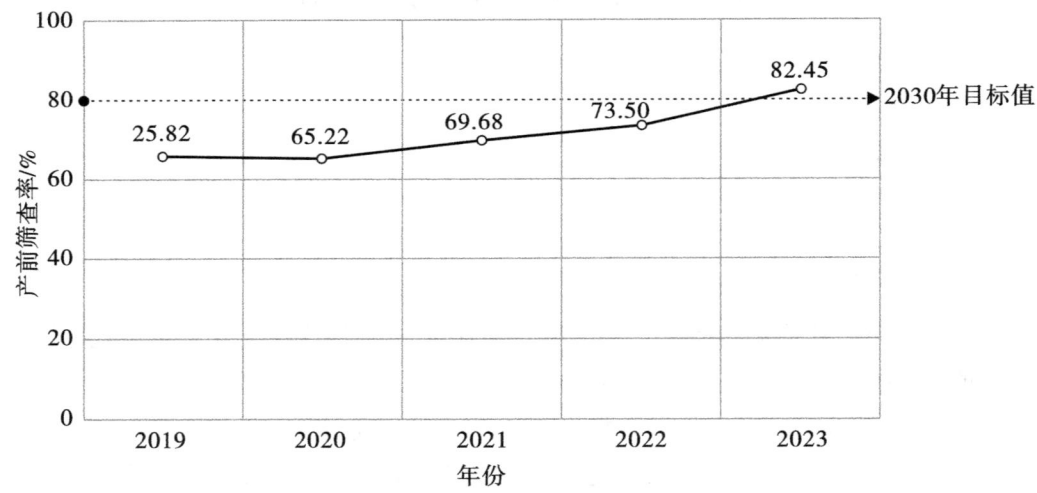

图 B.12-1　2019—2023 年全省产前筛查率进展情况

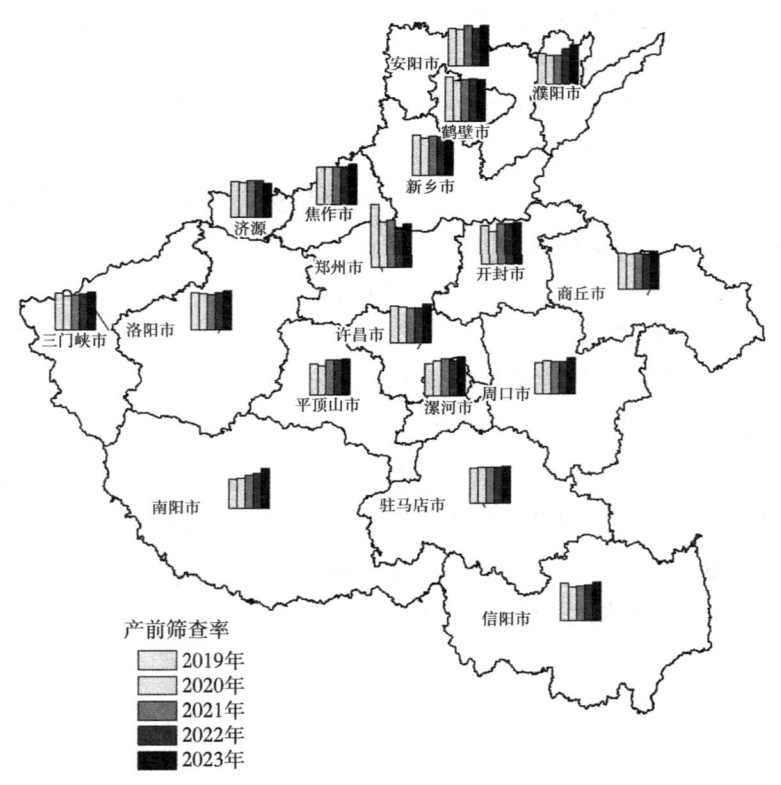

图 B.12-2　2019—2023 年各地市产前筛查率进展情况

2. 新生儿遗传代谢病筛查率

2019—2023年全省新生儿遗传代谢病筛查率呈上升趋势，2020年以来各年均达到健康河南行动2030年目标。2023年全省新生儿遗传代谢病筛查率98.93%，较2022年提升0.03个百分点，与2019年相比提升2.29个百分点。2019—2023年全省及各地市新生儿遗传代谢病筛查率进展情况如图B.12-3、图B.12-4所示。

3. 7岁以下儿童健康管理率

2019—2023年全省7岁以下儿童健康管理率呈上升趋势，2020年以来各年均已达健康河南行动2030年目标。2023年全省7岁以下儿童健康管理率93.69%，较2022年92.04%上升1.65个百分点，与2019年89.68%相比上升4.01个百分点。

4. 3岁以下儿童系统管理率

2019—2023年全省3岁以下儿童系统管理率呈上升趋势，2020年以来各年均已达健康河南行动2030年目标。2023年全省3岁以下儿童系统管理率91.75%，较2022年90.83%上升0.92个百分点，与2019年88.60%相比上升3.15个百分点。

5. 孕产妇死亡率

2019—2023年全省孕产妇死亡率呈下降趋势，2023年已低于健康河南行动2030年目标值(9.00/10万)。2023年全省孕产妇死亡率7.53/10万，较2022年9.04/10万下降1.51/10万，与2019年9.66/10万相比下降2.13/10万。

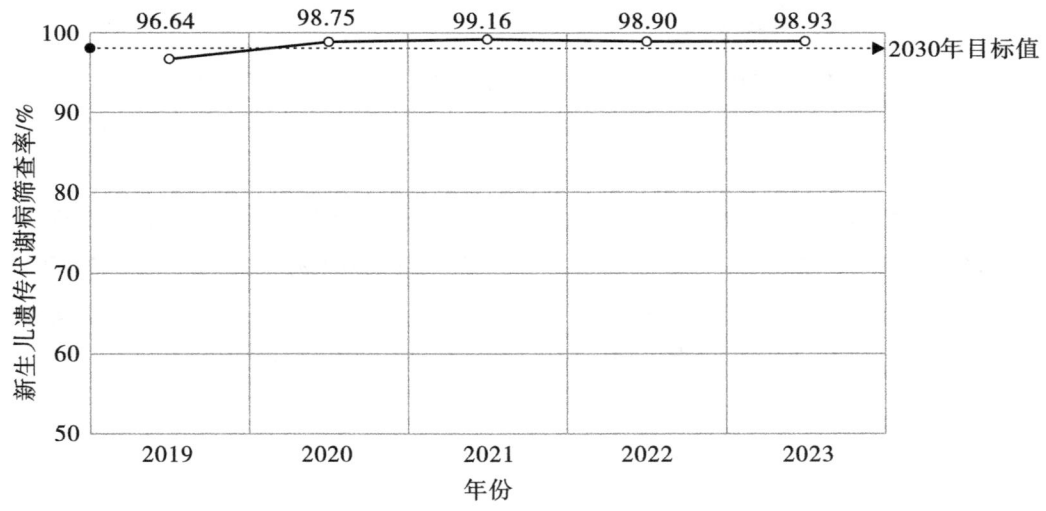

图B.12-3 2019—2023年全省新生儿遗传代谢病筛查率进展情况

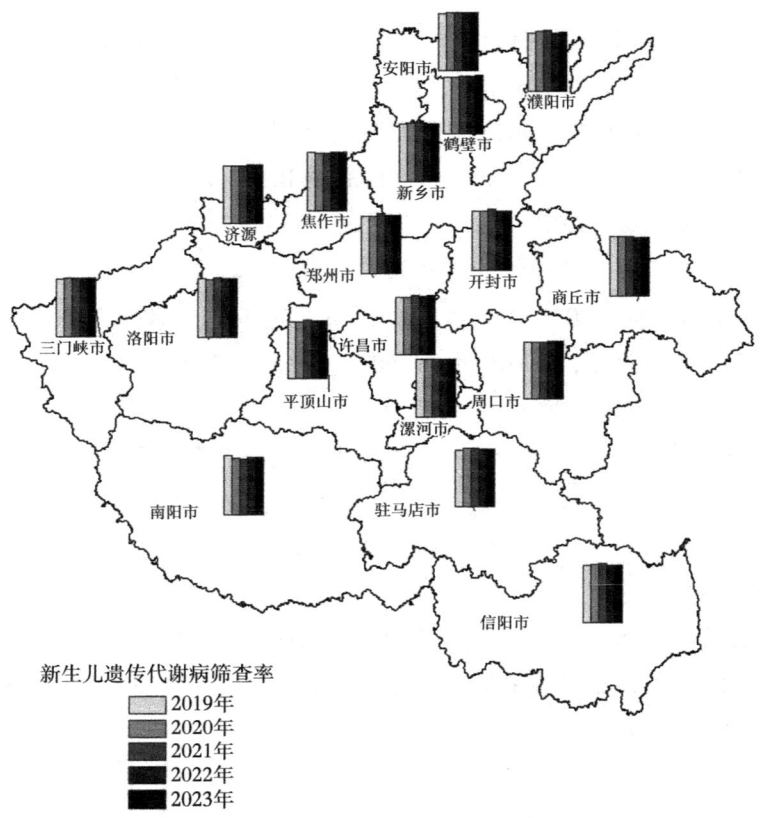

图 B.12-4　2019—2023 年各地市新生儿遗传代谢病筛查率进展情况

6.5 岁以下儿童死亡率

2019—2023 年全省 5 岁以下儿童死亡率呈下降趋势,始终在健康河南行动 2030 年目标值(5‰)以下。2023 年全省 5 岁以下儿童死亡率 3.62‰,较 2022 年 3.77‰下降 0.15 个千分点,与 2019 年 4.81‰相比下降 1.19 千分点。2019—2023 年全省及各地市、济源示范区 5 岁以下儿童死亡率控制情况如图 B.12-5、图 B.12-6 所示。

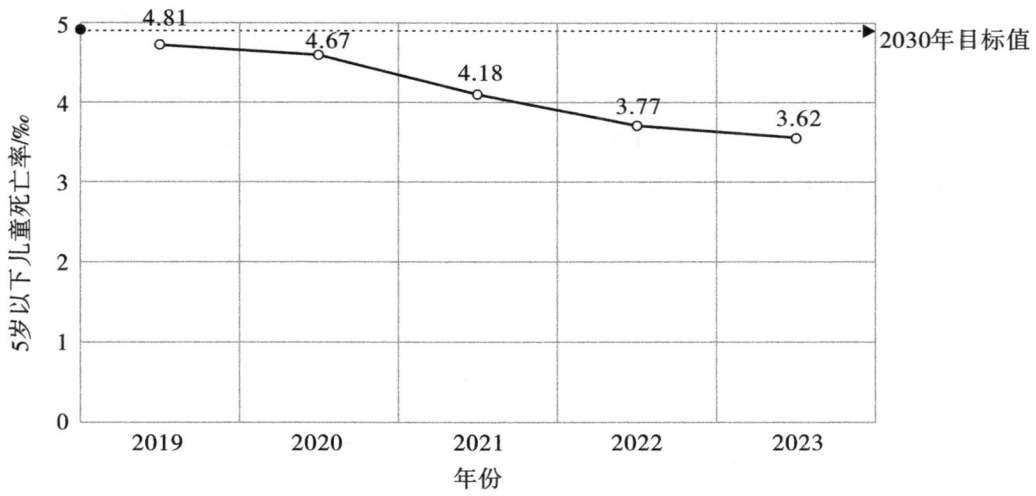

图 B.12-5　2019—2023 年全省 5 岁以下儿童死亡率控制情况

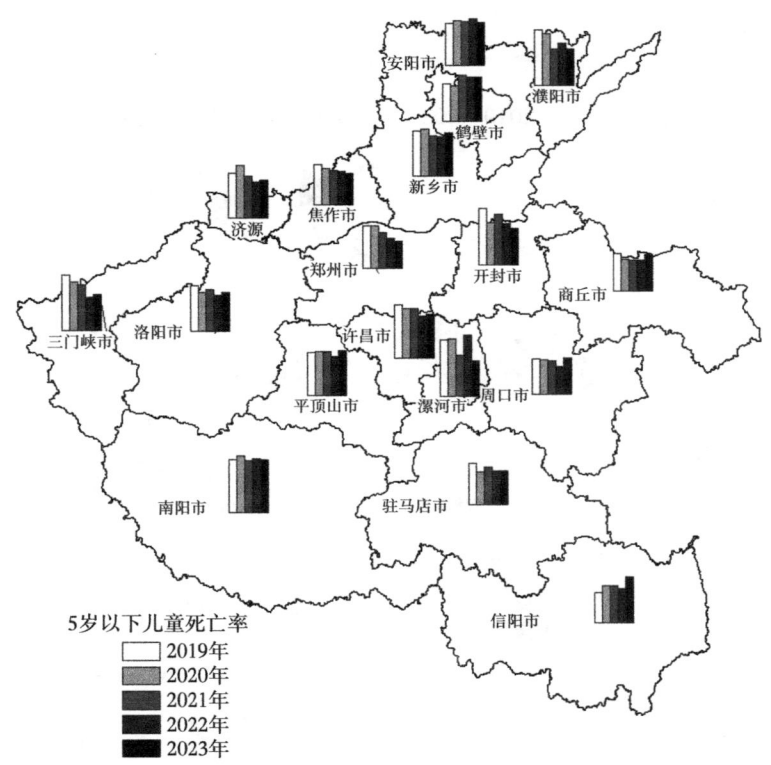

图 B.12-6　2019—2023 年各地市 5 岁以下儿童死亡率控制情况

7. 婴儿死亡率

2019—2023年全省婴儿死亡率呈下降趋势,始终保持在健康河南行动2030年4.1‰的目标以下。2023年全省婴儿死亡率2.41‰,较2022年2.52‰下降0.11个千分点,与2019年3.59‰相比下降1.18个千分点。2019—2023年全省及各地市婴儿死亡率控制情况如图B.12-7、图B.12-8所示。

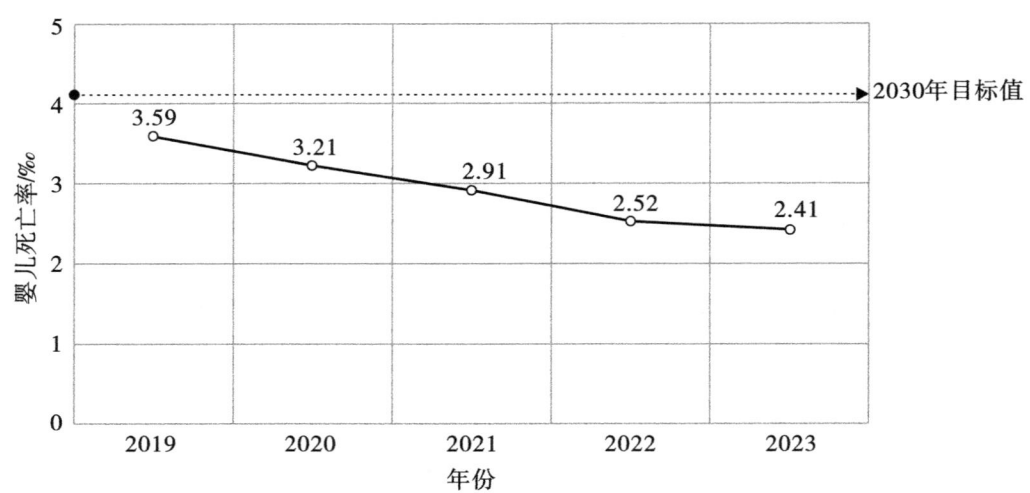

图B.12-7　2019—2023年全省婴儿死亡率控制情况

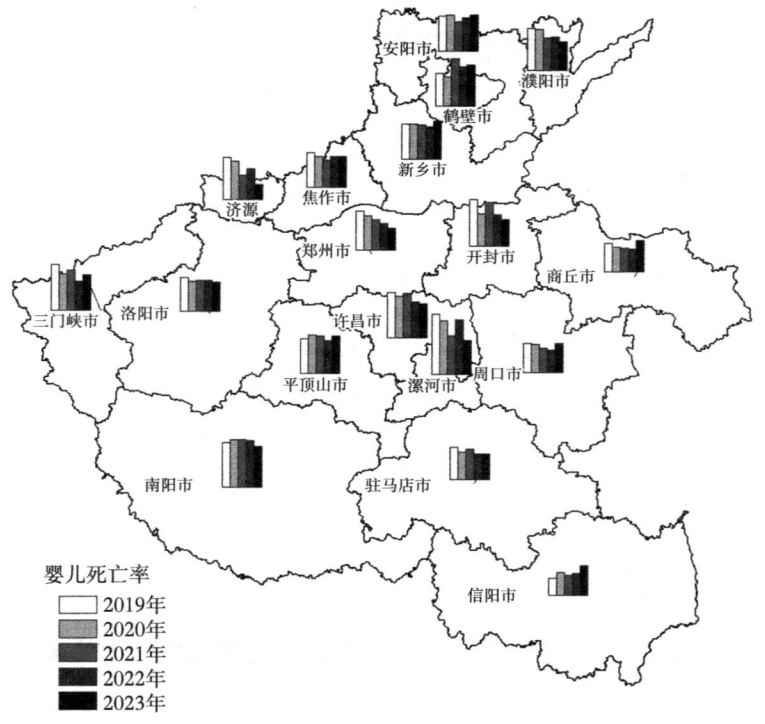

图B.12-8　2019—2023年各地市婴儿死亡率控制情况

二、面临的主要挑战

(一)母婴安全保障工作需进一步深化

医疗机构孕产期保健服务及危重救治水平有待提升,高危孕产妇管理仍需进一步加强,危重孕产妇及新生儿急救、会诊、转诊网络建设需进一步完善,基层孕产妇危重症评审及孕产妇死亡评审需进一步规范及加强,孕产妇(育龄妇女)本人或其家属对妊娠风险因素及合并疾病的预后认识和医嘱依从性仍需提高。

(二)基本公卫等妇幼项目落实力度不均衡

部分省辖市重视不够,未深入开展基本公共卫生服务孕产妇健康管理和0—6岁儿童健康管理,不能有效发现孕情和新生儿并及时建档,体检规范性和数据录入也有待加强,未能按时间及频次要求开展产前检查及儿童健康体检,导致孕产妇系统管理率、7岁以下儿童健康管理率、3岁以下儿童健康管理率等指标不达标。

(三)妇幼保健机构建设仍需加强

一是部分地区未规范设置妇幼保健机构。目前,按照国家行政区划设置,全省尚缺乏妇幼保健机构5所。二是部分妇幼保健机构等级尚不达标。目前尚有5家市级机构未达到三级标准,辖区人口30万以上的县级妇幼保健机构中尚有24家未达二级标准。

三、策略展望

(一)多方位多角度强化母婴安全保障工作

深入实施"母婴安全行动提升计划",加强母婴安全薄弱地区的针对性指导。加强危重孕产妇和危重新生儿救治中心建设,推进危重孕产妇和新生儿救治体系评估,加强技术培训和适宜技术推广,提高医务人员危重症早期识别、风险干预和救治水平。加强高危孕产妇和儿童专案管理、转会诊和集中救治工作。对孕产妇及儿童常见的疾病的预防开展健康教育,强化孕产妇"自身健康第一责任人"意识。

(二)推进国家基本公卫、民生实事等妇幼项目高质量落地

加强指标监测,对项目进度缓慢、工作质量不符合要求的地区进行提醒通报。强化培训和质控工作,根据质控情况,做好需求调研,多途径开展技术人员培训和指导。做好

项目宣传和健康知识教育,营造良好氛围,引导妇女儿童主动接受服务。

(三)加快妇幼保健机构标准化建设

落实政府举办主体责任,加大财政投入,积极协调多方资源推进市级"四所医院"和县级"三所医院"中的妇幼保健院建设发展,持续推进市级、有条件的县级妇幼保健院达到三级水平。

(供稿:师灿南,薛会影,李亢,王春晖)

B.13 中小学健康促进行动

一、实施成效

(一)行动概况

全省持续深入推进实施中小学健康促进行动。一是推进健康学校建设。积极探索中国特色健康学校建设模式和儿童青少年健康促进机制,组建健康学校建设专家指导组,对我省首批全国健康学校建设单位进行评价验收。二是推动儿童青少年近视防控转段提质。发挥联席会议机制作用,广泛开展近视防控宣传教育活动,落实学生视力监测制度。加强近视防控试点建设,推广中医近视防控适宜技术,加强市场监管,创造有利于儿童青少年近视防控的健康环境和社会氛围。三是扎实开展全省校园食品安全排查整治专项行动。开展校园食品安全与营养健康教育,推进"互联网+明厨亮灶"智慧管理,完善校园食品安全追溯链条,提升校园食品安全保障水平。四是扎实做好学生常见病监测项目。持续开展青少年近视、肥胖、脊柱侧弯等学生常见病,以及教学生活环境等健康影响因素调查监测,实现全省县区覆盖率100%。

(二)重点任务完成情况

1. 儿童青少年总体近视率

2023年全省学生体质健康综合评定等级优良率为39.82%。儿童青少年总体近视率下降明显,由2022年全省青少年总体57.42%近视率下降至55.54%。完成每年降低一个百分点的目标。

2. 配备专(兼)职心理健康教育教师的中小学校比例

截至2023年,全省基础教育共有义务教育学校2.11万所(另有不计校数小学教学点0.89万个)、普通高中1098所,配备43 232名专(兼)职中小学心理健康教育教师。全省配备专(兼)职心理健康教育教师的中小学校比例为93.8%,配备专(兼)职校医或保健人员的中小学校比例为89.1%。

二、面临的主要挑战

(一)战略定位不足,工作落实不细

虽然河南省教育厅已经出台了一系列关于中小学健康教育的政策文件,但在实际执行过程中,部分地区和学校对政策的重视程度不够,对健康教育的战略定位不够清晰,未能将其视为促进学生全面发展的重要一环,导致在实际工作中缺乏相应的政策支持与资金投入,健康教育工作流于形式,在课程设置、教师配备、设施建设等方面存在短板,未能深入贯彻实施。

(二)工作机制不健全,缺乏长效保障

部分地区和学校尚未建立起完善的工作机制,缺乏系统性、连贯性的工作规划。在心理监测、危机干预等关键环节上缺乏明确的工作流程和责任划分,导致心理健康教育工作难以形成闭环,无法有效预防和应对学生心理问题。

(三)区域发展不均衡,资源配置有待优化

河南省作为人口大省,中小学数量众多,由于地域、经济、文化等因素的差异,不同地区、不同学段、不同学校的中小学健康教育发展不均衡。城市地区和优质学校往往拥有更多的健康教育资源和师资,健康教育工作已经取得了显著成效,而农村地区和薄弱学校的资源相对匮乏,在开展工作中仍面临诸多挑战。

三、策略展望

(一)推进健康学校建设

积极探索中国特色健康学校建设模式和儿童青少年健康促进机制,组建健康学校建设专家指导组,对我省首批全国健康学校建设单位进行评价验收。

(二)推动儿童青少年近视防控转段提质

发挥联席会议机制作用,广泛开展近视防控宣传教育活动,落实学生视力监测制度,

加强近视防控试点建设,推广中医近视防控适宜技术,加强市场监管,创造有利于儿童青少年近视防控的健康环境和社会氛围,做好国家年度近视防控评议考核工作。

（三）抓实校园食品安全排查整治专项行动

扎实开展全省校园食品安全排查整治专项行动,提升校园食品安全条件保障和工作水平。开展校园食品安全与营养健康教育宣传,推进"互联网+明厨亮灶"智慧管理,完善校园食品安全追溯链条。

（四）扎实做好学生常见病监测项目

持续开展青少年近视、肥胖、脊柱侧弯等学生常见病,以及教学生活环境等健康影响因素调查监测,实现全省县区覆盖率100%。

（供稿：张雪媛,王凯）

B.14 职业健康保护行动

一、实施成效

（一）行动概况

在省委、省政府的领导下,经过各级、各部门和各单位的共同努力,全省职业健康工作取得了积极进展,职业病防治体系初步建立,信息化水平、技术支撑和服务能力显著提高,矿山、冶金、建材等重点行业领域工作环境持续改善,尘肺病等重点职业病得到有效控制,健康企业建设稳步推进,关心关爱职业人群健康的社会氛围更加浓厚。截至2023年,地市公立医疗卫生机构职业病诊断机构服务覆盖率为100%,县区公立医疗卫生机构职业健康检查服务覆盖率为97%,达到国家和河南省职业病防治规划（2021—2025年）目标。2020—2022年,接尘工龄不足5年的劳动者新发尘肺病报告例数占年度报告总例数比例持续下降;2023年,工作场所职业病危害因素监测合格率为87.9%,均达到或优于国家对职业健康保护行动的监测考核要求。

（二）重点任务完成情况

1. 职业病危害专项治理有力有效

省卫生健康委会同省直共11个部门联合开展尘肺病防治攻坚行动,摸清尘肺病患者底数及保障情况,建立粉尘危害基础数据库;完成对新中国成立以来39 647例职业性尘肺病患者的随访调查,摸清存活的16 812例患者的救治保障现状,为加强尘肺病患者救治救助措施提供有力的数据支持;印发《河南省职业病危害专项治理行动方案(2022—2025年)》,突出粉尘、化学毒物和噪声危害因素浓(强)度超标的工业企业,从源头控制和减少职业病危害,核查企业基础信息29万余家,建立了全省工业企业和专项治理动态数据库,目前已完成治理企业5079家。

2. 职业健康支撑体系持续完善

修订印发《河南省职业健康检查机构备案管理办法》,面向全省高质量培养职业病危害因素监测评估和职业病康复诊疗人才392人。2020年以来,用于职业病危害因素监测和职业病康复诊疗能力提升资金,累计达到1.17亿元,基本构建了"省、市、县(区)并向乡(镇、街道)延伸"的职业病诊断、救治、康复、监测等技术支撑网络。

3. 尘肺病康复诊疗水平稳步提高

按照"八个一"的标准,在尘肺病患者集中的乡镇(街道)建成尘肺病康复站56家。出台《河南省尘肺病基层诊疗技术规范(2022年版)》与《尘肺病基层临床诊治路径(2022年版)》,规范基层医疗卫生机构尘肺病诊疗程序,提升基层医护人员尘肺病诊疗及康复技术能力和专业水平。加强与人社部门沟通协作,研究制定《关于进一步做好尘肺病工伤保险有关工作的通知》,将39个尘肺病康复站所在的医疗机构,全面纳入工伤定点医疗机构,解决工伤尘肺病患者就近诊疗康复问题。

4. 职业病防治项目规范实施

出台《关于加强全省职业病及危害因素监测工作的通知》,成立由省卫生健康委分管领导任组长,相关单位(部门)有关负责同志参加的河南省职业病及危害因素监测工作领导小组,加强对全省职业病及危害因素监测工作的组织领导。全部职业病病种均纳入监测范围,项目监测县区覆盖率为100%。累计上报职业健康检查个案信息192.13万余例,为1.8万余家用人单位免费开展工作场所职业病危害因素监测,为3.8万余名劳动者提供职业健康检查。

5. 职业健康宣传教育广泛开展

把加强宣传教育、提升劳动者职业病防护意识作为预防和控制职业病的重要举措,连续5年组织开展《职业病防治法》宣传周活动。全省共开展主题宣讲活动11 769次,宣传咨询活动14 942次,警示教育活动10 217次;印发宣传材料232.24万份,出动宣传人员62.47万人次,受众人群894.5万余人次;开展职业健康传播作品征集活动,共征集作品304份,内容涵盖放射危害防护、职业病诊断鉴定、尘肺病康复基本技能等,以通俗易懂的形式为广大劳动者和职业健康工作人员传播职业病防治专业知识。省卫生健康委连续三届被国家卫生健康委和全国总工会办公厅表扬为优秀组织单位。

二、面临的主要挑战

（一）新旧职业病危害交织叠加

河南省仍处于工业化、城镇化快速发展阶段，几十年粗放式发展中积累的职业病问题并未从根本上解决。随着新技术、新材料、新工艺广泛应用，新的职业病危害又不断出现，新旧问题交织叠加，职业病危害防控形势仍然严峻复杂。

（二）部分用人单位主体责任落实不到位

用人单位依法开展职业病防治工作的内生动力不足，特别是受近年来疫情和经济下行影响，一些中小微企业更多考虑成本和效益，落实职业病主体责任仍然依靠外力推动，防控职业病危害，降低职业病发病例数还面临不小的压力。

（三）职业健康基层基础有待进一步加强

各市、县疾控中心和职业病防治院（所）等支撑机构存在专业技术人员青黄不接、力量不足、业务不精、专业结构不合理等问题，提供的技术服务质量和水平总体上还不高。省、市、县三级职业健康专兼职监管人员数量与繁重的监管任务相比，仍显不足。

三、策略展望

（一）深化源头治理，持续改善工作场所劳动条件

落实新发展理念，在行业规划、标准规范、技术改造、产业转型升级、中小微企业帮扶等方面统筹考虑职业健康工作。实施职业病危害项目申报扩面、中小微企业职业健康帮扶、职业病防治机构提质合规三项行动，强化用人单位主体责任，促进企业提高职业健康工作水平。巩固深化职业病危害专项治理，根据工作推进情况，适时赴有关省辖市开展调研指导，跟进掌握工作进展情况，找准症结、有的放矢、精准调度，确保如期完成"十四五"职业病危害治理各项任务。加强职业活动中新型危害的辨识评估和防控，开展工作压力、肌肉骨骼系统疾患等与工作相关疾病的防治工作。

（二）加强分析研判，持续提升职业健康监管效能

积极防范职业健康领域风险，高质量实施职业病防治项目，充分发挥监测的溯源与导向作用，开展职业健康风险评估，提高监管效能。开展《河南省职业病防治规划

(2021—2025年)》实施情况终期评估,对主要任务的实施情况进行总结评估,及时准确了解全省职业病防治工作现状;对标对表,针对问题和差距加大工作力度、加快工作节奏,推动规划目标和任务的如期完成,也为科学制定全省职业病防治"十五五"规划提供重要依据。

(三)完善政策措施,持续健全职业病防治技术支撑体系

研究制定《河南省职业病诊断医师管理办法》,建立健全职业病诊断医师培训与继续教育制度,不断提升专业技术能力和水平。建立健全人才培养和激励机制,加大职业健康检测评价、工程防护、诊断救治等技术人才培养力度。完善专家工作机制,加强职业健康专家库管理,充分发挥专家作用。

(供稿:葛磊)

B.15 老年健康促进行动

一、实施成效

(一)行动概况

河南省大力推进老年健康促进行动,提高老年人健康水平、改善老年人生活质量、推动实施健康老龄化,加快建立完善老年健康服务体系。2020—2022年,省委、省政府先后印发《河南省积极应对人口老龄化实施方案》《河南省加强新时代老龄工作实施方案》《河南省"十四五"老龄事业发展规划》等文件,对我省积极应对人口老龄化作出系统部署。2023年,省人大审议通过《河南省基本医疗卫生和健康促进条例》,明确规定县级以上人民政府应当加强老年友善医疗卫生机构建设,加强医养结合服务设施建设,健全老年医疗服务网络和医养康养服务网络,为老年人提供健康评估、疾病预防、疾病诊治、康复护理、安宁疗护和医养康养结合服务。2020—2023年,省卫生健康委会同省发展改革委、省民政厅等有关部门先后印发《河南省老年健康服务体系建设实施方案》《河南省"十四五"健康老龄化规划》《关于进一步推进医养结合发展的实施意见》等文件,推动建立完善健康教育、预防保健、疾病诊治、康复护理、长期照护、安宁疗护的老年健康服务体系,提升医养结合服务能力,更好满足老年人健康服务需求。

1.深入开展老年健康促进

一是加强老年健康宣传教育。建立老年健康科普平台,2022年开通运营"河南老龄健康"微信公众号,开设"老年健康大家谈"专题视频栏目,持续发布老年健康政策、工作动态和科普知识,至2023年年底刊发各类文章700篇、专题讲座50余期;持续开展"老年健康宣传周"等活动,编印"老年健康促进系列手册"50余万册,举办"全省老年健康科普短视频征集活动",评选出优秀作品28个;2023年"敬老月"期间打造郑州地铁老年健康专列,充分利用地铁客流量大的特点,连续半年在地铁1号线车厢喷绘老年健康政策和科普知识,提升老年人健康素养和健康水平,促进健康生活习惯养成。二是实施老年健康促进专项行动。2019—2023年,先后启动老年心理关爱、老年口腔健康和老年营养改善等专项行动,开展老年人失能失智预防干预试点工作,为社区老年人免费提供心理健康、失能失智风险筛查评估和分类干预,以及老年口腔、营养健康指导。截至2023年,老年心理关爱行动项目社区已覆盖118个县(市、区),占比达65.19%,其他3项行动在300多个社区开展了系列干预活动,线下培训骨干人才2000多人次,线上培训直播点击观看达350余万人次。三是规范老年健康管理服务。落实国家基本公共卫生服务中老年人健康管理等项目,依托基层医疗卫生机构,为65岁及以上老年人提供健康体检、健康咨询、心理辅导等健康管理服务。2023年,65岁及以上老年人城乡社区规范健康管理服务率达到72.5%;安排专项经费支持为失能、高龄老人上门提供医养结合与健康服务389余万人次。

2. 加快健全老年健康服务体系

一是完善标准规范。研究出台《河南省三级老年医院基本标准》《综合性医院增挂老年医院名称标准》,制定《安宁疗护基层实践样板标准》,促进老年医疗机构的标准化与规范化发展。印发《河南省老年友善医疗机构建设管理办法》《老年友善医疗机构评价指标(2023版)》,进一步提升老年友善医疗机构建设质量,满足老年人的健康需求。二是完善服务网络。推动将老年医疗服务纳入河南省医疗服务体系建设三年行动计划,指导各地利用现有医疗资源,通过新建、改扩建和转型发展等形式举办老年医院、康复医院、护理院。截至2023年,全省老年医院92所,二级以上公立综合性医院设老年医学科占比90.91%,基层机构康复护理床位占比20%,老年友善医疗机构占比85.6%,三级中医医院设置康复科比例达100%,安宁疗护服务机构282家,基层医疗卫生机构康复护理床位占比近30%,初步形成了以老年医院为龙头、综合性医院老年医学科为支撑、基层卫生机构为基础的老年医疗服务网络。三是加强人才培养。通过4个全国老年医学人才培训项目省级培训基地,脱产培训老年医学专科医师、护士886名。积极组织开展安宁疗护专题培训、老年医疗护理康复技能竞赛活动等,激励各地加强老年健康人才队伍建设,全面提升老年健康服务水平。

3. 推动医养结合高质量发展

一是抓政策创新。围绕破解医养结合堵点、难点和短板弱项,出台一系列政策措施,整合优化资源配置,推进"医中办养""养中办医""两院一体""医养协作"等多种形式举办医养结合,有效推动医养结合服务由机构向社区、居家延伸。截至2023年底,全省有医养结合机构521家,设置床位7万余张,养老机构与医疗机构签约合作4942对,养老机构普遍以不同形式为入住老人提供医疗卫生服务。二是抓项目带动。持续开展彩票公益金支持医养结合项目建设,自2021年以来,支持建设项目200个,省财政下达资金7.6亿元,带动社会资本投资66亿元,促进了医养结合服务扩面增效,形成了"机构特色服务型、社区居家服务型、机构社区居家服务型"三种模式,凝练了具有河南特色的医养结合实践样板。三是抓质量管理。成立河南省医养结合服务质量管理与控制中心,建立"省—市—县—医养结合机构"四级医养结合质控网络,常态化开展医养结合服务质量评价、考核指导和专业培训,指导医养结合机构持续改进服务质量。四是抓等级评定。先后印发《医养结合机构服务质量评价标准》《医养结合机构等级评定实施方案》,建立"三级五等"分层次、分类别的等级评价指标体系,采取线上线下相结合的方式,开展医养结合机构等级评定,推进医养结合服务标准化、规范化和专业化发展。五是抓示范引领。经省政府评比达标领导小组同意,以一年为一周期,开展医养结合示范县(市、区)和示范机构创建活动。2023年,命名河南省医养结合示范县(市、区)和示范机构各10个,被国家卫生健康委命名的全国医养结合示范县(市、区)和示范机构各5个。六是抓机制创新。印发《关于推广应用"全链式"医养结合服务模式实施方案》,2023年在36个县(市、区)119个社区(乡镇)推广"全链式"医养结合服务模式。

（二）重点任务完成情况

1. 65岁以上老年人规范化健康管理覆盖率

截至2023年,全省65岁以上老年人规范化健康管理覆盖率达到72.5%,较2022年71.64%提升0.86个百分点。覆盖率最高的为漯河市82.98%,最低的为周口市68.93%。

2. 医养结合机构数量

从2019年至2023年,河南省医养结合机构数量呈逐步增加的趋势,从2019年的156家增加至2023年的521家,在5年中医养结合机构的数量提升了3.34倍。2019—2023年全省及各地市医养结合机构数量进展情况如图B.15-1、图B.15-2所示。

3. 二级以上公立综合性医院设老年医学科比例

截至2023年底,全省二级以上公立综合性医院设置老年医学科370家,占比90.91%,较2020年37.44%上升53.47个百分点,提前完成2030年目标任务(90%)。

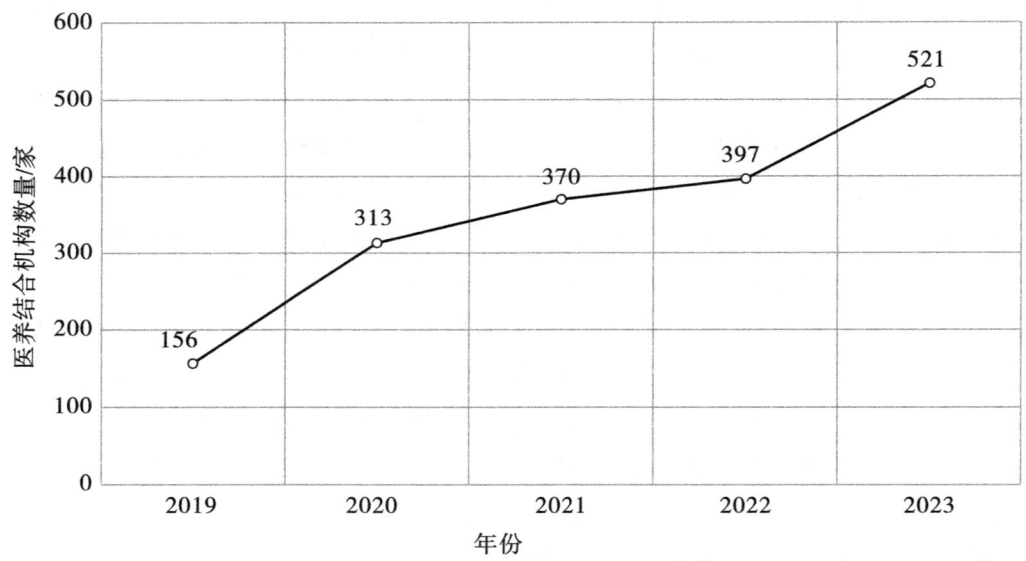

图 B.15-1 2019—2023 年全省医养结合机构数量进展情况

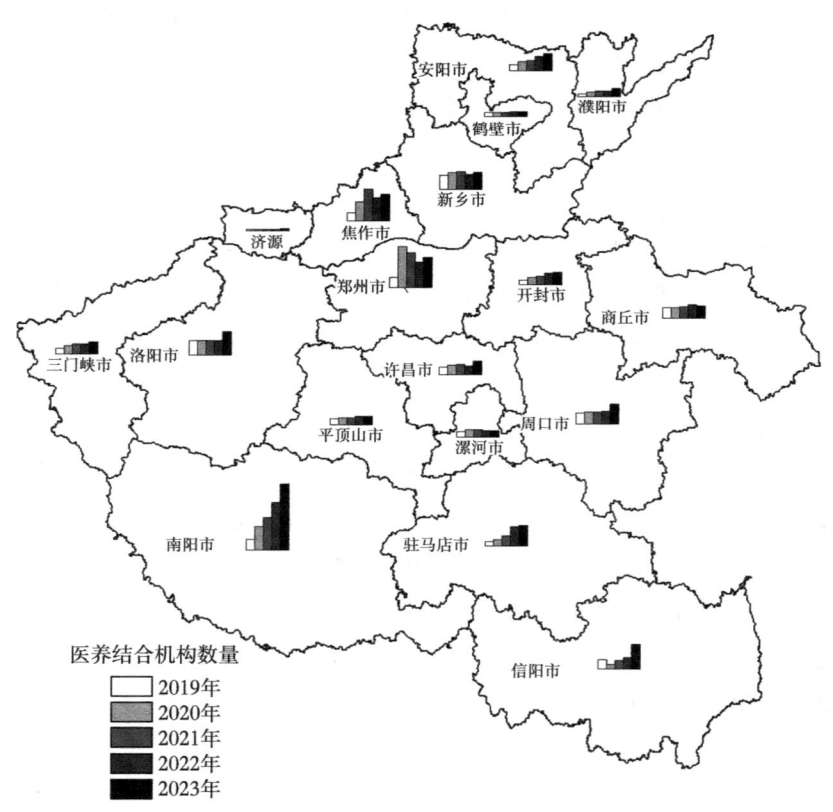

图 B.15-2 2019—2023 年各地市医养结合机构数量进展情况

二、面临的主要挑战

(一)支持政策和财政投入亟待加强

老年医疗和健康服务体系建设缺少项目和财政支持,与老龄化发展速度快、老年人口规模大、老年人持续增长的多层次多样化的健康养老服务需求有差距。老年人慢性病多发、多病共患、病情复杂等在医保支付政策中体现不够,综合评估、安宁疗护缺少收费和医保支持政策。

(二)老年医疗服务能力亟待进一步提高

老年医疗机构数量不足、发展不充分,老年医院基础设施改造、设备配置和多病共治诊疗能力不足,部分综合医院老年医学科老年综合评估、老年综合征管理和多学科诊疗等老年健康服务基础薄弱。医养结合服务供给不足,高龄、失能老年人居家医疗、照护服务能力需要加强。

(三)老年人健康素养水平较低

老年人的受教育程度参差不齐,对健康信息的获取、识别和应用能力不足,对疾病的认知和防护能力还不够,未牢固树立自己是健康第一责任人的意识,健康素养水平和主动健康能力需进一步提升。

三、策略展望

(一)加大政策及财政支持力度

在财政投入方面,重点支持加强老年医院、安宁疗护机构和综合性医院老年医学科建设,支持加大老年健康促进服务供给。在医保政策方面,要结合老年人功能减退、一体多病的实际,积极落实"安宁疗护""免陪照护"等适应老龄化社会需求的医疗服务价格项目政策。同时,总结开封试点经验,加快长护险的扩面实施。

(二)开展老年健康促进六项行动

建立完善老年健康专家队伍,提升优化科普宣传媒体网络平台。广泛组织开展老年口腔健康、老年营养改善、老年心理关爱、阿尔茨海默病防治和老年听力健康专项行动进机关、进社区、进家庭,为老年人提供免费义诊,进行口腔、听力健康和营养干预个性化指导,开展心理问题和阿尔茨海默病风险筛查干预,加强老年健康政策和科普宣传。开展失能老年人"健康敲门"行动,为失能老年人提供包括健康体检、健康指导、照护者支持等为主要内容的上门健康服务,建立失能老人"咨询热线",常态化开展有针对性的康复护理指导、生活照料、养生保健等线上咨询服务。

（三）完善老年健康服务网络

引导各地通过新建、改扩建、转型发展老年医院,推动老年医学科规范化建设和老年友善医疗机构建设,引导基层医疗卫生机构增加老年康复、护理床位。深入推进安宁疗护试点工作,打造基层医疗卫生机构"安疗结合"实践样板。加强老年医学人才培训,提升服务质量水平。

（四）提升医养结合服务能力

增加医养结合服务供给,支持社区乡镇利用现有资源打造一批社区医养结合服务中心,引导养老机构通过内部增设诊所、医务室、护理站等增加医疗服务能力,指导养老机构与医疗机构开展有效的签约合作。持续开展彩票公益金支持医养结合项目建设。加强医养结合机构质控评价,组织开展医养结合机构等级评定。新增100个社区（乡镇）推广应用"医疗机构+医养服务中心+医养服务站+家庭"的"全链式"医养结合服务模式,提升社区居家健康养老服务能力。全面推进家庭病床工作和"豫健护理到家"服务,将医养结合服务送到群众身边。

(供稿:陈克,李梦凡)

B.16 心脑血管疾病防治行动

一、实施成效

（一）行动概况

全省各有关单位积极履职尽责,狠抓健康教育和健康知识普及,完善医防融合和救治体系。

全省心脑血管疾病防治网络进一步完善。脑卒中防治体系及网络全覆盖,自2014年以来,河南省市级脑卒中防治中心覆盖全部18个地市,县级脑卒中防治中心实现全覆盖,建立了省、市、县、乡、村五级防治网络,确保全省脑卒中防治工作无死角。高血压防控体系全覆盖,自2012年起,河南省逐步建立和完善了五级高血压防治网络,包括省、市、县、乡(社区)、村五级单位,共计4928家单位。心脑血管疾病监测体系全覆盖,依托"河南省慢性病监测信息管理平台",实现了全省所有医疗机构全覆盖,急性事件报告量显著增加。

全省心脑血管疾病防治能力进一步提升。河南省脑卒中防治中心依托省卫生健康委制定"栋梁521"培训计划,通过国家卒中专科培训基地对全省卒中医务人员进行全方位多轮次系统化专科培训,2021至2023年已组织静脉溶栓、取栓、颈动脉内膜剥脱、健康管理师等培训班50期,组织市县基层医师卒中专项培训300余场,有近万人次接受培训。同时实施城市三级医院与县级医院对口支援"伴飞计划",加强对口帮扶,确保支援效果。近10年已培训卒中防治专业人员数万人。河南省高血压防治中心全面实施基层高血压规范化培训工作。2021年至2023年,连续召开66场市县级高血压规范化防治能力培训班,覆盖17个省辖市、济源示范区的48个县区,总参会人员14 642名。省疾控中心每年都组织一次年度心脑血管事件监测技术培训,邀请国家、省内外相关专家授课,参加人员为各地市、国家级心脑血管事件监测点的分管领导、科长和业务骨干。几年来,有超过50家单位、近千人接受了培训。

全省心脑血管疾病早期筛查和干预成效显著。自2011年起利用中央转移支付资金实施脑卒中高危人群筛查管理项目,覆盖全省18个地市,每年完成不少于9.2万人次的筛查和综合管理工作。截至2023年底,已累计完成126万人次筛查和干预,探索建立了脑卒中防治管康全流程管理模式,项目工作经验推广至全国。心血管病高危人群早筛与干预项目全国领先,2015年项目开展以来,全省19个项目点累计筛查231 834人,完成率103%。中国高血压防治项目(HEARTS项目)得到认可,截至2023年,全省累计有95个县(市、区)的985个基层医疗机构开展了HEARTS项目。通过HEARTS平台进行血压检测人数超过85万人,检出、登记42万例高血压患者,平均治疗率接近75%,控制率达到36%,超额完成了项目方案预定目标。

心脑血管疾病防治适宜技术全面推广。脑卒中防治适宜技术迅速推广普及,急诊"一键呼叫"模式和"绕行急诊""CT室溶栓"等新理念在全省推广应用,救治效率得到提高,卒中的致死致残率下降,关键指标均超预期完成,全省卒中防治中心数量和质量均位居全国第一方阵。"三高"共管在我省落地,项目在安阳市、平舆县两地区实施。

心脑血管疾病防治知识得到普及。河南省目前已成立300余家脑卒中防治红手环志愿者团体,拥有1万余名红手环志愿者。河南省通过基层血管健康管理中心认证单位180家,各中心共开展患者教育培训会上千场,广泛开展卒中科普宣教工作。

健康支持性环境建设成绩凸显。目前全省共168个县(区)启动全民健康生活方式行动,累计开展培训1337场,培训近23万人次,开展现场活动与健康讲座4.2万次,媒体报道1.4万次,累计创建6685家健康支持性环境。

心脑血管疾病事件监测质量和疾病救治能力提升。全省在2014年试点后,自筹资金建设"河南省慢性病监测信息管理平台",逐步开展全省心脑血管急性事件监测,目前已经覆盖全省。从2015年到2023年,河南省静脉溶栓和血管内治疗例数呈现快速增长的态势。目前河南省85%以上县域可以开展适宜技术,卒中关键技术指标普遍高于国内平均水平。国家卫生健康委高级卒中中心和防治卒中中心排名前百名中,河南省分别长期维持在12—14家和30—40家。

(二)重点任务完成情况

2019年全省30—70岁人群因心脑血管疾病、癌症、慢性呼吸系统疾病和糖尿病导致的过早死亡率为17%,2020和2021年分别为17.19%、15.16%,2022和2023年分别为15.1%和14.96%。总体来看,全省30—70岁人群因心脑血管疾病、癌症、慢性呼吸系统疾病和糖尿病导致的过早死亡率呈下降趋势,但距2030年实现13%及以下的目标仍有1.96%的差距。2019—2023年全省及各地市30—70岁人群因心脑血管疾病、癌症、慢性呼吸系统疾病和糖尿病导致的过早死亡率进展情况如图B.16-1、图B.16-2所示。

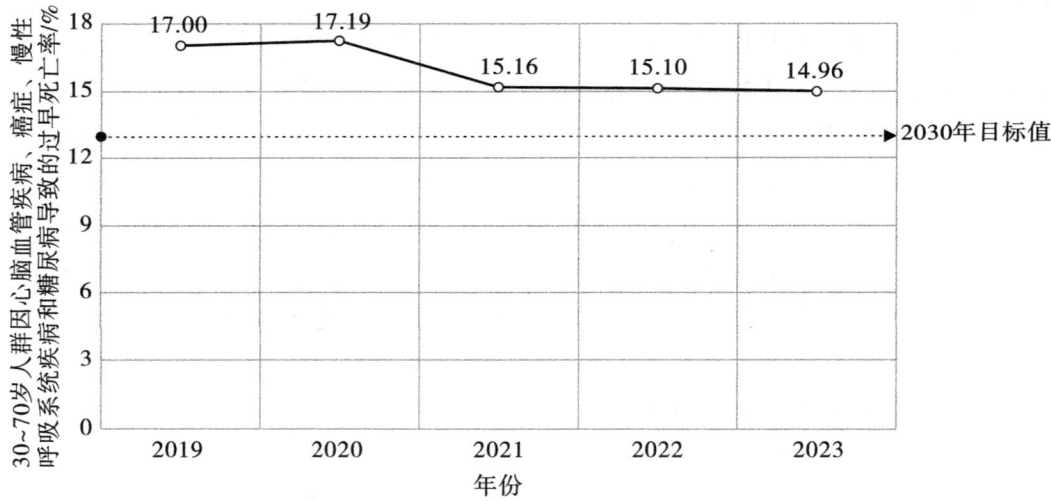

图B.16-1　2019—2023年全省30—70岁人群因心脑血管疾病、癌症、慢性呼吸系统疾病和糖尿病导致的过早死亡率情况

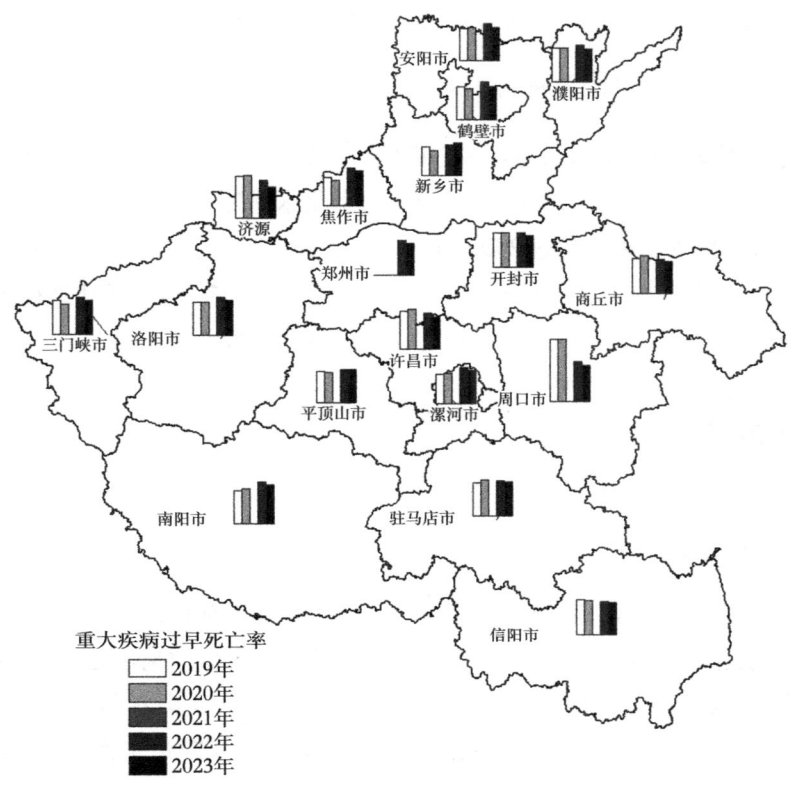

图 B.16-2　2019—2023 年各地市 30—70 岁人群因心脑血管疾病、癌症、慢性呼吸系统疾病和糖尿病导致的过早死亡率情况

二、面临的主要挑战

(一)相关指标按时达标有难度

《健康中国行动——心脑血管疾病防治行动实施方案(2023—2030 年)》要求到 2030 年,30 岁及以上居民高血压知晓率达到 65%,高血压患者基层规范管理服务率均达到 70%,治疗率、控制率在 2018 年基础上持续提高。但目前我国高血压人群的知晓率、治疗率和控制率与发达国家相比还存在一定差距,距离 2030 所期望的目标水平也有距离。

(二)信息共享和数据交换有难度

政府不同部门掌握着不同的与健康相关的数据,但是无法做到部门之间的数据共享,影响因素是多方面的。随着 5G、人工智能、物联网等新一代信息技术与医疗健康领域的深度融合,为健康河南行动提供了新的技术手段和模式创新空间,需要各部门紧密配合充分利用新技术提升服务水平,为健康河南建设增色添彩。

(三)心脑血管防治行动推进有困难

心脑血管疾病防治存在的问题是多方面的,涉及部门履职和配合、相关政策、患者依从性、医疗资源分配、预防策略以及治疗技术、信息化水平等多个层面。河南省为我国心脑血管疾病大省,高血压患者超过2000万人、糖尿病患者超过1000万人。我们应清醒地认识到,心脑血管疾病防治仍然任重道远,需要全社会的共同努力,特别是在医疗健康数据标准、数据安全、信息共享等方面,需要进一步加强和完善。

三、策略展望

(一)强化政府主导与多方协作

各地各部门应切实加强顶层设计,制定工作方案,落实部门职责,落实财政投入,集中各方力量为推进心脑血管疾病防治提供支持和保障。明确政府在心脑血管疾病防治中的主导作用,加强跨部门协作,形成政府主导、部门协作、社会参与的疾病防控格局。鼓励医疗机构、社会组织、企业和个人积极参与心脑血管疾病防治工作,共同推动疾病防控事业的高质量发展。

(二)进一步提升基层防治能力

建立更加紧密的医疗机构、疾控机构合作模式,健全心脑血管疾病防治工作质量监测和评价体系。开展继续教育、在职培训、项目培训和质量提升工作,进一步优化完善相关技术指南、操作规范,提高医务人员心脑血管疾病及其危险因素管理能力。同时,加大对基层医疗机构的投入,提升心脑血管病防治能力和水平。推广心脑血管疾病适宜技术,确保基层医疗机构能够开展规范、有效的防治工作。

(三)推进信息共享机制

促进二级以上医院和基层医疗机构的信息互联互通,推广智能化预防与诊疗技术。推动心脑血管疾病防治信息的互联互通,实现资源共享和协同防治。建立健全心脑血管疾病防治信息系统,利用大数据、云计算等现代信息技术手段,对心脑血管疾病防治数据进行深度挖掘和分析,为科学决策提供依据。

(四)加大健康教育与宣传力度

建立心脑血管疾病防治专家库和培训宣传知识资料库,专业机构利用多种方式开展健康教育和心脑血管疾病防治知识的宣传工作,各有关单位和各部门开展面向职业人群的预防心脑血管疾病健康宣教。在大中小学生健康教育中普及预防心脑血管疾病相关常识,地铁、机场、车站、商超、写字楼等人群密集场所要设置相关设施,传播心脑血管疾病防治相关健康知识。加强对各级医疗机构和基层社区人员的培训,进一步完善医疗机构和医务人员开展健康教育和健康促进的考核机制,推动医疗机构和医务人员产出更多权威健康科普作品。

（五）进一步加强心脑血管疾病综合监测

完善全省心脑血管疾病监测体系,持续开展基于医疗机构的心脑血管疾病报告和基于社区居民的相关危险因素的流行情况监测工作,定期发布监测结果。建立并完善医保、公安、民政等部门的数据定期交换机制。提升居民健康素养水平和心脑血管疾病防治知识知晓率,提高体检人群覆盖率和社区居民的血压、血糖、血脂检测率、知晓率和治疗率。

（供稿：张琳琳,杨文杰,李亚鹏,刘敏）

B.17 癌症防治行动

一、实施成效

（一）行动概况

2019—2023年,河南省围绕健康教育、癌症危险因素监测、流行趋势监测、筛查及早诊早治等方面积极推进全省癌症防治工作,取得显著成效。数据显示,全省的总体癌症五年相对生存率为44.3%,已实现健康中国行动提出的2022年达到43.3%的目标。具体包括：

(1)定期开展"国际HPV知晓日""全国肿瘤防治宣传周"等形式多样的癌症主题科普宣传活动,提升居民健康素养。

(2)建立癌症危险因素监测平台,收集人群危险因素暴露情况及变化趋势资料,为开展健康科普活动提供支持。

(3)建成完善的省、市、县三级联动的癌症防治网络,显著提升全省癌症防治服务的同质化水平,打造全省癌症防治"一盘棋"格局。

(4)建立省内县、区全覆盖的肿瘤登记网络,建成国家级肿瘤登记处70个,16个肿瘤登记处数据被世界卫生组织国际癌症研究署收录,数据质量得到国际认可。

(5)高质量开展癌症筛查及早诊早治工作,完成免费筛查超1500万人次,显著提升患者的生存率和生活质量。

(6)开展宫颈癌、肺癌、食管癌等常见癌症的防治适宜技术及策略的推广应用,持续优化筛查模式及机制,提高全省癌症防治服务能力。

(7)持续推行"单病种,多学科"综合诊疗模式(MDT),建立了覆盖肿瘤患者全周期全过程的多学科诊疗体系。

(8)借助互联网+医疗模式,发挥区域影响力,带动区域内各家医院,提升医疗服务水平和质量。

(9)依托河南省癌症基金会等公益组织,实施保障救助救治行动,减轻群众就医负担。

(10)采用举办技术人才培训班、手把手技术帮扶、组织专题培训及学术会议等多种形式,持续加强全省癌症防治人才培养及队伍建设,提升全省癌症防治软实力。

(11)建立肺癌、食管癌、宫颈癌等多个大规模队列,深入开展癌症防治研究,促进成果转化。累计承担国家重点研发计划、国家自然科学基金、全省重点研发专项等50余项重大科研项目,发表高水平学术论文300余篇,取得河南省科技进步一等奖、二等奖等科研成果。

二、面临的主要挑战

(一)癌症疾病负担仍居高不下

随着人口老龄化进程加快,癌症疾病负担呈明显上升趋势,给患者、家庭、社会带来沉重负担,迫切需要实施切实可行、行之有效的癌症防控策略,以遏制癌症危害。

(二)居民健康素养有待提升

健康教育作为提升居民健康素养的关键路径,在实际推进过程中需兼顾不同文化层次和年龄阶段的人群的特征及需求,以达到最佳效果。目前,部分人群防癌意识淡薄,缺乏主动进行癌症筛查的观念,甚至对癌症筛查存在恐惧、抵触等不良心理。因此,需采用多元化、针对性强的健康宣教方式,助力居民树立科学的健康理念。

(三)资源配置不均衡

受社会经济发展水平不均衡的影响,地区间医疗资源分布存在较大差异。基层和偏远地区医疗设备陈旧、短缺,专业技术人员匮乏,限制高质量的癌症筛查与规范诊疗工作的有效开展。同时，公共卫生资源总量有限，癌症筛查的覆盖人群比例偏低，筛查技术的推广普及程度也有待进一步提高。

（四）缺乏适宜推广的癌症防治技术

部分癌症如肺癌、结直肠癌、食管癌等缺乏简便易行、高效准确且易于广泛推广的筛查技术与策略。不同医疗机构之间的诊疗服务水平参差不齐，致使规范化诊疗推广受限，多学科协同诊疗模式尚未大范围普及，从而制约癌症防治工作的整体效果。

三、策略展望

（一）创新健康教育方式

制定个性化的科普方案，充分借助新媒体、社交平台等多元化渠道，结合面对面宣教等传统方式，开展分众化的健康知识传播活动。通过创新健康教育形式，增强教育内容的吸引力和实效性，让更多的人能够深入了解并熟练掌握基本的癌症预防知识与技能。

（二）优化资源配置格局

持续加大对基层和偏远地区的医疗资源投入力度，配备先进的医疗设备，通过多种方式培养和引进专业人才。进一步整合各级医疗机构、疾控机构等相关资源，构建上下联动、医防深度融合的癌症防治一体化体系，实现资源的高效利用和优势互补。

（三）推动技术创新发展

加大科研资金投入，鼓励医疗机构、科研机构与企业开展多方合作，联合开展癌症筛查、诊断、治疗等领域的新技术研发工作，全力推动癌症防治关键技术的创新突破与转化应用。不断完善癌症诊疗规范和质量控制标准，大力推广多学科诊疗模式，积极开展规范化诊疗培训和示范项目，提升癌症诊疗的同质化水平。

（四）提高筛查与早诊早治覆盖率

通过政府购买服务、引导社会组织广泛参与等方式，全方位提高癌症筛查和早诊早治的覆盖率。积极探索建立移动筛查车、远程医疗等新型服务模式，有效弥补医疗资源在时空分布上的不足。同时，高度重视高危人群的就医引导工作，采取多种措施提高其主动就医的意愿和积极性，以提高筛查与早诊早治效果。

（供稿：张琳琳，张韶凯，徐慧芳）

B.18 慢性呼吸系统疾病防治行动

一、实施成效

（一）行动概况

慢性呼吸系统疾病是威胁人类健康的重大疾病，严重影响居民身体健康和生活质量。省卫生健康委连续5年将慢性呼吸系统疾病防治行动纳入年度十大重点工程，实行清单化、项目化、工程化推进。2020年，河南省率先在全国成立第一个省级慢阻肺防治中心，制定河南省慢阻肺防治技术方案，探索慢阻肺监测、预防、诊疗、管理相结合的综合防治工作模式。目前，省市两级慢阻肺防治网络全部建立，县级慢阻肺防治中心和慢阻肺防治网络正在建设中。

5年来，先后开展了多个筛查干预项目，如国家基层呼吸系统疾病早期筛查干预能力提升项目、国家慢阻肺高危人群早期筛查与综合干预项目、省级财政慢阻肺筛查管理项目与慢阻肺流行病学调查项目。为全省60%以上的社区卫生服务中心和乡镇卫生院配备物联网肺功能仪，并对相关基层医务人员开展理论、实践培训。累计培训基层医务人员7562人，居全国第五位。2021年起，中央转移支付慢阻肺高危人群早期筛查与综合管理项目在全省10个县区实施（2023年起增加至14个），累计完成17.1万例慢阻肺人群筛查和2.2万例慢阻肺高危人群管理任务，相关技术方案集中培训61次。省级财政慢阻肺筛查管理项目遴选44家基地医院、289家社区卫生服务中心或乡镇卫生院，每年开展7万例院外慢阻肺高危人群筛查和1万例院内干预管理任务。截至2024年7月，已管理慢阻肺高危人群23.4万人，持续跟踪管理6.5万人，上传肺功能数据4万余条。

开展慢阻肺流行病学调查与监测项目。调查数据显示，全省40岁及以上居民中慢阻肺患病率为9.4%，慢阻肺疾病名称知晓率为11.9%，慢阻肺患病知晓率仅为1.5%，患者肺功能检查率为7.2%，居民肺功能检查率仅为5.0%。截至2023年，全省慢阻肺高危人群检出率、随访率是26.5%、65.7%，高于国家水平（15.8%、55.8%）。全省共报告病例154 749例，其中省级综合监测点共报告病例94 226例，占全省的60.9%。

（二）重点任务完成情况

2023年全省70岁及以下人群慢性呼吸系统疾病死亡率总体水平为5.35/10万，较2022年5.1/10万升高了0.25/10万。18个地市中70岁及以下人群慢性呼吸系统疾病死亡率最低的为安阳（3.19/10万），最高的为南阳（7.10/10万），且各地市均已全部完成

2030年目标(≤8.10/10万)。2019—2023年全省及各地市70岁及以下人群慢性呼吸系统疾病死亡率统计情况如图 B.18-1、图 B.18-2 所示。

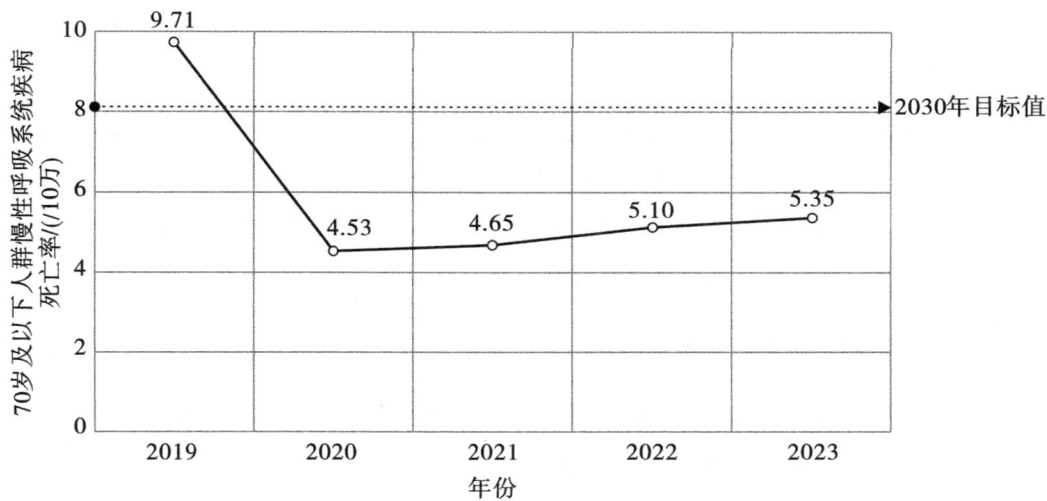

图 B.18-1　2019—2023 年全省 70 岁及以下人群慢性呼吸系统疾病死亡率统计情况

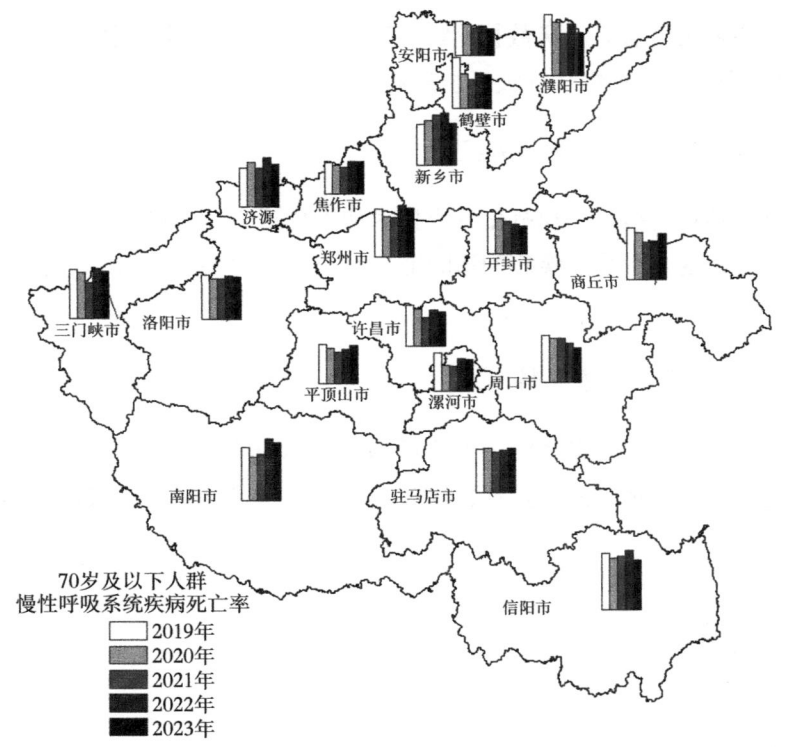

图 B.18-2　2019—2023 年各地市 70 岁及以下人群慢性呼吸系统疾病死亡率统计情况

二、面临的主要挑战

(一)群众对疾病认识不足

慢性呼吸系统疾病的全球健康负担依然沉重,其患病率持续保持在高位水平,成为影响公众健康的重要因素之一。群众对于包括慢性阻塞性肺疾病(慢阻肺)在内的多种慢性呼吸系统疾病的认知普遍不足,具体表现为知晓率相对较低。这不仅阻碍了疾病的早期发现与干预,也增加了病情恶化的风险。

(二)基层肺功能检查普及率不高

许多患者未能及时接受检查,从而错过了最佳的预防与治疗时机。此外,尽管有了一系列针对慢性呼吸系统疾病的控制策略,但实际的疾病控制和管理工作亟待加强。

(三)构建疾病监测网络尤为重要

这一网络能够实时监测疾病数据,为政策制定、资源配置及科学研究提供坚实的数据支持,可以更全面地掌握慢性呼吸系统疾病的流行情况与变化趋势。

(四)基层诊疗与管理技能仍需提高

特别是对于肺功能检查等规范化诊疗技术和管理适宜技术的掌握,不少医务人员仍存在不足。一定程度上影响了疾病的诊断准确性与治疗效果,也制约了疾病防控工作的整体进展。

(五)建立健全经费保障机制

经费保障机制的不完善也是制约慢性呼吸系统疾病防治工作深入开展的重要因素之一。由于经费投入不足,许多防治项目难以顺利开展,严重影响了疾病的预防、诊断和治疗水平。

三、策略展望

(一)明确目标

研究制定《健康河南行动——慢性呼吸系统疾病防治行动实施方案(2024—2030年)》,明确2030年慢性呼吸系统疾病防治工作目标,提出具体工作措施,推进"以治病为中心"向"以人民健康为中心"转变。

（二）强化理念

强化预防为主的理念。深入开展健康教育，普及慢性呼吸系统疾病的防治知识，提高居民的健康意识和自我管理能力。

（三）建立健全疾病监测体系

实现对慢性呼吸系统疾病患病、发病、死亡及相关危险因素的全面、动态监测，及时掌握疾病的流行趋势和分布特征，为制定科学有效的防治策略提供数据支持。

（四）继续完善

继续完善慢性呼吸系统疾病防治网络。全面做好县区级慢阻肺防治中心建设，力争2030年实现县区级慢阻肺防治中心全覆盖。

（五）加强绩效管理

加强慢性呼吸系统疾病防治项目绩效管理。压实部门责任，积极督促各地按照实施方案，适时组织调研指导，指导各地抓好项目落实。组织各地慢性病防治人员积极参加项目会议、观摩学习、调研指导等，以学促知、以知促用，提升服务能力。

（六）强化技能

普及慢阻肺等慢性呼吸系统疾病防治适宜技术，开展专病培训，提升慢性病防治队伍同质化、规范化、专业化水平。

（供稿：张琳琳，张晓菊，徐志伟）

B.19　糖尿病防治行动

一、实施成效

（一）行动概况

2020年河南省成立省级糖尿病防治中心，印发《河南省卫生健康委关于建立河南省糖尿病防治体系的通知》。截至目前，已完成11家市级糖尿病防治中心建设，预计2024

年完成全省所有地市级糖尿病防治中心的建设，同时大力开展50个县级中心的建设评估工作，逐步建立糖尿病防治网络。结合科技部重点研发项目经验，提出了适合我省的糖尿病规范化综合管理模式，在全省进行推广。开展医护人员培训，提升了基层糖尿病患者管理水平。关注糖尿病重点人群，如处于肥胖及糖前期的儿童青少年人群，省糖尿病防治中心初步完成3417人、10—17岁的儿童青少年肥胖及代谢综合征的筛查，促进糖尿病预防关口前移。每年充分利用"世界糖尿病日"等契机开展多种形式的主题活动，普及糖尿病防治知识，积极引导群众树立正确的健康理念，形成良好的生活、饮食、运动习惯。

（二）重点任务完成情况

2023年全省糖尿病患者规范管理率总体水平为78.23%，较2022年的76.63%提升了1.6个百分点。管理率最高为安阳市（86.76%），最低为新乡市（72.17%）和濮阳市（72.17%）。2019—2023年全省及各地市糖尿病患者规范管理率进展情况如图B.19-1、图B.19-2所示。

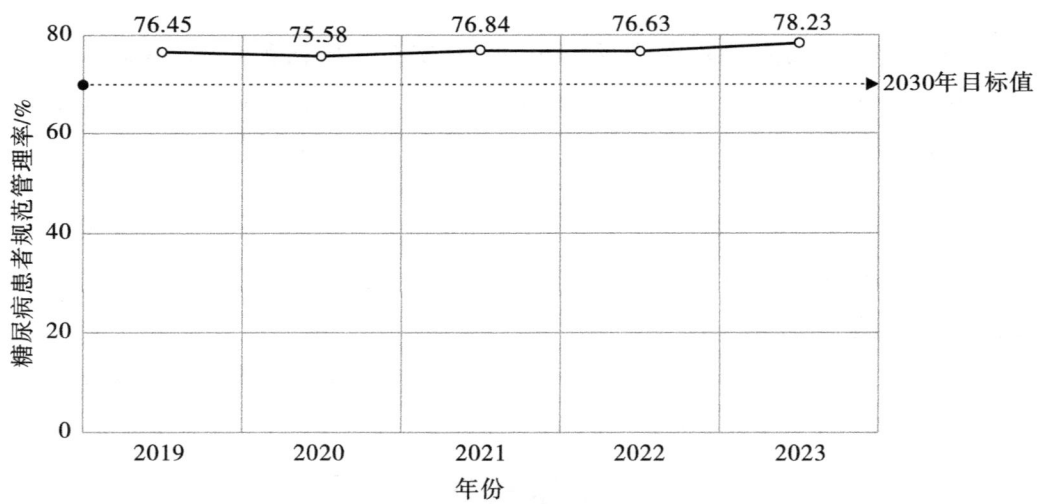

图B.19-1　2019—2023年全省糖尿病患者规范管理率进展情况

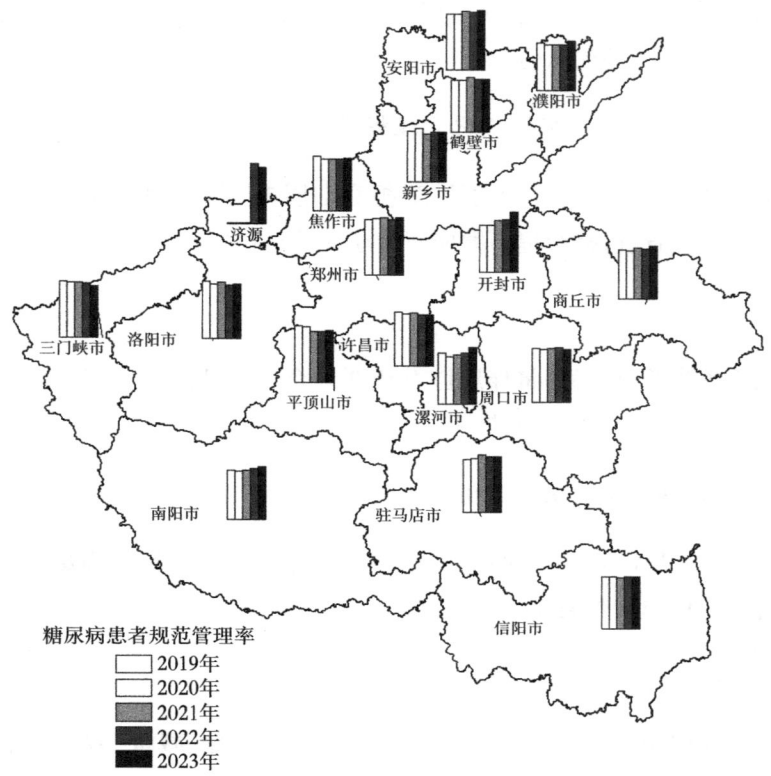

图 B.19-2 2019—2023 年各地市糖尿病患者规范管理率进展情况

二、面临的主要挑战

(一)缺乏糖尿病专病数据平台

建立数据平台可以帮助整合患者信息、优化治疗方案,提高公共健康决策的准确性。

(二)传统糖尿病管理模式需要改进

临床医生时间有限,难以对每位患者进行深入的个性化咨询和指导,随访频率低,可能无法提供充分的糖尿病自我管理教育和支持,影响疾病管理效果,急需改变传统的糖尿病管理模式。

三、策略展望

(一)促进县级糖尿病专科建设

根据已掌握市、县级医院糖尿病专科情况,部分医院仍缺乏内分泌专科的医护人员,糖尿病诊疗知识薄弱。借助申报县级糖尿病防治中心的契机,应加强县级医院糖尿病专科建设,壮大基层糖尿病防治队伍。

(二)继续推广普及糖尿病规范化管理模式

多维度推广糖尿病规范化管理的技术,提高基层糖尿病管理水平,努力实现糖尿病患者院内院外一体化管理,持续提高糖尿病治疗率、控制率以及糖尿病并发症的筛查率。

(三)促进关口前移

促进糖尿病预防关口前移,将伴肥胖及代谢综合征的儿童青少年,作为糖尿病防控的重点人群,继续加大筛查力度,开展相关培训。

(四)实现糖尿病足治疗关口前移

糖尿病患者在基层医院进行建档,利用超声图像技术评估糖尿病足患病风险,是实现糖尿病足管理前移的重要关口。

(五)开展用于临床诊疗的新技术、新策略研究

利用现代治疗理念,通过采取相关干预措施后,在"降糖、减重"双管齐下和"多药联合"等方面促进糖尿病缓解。

(六)推广健康照护师模式

健康照护师的模式可以改变传统糖尿病管理模式,缓解医生时间有限的问题,给患者提供个性化的糖尿病管理和教育,监控患者的健康状况和治疗效果,帮助医生做出更准确的治疗决策。

(供稿:张琳琳,赵艳艳,黄凤娟)

B.20　传染病及地方病防治行动

一、实施成效

(一)行动概况

1.加强新冠疫情监测、研判和处置

充分发挥疾控专业机构作用,在新冠疫情防控期间,积极运用专业知识和科学力量,

科学查证传染源,阻断传播途径,实时更新疫情防控方案,督促各地严格落实疫情防控措施,稳妥推进新冠病毒疫苗接种,遏制疫情蔓延势头,取得疫情防控最终胜利。2023年,按照新冠病毒感染"乙类乙管"工作要求,扎实做好新冠病毒感染疫情监测、风险研判。密切关注国内外疫情情况,持续强化分析研判,及时评估变异株传播力、致病力和免疫逃逸能力特点变化,每日汇总全省疫情数据,每周发布监测预警分析报告。指导各地做好疫情监测预警、风险研判等,及时提出防控建议。

2. 做好传染病防控工作

加强重点传染病监测报告,强化新冠病毒感染、登革热、病毒性腹泻、手足口、支原体肺炎等传染病疫情监测。开展疫情分析和风险研判,指导各地加强防控工作。开展传染病信息报告管理调研,对市、县两级卫生行政部门、疾控机构、医疗机构进行实地考察。近年来,河南省手足口重症及死亡病例下降明显,重症比例从最高峰的9.23%降至0.02%。突发事件起数明显减少,诸如病毒聚集性疫情报告和处置能力大幅提升,重点、新发、罕见传染病应急处置效果突出。组织专家开展信阳市发热伴血小板减少综合征防控工作调研,围绕"降低病死"提出多项防控建议。开展河南省不同地区布鲁氏菌病传播模式及疫情防控现况调研,实施职业人群筛查、病原培养、鉴定和基因测序工作。加强与教育、民政、海关、农业农村等重点部门联防联控,全力做好学校、养老机构等重点场所,以及猴痘、登革热等境外输入传染病监测和疫情处置工作。

3. 持续开展结核病、艾滋病等重大传染病防控

健全结核病防治服务体系,制定《河南省关于加强结核病防治工作的指导意见》,以数据监测、规范诊疗、实验检测三大能力提升与综合质控为重点,开展结核病诊疗质量技术评估、结核病防治数据质量核查、结核病标准化门诊建设。规范综合医疗机构结核病患者发现、报告、转诊工作,强化"防诊治管教"全链条综合管理。落实按病种付费等惠民医保政策,有效减轻结核病患者诊疗负担。加强人才队伍建设,开展结核病实验检测技能比武、"最美防痨人"评选表彰和各类业务培训,提升队伍专业水平。持续开展"3·24"世界防治结核病日宣传活动,营造良好氛围。创新艾滋病宣教干预形式,动员社会力量参与,强化单阳家庭综合干预,持续扩大检测,有序推进戒毒药物维持治疗。强化综合治理,与公安、网信等多部门协作配合,加大对易导致艾滋病传播违法犯罪行为打击力度,创新开展精准流调溯源,有效切断传播链条。实施消除丙肝公共卫生危害行动,持续推动丙肝防治宣教、医保报销政策落实落地。

4. 免疫规划工作有力有序

全省免疫规划疫苗接种率始终保持在95%以上。新冠病毒疫苗接种免疫覆盖率达到89.86%(2023年底)。开展加强常规免疫和急性迟缓性麻痹病例监测工作,深入开展0—6岁儿童疫苗查漏补种,确保我省儿童免疫规划接种率维持在较高水平。每月定期分析评价河南省免疫规划信息管理系统数据,印发免疫规划工作简报,及时对免疫空白和

薄弱地区提出针对性建议。配合相关部门做好疫苗追溯,开发身份证实名核验信息系统,确保接种信息真实、准确、完整。开展"4·25"全国儿童预防接种日宣传活动,普及预防接种知识。强化异常反应监测处置,保障接种安全。

5. 寄生虫病防治工作

2019年,河南省通过国家消除疟疾评估。2020年以来,按照《防止疟疾输入再传播管理办法》有关要求,全省规范输入疟疾病例处置,强化病例、媒介等监测预警,输入病例严格按照"1-3-7"要求进行规范处置。组织对濮阳开展消除疟疾后能力再评估,联合郑州海关、机场集团等开展"全国疟疾日"宣传。持续开展土源性线虫和食源性寄生虫病监测和传播阻断工作,保持肠道寄生虫病低流行状态。联合农业农村、公安、发改、卫健等15部门印发了《全省重点寄生虫病综合防治实施方案(2024—2030年)》,在荥阳市、修武县建立黑热病联防联控试点,在24个监测点开展病例、传播媒介、动物传染源监测。组织开展黑热病突发疫情应急处置技能培训,提高重点地区黑热病疫情防控能力。

6. 地方病防治成效显著

顺利完成地方病"十三五"和"三年攻坚"行动。全省地方病监测工作实现全覆盖,水源性氟(砷)中毒、克山病覆盖到每一个病区村,大骨节病覆盖到每一个病区乡,碘缺乏病、水源性高碘危害覆盖到每一个病区县。群众防控知识提升行动更加有针对性,在全国首创使用"个人碘摄入自测"小程序,使补碘变得个体化、科学化。上线河南省地方病信息管理系统。全省大骨节病、克山病、燃煤污染型地方性氟中毒、饮水型地方性砷中毒持续保持消除标准。饮水型地方性氟中毒全省病区村改水基本完成,达到控制标准的病区县有93个县,防治措施达标105个县。全省重点人群孕妇与儿童的碘营养均保持适宜状态,碘缺乏病153个病区县全部达到消除标准。联合省发改委、工信厅、市场监管局印发《2022年全省碘缺乏病监测和水源性高碘监测情况的通报》《河南省地方病防治巩固提升行动方案(2023—2025年)》,全面开展地方病巩固提升工作。

(二)重点任务完成情况

(1)2019—2022年,全省甲、乙类法定传染病报告发病率稳定在178.84/10万—138.03/10万。2023年全省报告新冠病毒感染发病率为401.8265/10万。

(2)2019—2023年,完成全省以乡(镇、街道)为单位适龄儿童国家免疫规划疫苗接种率始终保持在90%以上(五年指标分别为97.98%、97.32%、97.52%、98.32%和95.47%)。2019—2023年全省及各地市适龄儿童国家免疫规划疫苗接种率进展情况如图B.20-1、图B.20-2所示。

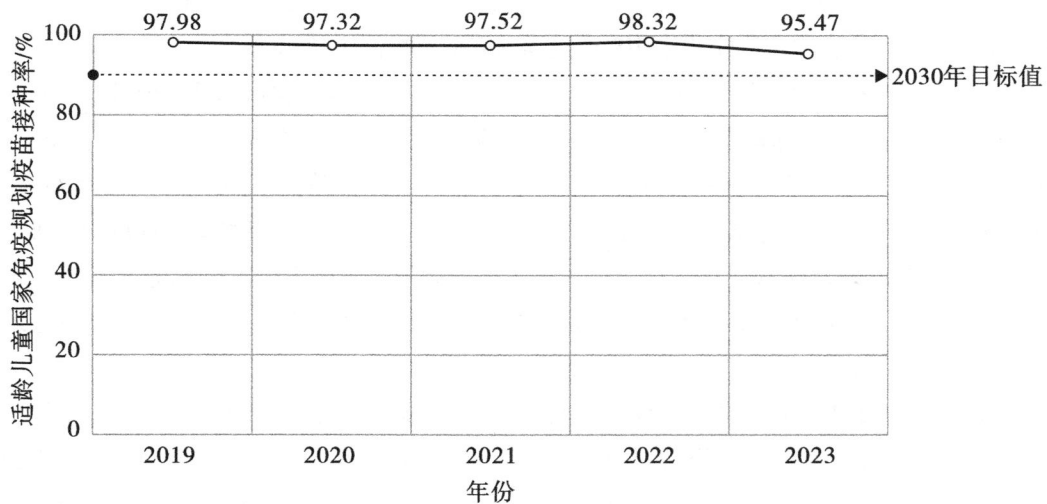

图 B.20-1　2019—2023 年全省适龄儿童国家免疫规划疫苗接种率进展情况

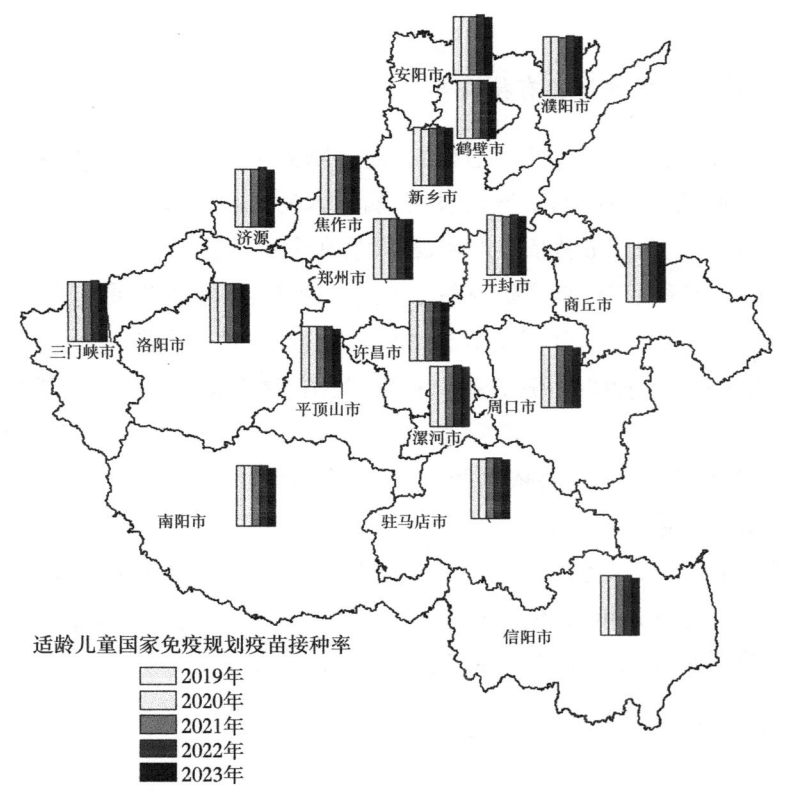

图 B.20-2　2019—2023 年各地市适龄儿童国家免疫规划疫苗接种率进展情况

（3）2019—2023年，全省地方病各病种防治效果稳中有进，有效控制和基本消除地方病危害，地方病各病种监测完成率100%、核心指标监测率100%。

（4）2019—2023年，河南省肺结核报告发病率呈波动下降趋势，从51.80/10万下降到37.09/10万，年递降率为14.67%；病原学阳性率分别为44.9%、55.3%、60.5%、64.8%、64.8%；登记治疗满一年的肺结核病患者成功治疗率分别为94.9%、95.9%、94.1%、93.1%、95.5%；全省报告肺结核患者和疑似肺结核患者总体到位率分别为95.8%、97.3%、96.5%、93.1%、97.5%。五年来，肺结核发病率持续下降，患者病原学阳性率稳步提升，肺结核患者治疗成功率及肺结核患者和疑似肺结核患者总体到位率持续维持在较高水平。

（5）2019—2023年，全省艾滋病经血液传播得到根本遏制，艾滋病母婴传播率降至2.0%，单阳配偶阳转率持续维持在0.1%以下，感染者和病人抗病毒治疗成功率达到95%以上，疫情持续维持在低流行水平。

二、面临的主要挑战

（一）传染病防控工作质量有待提升

河南地处中原，是国家重要的交通枢纽、商贸物流中心，随着高速公路、铁路等现代化交通的迅猛发展，航空港区的快速建设，疾病输入的风险大大增加。传统传染病防控难度有增不减，结核病防控形势依然严峻，狂犬病在全国排位靠前，暴露后规范处置比例仍有待提升，冬春季呼吸道传染病防控备受关注。近两年，新发、罕见传染病的威胁也持续增大，发热伴血小板减少综合征疫情有抬头趋势，且病死率升高。恙虫病呈现明显增高趋势，肾综合征出血热也时有死亡病例报告，炭疽、猪链球菌病、Q热、鹦鹉热、人感染动物源性流感等传染病时有发生，需要进一步提升防控工作水平。河南省结核、艾滋病、病毒性肝炎等慢性传染病的危害依然严重，微生物的耐药性不断增加，特别是多重耐药的结核菌、耐药的恶性疟原虫及艾滋病病毒等，已成为威胁人类健康的公共卫生问题。在全球范围内，新的传染病还在不断被发现、被证实，对一部分新发传染病还缺乏有效的检测手段和方法。尽管近年来，传染病防治投入不断加大，防控能力得到了提升，但是防控形势依然不容乐观，需要我们时刻保持高度警惕。

（二）地方病防控形势依旧严峻复杂

碘缺乏县中有17个县儿童处于碘营养过量，19个县有孕妇碘缺乏风险；水源性高碘地区未加碘盐的供应比例低于90%，儿童整体处于碘营养过量。同时，部分县利用南水北调或引江济淮水源代替地下水，更换新水源后含碘量较低，由原高碘地区转换为碘缺乏地区,但碘盐供应未能同步跟进。18个地方性饮水型氟中毒病区县未达到控制县标准,33个病区村未落实降氟改水措施,部分病区村的中、重度氟斑牙占比上升,显示高氟危害持续存在。同时,地方病监测管理技术能力仍需提升,实验室检测质控细节仍需完善,基层健康教育工作不够精准,监测经费到位不及时。政府对地方病综合防控措施落实的资金预算缺乏,部分县区缺少改水降氟、水厂安装除氟设备等经费保障,导致水氟超标问题持续存在。

三、策略展望

(一)提升传染病防控多种能力

以实验室能力提升项目为抓手,逐步提升市、县疾控中心和市级传染病医院实验室检测水平。以结核病患者病原学阳性率、密切接触者检查率、耐药筛查率、利福平耐药患者纳入治疗率、患者规范管理率等指标为目标,提升我省结核病患者发现和规范管理。开展艾滋病、性病、丙肝、猴痘、结核病等呼吸系统传染病多病共同宣传干预,推动传染途径相似、易感人群相同的传染病多病同防同控,提高综合防控实效。

(二)贯彻落实行动方案

完善监测预警、筛查管理和效果评价"三位一体"地方病防控模式,开展覆盖所有县市区的碘缺乏病以及覆盖重点地区的其他地方病监测评价工作。规范开展重点地区、重点人群相关地方病的筛查和现症患者治疗管理。完善与工信(盐务)、水利、市场等部门会商机制,总结地方病规范化防控有效模式,试点开展碘盐标准调整。在保证合格碘盐供应和区域人群碘营养水平适宜的前提下,做好水源性高碘地区未加碘食盐供应保障,强化宣传引导。

(三)提升地方病实验室能力

强化省、市、县三级质量控制体系,建立异常结果反馈流程,开展检测技术培训,全省国家地方病实验室外质控考核覆盖率100%,合格率达95%以上。

(四)做好便民服务

加强地方病防治信息化建设,完善功能模块,突出数据分析利用,完善"水碘地图",动态更新数据,开展"碘缺乏病日"传播活动,通过微信公众号、抖音等媒体加大科普宣传力度,为居民合理食用加碘或不加碘食盐提供指引。

(供稿:侯金斤,焦学静,樊晓阁)

B.21 中医药健康促进行动

一、实施成效

（一）行动概况

1. 大力推动中医药文化传播

全省以中医药文化宣传教育基地和中医药健康文化知识角建设为依托，充分发挥5家全国中医药文化宣传教育基地辐射带动作用，持续实施中医药文化弘扬工程，举办"中医名家讲堂""中医药文化服务月""中医药文化进校园""中医药文化市集"等活动，促进中医药融入百姓生活，宣传中医药健康文化。自2019年以来，全省新增"省级中医药文化宣传教育基地"21家，总数达25家，建设"中医药健康文化知识角"380个。开展中医药文化科普人才培训，持续推进中医药文化科普巡讲专家库建设，目前共有11位国家中医药文化科普巡讲专家，108位省级中医药文化科普巡讲专家。通过实施中医药文化传播行动，普及中医药健康知识，公众中医药健康文化素养得到提高，形成良好的中医药健康文化氛围。

2. 积极开展中医药健康服务

依托河南省中医院开展省级治未病中心建设，制定三个中医治未病实践方案并在全省推广应用。同时，积极开展儿童青少年近视、肥胖、脊柱侧弯中医药干预活动，以促进儿童青少年的健康成长。原阳县、舞钢市作为国家中医适宜技术防控儿童青少年近视试点，运用中医适宜技术穴位注射、中药熏蒸、耳穴压丸等治疗眼底病变、近视及弱视，疗效显著。郑州市被国家确定为儿童青少年肥胖中医药干预试点，河南省被国家确定为儿童青少年脊柱侧弯中医药干预试点。目前全省有10个省辖市、29家中医医院，通过中医适宜技术，开展儿童青少年近视、肥胖、脊柱侧弯防控工作，进而降低儿童青少年近视、肥胖、脊柱侧弯等健康问题的发生率，减轻疾病负担，为儿童青少年的健康成长保驾护航。截至2023年，0—36个月婴幼儿中医药健康管理服务率达到86.41%。

此外，发挥中医药在老年人健康维护、疾病预防和治疗康复中的重要作用，增强中医药老年健康服务能力，我省积极推进老年人健康管理工作，基层医疗卫生机构均能开展老年人保健服务。截至2023年，65岁以上老年人中医药健康管理率达到79.68%。加强中医医院老年病科设置，截至2023年，全省二级以上中医医院设置老年病科的比例达到80%，老年病科总床位达6344张，能够为区域内老年人提供规范有效便捷的常见病、多发病中医药诊疗服务。开展老年病专科建设，不断提升中医医院老年病科诊疗水平，国家在重点科室建设项目中，将康复科和老年病科建设项目单列，我省在省中医专科诊疗中心、省区域中医专科诊疗中心、省中医"高水平专科"等项目申报遴选时，将老年病科纳入申报范围予以重点支持。

二、面临的主要挑战

（一）中医药事业发展整体还不协调

中医药事业是集医疗与预防保健、科技、教育、产业、国际交流、文化为一体的有机整体。但由于资源开发、管理体制、政策等种种原因，其发展尚存在多方面的不协调。为推动中医药事业全面协调可持续发展，需要政府、企业和行业的共同努力，加强协同合作。

（二）中医药资源还不能完全满足人民群众多样化的需求

虽然我国中医药资源种类繁多、资源丰富，但中医资源的总量与分布不均衡问题依然存在，基层中医医疗服务网点数量不足，仍有部分乡村居民还不能比较方便地获得中医药服务。同时，在基层卫生机构中，有中医类别执业资质、经过系统中医药知识培训的人员严重不足。因此，要优化中医药资源配置，提高中医药资源的可及性，满足当地居民的健康需求。此外，还应加强中医药领域专业人员的培训，提供合格有效的中医药服务，让消费者获得关于中药基本知识及提供者的完全、正确的信息，进一步推动中医药的发展。

三、策略展望

（一）持续推动中医药文化建设

建立健全以张仲景文化为核心，涵盖洛阳正骨文化、怀药文化、大宋中医药文化等河南中医药文化体系。发挥中医药文化宣传教育基地、基层中医药健康文化知识角等文化传播平台作用，推动中医药文化传播，争创一批全国中医药文化宣传教育基地。举办形式多样的中医药文化传播活动，推进中医药文化进校园、进机关、进社区，推动中医药文化弘扬工程落地落实。

（二）积极推进中医药健康服务

坚持以人民健康为中心，发挥中医治未病的独特优势和重要作用，重点围绕全生命周期维护、重点人群健康管理、重大疾病防治，普及中医药健康知识，实施中西医综合防控，在健康河南行动中进一步发挥中医药的作用。

（供稿：陈艳，张艺腾，李婧）

BⅢ 省辖市报告

B.22 郑州市

一、实施成效

（一）总体进展情况

1. 健康影响因素有效干预

（1）居民健康素养水平持续提升。2023年，全市居民健康素养水平达到32.62%，位居全省领先，较2022年提升3.44个百分点，提前实现省2030年30%的目标值，与基期值16.2%（2018年）相比，提升了16.42个百分点。自2019年实施健康河南行动以来，年均增长3.28个百分点。

（2）全民健身场地设施不断完善。2023年人均体育场地面积为2.55平方米，较2019年的1.96平方米提高了30%，实现了连年增长。经常参加体育锻炼的人数比例达到40.98%，提前达到河南省2030年40%的目标，相较于2019年（37.6%）上升3.38个百分点。

（3）控烟工作全面加强。2023年，15岁以上人群吸烟率为21.34%，较2021年（22.39%）下降1.05个百分点；无烟党政机关建成率达100%，与2020年71.95%的建成率相比，实现了突破性进展，提前达成省和国家2030年90%的预期目标。

（4）健康环境持续改善。深入开展水、大气和土壤污染防治，城市人均公园绿地面积稳步增长，2023年达到14.88平方米，超过省2025年预期目标。2023年，城市居民饮用水水质达标率为98.46%，农村为79.35%；国考和省考地表水断面达标率达到100%。农村自来水和卫生厕所的普及率自2019年至2023年持续改善，5年间，农村卫生厕所普及率由2019年的90.74%升高至2023年的98.82%；农村自来水普及率均达到目标值并不断提升；期间城市生活垃圾无害化处理率均保持100%。

2. 重点人群健康保障持续增强

（1）妇幼健康指标全面达标。2023年，产前筛查率、新生儿遗传代谢性疾病筛查率、妇幼保健机构建设达标率等7个关键指标均提前达到省2025年或2030年的预期目标。自2019年以来，孕产妇系统管理率、3岁以下儿童系统管理率和7岁以下儿童健康管理率逐年提升，而婴儿死亡率和5岁以下儿童死亡率则持续下降。5年间，婴儿死亡率由2019年的2.52‰降至2023年的1.41‰，5岁以下儿童死亡率则由2019年的3.44‰降至2023年的2.27‰。

(2) 学生体质健康状况逐步上升。2023年,国家学生体质健康标准达标优良率为35.97%,较2019年的24.96%增长11.01个百分点。儿童青少年总体近视率为60.29%,较上年下降2.29个百分点。

(3) 职业病防治扎实推进。2023年工作场所职业病危害因素监测合格率为84.35%,优于省均值(83.6%)0.75个百分点;新发尘肺病报告例数在接尘工龄不足5年的劳动者中占比从2014—2018年的8.74%下降至2019—2023年的2.60%,减少6.14个百分点。

(4) 老年健康服务能力持续增强。2023年,全市医养结合机构数量增至50家,二级以上公立综合性医院设老年医学科比例达到75%,较上年提升7.79个百分点。65岁以上老年人规范化健康管理覆盖率为69.83%,提前达成河南省2025年65%的预期目标,从2019年到2023年实现了连年增长。

3. 重大疾病防控能力不断提升

重大慢性病过早死亡率明显下降。70岁及以下人群慢性呼吸系统疾病死亡率、高血压患者和糖尿病患者的规范管理率均提前达到省2030年预期目标。传染病和地方病的控制成效显著,自2019年以来,传染病疫情和公共卫生事件报告责任100%落实,适龄儿童免疫规划疫苗接种率始终保持在95%以上。

4. 健康服务与保障能力全面加强

(1) 健康服务不断优化,医疗卫生服务能力建设成效显著。2023年,每千人口医疗卫生机构床位数达9.0张,执业(助理)医师数为4.11人,全科医生数(每万人口)为4.6人,注册护士数(每千人口)为7.28人,均提前达到省2025年预期目标。

(2) 基本医疗保险制度持续完善。自2022年以来,基本医疗保险覆盖率维持在96%以上,提前达到河南省2030年预期目标(96%)。残疾人基本康复服务覆盖率从2019年的65.57%提升至2023年的88.8%,严重精神障碍患者规范管理率也从75.82%提高到91.85%。每千人口献血率稳步增长,从2019年的20.9‰增长到2023年的22.14‰,提前实现省2025年预期目标。

5. 健康水平持续提高

(1) 人均预期寿命稳步提升。2023年,郑州市人均预期寿命(户籍人口)达到79.51岁,较上年提升0.18岁,近4年持续上升。婴儿死亡率、5岁以下儿童死亡率和孕产妇死亡率持续低位,分别为1.41‰、2.27‰和4.47/10万,远低于全省2030年预期目标。

(2) 国民体质合格率逐年提高。城乡居民达到《国民体质测定标准》合格以上的比例在2023年达到93.62%,提前实现全省2030年的目标(92.17%)。

(二) 各专项行动进展情况

1. 健康促进行动

(1) 广泛开展"健康中原行·大医献爱心"文明实践志愿服务专项行动。建立市级医院联系分包帮抓县市区、县级医院联系分包帮抓乡村的健康促进工作长效机制,加强基层健康教育阵地和队伍建设,推动健康教育进家庭、进乡村、进学校,实现健康促进"321"工作模式在基层落地生根。5年来,培训基层健康教育业务骨干4.8万人次,开展健康讲座1万余场,受益人数70余万人次,发放"健康处方""健康使用工具""明白纸"共计700余万份,全面提升广大群众健康素养。

(2)深入开展健康支持性环境建设。指导全市医疗机构以健康促进医院建设为契机,将健康促进的理念和标准融入医院建设管理和服务全过程,通过建设健康环境、优化健康服务、强化健康教育、倡导健康文化等,不断提升医疗水平和专业服务形象,目前市属二级以上医院已全部建成健康促进医院。新郑市、惠济区和新密市分别被评为国家级和省级健康促进示范县区。

2. 合理膳食行动

(1)组织开展全民营养周和"5·20"中国学生营养日主题活动。每年通过线上线下方式举办由各级卫生健康委、教育局、疾控中心、相关医疗机构、市营养学会参与的郑州市全民营养周暨"5·20"中国学生营养日主题宣传活动启动仪式,动员和带动社会各界营养工作者参与合理膳食普及工作,组织全市开展全民营养周主题系列科普活动。充分发挥医院营养科、医务人员、疾控人员、营养学会等专业团体作用,深入学校、医院、社区、单位等场所开展营养知识讲座、专家咨询、义诊;通过线上新闻媒体、抖音、直播、公众号、自媒体等形式发布营养科普知识,逐年逐步提高居民营养健康素养水平。2019年以来共发放营养相关知识资料20余万份,宣传品3万余份,开展营养知识讲座、专家咨询、媒体宣传等500余场次,义诊120余场次等,受众人数180万余人次。

(2)积极开展营养指导员实践技能培训和公共营养师培训。2023年郑州市中医院对全市217名营养指导员(包括第一批和第三批报名人员)进行实践技能培训工作。目前,全市已通过营养指导员培训考试152人。举办两届营养职业技能竞赛活动,评出一、二、三等奖,并遴选若干名选手授予"郑州市营养健康技能标兵"荣誉称号。组织各区县(市)医疗卫生机构相关人员参加营养健康知识技能、营养配餐员和公共营养师培训。截至2023年,全市总计1544人通过公共营养师考试。

3. 全民健身行动

(1)持续推动全民健身设施三级服务体系建设。确立形成以区级健身中心为引领、以街道级健身中心为特色、以社区级健身中心为基础的全民健身设施三级服务体系,打造主城区"10分钟健身圈"。目前场地选址工作基本落地,各辖区落实场地选址410处,其中,区级选址8处,街道级选址88处,社区级选址314处,各辖区项目建设已启动。推动出台《关于加快推进全民健身设施三级服务体系建设的意见》《郑州市全民健身设施三级健身中心建设运营考核奖补资金管理办法》。

(2)健全机制实现体育组织全域覆盖。2012年,印发《郑州市人民政府办公厅关于成立郑州市全民健身工作领导小组的通知》，成立郑州市全民健身工作领导小组，市和12个县（市、区）也相应成立全民健身协调领导小组。截至2023年，全市体育单项协会226个，其中市级41个、区级185个，全市乡镇（街道办）实现了体育组织全覆盖，形成了层次分明、门类齐全、覆盖城乡的体育社会组织发展体系。

4. 控烟行动

突出重点场所抽烟行为治理。印发《郑州市爱国卫生运动委员会办公室关于2022年深化全国文明城市创建集中开展禁烟场所抽烟行为治理行动的通知》，督促指导市爱卫会市直成员单位充分发挥行业指导和监管职能，以党政机关、医院、学校、机场、地铁站等为重点，集中开展禁烟场所抽烟行为治理行动。2022—2023年，共举办控烟宣传活动7300余场，发放宣传材料近百万张；共组织劝阻员11.3万人，劝阻30余万人次吸烟；对张贴不规范的禁烟标识规范或更新5.1万张，新张贴12.8万张。

办好禁烟投诉健康热线。充分运用12320卫生健康热线向广大市民普及戒烟健康知识，回答群众健康咨询，讲解戒烟干预流程，倡导不在公共场所、工作场所吸烟的健康文明社会风尚，号召广大市民共同关注和参与戒烟控烟。

5. 心理健康促进行动

（1）加强青少年心理健康服务。郑州市印发《郑州市人民政府办公厅关于印发郑州市加强中小学心理健康教育工作方案的通知》（郑政办〔2023〕15号），要求各级卫生健康部门、各级医疗卫生单位按照文件职责分工，积极配合教育等部门，做好全市中小学心理健康教育工作。团市委、市委政法委等联合下发《2023年郑州市青少年心理健康服务进村（社区）行动实施方案的通知》，以线上线下多种形式组织开展心理讲座、团体心理辅导、个体心理咨询等心理健康服务进村（社区）活动。依托"青年之家"、社区党群服务中心等活动阵地，建设青少年心理健康工作阵地"青翼家园"。

（2）加强公众心理咨询及援助公益服务。结合世界睡眠日、世界精神卫生日等宣传节点，组织专家深入学校、社区开展青少年心理健康义诊服务，累计开展320余次，1.9万人次参与。开通89812345和967886心理援助24小时服务热线，针对有需求的青少年和家庭提供心理健康咨询和疏导服务。2023年全年心理服务热线接听1.38万余次，其中青少年心理健康咨询5900余次、自杀危机热线122人次。

6. 健康环境促进行动

（1）系统推进打好蓝天保卫战。坚持以产业结构转型带动能源结构、交通运输结构加快转变，六大高耗能产业占比下降到26.7%，占新产业比重发展到50.1%，较2019年提升30个百分点，规上工业能耗下降19.4%，工业污染物总排放量减少43%。印发《郑州市空气质量限期达标规划》，率先提出空气质量达标与碳排放达峰目标，并逐年组织推进；组织编制减污降碳协同增效工作方案，积极建设减污降碳协同创新城市；组织各开发区、区县（市）谋划申报中央大气污染防治专项资金项目，2019年以来，全市争取中央资金支持项目94项,共计12.9亿元。

(2)协同治理打好碧水保卫战。开展入河排污口排查整治,完成583个入河排污口整治,超出省定任务20个百分点。稳步推进饮用水源地排查整治,实现集中式饮用水源保护区环境问题动态清零。组织开展区县自查、交叉互查,严格落实日调度、周推进,通过强化监管、压实责任,确保黄河花园口断面稳定达到Ⅱ类。全市建成三环、四环再生水干管及供水专线共计约396千米,再生水供冷供热面积达350万平方米,热能回用等利用模式全国领先。

(3)多措并举打好净土保卫战。深入推动土壤污染防治先行区和地下水污染防治试验区"双区建设",建设完成土壤环境监管平台。进一步摸清我市土壤和地下水环境质量底数,探索土壤和地下水污染协同防治路径方法,总结形成污染治理可复制、可推广的"郑州模式",双区建设成效位居所有建设城市前列。扎实开展农村黑臭水体整治,2023年,新增完成100个村庄环境整治任务,全市农村生活污水治理(管控)率达到65%,实现全市农村黑臭水体动态清零。

(4)坚持底线筑牢生态安全防线。深入开展"绿盾"自然保护地强化监督专项行动,不断加大生物多样性保护力度。持续开展危险废物排查整治,探索实施危险废物分类分级管理、跨省转移"白名单"制度和小微收集试点管理。成功举办跨市界突发水环境事件应急演练,被省厅作为优秀案例推荐到生态环境部参评。加强环境应急救援队伍和专家库建设,成立我市首支环境应急西部(荥阳)救援队。

7. 妇幼健康促进行动

(1)构建高效妇幼健康服务体系。持续开展"乡村两级妇幼健康服务能力标准化建设"和"优质服务基层行"活动,要求乡村两级医疗机构配备妇幼保健工作人员、添置妇幼保健工作设备,完善基层妇幼公共卫生服务流程,力争达到建设标准,健全辖区三级网络,稳步推进孕产妇相关监测工作,为做好我市基层孕产妇、儿童医疗保健和基本公共卫生服务打下坚实基础。

(2)持续保障母婴安全。实施母婴安全行动提升计划,全面落实妊娠风险筛查与评估,强化高危孕产妇专案管理等重点工作,全方位持续保障母婴安全。提供生育全程基本医疗保健服务,落实孕产妇健康管理。推广定期产前检查、开展孕产妇营养监测和心理咨询指导、预防妊娠期糖尿病、孕产妇缺铁性贫血和抑郁症,提高孕妇对营养、分娩和新生儿护理的认识。各级各类医疗保健机构组织各类相关知识宣传教育,并通过移动医疗服务和远程医疗平台对更大区域范围的服务对象提供支持。

(3)加强儿童健康服务和管理。建立健全高危儿转诊服务网络和机制,规范高危儿管理。不断加强儿童保健门诊标准化、规范化建设。健全儿童保健服务质量管理制度,提升儿童保健服务质量。开展儿童早期发展干预项目,关注儿童生长发育情况,早期识别和干预发育迟缓或其他健康问题。以儿童体格生长监测、营养与喂养指导、心理和行为发育评估、眼保健和视力检查、口腔保健和听力障碍筛查为重点,推出针对儿童的营养专项行动,推广健康饮食习惯,提供补充营养计划。

8. 中小学健康促进行动

(1)不断加强学校体育工作。深入开展校园特色体育项目、阳光体育竞赛、"阳光体育大课间"等活动,确保学生每天 1 小时校园体育活动时间。组织学校开展校园足球、篮球等项目活动,提升学生体质健康水平。

(2)大力推进儿童青少年近视防控工作。积极开展近视防控宣传教育活动,通过落实每年 2 次近视防控宣传月、6 月 6 日爱眼日宣传周、每学期 2 次视力筛查、建立视力健康电子档案等措施,最大限度降低儿童青少年近视率。截至 2023 年底,已为 132 万名中小学生建立视力监测档案,儿童青少年总体近视率有所下降。

(3)深化开展健康教育。依托学校主阵地,开齐开足健康教育课,学校健康教育课开课率 100%,连续 5 年开展健康教育专家讲师团进校园活动,开展健康教育优质课评选活动,提升师生健康素养。

9. 职业健康保护行动

(1)建立健全职业病防治体系。出台《郑州市人民政府关于加强全市职业病防治工作的意见》,定期召开职业病防治工作联席会议,开展多部门联合执法活动,形成党委政府高度重视、职能部门依法履职尽责的工作局面。目前,巩义市、荥阳市、新密市、新郑市、中牟县、二七区、中原区、航空港区、郑东新区等 9 个区县(市)设立了专门的职业健康科室,其他区县(市)配备了相应的职业健康监管人员,基本形成责权匹配、上下一致、运转良好的职业健康监管体系。

(2)提升全民职业健康意识。每年开展《中华人民共和国职业病防治法》宣传周活动,推动职业健康宣传教育进企业、进社区、进工地、进机关、进广场、进校园。组织开展职业健康业务知识培训,2023 年协调专项培训经费 60 万元,培训用人单位负责人和职业健康管理人员 1000 余人(次)。开展"健康企业"创建和争做"职业健康达人"活动,营造听得见、看得着、比着做的文化氛围。

10. 老年健康促进行动

(1)积极推进老年健康与医养结合服务工作。制定印发《关于加强老年健康与医养结合服务管理工作的通知》,将老年人健康管理列入基本公卫服务,在全市每年开展老年健康与医养结合服务工作。开展家庭医生签约服务、老年人中医药健康管理服务,在"四区两市"的 14 个社区开展老年人心理关爱活动。积极推动家庭病床服务,建立全市信息平台,规范服务行为和内容,切实为失能、半失能老人提供便捷、优质、价廉的健康服务。

(2)整合资源建立四级联动工作机制。推动建立"市级老年健康指导中心—县级老年健康管理中心—乡级老年健康服务中心—村级老年健康服务站"四级联动体系,按照"一个主体,四个结合"的方法,以医联体、医共体开展医养结合服务为主体,创新医疗机构与养老机构、社区卫生服务中心与养老服务中心、基层医疗机构与日间照料中心和家庭医生与居家养老服务相结合的方法和模式,完善"健康教育、预防保健、疾病诊治、康复护理、长期照护、安宁疗护"六位一体的老年医疗健康管理全过程、全区域服务网络。

11.心脑血管疾病、癌症、慢性呼吸系统疾病、糖尿病防治行动

(1)心脑血管疾病防治。深入开展综合防治,继续做好市级高血压防治中心、卒中中心、胸痛中心建设,不断完善全市心脑血管疾病防治网络。依托郑州人民医院成立脑卒中防治中心和郑州市卒中质控中心,依托郑州市第一人民医院承办郑州市胸痛质控中心,对全市医疗机构开展培训及督导工作。开展脑卒中危险因素筛查工作,完成心脑血管病高危人群筛查和干预项目,继续推广脑卒中防治适宜技术。市卫生健康委、市紧急医疗救援中心联合开展"全民急救技能普及培训"百余场。

(2)癌症防治。建立健全癌症防治服务体系,构建市、县、乡、村四级防治网络,持续推动市、县两级癌症中心建设工作。积极推广具备条件的二级及以上医院设置肿瘤科,目前全市共有37家医疗机构设有肿瘤科,相关医疗机构均能够开展癌症筛查和常见多发癌种的一般性诊疗。深入推进癌症早期筛查和早诊早治,2020年以来,持续每年组织全市215家基层医疗机构,15家县级以上医疗机构共同开展民生实事肺癌早期筛查项目,截至目前已完成20余万人初筛评估工作,开展临床筛查17 000余人。2019—2023年,郑州市均圆满完成免费妇女"两癌"筛查任务,完成宫颈癌筛查364 725人,乳腺癌筛查共计370 739人。

(3)慢性呼吸系统疾病防治。强化学科建设,市卫生健康委积极鼓励各级医院与上级医院联动,借助知名专家引进、上级医院派驻帮扶、构建"医联体""医共体"等多种形式提升学科能力,建立上下联动的慢阻肺分级诊疗管理运行机制。2021—2023年,完成"健康中原"慢阻肺筛查管理项目及"中央转移支付"慢阻肺早期筛查与综合干预项目,累计完成筛查近5万例,对1万余例高危人群进行肺功能检查和随访管理。

(4)糖尿病防治。积极组织参与省糖尿病防治项目,2021—2023年,登封市人民医院、郑州中康医院、中牟县人民医院、新密市人民医院、郑州市中心医院、郑州人民医院、郑州市第七人民医院被列入郑州市糖尿病防治项目实施单位。3年中,各试点单位均按要求完成规定任务数量的糖尿病患者档案建立、数据采集等基线调查工作,对患者进行糖尿病并发症风险分层。

12.传染病及地方病防控行动

(1)不断完善传染病监测预警体系。推动传染病监测预警中心建设,建立新冠病毒感染立体式监测体系和多渠道预警机制,定期分析研判疫情形势,组织开展标本采集、流行病学调查、现场处置、健康教育等防控工作,规范处置重点、少见传染病,不明原因疾病和聚集性传染病疫情。坚持重点传染病周总结周研判,做到及时发现和妥善处置疫情。规范医疗机构传染病信息管理报告,定期开展传染病防控技术培训。

（2）强化预防接种预警和疑似预防接种异常反应监测。及时关注疫苗接种率下滑地区，妥善处理 AEFI 病例。推动切换河南省免疫规划信息管理系统工作，贯彻落实《预防接种工作规范》，做好疫苗运输、储存、分配等各个环节工作，强化对冷链设备的管理和维护，切实提高免疫服务质量。

（3）深入实施地方病综合防治策略。不断完善地方病联防联控机制，组织开展碘缺乏病、地方性氟中毒、布病等各项地方病监测工作，饮水型地方性氟中毒改水率达到100%，全市持续保持碘缺乏病消除状态。

13. 中医药促进行动

（1）完善中医药服务体系。优化调整中医医疗资源布局，制定区域卫生规划、医疗卫生设施用地布局和中医药传承创新发展等三个规划，按照"优存量、稳增量、调结构、补短板"原则，推动新增中医医疗资源、优质中医医疗资源重点向农村地区、城乡接合部、新兴城区延伸。推动公立中医院提质扩容，新建新郑市中医院等 3 家县级中医院，完成郑州市骨科医院等 8 家中医院 10 个院区改扩建，新增优质中医床位 7051 张。加快综合医院中医药服务提标升级，推动综合医院中医科室标准化建设，17 家综合医院完成中医科室标准化建设，9 家获评全国中医药工作示范单位。加强基层中医药网底建设，建成基层医疗卫生机构中医馆 218 家，获评省级"示范中医馆"57 家。

（2）提升中医药服务能力。省市联合申建国家医学中心（中医类），1 个国家区域医疗中心、9 个国家区域中医专科诊疗中心落地郑州，6 个省级区域中医专科诊疗中心建设加快推进。建设国家中医优势专科 14 个、国家临床重点专科 15 个、国家中医药管理局重点专科 36 个；省重点专科 49 个、省特色专科 15 个。培养中医药首席科学家 1 人、岐黄学者 6 人、青年岐黄学者 4 人、全国基层名老中医 3 人、省级名中医 41 人。加强民生科技成果转移转化和推广应用，实施重大科技创新专项 2 项；推广实施"降黄散中药熏洗技术治疗胎黄推广应用"等中医药领域科技惠民计划项目 10 项；获评省部级科技成果 8 项、科技进步奖 84 项。

（三）组织实施和支撑保障情况

1. 强化政策支撑，融合推进机制

（1）强化组织领导。市政府成立了主要领导任推进委主任、分管领导任执行副主任的高规格的健康郑州行动推进委员会，同时，整合爱国卫生、健康城市建设、健康郑州行动组织领导架构，由市爱卫会统一统筹协调，强化工作合力，共同推动健康郑州建设。

（2）监督考评。市政府将爱国卫生、健康城市建设、健康郑州行动三项工作纳入综合绩效考评和重点工作督查事项，同部署、同检查、同考核。

（3）出台政策。聚焦人民群众面临的主要健康问题和影响因素，出台《健康郑州行动实施方案》《健康郑州行动（2020—2030 年）》等文件，普及健康知识、参与健康行动、提供健康服务、促进全民健康。

2. 深化宣传推广,发挥示范引领作用

(1)深化与主流媒体、新媒体合作,建立常态化宣传工作机制。以科普日、宣传日为契机,开展健康主题宣传活动。举行专项行动专题讲座、业务培训等,邀请国家和省专家、领导进行健康中国、健康河南行动内容培训和权威解读,强化政策宣传;在市电台、电视台发布重要政策、普及健康知识、展示行动成效。

(2)组织开展健康郑州行动典型经验案例征集选树活动,积极探索工作中有优势、有特色的做法,创新推广经验做法,培育打造全市具有示范带动作用的特色项目,对基层和相关单位的典型做法以工作专刊形式进行全市刊发推介,发挥示范引领作用。积极参与新华网健康中国行动——各地行品牌传播活动,"坚持预防为主大方针,构建健康管理新模式",控烟立法、老年友善管理等做法入选健康中国行动典型案例,《以人为本 共建共享"大健康"》等被《健康中国观察》杂志多次刊发推介。新华网对郑州市着力提升基层中医药服务能力的典型做法进行专题宣传报道,市县两级健康行动十余篇创新做法被《健康中国观察》杂志刊发推介。健康细胞建设和宫颈癌防治的做法被全国爱卫办、健康中国行动推进办充分肯定,我市被遴选为健康中国行动创新模式首批15个试点城市之一。我市校园足球改革成果显著,被教育部评为全国优秀校园足球改革试验区,工作经验在全国推广。郑州市积极推进免费"两癌"筛查民生工程、高质量推进残疾儿童康复救助工作等6篇经验做法入选健康河南行动第二批典型经验案例。

二、面临的主要挑战

(一)统筹推进工作机制有待加强

健康河南行动推进工作需要各部门履职尽责,全社会共同参与。议事协调机构取消后各部门的具体分工和相应职责未明确,导致目前出现无牵头部门、无经费、无工作人员的工作局面,仅靠卫生健康委相关业务处室推动工作,落实起来存在困难、推进缓慢。部门协同联动不到位,齐抓共管机制和统筹协调职能未能发挥作用,督导调研及专家技术支撑作用未能充分利用,监测评估与考核评价机制有待强化。

(二)居民主要健康指标有待进一步提升

居民主要健康指标整体处在9个国家中心城市下游位置,人均预期寿命与全国水平还有一定差距,重大慢性病过早死亡率与慢性病防控突出的城市相比还存在改善空间;部分专项行动缺乏抓手,重点不突出,与群众期望仍有较大差距;不平衡不充分的问题仍较突出,重点人群及精神心理健康服务保障水平有待提高;老龄化程度继续加深,慢性病造成的健康危害在一定时期内会持续增加,给医疗卫生资源和服务供给带来巨大压力。

(三)健康环境有待进一步改善

近年来,郑州市在黄河流域生态环境保护和生态文明建设方面有所突破,健康环境持续改善,但生态环境质量改善的基础还不牢固,部分领域生态环境问题依然突出,生态环境保护结构性压力尚未根本缓解,全市高耗能高污染行业占比偏高,污染物排放量仍然较大,空气质量距离全面二级达标仍有较大差距;水环境质量保持了稳中向好的态势,但黄河流域干支流断面水质稳定达标的风险隐患较为突出,城内个别河流断面达标不稳定,存在水质下滑风险隐患,土壤和地下水污染风险依然存在;环境监测能力相对滞后,环境健康队伍建设需进一步加强,基层人力短缺、设备老化、城乡环境基础设施建设仍有欠缺。

(四)学生体质健康距离达标仍有较大差距

学生体质健康状况逐步上升,但距离健康河南行动设定的达标率仍有较大差距;儿童青少年近视防控形势不容乐观,距离实现近视综合防控目标仍存在较大提升空间。学生体质健康问题背后往往伴随心理健康问题,学业压力、人际关系紧张等因素导致的焦虑、抑郁等心理问题。学生身心健康工作需要学校、家庭、社会等多方面协同合作,目前协同机制不健全,家校社合作不够紧密,导致学生健康工作效果大打折扣。

(五)体育事业发展有待持续发力

与其他国家中心城市相比,全市公共体育设施建设存在较多短板弱项,缺乏顶层制度设计、财政经费投入不足、公共体育服务体系不够健全,制约了全市公共体育设施规划布局,影响了群众健身活动的开展。社会体育组织自身"造血"能力弱,影响和制约群众体育的推广和发展。专业技术人员不足,影响国民体质监测工作的效率和质量。

(六)健康教育与健康促进工作刻不容缓

居民健康素养水平大幅提升,但社会面参与氛围还不够浓厚,健康行为的形成率仍然不高,体育锻炼不足、吸烟、肥胖等危险因素仍然较为普遍,健康教育与健康促进工作任务仍然十分繁重。市区、县(市)健康教育工作职能部门不明确,各级健康教育机构预算经费,远未达到《全国健康教育与健康促进工作规划纲要》要求的不少于当地卫生事业经费2%的标准,导致健康教育和健康促进的质量和覆盖面难以突破式提升。

三、策略展望

（一）切实做好目标规划

健康中国行动是全面推进健康中国战略的路线图和施工图，事关人民群众身心健康。市委、市政府提出"整体工作争先进成高原，重点工作创一流起高峰"。到2025年，健康郑州行动推进机制更加完善，社会健康促进制度体系更加成熟，健康预期寿命持续提高，形成人民积极参与、社会组织健康发展、公共服务完善、与现代化国家中心城市相适应的卫生健康发展新格局。到2030年，促进全民健康的政策体系更加完善，全民健康素养水平大幅提升，健康生活方式基本普及，居民主要健康影响因素得到有效控制，因重大慢性病导致的过早死亡率明显降低，健康公平基本实现，人均预期寿命得到较大提高，居民主要健康指标优于国家中心城市平均水平。

（二）稳步推进工作落实

坚持示范引领和典型带动，积极打造一批有影响力的郑州品牌。充分发挥专家智库作用，加强监测分析和政策研究，增强对健康郑州行动的智力支持。定期开展督导调研，掌握工作动态，突出重点推进，推动健康郑州行动落地见效。分析落实全省考核结果，针对全市落后指标，建立问题责任清单及推进台账，推动健康郑州行动落实落细。强化考核和监测评估，充分发挥考核"指挥棒"作用，保证监测考核数据的连续性、及时性和获得性。运用好健康郑州行动形象大使、健康达人、健康郑州行动宣讲员队伍，做好社会动员，形成人人参与、人人尽责、共建共享健康郑州的强大合力。做强全媒体宣传阵地，搭建多形式交流平台，充分展示成就经验，不断扩大健康郑州行动品牌影响力。

（三）全面提升健康影响因素控制水平

持续普及健康知识，全方位有效干预影响市民健康的主要问题和因素，大力倡导文明健康生活方式。突出重点目标，全力营造健康支持环境。突出重点人群服务，维护全生命周期健康。加强生育全程服务管理，规范开展孕产妇保健服务，提高妇幼健康服务质量，健全中医药妇幼服务网络。深入推进医养结合，提升老年医疗服务能力，加强老年健康管理和预防保健。严格执行《国家学生体质健康标准》，提升学生体质健康水平。发挥好联席会议制度和防控试点示范作用，强力推进儿童青少年近视防控工作。加强市县两级职业病危害检测检验能力建设，实施职业病危害专项治理行动。聚焦短板弱项，增强健康服务保障能力。实施公共卫生体系提升行动，加强重大突发疫情常态化分级分层医疗救治体系建设；实施健康信息化行动，加快推进智慧医疗、智慧服务、智慧管理"三位一体"的智慧医院建设。

（四）着力推进体育强市建设

找准切入点和突破点，对照体育强市建设要求找方向找路径，对比国内先进城市相关指标，建立一套提升全民健身水平的指标体系，长短结合、远近结合开展全民健身工作。以"全民健身我参与、体育强市我添彩"为主题，提质优化"动起来'郑'精彩""千村百镇体育系列赛事活动""快乐家庭系列赛事活动"等三大特色主题赛事活动，响应中央和省市关于黄河战略号召，开展"郑州市黄河系列全民健身赛事活动"。积极挖掘高端赛事潜在资源，提升城市功能和国际影响力。充分发挥社会体育指导员的积极作用，加大国民体质监测工作宣传力度，在持续增长体育人口、持续完善体育设施、推进全民健身与全民健康深度融合方面实现新突破。高品质推进"民生+""体育+"建设，持续推进全民健身设施三级服务体系建设，打造有郑州特色的体育文化IP，打造拿得出手、经得起检验的优秀作品。通过发挥特色树标杆，打造健康河南示范区体育品牌，提升城市影响力和竞争力。

（供稿：张士东，孙文慧，高艺）

B.23 开封市

一、实施成效

（一）总体进展情况

总体来看，开封市健康河南行动的主要指标完成情况良好。在72项监测指标中，除4项省级监测指标不提供数据外，有25项指标已提前达到省2030年目标，13项指标提前达到省2025年目标。从指标进步幅度来看，50项指标实现顺利进展，较上年有所提高或保持满分。居民健康素养水平持续提升，健康知识普及行动不断扩大，妇幼健康保障全面达标等专项指标均取得良好进展。

1. 健康影响因素控制指标（20项）

健康影响因素方面，13项指标较上年进步或持续满分。2023年，全市居民健康素养水平达到30.48%，较2020年提高6.58个百分点；无烟党政机关建成率达到100%，较2020年提升79.24个百分点；农村卫生厕所普及率为78.3%，较2020年提升21.23个百分点；城市人均公园绿地面积为15.86平方米，较2019年增长3.65平方米；城市公园绿化活动场地服务半径覆盖率为89.12%,较2019年提升3.13个百分点;城市生活垃圾无害化处理率连续五年保持100%;农村自来水普及率达到100%;农产品质量安全例行监测总体合格率为99.33%;食品安全评价性抽检合格率为99%。截至2023年底,上述指标均提前达到省2030年或2025年目标值。此外,人均体育场地面积、居民心理健康素养水平、地级及以上城市空气质量优良天数比率等指标较上年也有所进步。

2. 重点人群健康促进指标(18项)

18项指标中15项指标持续满分。2023年,产前筛查率为85.86%,较2019年提升6.56个百分点;新生儿遗传代谢性疾病筛查率为98.75%;妇幼保健机构建设达标率为50%,较2019年提升20个百分点;孕产妇系统管理率达到90.08%,较2019年提升6.24个百分点;3岁以下儿童系统管理率为93.53%,较2019年提升6.81个百分点;7岁以下儿童健康管理率为94.76%,较2019年提升7.49个百分点;儿童青少年总体近视率为52.30%;中小学校配备专(兼)职校医或保健人员比例为100%,较2019年提升79.1个百分点;心理健康教育教师配备比例为100%,较2019年提升84.78个百分点;工作场所职业病危害因素监测合格率为87.91%;65岁以上老年人规范化健康管理覆盖率为75.85%,较2019年提升4.02个百分点;二级及以上综合性医院设老年医学科比例为82.61%;二级及以上公立综合性医院设老年医学科比例达到100%;三级中医医院设置康复科比例为100%。截至2023年,上述指标均提前达到全省2030年或2025年目标值。

3. 重大疾病防控指标(10项)

其中8项指标较上年进步或持续满分。70岁及以下人群慢性呼吸系统疾病死亡率为3.43/10万,较2019年下降1.71/10万;高血压患者规范管理率为86.62%,较2019年提升19.45个百分点;糖尿病患者规范管理率为85.68%,较2019年提升18.57个百分点;乡镇卫生院和社区卫生服务中心提供中医非药物疗法的比例均达到100%;适龄儿童免疫规划疫苗接种率为96.03%。截至2023年,以上指标提前达到省2030年目标值。心脑血管疾病死亡率、30—70岁人群因心脑血管疾病、癌症、慢性呼吸系统疾病和糖尿病导致的过早死亡率等指标较上年有所进步。

4. 健康与服务保障指标(14项)

其中8项指标较上年进步或持续满分。2023年,严重精神障碍患者规范管理率为98.66%,较2019年提升18.82个百分点;个人卫生支出占卫生总费用的比重为26.57%,较2019年下降3.4个百分点;残疾人基本康复服务覆盖率为91.3%,较2019年提升11.3个百分点;每万人口全科医生数为5人;千人口献血率为16.20‰。截至2023年,上述指标均提前达到河南省2030年或2025年目标值。此外,每千人口注册护士数、每千常住人口执业(助理)医师数、每万人口营养指导员数等指标较上年也有所进步。

5. 健康水平指标(6项)

全部指标较上年进步或持续满分。其中,婴儿死亡率为1.80‰,较2019年下降1.29

个千分点;5岁以下儿童死亡率为2.96‰,较2019年下降1.65个千分点;孕产妇死亡率为6.44/10万,较2019年下降6.67/10万;开展居民体质健康测评服务5221人次;城乡居民达到《国民体质测定标准》合格以上的人数比例为92.6%。截至2023年底,上述指标均提前达到省2030年目标值,人均预期寿命持续提升。

(二)各专项行动进展情况

1. 健康知识普及行动

(1)建立健全健康教育工作体系。建立健全健康促进工作网络,指导全市医疗机构将医务人员开展健康科普工作纳入支撑考核指标,充分发挥医务人员健康科普主力军作用,全面开展"健康中原行·大医献爱心"活动,受众人群均达到16万人以上。全市成功创建省级健康促进医院13家,创建成功率达52%。

(2)实施健康科普传播机制。充分发挥媒体自媒体传播作用,在开封电视台设立《健康开封进行时》健康科普栏目,截至2023年,已邀请专家面对面录制科普访谈159期;在《汴梁晚报》《开封日报》设置健康科普知识专刊,每年刊发科普文章超过200篇;建立全市卫生健康系统新媒体宣传矩阵,定期推送健康科普知识。

2. 合理膳食行动

(1)开展营养膳食指导与教育。在幼儿园、学校、养老机构、医院等集体供餐单位,开展全民营养周、营养膳食讲座等活动,普及营养知识,提高公众对合理膳食的认识,促进健康饮食习惯的养成。

(2)开展减盐、减油、减糖行动。采取宣传引导、政策干预和市场监管等措施,鼓励全社会参与减盐、减油、减糖,合理控制盐、油、糖的摄入量,养成健康的饮食习惯。

(3)开展重点人群营养健康监测。以祥符区为试点,组织开展儿童、老人、乳母等重点人群营养监测项目,评估其营养健康素养水平,并提供个性化的营养健康指导,为制定针对性的营养干预政策和措施提供科学依据。

3. 全民健身行动

(1)群众体育健身活动更加丰富多彩。积极承办国家、省、市级体育比赛及郑开国际马拉松、中国围棋国手赛等大型品牌赛事,提升城市名誉度,激发群众体育健身热情。2021年,郑开马拉松赛获评"世界田联标牌"赛事称号。

(2)城乡公共健身场地设施网络日趋完善。新建、改扩建篮球场足球场共169块,新建室外智慧化健身房3处,智能健身步道1处,在全市建成农民体育健身工程300套、健身路径工程260套,配建更新室外健身器材1196件。大型公共体育设施基本实现免费、低收费向公众开放,35所学校体育场地向市民免费开放。

(3)科学健身指导服务水平有效提升。全市社会体育指导员总数达到15 789名,每千人拥有社会体育指导员3人以上。2019年建成开封市体质测定与运动健康指导中心,坚持开展国民体质监测,为全民健身计划的实施和政府决策提供了科学依据。

4. 控烟行动

(1)稳步推进无烟党政机关建设工作。印发《开封市无烟党政机关创建工作方案》,在全市范围内全面推进无烟环境建设。2021年底,全市无烟党政机关建成率达到100%。2022年,全市748家党政机关、194家医疗机构、2205家学校全部创建为无烟单位,实现了无烟环境建设"三个100%"。2023年,持续保持无烟环境建设"三个100%"成果。

(2)严格落实公共场所禁烟行为集中整治行动。结合巩固国家卫生城市日常督导检查,对开封市公共场所、"五小"门店、单位、医院和学校等地的控烟工作常抓不懈、持续督导,对检查中发现的问题进行通报,并责令其整改。2019—2023年,以爱国卫生月为契机,全市共开展公共场所禁烟行为集中整治行动500余次。

5. 心理健康促进行动

(1)健全防治体系。建立由市、县级卫生行政部门、乡镇卫生院(社区卫生服务中心)组成的三级精神疾病管理体系和由市精神病医院、县级精神疾病防治机构、乡镇卫生院(社区卫生服务中心)、村卫生室(社区卫生服务站)构成的四级精神疾病防治体系。

(2)理清心理健康现状。针对全市居民和儿童青少年、孕产妇和老年人群等重点人群开展心理健康素养调查,调查覆盖人群5万余人次,为有针对性地开展心理健康干预明确了方向。

(3)加强重点人群服务管理。开展严重精神障碍管理工作规范培训,不断提高报告患病率和规范管理率,提高患者服药及救治救助工作质量。加强卫生与政法、公安、民政、残联部门沟通,积极做好强制、流浪、无主精神病患者医疗救治工作。

(4)加强心理援助热线电话管理和服务工作。依托开封市第五人民医院,开通心理援助热线服务工作,累计接听电话1023人次,并及时回访,为求助者答疑解惑,缓解心理压力,消除心理危机,为构建和谐文明社会贡献力量。

6. 健康环境促进行动

(1)坚决打赢蓝天保卫战。修订了《开封市重污染天气应急预案》,完善了应急减排清单,有序指导企业落实错峰生产、差异管控措施。抓好工业企业深度治理,开展重点行业绩效分级,清洁生产审核工作全省排名靠前。

(2)深入打好碧水保卫战。加强饮用水水源保护,开展环境风险隐患排查整治,加强黑臭水体监管,实现城市黑臭水体长治久清。

(3)稳步推进净土保卫战。加强土壤污染源头管控,开展重点建设用地土壤调查。强化危险废物监管,实现危险废物收集试点建设目标。加强农村污染治理,完成国家监管农村黑臭水体年度治理任务。

(4)推进人群健康影响监测与防护项目工作。全面有序开展空气污染对人群健康影响监测与防护项目工作,搜集上报环境空气质量资料、气象资料、死因监测资料及人口统计资料、急救中心接诊资料、医院门诊和住院资料。高质量完成所有资料和监测数据网络直报。

7. 妇幼健康促进行动

(1)不断提升出生缺陷综合防治能力。依托政府免费项目,打造孕前、孕期、新生儿等各阶段出生缺陷防治全程服务链条,不断完善出生缺陷三级预防体系。全市免费产前筛查率、新生儿"两病"筛查率、新生儿听力筛查率均高于省定目标,宫颈癌、乳腺癌筛查均超额完成全年目标任务。

(2)积极推进儿童健康全面发展。规范儿童健康管理,儿童入园体检率98%以上,全市0—6岁儿童视力筛查196万人次。在兰考县、杞县和尉氏县推进新生儿先天性心脏病试点,新生儿先心病筛查率达到98%以上。

(3)不断完善妇幼健康服务体系。加快推进市、县两级妇幼保健机构标准化建设,并持续推进中医融入妇幼。目前,市妇幼保健院为三级,尉氏县、兰考县妇幼保健院是"二甲",通许县、杞县、祥符区妇幼保健院为二级。全市二级以上医院、乡镇卫生院、村卫生室妇幼能力标准化建设达标率分别为85.7%、86.8%、89.5%,均高于省下75%的达标率。

8. 中小学健康促进行动

(1)扎实开展各类活动,做好近视防控工作。2019—2023年,全市各中小学能积极组织开展多种形式的健康教育活动,并将每年的4—5月、9—10月定为近视防控宣传教育月,唤起全社会爱眼护眼意识,坚持防近视从娃娃抓起,推动近视防控深入社会、深入生活、深入人心。

(2)做好宣传培训,提高师生健康技能。邀请专家通过分级培训的方式,组织开展"应急救护进校园"活动,接受市爱心天使应急救护培训中心提供的专业应急救护培训,全市各级各类学校参加救护培训7期,培训300余人,邀请市爱心天使应急救护培训中心进校园开展公益讲座10场,受益3000余人,提高师生自救互救能力达到预期效果。

9. 职业健康保护行动

(1)开展重点行业领域职业病危害集中整治行动。以粉尘、毒物和电离辐射职业病危害因素为重点,集中开展职业病危害隐患排查整治,从源头控制和减少职业病危害。

(2)广泛开展《中华人民共和国职业病防治法》宣传活动。深入企业现场、居民健身活动点组织开展《中华人民共和国职业病防治法》主题宣传活动,并广泛利用微信公众号、报刊发布职业健康知识宣传。

(3)组织开展职业病防治工作培训会。针对重点职业病监测、健康素养调查、工作场所职业病危害因素监测等工作,每年对400余名相关工作人员开展培训,确保监管工作的规范性和有效性。

(4)积极推进健康企业建设。联合市工信局等12部门印发《开封市推进健康企业建设实施方案(试行)》,大力推进健康企业建设,积极培育健康"细胞"。

10. 老年健康促进行动

(1)加强老年学科建设。挂牌市级老年医院1所,全市二级及以上综合医院23家,老年医学科设置比例82.61%,其中二级及以上公立综合医院16家,老年医学科设置比例100%。

(2)优化老年就医环境。指导医院改善便老措施,设置老年人服务窗口,帮助老人就医,共创建老年友善医疗机构及老年友善基层医疗机构172家,创建率85%。

(3)普及中医服务。全市105家基层中医馆,均能够为老年人提供针灸、按摩等中医康复养生服务。推动中医药进社区、进村庄、进养老院,提升老年群体自我保健自我康复意识和能力。

(4)探索家庭病床服务。作为5个省级试点之一,全市107家医疗机构共设置家庭床位1505张,组建服务团队330个,累计建床39张,上门服务达到200余人次,初步实现家庭病床服务各县区全覆盖。

11. 心脑血管疾病防治行动

(1)推广心脑血管疾病防治适宜技术应用。依托家庭医生签约履约服务,向居民提供风险评估、健康教育、疾病及其并发症筛查、随访管理、分级诊疗、综合干预等服务。

(2)提升脑卒中救治能力。2023年6月26日发布开封市脑卒中急救地图并大力推广,实现急性卒中患者快速送达最适当医疗机构,达到提升救治效率的最好方式。医疗机构开辟绿色通道,努力实现发病到呼救不超过1小时,院前转运不超过1小时,入院到给药不超过1小时"三个1小时"的急救时间窗。

(3)建设四级脑血管病防治体系。发挥"卒中中心"的技术优势,依托乡村早期识别行动,积极构建完善"市、县、乡、村"四级脑卒中防治网络,打造"1小时脑血管病黄金救治圈",不断增强人民群众的脑卒中防治意识,减少脑卒中的发病率及致残率,切实造福百姓。

12. 癌症防治行动

(1)健康知识普及广泛深入。开封市高度重视健康知识的普及工作,充分利用微博、公众号、媒体、宣传条幅等多种渠道,广泛传播癌症防治知识。在"全民健康生活方式宣传月"和"世界抗癌日"等重要节点,通过线上线下相结合的方式,组织开展了大量丰富多彩的科普宣传活动。据统计,2019—2023年共组织科普宣传超过3000场,覆盖人群数十万,居民肿瘤性疾病防治知识知晓率显著提升,达到并稳定在较高水平。

(2)防癌体检工作有序推进。开封市建设试点单位开封市肿瘤医院承接部分开封市职工体检工作,癌症中心工作人员高度重视,结合癌症早筛持续开展需求及体检人员高危因素,2023年度接受体检的30 000人中,发现可疑恶性肿瘤15例;发现甲状腺结节

7890例,占总体检人数26.3%;乳腺结节1479例,占总体检人数5%。2019—2023年共为超过7万人次提供了防癌体检服务,发现并确诊了多例早期癌症患者,癌症发病率和死亡率得到有效控制。

13. 慢性呼吸系统疾病防治行动

(1)加强健康知识宣传。建立慢性呼吸疾病防治专家委员会,制定市级呼吸疾病防治科普计划,编写通俗易懂的健康宣传资料,指导全市慢性呼吸疾病防治知识宣传教育。

(2)加强危险因素防控。推动二级以上医疗机构开设戒烟门诊,鼓励基层医疗卫生机构开设戒烟门诊,2019—2023年累计为6000余人提供戒烟咨询。强化政府监管职责,督促用人单位落实主体责任,提升职业健康工作水平。

(3)做好早期筛查管理。积极引导40岁及以上人群,长期吸烟、职业粉尘或化学物质暴露等危险因素接触者,有活动后气短或呼吸困难、慢性咳嗽咳痰、反复呼吸道感染等症状者,每年进行1次肺功能检测,确保慢阻肺早期发现,全市累计完成院外筛查1万余人次。

14. 糖尿病防治行动

(1)组建管理组织,确保高标准推进。依托开封市中医院,筹建开封市糖尿病防治中心,牵头制定行动方案,成立糖尿病防治专家库,发挥糖尿病学会等专业群团组织作用,提高糖尿病防治专业能力。

(2)开展糖尿病宣教,助力糖尿病防治能力提升。在多家主流媒体科普糖尿病相关知识,多个平台共发布文章600余篇、病例采写10篇,完成讲座直播24期,内部平台浏览量约27.8万人次,外部平台转发中心相关稿件191篇,浏览量上亿人次。

(3)以"中心"辐射全市,做好传帮带。开封市糖尿病防治中心每年主办国家级继续教育项目"中医缓解/逆转2型糖尿病专题研讨班"、省级继续教育项目"纯中药治疗2型糖尿病及其并发症培训班"等10余项,线上线下参训人员达3000万人次,完成开封市糖尿病专科知识培训新增医师约250人,并坚持下基层开展"糖尿病及慢性并发症筛查"。

15. 传染病及地方病防控行动

(1)健全传染病防控体系建设。完善市、县、乡传染病防控网络,传染病疫情信息报告网络覆盖所有乡级以上医疗机构。全市149家网络直报单位均开展传染病的报告,全市传染病诊疗机构网络正常运行率100%。加强与教育等部门沟通联系,共同落实传染病防控措施。2019—2023年开展新型冠状病毒感染、手足口病、布病、病毒性腹泻、狂犬病、流感、伤寒、出血热等重点传染病的监测防控工作,有效遏制传染病的暴发和流行。

(2)落实地方病防控措施。指导地方政府加强地方病防控,坚持以村为单位动态开展病区饮用水水氟、水砷、水碘含量监测,做细做实碘相关疾病、氟中毒病情监测;逐步扩大甲状腺结节情况监测覆盖面,动态评价内、外环境碘含量变化及病情的消长趋势,为科学处置提供科学依据。

16. 健康扶贫深化行动

（1）健康扶贫与乡村建设衔接紧密。县级层面实现卫生健康与医保、乡村建设、民政等部门数据对比共享，共同开展动态监测，累计入户核实监测户健康信息105 104人，核实率100%。30种大病救治落实落细。实现监测脱贫户和"三类户"等重点人群大病排查登记管理全覆盖，29 876名患者均实施救治或签约管理，救治率达到100%。

（2）"先诊疗后付费"措施得到较好落实。脱贫人口、特困人员、低保对象、监测对象在市域定点医疗机构内住院免收住院押金，并重点加强医疗行为监管，5年来共为318 551人次落实先诊疗后付费，免除住院押金128 167.77万元，有效减轻就医垫付资金压力。

17. 健康产业促进行动

（1）医疗资源提质升级。2019年以来，争取各类资金51.2亿元，保障卫生健康重点项目顺利推进，市级层面新增床位1500余张。支持医疗机构与中国血液病研究所、望京医院等顶尖医疗机构合作，提升服务能力。全市5个省级区域诊疗中心，进展顺利。

（2）生物医药产业体系不断壮大。现有四大医药产业集群、6家亿元以上生物医药龙头企业及28家规上工业企业，申报10家省级创新平台，省级工程研究中心11家；省级中试基地1家，省级重点实验室2家，省级国际联合实验室2家，市级中医药实验室1家。

（3）文旅康养产业链建设实现新突破。引进总投资5亿元的鼓楼区中健瑞祥健康养老项目、总投资6亿元的龙亭区泰邦健康公寓项目、总投资40亿元的朱仙镇十里风荷康养小镇项目，建成了示范区誉杰康寿养老服务中心等一批康养项目。大宋养生园被确定为国家中医药健康旅游示范基地创建单位，市中医院被命名为省康养旅游示范基地，天河农业有限公司被命名为省中医药健康旅游示范基地。

18. 中医药振兴发展行动

（1）基础设施明显改善。市中医院获批在河南自贸区开封片区建设国家中医药传承创新项目工程暨自贸区医院，项目占地120亩。市第二中医院强力推进扩建项目，11层的门诊住院综合楼整体建设顺利。县域内，占地80亩的兰考县中医院新院址、占地85亩的杞县中医院新院址和建筑面积2万平方米的尉氏县中医院新病房楼相继投入使用。全市中医医院基础设施整体得到较好改善。

（2）服务体系不断健全。全市现有2家三级公立中医院、7家二级中医医院和13家一级中医医院；19家二级以上公立综合医院和专科医院均开设了中医门诊；建成106个基层中医馆，实现了乡镇（社区）医疗机构全覆盖，其中33家为省级示范；开办171个中医诊所、门诊部；70%以上的村卫生室能提供中医药服务。全市基本形成了以中医医院为主体，多层次、多形式、覆盖城乡的中医医疗服务体系。

（3）服务能力大幅提高。全市现有1个国家区域中医专科诊疗中心、4个省级区域中医专科诊疗中心建设单位，总数量位居我省第二名；9个中医专科被命名为"河南省重点中医专科",数量位居第一方阵;市中医院内分泌科、脑病科被确定为"国家优势中医专科"建设单位,兰考县中医院、尉氏县中医院和祥符区中医院分别获得国家"特色专科和中医技术推广中心"建设项目。

(三)组织实施和支持保障情况

1. 建立推进机制

制定协调推进机制、监测评估机制、考核评价机制、宣传推广机制,形成市政府齐抓共管、各部门协同推进的组织体系、政策体系、推进机制,并聘请83名相关领域专家,组建健康开封行动专家咨询委员会,为推进健康开封行动提供组织保障和智力支持,推动将健康融入所有政策,全力推动健康开封行动有效落实。

2. 完善政策支持

制定出台《开封市人民政府关于推进健康开封行动的实施意见》《健康开封行动规划(2020—2030年)》《关于促进公立医疗卫生机构高质量发展的若干意见》《关于推动"一动一静一中医"战略实施的决议》等一系列文件,为健康开封行动推进提供良好政策支持。

3. 加大资金保障

加大对各专项行动的资金保障支持,加大对各专项行动的投入力度,包括人力、物力、财力等方面。通过设立专项基金、引入社会资本等方式,为行动提供充足的资金保障。市财政每年拿出300万元专项资金支持中医药事业的传承创新发展。

4. 加强宣传引导

充分发挥卫生健康机构主阵地作用,线上线下共同发力,开展健康开封行动政策宣传,并鼓励广大医务人员做好健康教育和健康科普工作,引导群众了解和掌握必备健康知识、践行健康生活方式。

5. 实施健康评估

市领导牵头,协调40多个相关部门,在全市范围内组织开展健康影响评估。定期召开全市健康影响评估制度建设试点工作推进会,由核心专家带领专家委员会成员对案例进行实操训练。截至2023年,全市共计开展行政规范性文件健评15个,重大工程项目类健评2个,有效彰显了健康融入万策的发展理念。

二、面临的主要挑战

(一)健康意识有待改善

虽然全市居民整体健康意识有所提升,但部分居民自我健康管理意识有待进一步提高,自己是健康第一责任人的理念尚未完全树立,在一定程度上影响了专项行动的发展。

(二)基层基础相对薄弱

基层服务能力有待加强。基层卫生资源力量薄弱,缺乏专业的指导人才和相应的设备设施,导致个别专项行动在基层推进缓慢。

(三)政策执行力有待加强

部分政策在执行过程中存在宣传不到位、落实不到位、监管不到位等问题,影响了个别专项行动的推进效果。

(四)协调推进力度仍需加强

健康开封行动推进工作需要各部门履职尽责,全社会共同参与。部分部门协同落实工作职责的定位不清晰,积极性、主动性不够、跨部门合作不足、信息共享不畅。

三、策略展望

(一)加强工作领导

积极争取市委、市政府工作支持,建立健全党委统一领导、党政齐抓共管、部门通力协作、社会各方共同参与的工作格局,进一步压实相关部门工作责任,强化责任担当,抓好统筹实施,做到上下联动发力,为加快推进健康开封建设提供坚实的组织保障。

(二)细化工作考评

充分掌握各县区工作实际,将健康开封行动主要指标分解至各县区,并推动将主要指标落实情况纳入各级党委、政府绩效考核指标,把考核结果作为各地党政领导班子和领导干部综合考核评价、干部奖惩使用的重要参考,充分压实县区党委政府主体责任。

(三)完善工作机制

充分发挥卫生健康等部门牵头作用,采取周清单、月小结、季度讲评、半年总结、年度述职和日常督查六项工作机制,推动将全面工作化整为零,加强跟踪问效。同时,推动健康开封行动工作情况定期通报制度落实见效,由市领导定期通报工作进展,切实提升相关责任部门工作积极性。

(四) 梳理重点任务

按照《开封市 2021—2030 年健康开封行动 18 项专项行动实施方案》要求,充分发挥健康开封行动专家咨询委员会智囊团作用,结合各项行动具体目标和现阶段各项指标完成情况,深入分析,查找薄弱环节,科学合理确定阶段性重点任务,找准工作抓手,尽快补齐工作短板。

(五) 营造社会氛围

积极争取市委宣传部、市委网信办等部门工作支持,将健康宣传纳入全市宣传中心工作,并积极协调市属相关媒体,大力宣传健康开封行动的意义、目标、任务和举措,推动形成"健康开封、人人行动、人人受益"的社会共识。

(供稿:朱登博,娄新文,许梦园,赵敏)

B.24 洛阳市

一、实施成效

(一) 总体进展情况

2019 年以来,洛阳市健康河南行动推进机制更加完善,全社会健康促进制度体系更加成熟,居民主要健康指标不断提升,健康预期寿命持续提高,部分监测指标已提前达到或超过 2030 年全省目标值。特别是在健康河南行动 2022 年度考核中,洛阳市被评为"优秀"等级,排序位列全省第一名。

1. 健康水平持续提升

2023 年孕产妇死亡率和婴儿死亡率、5 岁以下儿童死亡率分别控制在 5.98/10 万、1.93‰、3.21‰,保持在较好水平;儿童青少年总体近视率从 2019 年的 71.25% 到 2023 年的 53.68%,呈明显下降趋势;城乡居民达到《国民体质测定标准》合格以上的人数比例为 94.1%,较 2020 年的 90.3% 有较大提升;人均预期寿命 79.25 岁,较 2019 年的 77.61 岁也有显著提高。

2. 健康促进体系更加完善

2023 年居民健康素养水平 33.2%,提前达到 2030 年全省目标值,远高于 2019 年的 20.30%;健康生活方式更加普及,15 岁以上人群吸烟率从 2019 年的 23% 降至 19.31%;

人均体育场地面积达到2.58平方米,相较于2020年的2.21平方米提升明显;二级及以上综合性医院设置老年学科的比例达到86.96%,较之前大幅提高;三级中医医院设置康复科的比例已经达到100%。

3. 健康环境持续改善

生态环境质量持续优化,城市空气质量优良天数比例持续提高,居民饮用水水质达标率持续改善;农村自来水普及率不断提升;城市人均公园绿地面积达到16.29平方米;城市生活垃圾无害化处理率、农村生活垃圾收运处理占比均达到100%。

4. 健康服务更加高效

健康服务能力明显提升,重点人群健康需求得到更好满足,健康保障制度更加健全。每千常住人口执业(助理)医师数、每千人口注册护士数、每万人口全科医生数分别达到4.14人、5.46人、4.27人;个人卫生支出占卫生总费用的比重降低至27.41%;重点传染病、严重精神障碍、地方病、职业病得到有效防控,孕产妇系统管理、儿童系统管理率、高血压患者规范管理率、糖尿病患者规范管理率逐年提升,重点人群健康状况显著提升。

(二)各专项行动进展情况

1. 健康知识普及专项行动

(1)全市居民健康素养监测。于2017年首次开展全市居民健康素养监测工作,居民健康素养水平为14.90%;2019年至2023年连续开展,形成监测工作常态化,全市居民健康素养水平逐年稳步提升,由2019年的20.30%上升到2023年的33.20%。

(2)建立完善健康科普专家库,组织开展健康科普活动。修订《洛阳市健康科普专家库管理办法(2021版)》,依托"河南省健康促进和教育融媒体平台"对全市健康科普专家库进行管理,各县区参照做好辖区健康教育融媒体平台的建设和管理工作,加强本级健康科普专家队伍建设。截至2023年,市县共建立了15个科普专家库,已有1023名科普专家纳入市级健康科普专家库管理,已连续5年举办全市健康科普能力大赛。

(3)构建健康科普发布和传播机制,推动健康科普规范有序开展。建立市县两级覆盖传统媒体、新媒体的科普传播平台,打通市、县、乡、村四级传播渠道,统一传播行动,保障整体联动,上下协调,步调一致,扩大健康素养科普作品影响力。

(4)全面推广健康促进"321"工作模式和"健康洛阳行·大行献爱心"专项行动。积极开展"健康洛阳行"和健康促进"321"行动,开展健康巡讲3.4万次,参与群众169万人,义诊群众112万人,培训乡村医生、基层骨干4.7万人,培训家庭明白人286万人,发放健康处方等461万份,开展医疗业务帮扶3.4万例,发布科普信息15万余篇,更新标准宣传栏(墙)6.9万个,15个县区均有市级医院结对帮扶,覆盖率100%。2023年5月24—25日,成功承办"健康中原行·大医献爱心"洛宁站省级示范活动。

(5)积极开展健康促进医院建设。从2015年开始实施创建国家健康促进示范医院项目工作，至2023年共建设16家河南省健康促进医院，其中第三人民医院获评省级健康促进示范医院。

2. 合理膳食专项行动

（1）人群合理膳食指导。2019—2023年，累计在882个村（社区）开展以"控油限盐"和"三减三健"为主要内容的人群合理膳食指导；指导户数44 678户，指导人数为44 800人；膳食指南知晓率调查44 800人，调查完成率100%。

（2）控油限盐膳食干预调查。2019—2023年，累计开展居民控油限盐膳食干预入户工作710户，指导前食用油标准人日摄入量31.1克，指导后为24.5克；指导前总盐标准人日摄入量9.4克，指导后为7.1克，总盐差值2.3克，干预后的食用油摄入量、食盐摄入量均明显降低。

（3）居民营养健康知识知晓率调查。2021—2022年，新安县、孟津区和涧西区作为监测点，共完成2052人的营养健康知识知晓率现场调查和数据双录入上报等工作；2023年，涧西区作为监测点开展6—17岁学龄儿童青少年营养健康知识知晓率，共完成626人的现场调查、问卷复核及数据录入上报等工作。

（4）中国居民营养与健康状况监测项目。涧西区为洛阳市唯一国家级城市监测点，本次监测需覆盖涧西区常住人群、全生命周期至少1012人通过询问调查、膳食调查、医学体检和实验室检测四个部分收集数据。实际完成调查1146人。

（5）组织营养指导员培训。2022—2024年，先后组织3批营养指导员培训，共培训318人。洛阳市现有营养指导员150人，每万人有营养指导员0.2119人。

（6）营养宣传周活动。2019—2023年，活动期间共通过《洛阳晚报》、洛阳疾控等发布科普宣传5篇；发布88篇专题科普宣传文章；发布短视频11个；在洛阳市天气预报栏目连续10天插播"会烹会选、会看标签""知营养、会运动、防肥胖、促健康"等主题宣传画面3个；走进行风热线宣传推广新版膳食指南八条准则1场；开展"五进"活动重点宣传，进校园98所，进社区79个，进乡村37个，进餐厅15个，进超市11个；进养老院2个，开展义诊服务15次；累计现场答疑解惑相关问题5万余人次、科普群众16.4万余人次。

3. 全民健身专项行动

（1）丰富全民健身场地设施。2019年以来，洛阳市通过强化体育扶贫政策落实，破解了境内山区及丘陵占地85%、贫困村众多、交通不便、地势险恶等制约全民健身场地设施全覆盖的不良因素，使全市2742个行政村体育设施覆盖率达到100%。通过紧密结合城市综合治理，利用城市金角银边因地制宜增加大型体育公园、步道、自行车骑行道、滨河公园（游园）健身设施，为全民健身提供了"动起来"的空间保障。通过实施全民健身设施补短板工程，将体育设施建设融入脱贫攻坚、百城提质、副中心城市建设等重大战略决策，大力推进全民健身设施和服务体系建设，不断拓展全民健身新空间。建成230个社区体育公园、1000余公里"城市乐道"、伏牛山等9个大中型滑雪场。5年以来，洛阳人均体育场地面积从1.72平方米提升至2.58平方米,增长了约50%。

(2)开展多样化全民健身赛事活动。2019年以来,洛阳紧紧抓住承办河南省第十四届运动会在洛阳举办的契机,举全市之力积极筹办,广泛开展以"迎省运"为主题的全民健身活动,不断激发群众参与体育锻炼的热情,利用承办省运会这个难得机遇,积极筹办摇滚马拉松、铁人三项赛等品牌赛事,年均举办市级以上赛事100项以上,参加人数达到百万人次,实现了周周有活动、月月有赛事,一系列赛事的举办极大激发了全民健身运动的开展。先后组织开展"迎省运"汽车集结赛、2023年洛阳市"迎省运"第五届全民健身运动会等活动,累计动员超过8万人次城乡居民参与。在每年5月全民健身月期间,结合省运会社会组选拔赛,设置了足球、乒乓球、毽球、健身气功等14个比赛项目,超过6000余名健身爱好者参与其中,在营造浓厚省运会氛围的同时,也使广大群众在运动中共享美好生活,推动全民健身工作再上新台阶。5年来共举办市级以上赛事活动超过600次,县区级以下赛事活动超过5000次。

(3)普及指导全民科学健身。2019—2023年,洛阳市国民体质日常监测工作稳步有序推进,累计监测人次超过12万,全市15个国民体质监测中心(站)平均每年开放天数达127天,国民体质监测整体合格率为94.1%。累计开展国民体质科普知识宣讲活动35次,受益群众5000余人。联合河南科技大学第一附属医院(新区医院)合作共建洛阳市运动促进健康中心,目前已确定合作框架。依托社区体育公园场馆设施资源,累计开展社会体育指导员"走基层·送健康"志愿服务活动超过120期,直接受益群众达6万余人,受到人民群众的广泛赞誉。

(4)进一步加强重点人群健身服务。2019—2023年以来,洛阳市健身气功协会选派优秀社会体育指导员特别针对社区、乡镇老年人等重点人群进行科学健身知识宣讲服务。以增强国民体质和提高健康水平为目标,促进科学健身知识传播,通过学练健身气功·大舞等中国传统健身养生功法,用科学健身方法,增强国民抵抗力。每年3期,每期40余人,共15期,直接受益群众达700余人。

4. 控烟专项行动

(1)开展无烟党政机关建设工作。2020年印发《洛阳市爱国卫生运动委员会关于推进公共场所控烟工作的意见》,全市各级机关、团体和企事业单位积极开展创建"无烟单位"活动。爱卫会成员单位、各级医疗卫生单位、学校发挥带头示范作用,深入推进无烟机关、无烟医疗卫生机构、无烟学校等创建工作。2021年度全市无烟党政机关建成比例为94%,2022年度全市无烟党政机关建成比例为100%,超额完成年度目标任务。

(2)完成2023年度15岁及以上成人吸烟率调查。依据《中国成人烟草流行监测方案》,由市卫生健康委、市爱卫办牵头,市疾控中心具体实施,圆满完成2023年度15岁及以上成人烟草流行监测报告。

5. 心理健康促进行动

（1）心理健康服务进学校进社区活动。依托洛阳市第五人民医院开展多次心理健康进校园、进社区活动。开展"2023年洛阳市青少年心理健康服务进村（社区）活动"，广泛开展青少年心理健康科普宣传教育。以线上线下多种形式组织开展心理讲座、团辅活动，开展青少年个案咨询，建立相对稳定的沟通渠道。

（2）完善未成年人心理咨询来电服务管理。按照《洛阳市关爱成长守护安全防范化解未成年人突出安全风险隐患专项治理实施方案》要求，积极安排部署未成年人心理健康疏导干预热线接听工作。制定《未成年人心理咨询来电服务管理专项方案》，进一步规范"12320"热线接听工作。截至2023年11月30日，我市"12320"心理热线共接听群众来电4805例，其中心理咨询相关来电3799例，投诉相关1006例。与未成年人有关来电2248例，接待未成年人心理咨询1630人次，均采取了线上咨询、倾听、共情、讨论、建议、转介或预约安排门诊咨询等措施。

（3）做好儿童青少年心理健康科普宣传。专题制作抑郁症科普宣传视频，通过市卫生健康委公众号和其他媒体发布；专题发布省卫生健康委《疫情下中小学生心理问题及调适》科普视频，帮助儿童缓解紧张焦虑情绪，帮助学生开展自我调节，妥善应对生活中遇到的心理问题。

（4）加大心理咨询热线"12320"的宣传。拓宽宣传渠道，创新宣传方式，加强热线宣传引导，扩大热线的知晓率和影响力；普及心理健康知识和技能，鼓励群众主动求助、关爱心理健康、消除歧视。

6. 健康环境促进行动

（1）饮用水和环境卫生监测。每年均按时完成城市区9个大型市政供水厂出水、31个用户水龙头水四个季度的"水污染防治攻坚战"监测与数据上报工作，为市政府向社会公开饮水安全信息做好技术支撑。

（2）空气污染（雾霾）对人群健康影响监测工作。每年均按时完成空气污染（雾霾）对人群健康影响监测工作。其中2023年1月至11月已采集滤膜样品221张。对9家医疗机构、5家委局提供的2022年度累计11万条数据进行了加密整理和网报，委托张光辉技术团队编写了《洛阳市2022年度空气污染对人群健康影响监测数据分析报告》。

（3）污水新冠病毒监测工作。2023年2月27日启动洛阳市污水新冠病毒监测工作，截至2023年底，累计采样73次，检出阳性46次，阳性检出率63.01%。下一步将购置自动采样器，尽快实现城市区污水处理厂监测全覆盖。

（4）国家人体生物监测工作。2023年度，指导宜阳县完成了2022—2023年国家第二轮3个调查单元、24个6—36月龄目标人群的现场调查数据录入与审核提交工作；启动国家第三轮监测随访对象名单核对和置换工作，为开展现场调查工作打下基础。

（5）环境健康宣教工作。以"健康洛阳"行动为核心，主动作为、大力拓展宣传途径。

在"全民营养周""学生营养日""世界环境日"期间,与市气象局合作,联合设计制作科普海报,在洛阳一套天气预报栏目滚动播放。成功举办第二届洛阳市"环境健康杯"征文绘画比赛;以"室内空气与健康"为主题,启动第三届洛阳市"环境健康杯"征文绘画比赛。

7. 妇幼健康促进行动

(1)全面加强妇幼保健机构标准化建设和规范管理。我市现有妇幼保健机构16家,包括1家市级妇幼保健院,9家县级妇幼保健院,6家区级妇幼保健计划生育服务中心。建立起市妇幼保健院为龙头,县级妇幼保健院和二级以上医疗机构产、儿科为骨干,覆盖市、县、乡、村四级的妇幼健康服务网络。

(2)积极推进洛阳市宫颈癌消除计划。自2018年起,将宫颈癌筛查纳入市定民生实事,确定23家宫颈癌免费筛查服务机构。实施以来,各级财政投入资金2289.66万元,累计为超过47万名女性进行免费宫颈癌筛查,早诊率达92.87%,癌前病变及癌检出率为374.65/10万,宫颈病变治疗率81.13%,筛查出的阳性病例均得到了及时规范的医学处置或转诊治疗,实现了早发现、早诊断、早治疗的目标,为提高妇女健康水平提供了有力的保障。

(3)稳步开展出生缺陷综合防治工作。市卫生健康委与市妇联等五部门联合印发《关于做好提高妇女儿童健康保障水平民生实事工作的通知》,遴选出民生实事免费产前筛查、新生儿疾病筛查定点医疗机构31家、73家,通过开设绿色通道、优化工作流程、积极宣传政策等措施,引导目标人群主动接受产前筛查、新生儿疾病筛查。

(4)重点加强妇幼专科建设工作。洛阳市中心医院和河南科技大学第一附属医院成为省级孕产期保健专科建设单位;洛阳市妇幼保健院成为国家级更年期保健专科建设单位、省级孕产期保健专科、区域母婴安全保障管理中心、妇幼中医药特色单位,洛宁县妇幼保健院成为孕产期保健专科建设单位。充分发挥重点专科的示范、引领、带动、辐射作用,进一步打造全生命周期、全病种、全病程、多层次医疗服务能力。

(5)全面统筹母婴安全管理。5年来,洛阳市卫生健康委加强妇幼健康服务项目规范化管理,提高妇幼卫生服务质量。圆满完成公共卫生服务妇幼项目任务指标。严格落实"母婴安全五项核心制度";加强危重孕产妇和新生儿救治中心建设;创新孕产妇死亡、新生儿死亡评审模式。

8. 中小学健康促进行动

(1)做好儿童青少年近视防控工作。定期组织学校对学生左右裸眼视力、屈光度进行监测,每年春秋通过"青少年健康管理系统"进行数据上报。根据掌握的视力数据分析,导致视力不良率较高的原因有:一是在幼儿时期远视力储备已不足;二是近距离用眼过度;三是城市比乡村近视眼的患病率明显高;四是外部设施及照明等因素;五是学生个人用眼习惯因素;五是户外活动时间不达标。

(2)严密细致做好学校传染病防控工作。2019—2023年,为应对新冠、诺如以及甲流等传染病影响,先后转发、下发了多份关于疫情防控的文件,要求各县区、各学校认真做好传染病防控工作,每天认真统计、上报"师生健康监测表",全力保障师生生命健康和教育教学秩序。

（3）倡导文明健康绿色环保生活方式。为深入贯彻落实《健康中国行动（2019—2030年）》、健康河南行动专项控烟行动有关要求,市教育局采取不同形式组织学校开展宣传活动。如在线观看学习《如何做合格的控烟卫士》,完成知识答题活动;开展世界无烟日主题科普宣传活动,开展"汇（绘）青少年力量,画（话）无烟未来"青少年作品征集活动。

（4）开展防治碘缺乏病日活动。组织开展"科学补碘三十年,利国利民保健康"主题活动,制定宣传教育计划,通过线上和线下等多种形式开展碘缺乏病防治知识宣传工作。通过各种活动,形成学校、家庭、社会共同关注碘缺乏病防治工作的社会氛围,进一步增强了广大师生的疾病预防意识。

（5）加强学校健康培训及宣传。为了更好提高全市校园食品安全、传染病、近视防控工作管理水平,每年春季开学初联合市市场监管局、市疾控中心相关医院组织开展全市学校传染病、防近、食堂管理人员培训。全面深入解读相关政策法规、食堂管理、营养搭配、传染病应急处置、防近防控知识等内容,持续提升参培人员专业知识和管理水平、防范食源性疾病发生意识和抗风险能力。

（6）开展学校食品安全管理,确保学生用餐安全。对学校采取专项检查和不定期检查等方式,彻底排查食品安全隐患,全力解决食品安全问题。全年共检查学校200多所,对检查过程中发现的问题当场提出整改意见,并限期整改完成,对于存在的安全隐患,建立了问题台账,严格要求整改。各学校认真落实学校食品安全工作主体责任,实行"一把手"责任制和责任追究制度。持续完善食品安全管理工作制度,建立健全并严格执行学校领导陪餐制度和学校食物中毒责任追究制。学校（含托幼机构）配备食品安全总监和专职食品安全管理员。严格落实定点采购、索证索票、进货验货和采购记录制度,完善各项食品安全管理措施,切实把好"九关"（即采购关、保管关、清洗关、加工关、消毒关、留样关、用餐关、人员关、应急关）,严防发生食物安全事故。

（7）提升学生体质健康水平。严格执行《国家学生体质健康标准》,做好测试数据的采集上报和汇总分析工作,全市中小学上报率为100%;2023年学生综合评定等级优秀率5.9%,良好率27.87%,及格率59.24%,不及格率6.98%。引导学生加强体育锻炼,组织了市中小学阳光体育田径运动会、市中小学阳光体育啦啦操比赛、市中小学阳光体育运动会武术比赛、市初中组校园篮球比赛。

（8）加强学校心理健康教育工作。一是与洛阳市第五人民医院协作,对7所高中进行心理测评工作,指导学校重点关注预警学生,有针对性地开展心理健康教育活动。二是组织召开心理健康教育、家庭教育、生涯教育三位一体推进会,促进融合发展。三是开展心理健康宣传月等多种活动,提升师生心理健康素养,营造良好的心育环境;积极组织心理健康典型案例申报,53 例获得奖项。四是督促课程开设,完善课程体系。市教师发展中心每年积极组织心理健康优质课评选,参与教师人数逐年提升,2023 年共推荐 22 节心理健康优质课参加省赛,其中获得一等奖 8 个,二等奖 12 个。五是完成心理疏导,加强督促指导。从 2023 年起每年开展心理健康专项视导工作,发现"亮点",找出"薄弱点",提出改进建议及措施。

9. 职业健康保护行动

(1)持续开展职业病危害项目申报。充分发挥基层卫生监督协管作用,持续对辖区企业情况进行排查,督促企业进行职业病危害项目申报,全市共申报企业 3582 家,申报率基本达到 100%。

(2)部署开展重点行业集中整治行动。一是持续开展尘肺病攻坚行动,制定实施方案,签订了目标责任书,细化开展粉尘危害专项治理等五个行动的具体措施,加大督导检查、执法监督力度。二是开展使用有机溶剂为重点的职业病危害集中整治,排查和整治使用有机溶剂企业 244 家,责令整改 4 家,停产停业 2 家,处罚 3 家,罚款 7 万元。三是开展职业病危害"四年治理",确定治理企业 800 家,目前已治理 101 家,有效防范和减少了各类职业病危害的发生。四是扎实开展医疗机构放射性职业病危害专项治理,组织辖区 530 家医疗机构全面开展自查自纠,部署开展专项整治。

(3)持续加大职业卫生监督执法力度。突出矿山、水泥等职业危害严重领域,分类摸排、建立台账,督促落实职业病危害因素检测、评价、建设项目职业病防护设施"三同时"制度,有效防范了各类职业病危害发生。全市共办理职业健康执法案件 368 个,处罚 223.33 万元。2021 年 9 月 13 日,国家卫生健康委《卫生健康工作交流》(第 134 期、综合监督工作专刊第 5 期)刊登了我市职业健康监督执法工作的做法。

(4)开展职业卫生分类分级监督执法试点。按照"抓市带县区"的思路,在市层面选择洛龙区 221 企业、36 家市属以上企业参加省试点;各县区共确定 480 家企业参加了市试点。2022 年开始,各县区分别成立分类监督执法工作领导小组,扎实有序推动职业卫生分类监督执法工作。截至 2023 年,全市 2871 家生产性工业企业,有 1233 家完成了职业病危害综合风险评估分类,约占 42.9%。

(5)协调完成尘肺病康复站建设。2021 年,争取专项资金 240 万元,在栾川建设 4 个尘肺病康复站。2023 年,争取专项资金 180 万元,在新安县、伊川县建设 3 个尘肺病康复站。2023 年 7 月和 11 月,先后在栾川县 4 个尘肺病康复站开展以"志愿服务基层,共筑康复驿站"为主题的尘肺病巡诊活动,先后为 380 余名尘肺病患者进行诊疗康复。

10. 老年健康行动

(1)完善老年健康服务体系。在全省率先设立市级老年健康、医养结合服务指导中心、老龄健康人才培训基地,推进老年医院、护理院(医养中心)等老年医疗机构建设,指导部分医院转型老年医院。开展老年医学科创建工作。2023 年底,全市二级及以上公立综合性医院设老年医学科比例达到100%。

（2）持续深化医养结合服务。一是加强医养结合机构建设，提质扩容，医养结合机构达到33家，床位增至7339张。二是深入开展医养机构签约服务，全市6个国家级、省级康养基地与医疗机构签约，9家养老机构设立医疗点，医疗、养老签约服务率达到100%。三是开展居家社区医养结合延伸服务，推出"洛医家"医养结合服务管理平台，线上医疗机构共有21家，已实现县区全覆盖，平台累计接单900余人次，好评率100%。

（3）充分发挥示范引领作用。一是我市宜阳县和洛阳新里程医院分获"河南省医养结合示范县（市、区）"和"河南省医养结合示范机构"命名。二是安排部署基层医疗卫生机构医养结合实践样板和安宁疗护实践样板的创建工作，我市6家基层医疗卫生机构分别申报了2类实践样板创建项目，待命名。三是组织开展老年友好型社区创建活动，评选出10家省级社区，6家国家级社区。

11. 心脑血管疾病防治行动

（1）开展心脑血管事件报告工作。自河南省慢病监测系统启动以来，洛阳市心脑血管事件报告工作已连续开展7年，各县区报告数量逐渐趋于稳定，报告质量逐年提升。

（2）开展脑卒中防治工作。开展区域脑卒中高危人群院内、外筛查项目工作，截至2023年11月30日，实际完成院内项目1703例，院外项目1760例，任务量完成值115.4%。组织质控专家组开展洛阳市基层卒中单元评价工作；参与河南省三级卒中中心"再回首"评价工作；组织二、三级卒中中心"再回首"自查评价；洛阳市已有22家医院卒中中心启用绿色通道一键呼叫模式，18家医院卒中中心已有信息化系统支持，确保卒中患者到院后第一时间开通急救绿色通道，并及时采集关键时间节点，为进一步开展质控工作奠定良好基础。

12. 癌症防治行动

癌症筛查项目稳步进行。新纳入5个社区卫生院，完成对过去参与癌症筛查居民的随访工作，共计14 000余人次。按要求完成肿瘤病例上报、随访工作。开展医院高精度肿瘤登记本地户籍病例的随访，2023年分3次完成2016—2017年医院高精度肿瘤登记本地户籍病例的随访工作，累计1439例。实施群体健康与癌症综合防控项目，东方人民医院作为项目单位，完成对医院医务人员及家属癌症一级预防调查人数2211人，任务完成率110.55%。认真开展肿瘤登记工作，偃师区、孟津区等县区6个肿瘤登记处2013—2017年肿瘤登记数据质量达到国际标准，获准收录在世界卫生组织国际癌症研究署发布的《五大洲癌症发病率》第XII卷中，标志着洛阳市的肿瘤登记工作再上新台阶，为全市肿瘤防控策略的制定提供了更加科学的依据。

13. 慢性呼吸系统疾病防治行动

（1）"健康中原"河南省慢阻肺筛查管理工作。指导河南科技大学第一附属医院附院（洛阳市慢阻肺防治中心）牵头，联合金谷园社区卫生服务中心等基层医疗机构，完成全部筛查任务,慢阻肺管理工作同步开展。2023年12月,洛阳市慢阻肺防治中心正式揭牌成立。

(2)完成洛阳地区中央转移支付慢阻肺高危人群早期筛查与综合干预项目,并接受国家项目办质控。2023年9月,国家呼吸医学中心国家项目办莅临我市涧西区,对涧西区承担的慢阻肺高危筛查项目进行了现场质控。

(3)推进洛阳地区"幸福呼吸"中国慢阻肺分级诊疗项目。截至2023年,洛阳地区"幸福呼吸"中国慢阻肺分级诊疗项目共完成筛查问卷人数17 262人,较上年度增加4000余人次,完成肺功能检查人次1674人,规范化管理慢阻肺病人483例。

(4)开展呼吸内科能力建设。河科大一附院获批国家临床重点专科建设单位,在河科大一附院指导下,我市全部县区医院均通过PCCM认定。

14. 糖尿病防治行动

(1)完善糖尿病防治管理体系建设。以洛阳市中心医院为领头单位,在洛阳市区域内开展糖尿病防治网络体系建设工作,探索糖尿病分级诊疗模式。建立健全的糖尿病各项管理制度和检测系统,掌握糖尿病发病动态和流行趋势。定期开展糖尿病防治宣传承办相关会议、巡讲等活动,提高我市糖尿病防治水平。通过多学科联合会诊,提出交叉学科的诊疗建议,拓展专科人员的整体医学思路。

(2)加强糖尿病防治培训。定期组织各级医院医务工作人员参加专题培训,增强对糖尿病防治工作进展及最新指南解读的学习。加强糖尿病慢性并发症筛查和干预管理,提高医务人员对糖尿病慢性并发症的早期发现、规范化诊断和治疗能力。

(3)创建糖尿病防治示范基地。洛阳市中心医院顺利通过河南省糖尿病防治中心建设评审验收,全市糖尿病防治中心网络体系更加完善。

(4)积极开展糖尿病健康宣教、义诊活动。开展门诊健康教育和住院健康教育,强化健康第一责任人的理念,指导大众科学开展自我健康管理,住院患者相关知识知晓率达90%。针对不同人群,对其进行经常性指导,组织专家团队,定期走进社区,开展包括下乡义诊等形式的活动。

15. 传染病及地方病防治行动

(1)严格开展传染病监测工作。新冠疫情防控期间,持续在全市范围内开展新冠哨点人群监测、学生人群监测、外环境监测、医院就诊情况监测、疾控工作人员感染情况监测、确诊病例深入流调、聚集性疫情监测与处置,每周撰写新冠病毒感染监测报告,为及时、准确、科学研判新冠疫情形势提供了重要依据。持续开展布病监测、禽流感监测、鼠疫监测、寄生虫病防治、艾滋病防治等工作。

(2)严格开展地方病监测工作。碘缺乏病监测、地方性氟中毒监测、克山病监测、大骨节病监测等各项目监测完成率90%以上。有力推进地方病规范化县建设,洛宁县、栾川县、老城区三县区顺利通过考核验收。

（3）持续开展宣传和培训工作。2023年制作艾滋病、寄生虫、传染病相关宣传品11类，共31.4万份，开展"4·26"疟疾宣传日广场宣传活动，协办"艾防专家进校园"、高校艾防宣讲暨艺术巡展活动等大型艾滋病宣传活动，组织开展碘缺乏病日宣传活动，推选的作品在河南省第二届地方病防控健教短视频评选中入选前十二名。组织全市疾控系统和医疗机构业务培训工作，提升传染病防控相关技术人员的业务能力，为工作开展奠定了基础。

16. 中医药健康促进行动

（1）实施中医药文化弘扬工程。各县区卫生健康委、各中医医疗机构成立志愿者服务团队，每年开展中医药文化科普竞赛、中医药义诊宣教等形式多样的活动，提升中医药文化知晓度。认真开展"服务百姓健康行动"全国大型义诊周活动，依托10家中医养生保健知识推广基地、中医馆、中医药文化知识角，通过中医药知识科普宣讲、健康咨询、文化体验、互动体验、展览展示、巡讲直播等形式开展宣传。2023年共进社区227次，健康讲座221次，健康咨询4335次，参与人数21 095人次。

（2）开展中医适宜技术培训。依托县级中医院建设中医药适宜技术推广中心，对基层医疗卫生机构的人员进行中医理论基础、中医诊断、经络腧穴基本知识和推拿、刮痧、拔罐、灸类、敷熨、熏浴、气功类等6类14项中医药适宜技术的培训，为基层中医药发展储备中西医结合型人才。截至目前，全市累计培训7676人次。

（3）增强中医康复、治未病和老年病科能力。加强中医医院老年病科、康复科建设，持续推进老年健康促进行动。我市设置康复科的三级中医医院比例为100%。提供中医非药物疗法服务的社区服务中心（站）所占比例为97%，提供中医非药物疗法服务的乡镇卫生院所占比例为99%。提供中医非药物疗法服务的村卫生室所占比例为92%。

（三）组织实施和支持保障情况

洛阳市委、市政府历来高度重视人民群众健康问题，认真贯彻党中央、国务院、省委省政府有关卫生健康工作的重大战略部署，实施"健康洛阳行动"，坚持着眼民生，服务大局，普及健康知识，培养健康行为，创建健康环境，完善健康保障，加强重大疾病防控，全面提升人民群众健康水平。为协调推进健康洛阳行动，2019年成立了以主管卫生健康工作的副市长为主任，各有关部门为委员的健康洛阳行动推进委员会，2020年、2023年根据工作需要进行了调整。先后出台了《关于推进健康洛阳行动的实施意见》《关于印发健康洛阳行动推进委员会工作规则的通知》《关于印发健康洛阳行动（2020—2030年）的通知》《关于印发健康洛阳行动2020年实施方案的通知》《关于成立健康洛阳行动推进委员会专项行动工作组的通知》《关于成立专家咨询委员会的通知》等多个文件，规范了工作运行机制，细化了健康洛阳16个专项行动分工，为洛阳市更好地开展健康河南行动打下了坚实基础。

（1）创新建立健康科普知识发布传播机制，打造"1+N"卫生健康政务新媒体宣传矩阵。全方位优化畅通健康科普传播方式与渠道，鼓励广大医疗机构和医务人员增加健康科普产品供给，更新充实全市科普专家库和科普资源库，健康科普知识传播网络和传播要素进一步完善，众享健康知识的浓厚氛围得以塑造，全市居民健康素养水平持续提升，从2017年14.9%上升到33.2%。

（2）强化部门协作，形成齐抓共管，强力推进控烟行动。市文明办、市爱卫办将无烟单位的创建工作纳入本级文明单位、卫生单位申报和考核的内容之一。在全市逐步形成政府主导、部门协作、社会支持、全民参与的控烟工作新格局。

（3）加强组织领导，完善妇幼健康行动保障机制。市委、市政府将妇幼保健机构提质升级标准化建设工作纳入民生实事工作任务中，提出在2022年实现全部妇幼保健机构达到二级水平。积极开展妇幼保健工作督导、复核、培训工作，定期组织人员培训，高质量完成任务目标。

（4）贯通"四级监管"网络，强化职业病防治监管责任。巩固落实县区卫生健康委有专人负责、疾控中心和卫生监督所（中心）独立设置职业健康科室的要求；持续推动乡（镇、街道）政府明确乡（镇、街道）政府分管领导、主管部门职业健康工作责任，加强基层职业卫生监督协管队伍建设，建立乡（镇、街道）监管机构和职业卫生监督协管沟通协作机制。

（5）加强机构建设，出台激励政策，多措并举推动老年健康行动。一是将老年医学科设置作为医疗机构年度校验评价的重要依据，并纳入公立医院领导班子绩效考评，确保2023年底前，实现二级以上综合性医院老年医学科65%以上的建设目标。二是明确老年医学科医师在职称评定、学历提升等方面的激励政策，促进各级各类医疗卫生机构老年医学科高质量发展。三是成立医养结合机构质控中心，对全市医养结合机构实行动态管理，指导督促开展医养结合服务的机构对标整改问题，提升服务质量。四是成立老年健康服务专家组，充分发挥老年医学专家在老年健康服务中的技术支持和业务指导作用。五是加大经费支持。积极争取省医养结合示范项目和彩票公益金支持养老服务体系建设医养结合项目，获得资金支持4500万元。

（6）持续加强顶层设计，完善支持政策，推进全民健身行动。相继出台了《洛阳市创建全国全民运动健身模范市工作规划》《洛阳市体育设施管理办法》《洛阳市全民健身体育设施建设实施细则》《洛阳市政府向社会力量购买公共服务的办法》等10个配套文件，不断完善全民健身政策保障。研究出台《洛阳市体育赛事扶持奖励办法》，先后对符合条件的23项赛事予以378万元奖励扶持，有效激发了社会力量参与、组织全民健身活动的积极性。

二、面临的主要挑战

健康河南行动实施以来,全市严格贯彻落实上级有关文件精神,努力推动各项工作不断取得进展,组织框架更加完善,管理机制更加健全,各项指标均有大的提升,但依然存在财政投入不足、部门协同不力、工作方式单一、专业人才短缺、成效不突出等问题。

（1）健康素养监测工作面临经费不足、调查内容过多的问题；科普专家活跃度低,上传科普资源数量少、种类单一、质量参差不齐；健康促进县区和健康促进医院建设,缺少政策性鼓励激励措施,各县区创建积极性不够,数量少,覆盖率不达标。

（2）工作经费投入不足,公共卫生项目专项经费投入与实际工作需求仍有较大差距。人员数量和能力不足,部分县区相关工作人员配备严重不足且多是非专业人员,专业知识相对匮乏,人员更换频繁,导致工作延续性差、范围缩小、深度不够。

（3）洛阳市全民健身场地设施建设尚有不足,受疫情影响,近年来用于开展全民健身工作的财政资金较 2020 年以前有所减少。同时,全市各县区体育用地规划不均衡,涧西、西工、老城、瀍河、洛龙等 5 个中心城区前期体育用地规划不足,无法建设较大型的体育健身场地。截至 2023 年底,洛阳市人均体育场地面积仅为 2.58 平方米,与同期获批全国全民运动健身模范市的城市相比仅高于深圳市,与保定市、绍兴市、日照市等地市分别相差 0.06 平方米、0.49 平方米、2.2 平方米,与国家最新公布的全国人均体育场地面积 2.89 平方米相比,尚有差距。

（4）公共场所控烟法规有待完善,二手烟管理难度大,控烟宣传氛围不够浓厚。

（5）心理健康工作有待加强。心理健康工作多部门协作和配合力度不够,医校共筑危机干预协同响应机制不够健全；各县区心理健康教育专职教师配备还不达标。

（6）妇幼保健机构高质量发展动能不足；对妇幼保健院业务指导力度不够,推进妇幼保健院高质量发展效果不明显；近几年产科业务下降,产科床位数也逐年下降；个别县级妇幼保健机构整体能力不足。

（7）中小学健康促进行动。中小学近视防控工作亟待提升。根据近年视力检测数据上报情况看,市儿童青少年视力不良率持续升高,同时始发年龄又有下移的势头。轻度近视最多发生于学龄期儿童,且随着学段的增高,近视发生率也越来越高。近视防控工作"政府、学校、家庭、医院、社会"五位一体工作机制,没有形成共同合力。

（8）医养结合服务存在供需矛盾。洛阳市 65 岁以上老年人 102.2 万人,80 岁以上高龄老人 17 万余人,失能半失能老人约 24 万人,人口高龄化、失能化问题日益突出,而全市现有养老机构 246 家,其中医养结合机构 33 家,仅占养老机构总数 13.41%,低于全国 18.52% 的平均水平。

（9）中医药人才总量相对不足。洛阳市中医类别的执业（助理）医师人数 4549 人,仅占整个医师群体的18.6%,明显低于全省30.3%的平均水平。领军人才尤其是青年领军人才比较匮乏,人才断层现象突出,正高级职称人员年龄偏大,青壮年拔尖人才较少。

三、策略展望

(1)强化健康洛阳行动组织领导。进一步发挥市卫生健康委的统筹和领导作用,捋顺工作体制机制,强化部门联动,切实压实部门责任、行业责任、属地责任、个人责任,构建全社会共建共治共享工作格局,引导全社会共同参与健康洛阳建设,提升健康意识、健康水平。加强对县区、市直单位落实健康洛阳行动考核评价力度,强化激励和问责。加强健康洛阳行动成员单位定期会商机制,总结经验做法,主动创新求变,共商发展思路,营造并不断烘托全社会共建健康环境、共享健康成果的良好氛围。

(2)做好健康科普知识的健康宣教。建立健全全民健康教育工作体系,打造全民健康宣传阵地,提升健康促进与教育水平。运用多种载体,提升健康宣传的覆盖面,开展多种形式的健康文化科普宣传,引导群众理清大健康概念,推广融入"治未病"理念的健康生活方式。发挥行业优势,落实各行业主管部门行业领域健康宣教责任。推动健康教育特别是中医药文化教育贯穿国民教育始终,普及适宜青少年、儿童掌握的"治未病"知识,帮助中小学生养成良好的健康意识和生活习惯。

(3)加强全民健康基础设施软硬件建设。一是继续推进社区体育公园项目的普及,完善更高水平全民健身公共服务体系。推进群众身边的体育场地设施建设,督导各县区尽快建成"两场三馆"。提升体育场馆向社会开放的服务质量,做好社会足球场、多功能运动场地等公共体育设施的开放管理工作。二是实施全民健身运动推广普及工程。聚焦重点全民健身体育赛事,丰富群众赛事活动供给,全力做好各项赛事活动承办工作。以社区、乡村为重点,广泛开展健步走、广场舞、健身气功、太极拳、球类等群众喜闻乐见的全民健身活动。三是推进社会体育指导员队伍建设,加大各级各类社会体育指导员培训力度。探索县(区)级国民体质测试站点与医疗机构有机结合,做好"运动促进健康中心"试点建设工作。

(4)推动健康环境持续改善。持续优化生态环境质量,改善空气质量,提高居民饮用水达标率、农村自来水普及率、农村卫生厕所普及率。加大城市绿地建设,进一步提高人均公园绿地面积及绿化活动场地服务半径,推动卫生县城、卫生乡镇建设。

(5)全面提升中小学健康促进实施效果。加大对学校食堂设施的投入,改善就餐环境,提高食品安全水平;扩大近视防控工作的覆盖面,加强对学生和家长的宣传教育,增强近视防控意识;深入开展营养教育和宣传活动,增强学生和家长的营养意识和健康素养;严密组织学生健康监测,注重健康体检结果运用,提前防御儿童肥胖、近视等"未病"。

(6)加快完善老年健康服务体系。打造河南省医养结合示范县区和医养结合示范机构,打造医养结合和安宁疗护实践样板。推动二级以上综合医院老年医学科设置,创建各级老年友善医疗机构。加快提升医养结合机构规范化管理水平,组织开展医养结合机构等级评定。增加医疗卫生机构健康养老服务供给。加大城乡社区医养结合资源的整合力度,推广"医疗机构+医养服务中心+医养服务站+家庭"的"全链式"医养结合服务模式,推动规模条件适宜的基层医疗卫生机构向老年医疗机构转型发展,逐步扩大医养结合服务供给总量。鼓励二级及以上医疗机构设置老年医学科,基层医疗机构设置老年门诊,开展失能、半失能老年人养护服务。

(供稿:李金乐,李育波,李璐璐)

B.25 平顶山市

一、实施成效

(一)总体进展情况

68项监测指标中有40项指标(59%)基础较好进展顺利,已达到健康河南行动2030年目标。20项指标(29%)较上年提升或持平,6项指标(9%)较上年下降,2项指标(3%)基础值缺失。

各专项行动检测指标中,完成较好的有健康知识普及、合理膳食、控烟、心理健康、全民健身、职业健康水平等相关指标;提升较快的有心理健康、职业健康、健康服务等相关指标;相对较慢的有传染病及地方病防控、中小学健康促进等相关指标;而健康服务与保障有相关指标较上年呈现下降趋势。

2019至2023年,全市健康河南行动稳步开展,各项考核指标总体稳定提升,居民健康素养水平、人均体育场地面积、15岁及以上人群吸烟率等23项考核指标提前达到省定2025年/2030年预期性目标值。

(二)各专项行动进展情况

1. 健康知识普及行动

全市10个县(市、区)均组建健康科普专家库,在库健康科普专家626人,入库健康科普资源546部。科普作品《救命神器AED您会使用吗》获得第五届河南省健康科普能力大赛健康科普作品类(视频类)金奖第一名。深入机关、企业、社区开展"守护生命 救在身边"急救知识普及培训170余场,与主流媒体合作开办健康科普栏目,充分发挥新媒体平台、健康教育宣传栏、乡村大喇叭作用,持续扩大健康知识传播覆盖面。开展"小手拉大手·素养共提升"健康教育进校园活动,在全国科普日深入乡村社区、学校、企业开展"健康科普鹰城行"活动11场次,推动健康促进多融发展。建成汝州市、宝丰县、郏县、卫东区4个健康县区,覆盖率40%,提前达到省定目标。建成省级健康促进医院10家,市级健康促进医院18家。2020—2023年,平顶山市居民健康素养水平逐年上升,超过国家和全省目标30%。

2. 合理膳食行动

组织130人参与营养指导员能力提升培训,66人通过考核。遴选平顶山市第一人民医院为营养健康食堂试点,设置临床营养科,配有营养医师、营养技师、营养护士6人。完成645个乡(镇)、街道办事处645个村(社区)32 516户33 562人居民合理膳食指导,乡(镇)、街道办事处覆盖率90%以上。完成郏县3个乡镇6个行政村360户1020人居民营养健康知识知晓情况调查监测。组织多部门联合开展食品安全宣传周、全民营养周、"5·20"中国学生营养日等主题宣传活动,积极开展健康知识进学校、进社区、进乡村、进超市、进餐厅的"五进"活动,借助中新河南网、平顶山新闻网、医药卫生网等媒体力量扩大宣传覆盖面,通过微信公众号开展有奖答题活动。积极参与营养职业技能竞赛,2022年荣获优秀组织奖和二等奖,2023年荣获优秀组织奖。全市食品安全评价性抽检合格率均在98%以上,达到省定2025年目标。

3. 全民健身行动

(1)提升全民健身场地设施供给。配建城乡全民健身工程895套、户外运动场地79个、户外乒乓球台208张、室外智慧健身房1套、健身室2个、其他健身器材15件。建成奥林匹克体育公园、郏县体育公园、石龙区体育公园、鲁山县室外活动场地,稳步推进中小学公共体育场馆免费或低收费开放,最大限度盘活体育场地。

(2)广泛开展全民健身活动。举办体育赛事近1350项,吸引群众近50万人次参与,基本实现月月有主题,周周有活动,全年不断线的蓬勃态势。成功举办市十届运动会暨第五届全民健身大会、市十一届运动会暨第六届全民健身大会。组队参加省第十四届运动会社会组比赛,成绩位列全省第四名。积极探索全民健身赛事进景区、进街区、进商圈、进社区。

(3)强化科学健身指导公共服务体系。培训社会体育指导员10 740人次,累计注册社会体育指导员23 956人,每千人拥有社会体育指导员4.83人,开展线下志愿服务290次。开展居民体质健康测评服务人数57 396人次,其中2023年测评14 529人次,达到《国民体质测定标准》合格以上人数比例达91.83%。大力推进全民健身场地设施补短板行动,基本形成布局合理、利用率高,覆盖市、县、乡、村四级的公共体育健身设施网络,实现农民体育健身工程、乡镇体育健身工程全覆盖,城市社区"15分钟健身圈"质量持续提升。全市体育场地总数达到18 225个,体育场地面积总量达到1297.5万平方米,人均体育场地面积 2.64 平方米，经常参加体育锻炼人数比例为 44.68%。全市人均体育场地面积稳定增长，2023 年达到人均 2.64 平方米，提前达到省定 2030 年目标人均 2.6 平方米。

4. 控烟行动

印制《控烟知识宣传手册》《平顶山市无烟单位建设指南》和世界无烟日宣传海报和控烟宣传折页等宣传资料，集中开展控烟法规宣传、青少年控烟主题活动、戒烟-医者先行活动、公共场所抽烟行为治理行动等控烟活动。市县两级建设无烟党政机关 809 个，无烟党政机关建成率 100%，提前超额完成省定目标。全市 15 岁及以上人群吸烟率逐年下降，截至 2023 年达到 19.23%，提前达到 2030 省定目标 20%。

5. 心理健康促进行动

（1）心理健康服务体系建设。加强常见精神障碍重点人群心理筛查与干预，积极推进常见精神障碍防治和儿童青少年心理健康促进项目和抑郁症、阿尔茨海默病等常见精神障碍防治工作，组织开展精神心理卫生相关宣传教育活动。

（2）青少年心理健康服务进村（社区）行动。深入开展青少年心理健康服务进村（社区）行动重点民生实事项目，2022 年青少年心理健康服务进村（社区）行动首次纳入省定重点民生实事项目，建成 22 个"青翼家园"活动阵地，开展线下心理团辅活动 676 场次，参与青少年 21 759 人次；免费提供心理健康个案咨询服务 3342 人次，其中，面向留守、困境儿童等重点青少年群体开展心理健康个案咨询服务 1639 人次；培训青少年心理健康工作者 90 人次。

（3）社区精神卫生康复服务。全市开展精神障碍社区康复服务县（市、区）达 75%，建成 13 个社区康复示范点，登记康复对象接受规范服务率达 96%。精神障碍社区康复市级中心正在筹建。社区弱监护严重精神障碍患者综合救助服务体系构建和影响因素研究项目以叶县为试点顺利开展。重点推广使用长效抗精神病药物救助，全年免费为救助对象提供长效针剂、免费体检等。

（4）持续提高儿童青少年心理健康水平。印发《关于进一步做好全市中小学生心理健康工作的通知》，积极推进校医共建。指导中小学落实心理健康服务举措，培训心理健康专兼职辅导教师，提供快捷诊疗服务。举办 2023 年全市中小学生心理健康骨干教师培训班，培训师资 127 人。

2019 年至 2021 年严重精神障碍患者规范管理率稳定增长，截至 2023 年达到 96.59%，完成国家严重精神障碍规范管理要求。

6. 健康环境促进行动

全市国考地表水环境断面 7 个，除 2021 年澧河叶舞公路桥断面外，断面浓度值均满足相应水质类别限值要求，达标率 100%；2021 年以来省考地表水环境断面由 8 个变为 9 个，断面浓度值均满足相应水质类别限值要求，达标率 100%；城市空气污染指数达到或优于国家质量二级标准的天数占总天数的比例呈先上升后缓慢回落的趋势，由 51% 升至

68.5%,其中峰值曾达到76%;细颗粒物平均浓度的算术平均值为60微克/立方米降至44微克/立方米,呈逐年下降趋势。耕地土壤污染防治工作取得一定的成效。禁烧形势持续向好,全市秸秆综合利用率达到93%以上。累计完成无害化卫生厕所改造37.2万户,超额完成省定目标,农村无害化卫生厕所普及率达到80.3%。已实现生活垃圾"零填埋"。城市生活饮用水合格率较高,且逐年向好,2021年以来合格率均为100%,农村饮水安全工程水质合格率同比也有明显提升。创建五星健康文明家庭21 080户,创建省级健康单位共125个,建成省级健康乡镇试点18个,健康村庄试点56个,卫生城镇创建提前超额完成省下达的"十四五"工作目标。开展病媒生物防制工作,2023年通过省病媒生物防制C级达标考核。

农村自来水普及率不断提升。农村卫生厕所普及率稳定增长,截至2023年达到78.86%,完成省定目标75%。

7. 妇幼健康促进行动

(1)落实民生实事,提高出生人口素质。2017年以来,连续7年将"提高妇女儿童健康保障水平"纳入重点民生实事。多部门联合印发工作方案,对全市免费"两筛","两癌"技术服务人员进行摸底排查和资格审核,分批次组织参加省级培训200余人,做到全员持证上岗。累计开展免费产前超声筛查12.83万例,产前血清学筛查12.23万例,新生儿"两病"筛查18.42万例,新生儿听力筛查18.30万例,免费宫颈癌筛查28.58万人,乳腺癌筛查29.44万人,完成省定目标。

(2)提升服务能力,保障妇女儿童健康。建成三级妇幼保健院2家,二级甲等妇幼保健院3家,二级妇幼保健院2家,在全省率先达到县(市、区)妇幼保健院全部达到二级标准。二级以上医院和75家乡镇卫生院、2256家村卫生室均为妇幼健康服务能力达标单位。

(3)健全保障制度,筑牢母婴安全防线。将妊娠风险分级为"橙色""红色"的孕产妇作为重点人群纳入高危孕产妇专案管理,完善救治协调机制与抢救流程,确保做到"发现1例、登记1例、报告1例、管理1例、救治1例"。举办"孕产妇健康管理技术培训班","产后出血综合救治技能提升培训班"等培训班,覆盖300余人。建成危重孕产妇救治中心市级1家、县级8家,危重新生儿救治中心市级2家、县级9家。县级危重孕产妇救治中心和危重新生儿救治中心被确定为标准化建设达标单位,基本形成覆盖各县(市、区)的分级负责、上下联动、应对有序、运转高效的急救、会诊、转诊网络。孕产妇死亡率、婴儿死亡率和5岁以下儿童死亡率持续优于全国、全省平均水平。

(4)全市孕产妇系统管理率2019年为87.25%,2020年至今稳定在90%以上,达到河南省规定的孕产妇系统管理率85%的目标。全市3岁以下儿童系统管理率稳定增长至93.05%,7岁以下儿童系统管理率增至94.59%,完成河南省规定的孕产妇系统管理率大于85%的目标。

8. 中小学健康促进行动

（1）加强健康教育能力。实现"医校包联"全覆盖，开齐开足上好健康教育课程，积极开展校园常见病、季节传染病等专题技能培训和心理辅导骨干教师培训，搭建学校心理健康服务平台，设立未成年人心理健康辅导中心。

（2）强力推进儿童青少年近视综合防控工作。2020年6月和12月两次落实教育部新冠疫情对儿童青少年视力影响调研任务，儿童青少年近视防控工作得到上级部门认可。汝州市、卫东区、湛河区、郏县为"全国儿童青少年近视防控适宜技术试点县（市、区）"，舞钢市为"首批中医适宜技术防控儿童青少年近视试点县（市、区）"，宝丰县为"全省儿童青少年近视防控试点县（市、区）"。宝丰县为综合防控儿童青少年近视的"中国模式"的全国先进典型。全市21所学校被评为"河南省儿童青少年近视防控示范学校"。

（3）提升学生体质健康水平工作。定期组织学生开展国家学生体质健康标准测试，贯彻落实中小学生每天1小时校园体育活动时间，评选最美大课间74个、体育艺术示范校11所、体育艺术特色校18所，创建全国青少年校园足球特色试点县1个，创建全国青少年校园足球特色学校218所，举办"市长杯"校园足球联赛，开展武术、舞龙舞狮等中华传统体育项目，形成"一校一品""一校多品"的学校体育发展新格局。

（4）校园食品安全守护行动。加强校外供餐单位准入管理，规范中小学校校外供餐单位招投标程序；落实学校食品安全校（园）长负责制，设立食品总监和食品安全管理员；推进学校食堂"互联网+明厨亮灶"建设；落实校长、家长陪餐制；畅通膳食委员会、投诉电话、举报邮箱等意见反馈渠道。

（5）中小学学生体质健康标准达标优良率略有波动，总体呈上升趋势，2023年达到44.68%。儿童青少年总体近视率在2021年遏制住上升势头，出现峰值拐点，2022、2023年连续下降，实现下降1个百分点的预期目标。配备专职校医或保健人员的中小学校比例增长至22.36%，2023年指标更改为配备专（兼）职校医或保健人员的中小学校比例（%），包含兼职人员，比例增长为84.02%。配备专（兼）职心理健康教育教师的中小学比例分别为61%、73.3%、59%；2022年指标更改为仅有专职人员，比例下降至8.84%；2023年指标更改为配备专（兼）职心理健康教育教师的中小学比例，因学校大量为兼职，比例增长为81.90%。

9. 职业健康保护行动

印发《平顶山市职业病危害专项治理行动实施方案（2022—2025年）》，128家企业纳入专项治理，发现问题86条，督促限期整改。设有16家职业健康检查机构，检查服务覆盖率100%。设有2家职业病诊断机构，诊断服务覆盖率100%，实现"地市能诊断、县区能体检"目标。

2014—2018年，新发尘肺病病例334例，接尘工龄不足5年劳动者新发病例为1例，占总例数比例为0.30%。2019—2023年，新发尘肺病病例161例，无接尘工龄不足5年劳动者新发病例。工作场所职业病危害因素监测合格率稳定上升，2023年达到93.25%，提前完成省定2025年目标85%。

10. 老年健康促进行动

（1）加强老年健康教育和预防保健。以老年健康宣传周、敬老月为契机，开展文艺汇演、集中展览、走访慰问、义诊等活动。每年选2个社区作为老年人心理关爱试点，对65岁以上老年人开展心理健康评估；在3个社区进行老年营养干预进社区活动，在6个社区进行老年口腔健康进社区活动。

（2）加强老年医疗服务网络建设。挂牌老年医院2家、康复医院3家、安宁疗护试点机构8家。65岁及以上老年人城乡社区规范健康管理服务率达73.21%。二级以上中医院均设置康复科、老年医学科。各县（市、区）家庭医生签约服务团队均有中医医师参与或牵头组建，65岁以上老年人中医药健康管理率达80%以上。

（3）持续深化医养结合。开展医养结合示范机构创建工作，7家机构被列入医养结合示范项目和彩票公益金支持项目，争取省级资金2485万元。探索推广全链式医养结合模式，指导郏县、舞钢市卫生健康部门构建"医疗机构+医养结合机构+社区医养服务站+家庭"的"全链式"服务模式。加强医养结合机构质控评价，建立医养结合质量控制平台，对接省质控中心，指导各县（市、区）设立医养结合质量控制分中心，定期开展质量评价和考核指导、"三级五等"等级评定。汝州市济仁糖尿病获批省评定三级甲等医养结合机构。

2019—2023年，全市65岁以上老年人规范化健康管理覆盖率在71.99%—73.69%，均达到省定目标65%。全市医养结合机构8家增加至15家。全市二级及以上综合性医院设老年医学科比例呈上升趋势，2023年为79.17%，达到省定目标60%。全市三级中医医院设置康复科的比例均为100%。

11. 心脑血管疾病防治行动

根据全省慢病系统数据显示：按照发病日期统计，2019—2023年，报告心脑血管事件分别为44 567人次、38 602人次、42 202人次、39 010人次、55 768人次。

根据国家人口死亡信息登记系统数据显示：2019年死于心脑血管系统疾病3005人，占死亡百分比为54.85%，死亡率306.27/10万，2020年死于心脑血管系统疾病3319人，占死亡百分比为59.98%，死亡率337.45/10万，2021年死于心脑血管系统疾病2933人，占死亡百分比为58.10%，死亡率297.60/10万，2022年死于心脑血管系统疾病3602人，占死亡百分比为60.96%，死亡率366.03/10万。2023年死于心脑血管系统疾病3864人，占死亡百分比为62.11%，死亡率393.27/10万。

脑卒中高危人群筛查和干预项目显示：2019年院内任务量1500例，实际完成量1699例；院外任务量1500例，院外实际完成量1917例；院外卒中患病率7.62%，院外高危检出率30.93%。2020年院内任务量1000例，实际完成量1021例；院外任务量2000例，院外实际完成量2531例;院外卒中患病率2.98%,院外高危检出率22.61%。2021年院内任务量1500例,实际完成量1555例;院外任务量1500例,院外实际完成量1709例;院外卒中患病率8.12%,院外高危检出率28.1%。2022年院内任务量1500例,实际完成量1535例;院外任务量1500例,院外实际完成量2036例;院外卒中患病率4.67%,院外高危检出率27.49%。2023年院内任务量1500例,实际完成量1601例;院外任务量1500例,院外实际完成量1824例;院外卒中患病率8.5%,院外高危检出率19.8%。

率先开展自动体外除颤器全面配置工作,配置160台。组织各级各类宣传活动150余次,发放宣传资料30 000余份,开展培训班46期,培训合格发证人数1216人。开展自救互助知识公益活动116场次,覆盖群众13 800人。2019年至2023年全市高血压患者规范管理率均达到省定目标70%。

12. 癌症防治行动

(1)癌症防治体系建设。完成市级癌症防治中心前期筹备,正在等待省级验收。郏县人民医院、鲁山县人民医院建成县级癌症防治中心,全市其他县级癌症防治中心完成筹备等待省级验收,市县两级癌症防治体系逐渐完善。

(2)癌症筛查与早诊早治。汝州市开展上消化道癌、肺癌、前列腺癌、乳腺癌、甲状腺癌及结直肠癌早筛工作,筛查人群8万余人。舞钢市自2022年开展上消化道癌早诊早治项目,筛查2203人次。郏县上消化道早癌早筛项目筛查1.4万余人次,肺结节筛查2.5万余人次。鲁山县承担河南省农村上消化道癌早诊早治项目,筛查4216人次。叶县对17 302名农村居民开展上消化道癌机会性筛查。

(3)肿瘤随访登记。疾控机构与医疗机构协作开展癌症信息收集和资源整合,已实现全市二级及以上医疗机构肿瘤发病登记全覆盖。发病率与全省平均水平较为接近。

13. 慢性呼吸系统疾病防治行动

(1)培训体系建设。平煤神马集团总医院作为市慢阻肺防治中心协同哨点单位,累计为全市超过102家乡镇卫生院和社区卫生服务中心提供慢性呼吸系统疾病防治专项培训。汝州市人民医院为12家基层医院进行多次现场指导。平顶山市第一人民医院、叶县人民医院、舞钢市人民医院均深入基层进行慢阻肺筛查及管理工作,与社区合作开展健康教育、建立数据库,提供个性化管理方案。

(2)筛查网络构建。完成覆盖全市的慢阻肺筛查网络,实现从城市到乡村的全方位覆盖。平煤神马集团总医院、平顶山市第一人民医院、叶县人民医院、汝州市人民医院、舞钢市人民医院已分别累计筛查慢阻肺患者及高危人群超过7873人次、4359人次、2663人次、2816人次、600人次,早期发现率较项目实施前明显提高。

(3)院内外协同管理。全市五家医院不仅加强院内慢阻肺患者的规范化治疗与康复,还积极与基层医疗机构合作,实施院外随访管理。慢阻肺规范化治疗率和依从性明显提高,院内慢阻肺患者再住院率较前期降低,辖区内慢阻肺患者生活质量明显提升。

(4)康复干预成效显著。全市五家医院专注于慢阻肺患者的早期康复和干预随访,引入多种非药物治疗手段,患者肺功能指标及呼吸困难症状得到进一步缓解。

(5)数据管理与质量控制体系完善。建立数据采集、审核、质控和上传流程,实现肺功能检查数据的自动化采集与上传。平煤神马集团总医院已上传有效肺功能检查数据超过4168份。

14.糖尿病防治行动

加强市、县级糖尿病防治中心建设,积极推进糖尿病综合干预项目,筹备市一院、市二院全市糖尿病防治中心,等待省级验收。选取舞钢市为2021年度项目点,鲁山县为2022、2023年度项目点,市二院为2023年度项目点开展糖尿病综合干预项目。二级以上中医医院均设立糖尿病门诊服务,对糖尿病患者建立中医健康档案,进行全周期中医药健康管理。

15.传染病及地方病防控行动

全市无新发地方性克汀病患者,儿童甲状腺肿大率持续低于5%,儿童尿碘中位数≥100μg/L,孕妇尿碘中位数≥150μg/L,合格碘盐覆盖率除2019年、2023年外,均>90%;鲁山县、叶县和汝州市95%以上的病区村饮用水氟含量符合国家生活饮用水卫生标准,儿童氟斑牙患病率≤30%。平顶山市五年来持续达到碘缺乏病消除、饮水型地方性氟中毒危害有效控制目标。

全市设立儿童预防接种门诊151家,截至2023年,已有107家被省卫生健康委命名为省级示范预防接种门诊,宝丰县、湛河区创建成为省级示范区。2019—2023年,全市免疫规划疫苗接种率均在90%以上,分别为98.68%、97.27%、97.17%、97.96%、95.19%。2019—2023年,甲乙类法定传染病报告发病率依次为132.71/10万、114.09/10万、125.11/10万、111.79/10万、324.48/10万(以发病日期统计)。

16.中医药健康促进行动

(1)行动进展。拟定《健康鹰城行动推进委员会办公室关于印发健康鹰城行动实施方案(2023—2025年)的通知》,明确工作目标,细化任务分工,充分发挥中医药在治未病和康复中的独特优势,促进中医治未病能力提升和中医康复服务能力提升,普及中医药健康知识,加强重点人群健康管理,更好地为人民群众提供全方位、全生命周期的中医药健康服务。

(2)重点监测指标。全市乡镇卫生院、社区卫生服务中心提供中医非药物疗法的比例为100%。全市所在村卫生室提供中医非药物疗法的比例为80.75%,达到省定目标值80%。2019年至今,全市三级中医医院设置康复科的比例为100%。

（三）组织实施和支撑保障情况

1. 协调推进机制

市政府将健康鹰城建设列入年度重点工作，下发了《健康鹰城行动2024年实施方案》规划了详细的目标任务。按照要求，每季度健康鹰城行动推进委员会主任牵头，组织召开由16个专项行动组负责人和健康鹰城行动推进委员会成员单位负责同志参加的行动工作推进会，限期完成既定目标。

2. 监测评估机制

2024年8月召开健康鹰城行动工作推进会，按照《关于开展2019—2023年度健康河南行动监测评估工作的通知》（豫卫规划函〔2024〕18号）要求，积极组织各县（市、区）推进健康鹰城行动议事协调机构、健康鹰城行动推进委员会各成员单位和健康鹰城行动各专项工作组，对照年度重点任务和监测评估相关指标数据情况，有序汇总数据和撰写监测评估报告。

3. 考核评价机制

为掌握健康鹰城行动任务完成情况，推进工作，健康鹰城行动推进委员会办公室对所属县（市、区）和市直职能部门的健康鹰城行动工作开展推进情况进行了现场考核评估和上报监测评估报告，从考评结果来看，相关局委及各县（市、区）的工作责任明确、措施到位，为健康河南行动各项工作扎实、有序、积极地推进，提供了有力的保障。

4. 支撑保障机制

将无烟党政机关创建列为文明单位、卫生先进单位创建的先决条件。全市各级党政机关都高度重视无烟党政机关创建工作，进一步加强本单位禁烟工作的组织领导，制定《无烟党政机关创建工作方案》，积极推进本单位创建工作。各级党政机关领导干部带头执行无烟有关规定，主动接受群众监督和舆论监督。通过开展无烟党政机关建设活动，进一步带动单位、系统和管辖场所的无烟环境的建设。

2022年市卫生健康委、市教体局联合印发了《关于进一步做好全市中小学生心理健康工作的通知》（平卫〔2022〕76号），要求按照"属地管理，分级负责"的原则开展校医共建工作。精神卫生专业医疗机构要为中小学落实心理健康服务举措做好技术指导，为中小学培训心理健康专兼职辅导教师，开通绿色通道，为出现心理问题、精神障碍的师生提供快捷的诊疗服务。

2022年2月，市心理健康服务和精神卫生工作联席会议办公室印发了《2022年平顶山市易肇事肇祸严重精神障碍患者集中收治工作方案》（平精联办〔2022〕1号），要求扎实做好严重精神障碍患者摸排和危险度评估工作，开展易肇事肇祸严重精神障碍患者集中收治行动。2023年9月，史晓天副市长主持召开全市心理健康和精神卫生工作联席（扩大）会议，印发《精神卫生工作部门职责分工》和《社会心理健康服务工作部门职责分工》,就进一步明确工作职责、做好严重精神障碍患者服务管理和推进社会心理健康服务体系建设进行了再安排、再部署。市委政法委对严重精神障碍患者服务管理工作也高度重视。

在全市范围内开展职业病危害专项治理行动,印发《平顶山市职业病危害专项治理行动实施方案(2022—2025年)》。本次专项治理行动的范围为存在粉尘、化学毒物、噪声危害因素浓(强)度超标且从业人员10人及以上的工业企业(以下简称"治理企业")。全市纳入专项治理企业有128家,主要分布在矿山、冶金、化工、建材、机械制造等行业,危害因素主要有粉尘、有毒化学物质、物理因素等,其中粉尘危害最为严重。组织职业卫生专家,对舞钢中加矿业、卢氏县舞钢分公司、舞钢公司、先锋煤业、郏县中联水泥十二、建井一处、九矿、朝川矿、姚孟发电、中鸿煤化、氯碱发展、尼龙化工等单位进行职业病危害专项治理督导检查,共发现问题86条,督促限期整改。

二、面临的主要挑战

(1)健康河南行动涉及卫生健康委、住建局、教体局、农业农村局、市场监管局等多个部门,工作任务量大、投入人力财力较多。受财政紧张等影响,爱国卫生机构弱化,基层爱国卫生工作人员偏少,当前部分县区政府和部门对健康县区建设积极性不高,推进难度较大。已通过评估验收的健康县区,在持续投入、提升建设标准和水平上动力不足。

(2)优质医疗资源主要集中在城市和大型医院,受制于目前县级财政普遍困难的现状,各县(市、区)政府对公共卫生服务体系建设的投入不足,基层医疗机构的服务能力和质量有待提升。部分偏远地区缺乏专业设备和人才,不利于筛查和诊疗工作的深入开展,患者难以获得高质量的医疗服务。

(3)公众健康意识淡薄,知晓率和治疗率不足,"重治轻防"的观念较强,医防共融意识淡薄。乡镇(街道)、社区(村)及小微企业相关健康教育的资金投入欠缺,广泛性的、多样性的宣传方式需要更多资金和人力的保障。

(4)严重精神障碍患者服务管理任务艰巨。目前我市在管严重精神障碍患者已达到2万多人,而且随着排查筛查工作的不断深入和新发病例的不断出现,分布点多面广,患者数量、覆盖面还会继续上升,管理任务十分繁重。

(5)生育率大幅下降,产科、儿科业务大量萎缩,妇幼保健机构业务量随之锐减,尤其是对基层妇幼保健机构的核心业务冲击很大,晚婚晚育造成高龄高危孕产妇比例居高不下,母婴安全压力不断增加。

(6)随着电子产品及互联网的普及,越来越多的学生因缺乏自律意识,沉迷电子产品,养成不良生活习惯,学生肥胖率、近视率居高不下,影响学生身心健康成长。

(7)县级职业健康监管和技术支撑能力不能适应辖区内工作需求。由于城镇化进程的加快和县域经济的强劲增长,企业的数量不断增多,规模不断扩大,劳动者数量增长幅度较大,给职业健康管理带来一定的难度。

(8)中医药建设虽然近年来发展迅速,但在总体规模、中医人才、专科专病建设等方面还没有形成足够的竞争优势,与人民群众日益增长的中医药需求相比,还有一定的差距。

(9)艾滋病防治工作形势严峻。性传播已成为艾滋病主要传播途径,网络交友方式隐蔽,干预防控难度加大。部分群众对艾滋病患者仍存在歧视现象,患者的依从性、流动性对随访工作造成困难。

三、策略展望

(一)部门联动,构建社会支持环境

认真贯彻省、市两级决策部署,围绕健康鹰城实施意见,落实主体责任,上下联动,持续高质量推进健康鹰城行动,形成"大卫生、大健康"局面,把健康鹰城建设纳入经济社会发展总体规划,实现健康与经济社会良性协调发展。积极探索将健康融入所有政策工作机制,推动政府和相关部门制定有利于居民健康的公共政策,联合开展健康社区、家庭、医院、学校、机关和企业创建工作,发挥健康促进场所的示范作用。动员媒体和社会广泛参与健康促进县(市、区)建设,提高当地居民健康素养整体水平,营造良好的健康生活方式支持性环境。

(二)人民至上,围绕群众健康保障发力

坚持以人民群众健康需求为出发点,夯实各单位主体责任,不断完善监测评估和考核评价机制,加力提效资金保障,加大推进医疗、教育和环境等事业的服务和信息化建设。加强市级医院科研能力,加强对高层次专业技术人才的引进和培养,加大科研方面投资。组成多学科协作的医疗团队,定期进行培训和交流,提升团队成员的专业技能和协作能力。进一步加强农村地区的医疗资源配置,用好基本公共卫生服务项目资金,解决乡(镇)卫生院卫生监督协管员和村医的后顾之忧,提升农村居民的健康意识。

(三)加大宣传,营造健康社会氛围

深化与新闻媒体的合作,大力宣传健康鹰城行动,发布重要政策,展示行动成效,弘扬先进事迹。制定健康科普知识发布和传播机制,进一步充实完善健康科普专家库,发挥健康科普专家在健康知识传播中的示范引领作用。开展健康教育技能培训,提高健康教育工作队伍能力水平。注重发挥新媒体平台在健康知识传播中的作用,推动全市健康科普知识传播水平不断提高。加大健康教育经费投入,推动基层健康教育发展,推进健康理念入脑入心。提高居民健康知识知晓、普及率,培养健康生活习惯,有效预防疾病的发生、干预疾病的发展,提升全民健康水平。

(四)培育典型,打造健康鹰城特色品牌

建立先进典型推荐长效机制。围绕健康鹰城工作中的典型人物、典型做法、典型成效、典型经验、典型事迹,采取基层推荐、公众参与、媒体挖掘等方式,积极培育选树各类先进典型。利用多种宣传手段和形式加强典型宣传工作,切实提高社会各界对健康鹰城工作的关注和认可,打造一批在全市有影响的健康鹰城特色品牌。

(五)积极应对人口负增长带来的挑战

加强儿科建设,做到应开尽开,建立平急转换机制,提高季节性儿童呼吸道疾病医疗资源结构性失衡应对能力。围绕生育服务链条、妇女生命全周期、儿童生长全过程深度挖潜,以儿童营养眼保健、心理保健、口腔保健、青春期保健,以及女性更年期、老年期保健等服务为重点,建设一批妇幼保健特色专科群和门诊群,培育形成新的业务增长点。促进妇幼中医药融合发展,推动妇幼保健机构全面开展中医药服务,充分发挥中医药在妇女儿童预防保健和疾病诊疗中的独特作用,释放两种医学叠加优势。

(供稿:李爱军,张卫坡,张泽华)

B.26 安阳市

一、实施成效

(一)总体进展情况

截至2023年,安阳市健康河南行动情况26项指标提前达到目标值(2030),13项指标提前达到健康河南行动目标值(2025),19项指标较上一年度提升或持平,指标进展良好率超过85%。16个专项行动中健康知识普及行动、心理健康促进行动、合理膳食行动、中小学健康促进行动、老年健康促进行动和心脑血管疾病、癌症、慢性呼吸系统疾病、糖尿病防治行动等9项专项行动监测指标进展良好率达到100%。

1. 强化健康影响因素的监测与控制

居民健康素养水平显著提高,从2019年的19.14%跃升到2023年的33.64%,超过

2030年目标值(30%)。人均体育场地面积逐年增加,经常参加体育锻炼人数比例达到48.8%。积极推广无烟环境建设,确保所有党政机关均达到无烟标准,无烟党政机关建成率达到100%。加强心理健康促进工作,居民心理健康素养水平显著提升达到72.4%;严重精神障碍患者的规范管理率逐年稳步提高,已连续三年保持在95%以上的高水平。致力于创建健康宜居环境,确保城市居民饮用水水质全面达标,乡镇居民饮用水水质达标率也超过90%;城市公园绿化活动场地的服务半径覆盖率显著提升,已超过85%。加强饮食安全监管与营养指导,确保农产品质量安全监测总体合格率和食品安全评价性抽检合格率均稳定在98%以上。每万人口中营养指导员的配备数量达到0.38名,为居民提供科学的营养指导服务。

2. 关注重点人群健康促进,为重点人群打造健康支持环境

4项妇女健康监测指标、5项儿童健康监测指标逐年稳步提升。守护儿童青少年校园健康,配备专(兼)职校医或保健人员、心理健康教育教师的中小学比例分别达到89.91%、98.56%,儿童青少年近视率2023年下降到56.19%。为职工提供安全生产环境,工作场所职业病危害因素监测合格率超过85%。为老年人提供健康保障,二级及以上公立综合性医院全部设立老年医学科,全市医养结合机构数增加到27家,65岁以上老年人规范化健康管理覆盖率连续五年均超过70%。

3. 坚持预防为主,防治结合,提升重大疾病防控能力

加强心脑血管疾病、癌症、慢性呼吸系统疾病和糖尿病四类慢病的综合防控能力,慢性病防治中心规范建设数量达到6个,乡镇卫生院、社区卫生服务中心提供中医非药物疗法的比例达到100%,高血压、糖尿病患者规范管理率均超过70%。加强传染病防控,适龄儿童免疫规划疫苗接种率连续五年超过96%,有效控制和基本消除地方病危害得分从2019年的66.67%提升到2023年的95.83%。

4. 健康服务与保障能力逐年提升

每千人口注册护士数、执业(助理)医师数和医疗卫生机构床位数分别达到3.93(人)、3.94(人)和7.15(张),医疗救助能力显著提升。基本医疗保险参保率达到97.27%、个人卫生支出占卫生总费用的比重下降至26.97%,居民就医得以保障。

(二)各专项行动进展情况

1. 健康知识普及行动

(1)不断完善"三库一网"人才知识体系。收录专家库专家431名,健康科普知识637项,健康卫生知识,健康巡讲标准课件13个,更新试题库4类20套,为全市健康科普提供人才和理论支撑。

(2)在安阳融媒开辟《健康安阳》《越说越健康》《健康养老》专栏,在河南电视台《央豫之声》栏目开辟"专家讲科普"板块,开办视频号——《医健康》栏目,创建"健康安阳"

微信公众号,倡导"三减三健"健康理念,树立文明、健康生活方式,传播每个人是自己健康第一责任人的理念。

(3)2019年8月,在内黄县举办"健康安阳行·大医献爱心"专项扶贫活动启动仪式,拉开了全市专项行动的序幕。5年来,市、县、乡共选派医务工作者和健康教育专家1598人进社区、进乡村、进机关、进学校开展健康巡讲和义诊活动。组织健康科普能力提升培训301次,开展健康科普讲座6420场,组织义诊义治1300余场,28万余人受益。

(4)推进健康促进"321"工作模式。市、县两级共选派健康教育和医疗公卫专家1210人次深入基层,开展健康知识讲座5900余场,覆盖群16万余人;发放健康知识宣传品127万余份、健康促进"明白纸"130万余份,培训贫困户明白人15万余人次;完善市县两级健康巡讲志愿者队伍、技术服务队伍和村级志愿者队伍建设,全市从事健康教育人员达8000余人。市、县两级医院对乡镇卫生院开展医疗业务传帮带264次,助力乡镇卫生院服务水平提升和居民健康素养水平提升。

2. 合理膳食行动

(1)居民营养健康意识显著提高。持续开展营养健康科普宣传活动,2019—2023年,安阳市营养周宣传活动累计举办199场次,惠及受众达395 617次,在全市掀起了注重营养、保卫健康的热潮。

(2)膳食结构逐步优化。2019—2023年,扎实开展膳食指导工作,举办膳食指导培训班502期,惠及25 967户家庭;深入开展油盐干预调查,指导1920户家庭转变不良饮食习惯。

(3)营养健康科普宣传氛围浓厚。2022年,基于《中国居民膳食指南(2022)》平衡膳食八准则,创新性地制作了说唱RAP及MV,吸引年轻群体关注。督促指导各医疗单位积极参与,通过官方微信公众号发布营养健康科普文章80余篇。

(4)学校健康食堂创建全面铺开。为培养学生良好的饮食习惯,促进儿童青少年健康成长,安阳市积极开展健康食堂建设工作。一是贯彻校园食品安全校长负责制,强化责任落实;二是狠抓校园食品安全管理制度,强化过程管理;三是全面推行"互联网+明厨亮灶",开展不间断检查,强化监督效能;四是加强食品安全宣传教育,形成学校家庭社会合力。2019—2023年,安阳市共创建健康食堂18家,保障校园食品安全和营养,促进青少年健康成长。

3. 全民健身行动

(1)完善基础设施,提升服务保障水平。加大市县两级"两场三馆"建设力度。全市上下积极推进各类场馆建设,安阳市文体中心于2022年建成投入运行,增加了40 000座席的体育场、6000座席的体育馆、1500座席的游泳馆,成为安阳市民健身休闲好去处。立项建设了安阳航空运动公园、甲骨文体育公园、安阳县邺城大道体育公园、安阳县户外体育健身广场、汤阴县全民健身综合馆、内黄县文化体育图书馆等一系列全民健身工程。

(2)健全基层健身设施网络。近年来,全市共建设乡镇、行政村、社区健身工程2476个、笼式篮球场4个、社会足球场地86块、7处智能健身设施,2023年我市新增体育场地面积100余万平方米、大道1358.8万平方米,人均体育场地面积达到2.53平方米,实现了市区15分钟健身圈和农村全民健身设施全覆盖。

(3)加强体育社会组织建设。一是积极引导社会力量建立体育社会组织,规范其建设标准,体育社会组织建设取得长足发展。目前,成立市级社会组织50余家。二是加强社会体育指导员队伍建设。截至目前,全市共有社会体育指导员1.8万余名,其中国家级社会体育指导员49人,一级社会体育指导员953人,每万人拥有社会体育指导员达3人以上。

(4)激发群众运动热情。坚持开展全市性群众健身活动16项以上。同时,各县(市、区)依托自身资源和特色,广泛开展各种形式的群众性活动,逐步形成了"一县一品牌、一区一特色"的群众性健身活动体系。2023年安阳市组织开展各级各类全民健身赛事活动440余项,参与人数近18万人次。

(5)着力打造特色品牌。一是打造航空运动品牌,我市已成为全国有影响力的低空运动大本营。二是打造殷墟甲骨文品牌。做好"体育+文化"大文章,在全市范围内开展甲骨文广播体操宣传推广工作,通过体育运动的方式,让甲骨文走进大众视野和工作生活,使甲骨文"活"起来、"火"起来。三是打造群众性赛事品牌。"精忠杯"环汤河国家湿地公园自行车赛、汤阴岳家拳和内黄梅花拳全国邀请赛、"红旗渠杯"全国门球邀请赛等一批融合安阳元素符号、具有一定规模影响的特色体育精品赛事接连举办,安阳群众体育赛事品牌不断擦亮。

4. 控烟行动

(1)营造无烟的环境氛围。一是利用每年的"5·31"世界无烟日主题宣传日,进行主题宣传,提高全社会对烟草危害的认识;二是利用多媒体宣传影响力,向广大群众发出控制吸烟的声音。三是利用多样化的阵地,广泛宣传公共场所禁止吸烟规定,培育公众控烟理念。四是全市集中开展了更换新的禁烟标识行动,将电子烟纳入禁止吸烟场所禁止范围,加强吸烟(电子烟)有害健康的意识引导。

(2)强化青少年控烟教育。将无烟学校、无烟家庭建设工作相结合,开展青少年控烟优秀绘画、书法、短视频作品征集活动,倡导青少年"拒绝第一支烟做不吸烟新一代",增强青少年控烟意识。加强校园周边烟草环境治理,联合烟草专卖局、市场监管部门等,多频次增加日常巡查管理,严格遵守中小学、幼儿园内和周边直线距离100米内不得销售烟草制品,不得出现烟草广告的规定。

(3)提升戒烟服务能力。将戒烟服务纳入全市各级卫生医疗机构日常问询,免费为居民提供戒烟咨询服务。打造集诊断、咨询、心理辅导、药物替代等综合服务为一体的规范化戒烟服务门诊,全力为吸烟者提供标准化、同质化的戒烟干预医疗服务。自2016年开设以来,每年累计接待戒烟咨询者 2000 余人。

5. 心理健康促进行动

(1)完善心理服务队伍建设。由市委政法委、市卫生健康委牵头组织成立了安阳市市级社会心理服务人才库,共纳入 122 名心理人才,开展促进心理宣讲、心理危机干预等工作。组建 10 支心理专家宣讲团队,关注学生、妇女、老年人等重点人群,深入学校、社区、监狱等场所举办系列讲座 30 余场,受益人数达 2000 余人。

(2)持续开展严重精神障碍患者服务管理工作。做好严重精神障碍患者登记报告工作,加强对精神障碍患者的危险性评估,积极做好 3—5 级严重精神障碍在册患者的救治管理和健康管理随访。截至 2023 年,全市严重精神障碍患者规范管理率 98.89%,规律服药率 97.13%,面访率 99.05%,体检率 97.18%,几项主要指标均高于全省平均水平。

(3)做好服务,充分发挥心理热线作用。开设 24 小时心理服务热线 0372-3318000,倾听解答有心理服务需要人员的问题、困惑。2023 年,共接听心理热线 103 起,对群众负面情绪及时疏导,有效保护了群众的生命安全。

6. 健康环境促进行动

(1)深入打好蓝天、碧水、净土保卫战。一是环境空气质量持续改善,2023 年,PM10 年均浓度为 84 微克/立方米,同比下降 7.7%;PM2.5 年均浓度为 50 微克/立方米,同比下降 3.8%。二是水环境质量显著提升,2023 年,8 个国、省控地表水责任目标断面水质综合达标率 100%,且全部达到 Ⅲ 类以上水质。三是土壤环境质量保持稳定。全市受污染耕地安全利用率达到 95%,重点建设用地安全利用得到有效保障。

(2)开展健康细胞建设。完善改造健康学校,健康文化大院 3704 所(个),打造高标准健康主题公园 1740 个,健康步道 1632 条,健康小屋 2013 个。创建健康促进医院 150 家,建设健康促进学校 800 所,健康促进示范村(社区)72 个。为群众营造舒适的健康环境。

7. 妇幼健康促进行动

(1)努力提升妇幼健康服务能力。市 2 家医疗机构获评国家级爱婴医院、13 家医疗机构获评省级爱婴医院。18 家二级及以上助产机构、75 家乡镇卫生院、2501 家村卫生室达到省级妇幼健康服务能力标准。相继选派 300 余名县乡产儿科骨干人员到省、市两级进修,1300 余名基层人员接受高危孕产妇管理等专项培训。在全市构建起涵盖市、县两级和所有县区的危重救治网络,危重孕产妇和新生儿救治能力大幅提升。

(2)扎实实施民生免费筛查项目。一是"两癌"项目。2019 年至 2023 年以来,已累计为 378 669 名适龄妇女提供了免费宫颈筛查服务,筛查发现宫颈癌确诊 113 例;为 386 345 名适龄妇女提供了免费乳腺癌筛查服务,筛查发现乳腺癌确诊 188 例。二是"两筛"项目。2019 年至 2023 年以来,全市共有 154 873 名孕产妇提供了免费产前超声筛查,为 155 388 名孕产妇提供了免费血清学筛查,为 221 251 名新生儿提供了免费"两病"

筛查,为 220 137 名新生儿提供了免费听力筛查。

8. 中小学健康促进行动

(1)全面促进学生体质健康。各中小学校严格落实学生体育课程规定,保证学生每天一小时校园体育活动,逐步培养学生 2—3 项体育兴趣,1—2 项体育技能。充分发掘家庭、社会资源等,推动中小学生每天离开学校之后,也要参加 1 小时室外活动,实现每天 2 小时体育活动目标。市县教育行政部门将学生体质健康状况作为评价学校教育质量和地方教育发展水平的重要指标,2023 年学生体质健康标准达标率为 35.74%,达标率逐年稳步提升。

(2)开展儿童青少年近视防控。2019 年底,安阳市教育局、卫生健康委等六部门出台了《安阳市综合防控儿童青少年近视行动方案》,通过改善学生学习环境、减轻学生学业负担、加强户外运动和健康教育、控制电子产品的使用等方式,发挥学校、家庭和社会合力,2023 年全市儿童青少年总体近视率为 56.19%,实现持续下降目标。开展了"明眸皓齿强脊"中小学生健康筛查,组织全市 80 余名教育行政部门、中小学校负责人参加全市中小学校近视防控专题培训,提高近视防控工作水平与效果。

(3)加快健康校园建设。安阳市教育局和卫生健康部门联合开展"健康校园"创建活动,创建市级"健康校园"40 所,安阳市新一中学等 9 所学校被命名 2023 年全国营养与健康学校(幼儿园)。持续开展每月一次的学校专(兼)职校医(保健教师)集中业务培训,不断提高校卫保障能力。目前,我市配备专(兼)职校医和保健人员的中小学比例达到 89%以上。

(4)抓好心理健康教育。开设心理健康相关课程,将心理健康教育引入班级管理。依托主题班会、学科教学、团队活动将心理健康教育引入班级管理全程,给学生创设一个宽容向上的班级环境;发挥心理咨询室在心理辅导、个案指导、心理常识教育普及等方面主阵地作用。目前全市共建 1223 个咨询室,心理专业教师 3547 人,全市配备专(兼)职心理健康教育教师的中小学比例达到 98.56%以上。

9. 职业健康保护行动

(1)职业健康监管执法坚实有力。全市积极开展职业病危害专项治理工作。2021—2023 年监督存在职业病危害的企业共计 772 家次,违法案件查处率 100%,为职工营造良好工作场所环境。

(2)尘肺病患者救治救助行动成效显著。龙安区彰武街道办事处社区卫生服务中心尘肺病康复站于 2023 年 4 月已投入运行。两个尘肺病康复站为辖区内尘肺病患者建立了档案,安排尘肺病人进行康复治疗,明显提升了安阳市尘肺病康复站的康复能力。2023 年职业性尘肺病随访调查,进一步摸清了我市尘肺病存活患者的存活状况和保障情况、常住地址分布情况,也为今后针对性开展职业性尘肺病患者救治保障、制定职业性尘肺病防治的有关政策、法规和标准提供了数据基础。

10. 老年健康促进行动

(1) 加速构建老年健康服务体系。一是不断健全老年健康服务网络。全市23家二级及以上公立综合性医院100%设立老年医学科,市人民医院建立了高标准的医养结合中心,成立国家老年疾病临床医学研究中心安阳分中心。二是深入开展安宁疗护建设工作。目前,我市安宁疗护机构(病区)已达到14个,实现了县(市、区)全覆盖。三是着力提升老年医疗服务水平。已创建河南省老年友善医疗机构38家,基层老年友善医疗机构128家,二级及以上公立综合性医院老年友善医疗机构占比97%。

(2) 不断提高医养结合服务质量。一是积极推进医养结合示范创建,全市"双证齐全"医养结合机构已达27家。二是大力加强医养结合项目建设,申报林州市中医院、内黄心脑血管、滑县卫生健康委医疗集团医养结合项目。三是全面提升医养结合服务质量,目前建成三级乙等医养结合机构1家,二级乙等7家,一级医养结合机构5家。

(3) 扎实推动老年健康促进。一是扎实推动老年健康"六项行动"落实,由安阳市第六人民医院和肿瘤医院分别牵头老年口腔健康行动和老年营养改善行动。二是切实加强老年健康科普宣传工作。2019年以来围绕每年的老年健康宣传周活动主题,以多种形式开展科普活动,把健康服务送到老年人身边,营造了全社会关心关爱老年人健康的良好氛围。三是认真落实老年健康服务管理。2023年全市65岁以上老年人健康管理率达到76.63%。

11. 心脑血管疾病防治行动

(1) 积极开展高危人群筛查和预防工作。在全市范围内通过建立健全的筛查机制,各级医疗机构对高危人群进行定期检查和跟踪随访,及时发现并控制潜在风险。开展对全市40岁以上全市居民免费筛查工作,共筛查89.9万人。对高危人群提供免费的血管彩超检查,进行防治干预。

(2) 心脑血管救治能力的整体提升。安阳市人民医院建成市心脑血管防治中心,以其为核心的区域医疗联合体成员单位83家,构建起了覆盖全市的区域协同救治网络。对心脑血管急性患者,推进急救地图使用,打造"一小时心脑血管病黄金救治圈"。

12. 癌症防治行动

(1) 建立市、县级癌症中心。安阳市肿瘤医院被命名为"市级癌症中心",林州市肿瘤医院、滑县人民医院、内黄县中医院、汤阴县人民医院被命名为"县级癌症中心",实现省、市、县级癌症中心的协作和信息共享,共同构建健全的省、市、县三级癌症防治网络,为推动肿瘤防治事业稳步发展做出积极贡献。

(2) 组织开展癌症早诊早治工作。开展适龄妇女"两癌"筛查,各县(市、区)持续开展农村适龄妇女和纳入城市低保范围的适龄妇女的宫颈癌、乳腺癌免费筛查。实施城市癌症早诊早治项目,2019—2023年共筛查26 828例。

(3) 开展随访工作,夯实癌症防治基础。2018—2020年对40—69岁全市居民开展消化道肿瘤免费筛查,筛查共计885 000人次。消化道肿瘤免费筛查任务完成后,安阳市癌症中心持续对筛查发现的高危人群进行257 393人次的跟踪随访,督促规范治疗,有效干预。

13. 慢性呼吸系统疾病防治行动

(1)成立安阳市慢性阻塞性肺疾病防治中心。2021年成立安阳市慢阻肺防治中心,并组织了安阳市"基层呼吸系统疾病早期筛查和干预能力提升项目师资培训班",全市基层医疗单位呼吸专业相关卫生人员200人参加了理论及实践培训,均取得合格证书。2022年、2023年安阳市慢阻肺防治中心与安阳市医学会合作组织了慢阻肺诊治新进展的继续教育培训班,每年均组织医务人员参加"世界慢阻肺日"的科普及义诊工作。

(2)开展慢阻肺筛查工作。社区基层医疗单位均配备了便携式肺功能仪,为安阳市人民医院配备慢阻肺筛查一体机和膈肌康复治疗仪。2021年,安阳市完成慢阻肺筛查6352例,管理1621人;2022年,完成慢阻肺筛查2399例,管理267人;2023年,完成慢阻肺筛查3104例,管理824人。

14. 糖尿病防治行动

成立安阳市糖尿病防治中心。在防治中心开展全院血糖管理,实现各病区血糖信息化系统覆盖,建立内分泌"云病区",完善对全院血糖标准化管理,数据高度准确,标准化治疗,减少医疗差错,提高带泵率和血糖达标率,每年带泵10 000余人次。每年组织开展一次大型内分泌科义诊活动,年均共义诊内分泌患者100余人,年均院外糖尿病义诊4000余人。加强糖尿病患者规范管理,规范管理率连续五年超过80%。

15. 传染病及地方病防控行动

(1)重点传染病防控工作持续走深走实。传染病监测防控网络不断织密织牢,不断完善各类传染病监测质量评价标准,逐步形成多病种、多专业、全要素、全流程传染病监测体系。手足口病2019—2023年累计报告确诊病例4558例,无暴发疫情。连续5年开展乙脑蚊媒病原学采样,累计采样18 867只蚊虫标本,2019—2022年无乙脑病例报告。

(2)地方病防治工作质量不断提升。地方病防控规范化县建设持续推进,内黄县、汤阴县、安阳县、林州市获评地方病防控规范化县,省级地方病防控规范化县占比达到45%。成立市甲状腺疾病防治中心,地方病患者治疗管理及随访体系进一步完善。高碘地区未加碘食盐覆盖率从2019年的5.60%上升到2023年的92.9%。内黄县159个病区村中氟斑牙患病率≤30%的村庄占91.82%,水氟含量≤1.2毫克/升的村庄占97.5%,达到防治措施标准。

16. 中医药健康促进行动

(1)推进中医药健康文化传播。我市3家第三批河南省中医药文化宣传教育基地顺利通过省级验收,并正式命名;4家河南省中医养生保健知识推广基地被正式命名;新增第三批省级中医药文化科普巡讲专家4名。21家基层医疗卫生机构中医综合服务区(中医馆)项目单位完成验收,均验收合格。

(2)提升中医康复服务能力。截至 2023 年,全市二级以上公立中医医院全部设置康复科;88 家乡镇卫生院、37 家社区卫生服务中心、3212 个村卫生室可提供中医非药物疗法。安阳市中医院康复一体化建设正在推进中,有效助力我市康复能力提升。

(三)组织实施和支持保障情况

1. 高端布局重统筹

安阳市委市政府将推进健康河南行动纳入全市重点工作,实施目标考核。市委书记、市长多次听取汇报,市政府副市长牵头主抓,成立由市委宣传部、市委编办、发改、卫健、文广体旅、教育等部门为成员的健康安阳建设推进委员会,建立了推动工作例会和部门沟通协商制度,定期研究措施和解决重大问题,将"健康融入所有政策",形成党委统一领导、党政齐抓共管的工作格局,实现了高位推动和高效落实。

2. 出台文件强支撑

以健康河南行动部署要求为统揽,以近期目标和远期目标为引领,结合安阳实际,先后出台了落实健康河南行动实施方案、年度工作要点、宣传方案等一系列文件,对健康河南行动重点任务、重点工作作出具体安排。每年对重点任务进行分解,明确时间节点和责任单位,形成了路线图、时间表、责任链的有效贯通,为落实健康河南行动提供了强力支撑。

3. 广泛参与明责任

对标对表健康河南行动,先后调研 28 个课题,协调 30 个单位,围绕"完善制度、全面保障、科学监测、全民行动、养成习惯"的目标,结合人大议案、政协提案和社情民意,突出政府、社会、家庭、个人维护健康的不同责任,将 16 个专项行动相关指标要求有机融入卫生健康创建,提高了群众参与热情,关注健康、追求健康的社会氛围初步形成。

4. 考核评估抓推进

坚持将"抓实施落在最基础、硬骨头啃在最难处、惠民生放在最首位",细化考核指标,关注监测评估指标,对行动主要指标和重点任务实施进行监测,动态掌握实施进展和落实效果,实行台账管理,强化督查跟进,突出了考核评估"指挥棒"的推动作用,确保了"健康河南"行动高效落实。

二、面临的主要挑战

(一)宣传方式和深度待提升

尽管安阳市在健康河南行动宣传方面已经取得了一定成效,如通过"健康中原行·

大医献爱心"等志愿服务行动和多样化的健康教育品牌活动,提高了居民的健康素养。但宣传的广度和深度仍有待提升,特别是在偏远地区和农村地区,信息覆盖和传递仍存在不足。社会公众对健康河南行动及卫生健康政策的知晓度和感受度有待提高。主要是卫生健康政策的推进落实与群众对政策的知晓度、感受度不匹配,如何采取多渠道、多形式的宣传方式,使群众更深刻地理解卫生健康工作、更理性地看待卫生健康服务、更积极地参与支持卫生健康改革发展,需要我们进一步加大工作力度。

(二)健康水平和政策认识不到位

部分群众和单位对健康河南行动的重要性认识不足,缺乏足够的参与热情和积极性,这导致了一些政策措施在执行过程中遇到阻力,难以达到预期效果。比如很多人尚未认识到心理咨询和治疗的重要性,缺乏必要的心理素质教育。多数人认为心理疾病不是病,家庭、社会、学校不够重视,导致疾病得不到救治。部分老年人对健康促进的重要性认识不足,缺乏主动参与健康管理、预防疾病的意识和行动,往往在疾病发生后才寻求治疗,给老年健康促进行动的深入开展带来了一定的困难。职业病危害专项治理工作虽取得了一定的工作成效,但部分县、区对治理工作尚未引起足够重视,积极性主动性不足,对企业督促指导不够。

(三)专业技术人员力量需强化

在医疗卫生领域,能够提供健康支持的专业技术人员配备存在缺口。例如,专职营养工作人员队伍存在稳定性不足的问题,且部分人员专业学历水平较低,其营养指导能力尚需进一步提升;精神科医护人员面临劳动强度大、职业风险高、薪酬待遇低等多重挑战,且大多数基层机构缺乏心理服务中心及专业的心理服务人员;基层疾控工作人员的业务培训尚不充分,且缺乏在职业病、传染病、地方病等领域具备专业知识的技术人员;中医药领域存在人才短缺的问题,特别是缺乏在癌症防治方面的高层次人才,以及高血压、糖尿病等慢性病防治领域的综合型人才。

(四)健康支持体系发展有差距

发展过程中仍存在一些短板和弱项,如资源配置不均衡、服务能力不足等,制约我市健康河南行动的推进。目前,我市人均体育场地面积2.53平方米,河南省人均体育场地面积2.58平方米,国家人均体育场地面积2.89平方米,我市还存有较大差距。随着人口老龄化程度的不断加深,老年人口数量急剧增加,对老年健康服务的需求也呈爆发式增长。给现有的老年健康服务体系带来了巨大的压力,包括医疗资源紧张、养老床位不足、专业医护人员短缺等问题。新发和再发传染病频繁发生,传染病的早发现、早诊断、早报告需提高时效性,因此传染病的早期监测预警能力也需要提高。

（五）城乡发展水平不均衡

农村地区特别是偏远地区的服务条件相对较差，难以满足群众的健康需求。许多农村和部分城镇社区中，虽然生活条件得到很大改善，但膳食结构不合理、营养失衡、部分营养素缺乏问题还依然存在。部分农村集中式供水厂处理设施不完善、部分供管水人员相关专业知识和技能掌握不熟练，导致水质合格率较城市偏低。基层医护人员数量不足、专业水平不高、服务设施不完善，导致为老年人群提供健康服务时存在一定的局限性，难以满足老年人多样化的健康需求。不少基层临床医生对慢性病防控的认知不足，导致就诊迟、诊治滞后，错过最佳救治的时机。部分基层医疗机构中医药服务能力仍有待提高，中医药服务设施设备尚需进一步加强建设投入。

三、策略展望

（一）完善医疗服务体系

落实《安阳市医疗服务体系建设三年行动计划（2023—2025年）》，加快完善优质高效的医疗服务体系。一是推进区域医疗中心建设。高标准高质量推进我市神经、癌症、口腔、心血管等省级区域医疗中心建设。二是提升临床专科服务能力，建成系统连续、特色鲜明、学科融合、优质高效的高水平临床专科集群。三是打造便民就医服务品牌。巩固提升"便民就医"少跑腿、优流程成效。

（二）加强人才队伍建设

把牢人才工作的政治方向、战略方向及工作方向，精准绘制招才地图，系统拓宽育才路径，用心织密留才网络，为卫生健康事业高质量发展提供基础保障。一是优化人才队伍政策，努力营造人才小气候。二是加快高层次人才引育。着力构建靶向引才、柔性引才、灵活引才等工作体系，加强高层次人才引进集聚。三是推进中青年人才培养，持续实施中青年科技创新人才培养项目。四是强化基层人才队伍建设，推进乡村基层医疗卫生机构公开招聘，启动实施村医队伍三项计划招聘、培养大学生村医。

（三）提升乡村服务能力

采取有效措施，加快健全适应乡村特点、优质高效的卫生健康体系。一是支持基层医疗机构打造全专结合、医防结合、中西医结合、医养结合、安疗结合实践样板。二是全面落实基层全科医生岗位津贴，推动医共体内取消对乡镇卫生院医保基金的总额控制。三是推进基层全科诊室、康复医学科、慢性病一体化门诊、高血压和糖尿病专病门诊建设,强化常见病诊疗能力培训。四是做好签约居民全流程服务管理,推动二级以上医院全科医生在基层提供签约服务。

(四) 推动中医药传承创新

逐步完善中医与西医、中医与中药、事业与产业相互补充、协调发展的政策体系和工作机制。一是提升服务能力,加快推进安阳市中医院儿科国家中医优势专科项目和县级中医医院"两专科一中心"建设。二是注重治疗和预防、养生、保健、康复服务的结合,形成具有中医特色的综合服务模式。三是推进中医药文化进校园、进机关,促进中医药健康文化融入群众生活。

(五) 优化重点人群保障

践行"以人口高质量发展支撑中国式现代化",统筹推进重点人群健康服务保障。一是优化生育政策,推进优化生育政策落实落地实现适度生育水平。按计划做好托育服务扩容工作,更好满足群众托育需求。二是保障妇幼健康,落实母婴安全五项制度,加强市县两级妇幼健康服务体系建设,促进县级妇幼保健院提质升级,加快新生儿遗传代谢病筛查分中心建设。三是加强老龄健康,组织开展好老年营养改善、老年口腔健康、老年心理关爱、阿尔茨海默病防治干预4项行动,持续开展老年健康宣传周主题活动。四是强化职业健康保护,深化重点行业领域职业病危害专项治理,开展医疗机构放射性职业病危害专项治理,完善职业病康复治疗运行机制,规范"一院两站"(职业病医院、尘肺病康复站)规范运行。

(六) 提升疾病防控水平

一是实施传染病监测预警、应急指挥、传染病防控、公共卫生干预、医防融合能力提升"五大行动",建立健全全市集中、统一、高效的传染病智慧化多点触发监测预警和应急指挥体系。二是深入推进医防融合,立足疾控工作与医疗业务的协同点、预防和治疗服务的融合点,探索形成医防高效协同、医防深度融合的经验。推广疾控监督员制度。三是统筹做好地方病、学校、环境等公共卫生监测工作。

(七) 健全慢性病防治网络

一是发挥示范引领,巩固国家级、省级慢性病综合防控示范区创建成果。二是依托医疗卫生机构,健全市、县慢性病专病防治中心,强化慢性病预防、治疗、管理、康复全周期防控。三是推进落实全市高血压、糖尿病患者健康干预行动,以龙安区为试点开展城市癌症早诊早治项目,有效遏制慢性病高发态势,持续降低重大慢性病过早死亡率。

(供稿:卢长江,刘天增,冯奎富)

B.27 鹤壁市

一、实施成效

(一)总体进展情况

与健康河南行动2030年目标值相比,2023年71项监测指标(包括专项行动组新增的9个指标)中,有41项指标(57.74%)基础较好、进展良好,提前达到健康河南行动2030年或2025年发展目标;22项指标(30.99%)较上年有所提升或持平;7项指标(9.86%)较上年有所下降;1项指标(1.41%)的基础值缺失。

1. 健康影响因素控制

主要涵盖健康知识普及、合理膳食、全民健身、控烟、心理健康促进和健康环境促进等6个专项行动,共20项指标。其中,居民健康素养水平、经常参加体育锻炼的人数比例、人均体育场地面积(平方米)等13个指标圆满完成了健康河南行动2030年或2025年目标;居民心理健康素养水平、精神科执业(助理)医师数量、居民饮用水水质达标率、地级及以上城市空气质量优良天数比例、细颗粒物浓度等5个指标较2022年均有所提升或持平。

2. 重点人群健康促进

主要涵盖妇幼健康、中小学健康、职业健康保护和老年健康等4个专项行动,共20项指标。其中,产前筛查率、新生儿遗传代谢性疾病筛查率、农村适龄妇女宫颈癌和乳腺癌筛查区县覆盖率等14个指标圆满完成了健康河南行动2030年或2025年目标;每千人口3岁以下婴幼儿托位数、学生体质健康标准达标优良率、妇幼保健机构建设达标率、医养结合机构数量及二级以上公立综合性医院设立老年医学科的比例等5个指标与2022年相比有所提升或持平;儿童青少年总体近视率较2022年有明显下降。

3. 重大疾病防控

主要涵盖心脑血管疾病、癌症、慢性呼吸系统疾病、糖尿病防治、传染病及地方病防控等5个专项行动,共10项指标。其中,70岁及以下人群慢性呼吸系统疾病死亡率、高血压和糖尿病患者规范管理率、适龄儿童免疫规划疫苗接种率等7个指标圆满完成了健康河南行动2030年或2025年目标;心脑血管疾病死亡率、30至70岁人群因心脑血管疾病、癌症、慢性呼吸系统疾病和糖尿病导致的过早死亡率等2个指标较2022年有所提升或持平;甲乙类法定传染病报告发病率较2022年有所下降。

4. 健康服务与保障

严重精神障碍患者的规范管理率、二级及以上公立医院连通区域平台占比、基本医疗保险参保率等3个指标圆满完成了健康河南行动2030年或2025年目标；每千人口注册护士数、每万人口营养指导员数、残疾人基本康复服务覆盖率、红十字应急救护培训人数等7个指标较2022年有所提升或持平；每千人口公共卫生人员数、医疗卫生机构床位数、个人卫生支出占卫生总费用的比重及城乡居民医保政策范围内住院费用基金支付比例等4个指标较2022年有所下降。

5. 健康水平

婴儿死亡率、5岁以下儿童死亡率、孕产妇死亡率、城乡居民达到《国民体质测定标准》合格以上的人数比例等4个指标圆满完成了健康河南行动2030年或2025年目标；人均预期寿命较2022年有所提升或持平；居民体质健康测评指标较2022年有所下降；健康服务业总规模指标尚未统计。

(二)各专项行动进展情况

1. 健康知识普及行动

(1)行动进展。一是做强"三个全覆盖"。鹤壁市坚持人民至上，持续健全完善健康教育体系，全市所有县区、乡镇(街道)、社区(村)、学校、机关、企业、卫生机构全部建立健康教育机制，实现健康教育工作网络全覆盖；开设《健康鹤壁》《第一健康》《名医直播间》电视专题栏目及《淇河晨报》专版，每周通过媒体发布权威健康科普知识，每日发布健康知识温馨提醒，实现健康知识传播全覆盖；组建市级科普专家102名，县级科普专家125名，建立全市健康科普信息资源库166种，实现健康科普技术服务体系全覆盖。二是实施"五大行动"。持续实施健康促进"13621"行动、健康支持性环境建设行动、健康鹤壁行志愿服务行动、健康科普宣传行动、健康大讲堂五大行动，积极整合资源，努力推进全民健康，提倡文明健康、绿色环保的生活方式，积极倡导公民是自己健康的第一责任人理念，提高公民的健康素养。各医院出台健康科普绩效考核机制，激励医务工作者积极参与健康科普。三是实现"健康教育多融"。融入乡村振兴建设，累计开展"健康鹤壁行·名医走基层"志愿服务活动2000余场次，覆盖人群20万人次，培养乡村健康医疗人才1000余人；融入全国健康城市、文明城市、卫生城市建设，鹤壁跻身"全国健康城市建设进步最快十大城市"，连续两年入选"河南省健康城市建设样板市"。融入爱国卫生运动，创建省级系列健康荣誉1603个。融入全民健身活动，每年组织社会健身指导员"走基层送健康"活动，增强全民健身意识。融入学校教育，选聘健康副校长76名，联合于展活动247次，近3万名学生受益。融入医疗机构诊疗全过程，在入院、院中、出院、第三方回访全过程开展健康教育。融入社区网格化管理，探索"网格化+健康促进"工作方法，组建200余个"医患微信群"，将签约医生引入社区网格服务团队。融入社会团体活动，借助市养生保健协会等社团组织,每周在社区开展"健康大讲堂"活动。融入医药卫生体制改革,将健康素养水平纳入考核指标,延伸到每个社区、每个家庭、每个角落。目前建设省级健康促进县区1个,健康促进医院6家,健康医院14家。

(2)重要检测指标。全市居民健康素养水平由2019年的19.23%逐年提升至2023年的30.93%。

2. 合理膳食行动

(1)行动进展。一是开展居民合理膳食指导和宣传。对全市5个县区44个乡(镇)、街道的8895户8919人进行指导宣教,实现县(区)、乡镇(街道)全覆盖。二是建设营养健康食堂。指导全市二级以上医疗机构建成营养健康餐厅,对内分泌、消化道疾病、肿瘤患者制定营养方案和食谱辅助治疗,深得患者好评。三是开展膳食研究和营养调查监测评估。自2022年起,完成居民营养健康知识知晓率调查1318人次、居民营养与健康状况监测1100人次、老年人消化功能与营养需求调查和质控294人次、城镇化过程中居民营养健康变迁评估及干预研究278人次。

(2)重要检测指标。2022—2023年,全市共培训营养指导员37人,每万人营养指导员人数达到0.234人,距离2030年目标还有较大差距。2019年以来,农产品质量安全例行监测总体合格率均超过2025年目标值,食品安全评价性抽检合格率均超过2025年目标值。

3. 全民健身行动

(1)行动进展。一是完善体育健身设施。建成市体育馆、市游泳馆、市全民健身活动中心等,实现全市90%的社区配备乒乓球台,全民健身路径社区全覆盖,行政村农民体育健身工程全覆盖,公共体育场馆开放率达100%。二是倡导全民健身活动。开展全民健身活动。形成了"一县(区)一特色"。三是建立体育健身指导制度。培训社会体育指导员5014人,每千人社会体育指导员比例达到3.2人,建立各级各类单项体育协会46个,实现县区、乡镇(街道)、行政村(社区)三级体育组织覆盖率100%。

(2)重要检测指标。2021—2023年,经常参加体育锻炼人数比例均超过省2030年目标值。2023年人均体育场地面积达到2.61平方米,圆满完成省2030年目标。2021—2023年,居民体质健康测评服务指标逐年下降。2023年城乡居民达到《国民体质测定标准》合格以上的人数比例达到95.8%,圆满完成省2030年目标值。

4. 控烟行动

(1)行动进展。一是推进无烟环境建设。2019年12月1日起在全市施行《鹤壁市文明行为促进条例》,积极开展无烟环境建设活动,成功创建无烟企业65个,无烟家庭59个,无烟学校369个,全市无烟医疗卫生机构建成率达到100%。二是加强公共场所控烟和烟草广告监督执法。累计开展禁烟执法1万余人次,印发专项通报,全面清除室外和网络烟草广告。三是加强控烟宣传。对全市健康副校长、中小学教师进行烟草危害培训,开展青少年控烟优秀绘画、书法、短视频作品征集活动。累计制作播放控烟短视频5期,张贴禁烟标识10万余张,发放各类宣传资料3万余份,制作宣传版面150余块,控烟围裙3000个,向群众宣传吸烟危害及健康生活方式,自觉做到戒烟和远离二手烟。

(2)重要检测指标。从2021年起,无烟党政机关建成率达到100%。15岁以上人群吸烟率达到"十四五"规划目标。

5. 心理健康促进行动

(1)行动进展。一是加强心理健康服务体系建设。实现二级以上综合医院均设置精神科(或心理咨询门诊),各县区均有一所精神病专科医院(或设置精神科)。健全县、乡、村三级心理咨询室设置,建立县级心理咨询室7个,乡级心理咨询室49个。二是加强青少年心理健康进村(社区)行动。从2021年以来,共开展青少年心理健康服务进村(社区)活动450场次,实现个案咨询1352人次,新建设"青翼家园"工作阵地12个,超额完成省定目标。三是加强在册精神病患者管理。完善多部门综合管理机制,全市共列管有肇事肇祸精神障碍患者83人,未发生漏管失控现象。

(2)重要检测指标。2023年居民心理健康素养水平达到23.76%,比2022年有较大提升。2023年精神科执业(助理)医师达到2.18人/10万,距省2030年目标还有较大差距。2020—2023年,严重精神障碍患者规范管理率均超过省2030年目标。

6. 健康环境促进行动

(1)行动进展。一是持续推进大气、水、土壤污染防治。2023年,全面完成工业企业污染治理、产业结构调整、能源结构调整、面源扬尘治理等74项大气污染防治重点治理任务。按照"控源截污、内源治理、生态修复、活水保质"的要求,全面消除环境隐患保障汛期水环境安全。确定土壤污染重点监管单位26家,新增完成26个行政村环境整治,实现全域农村黑臭水体"动态清零"。二是强化城乡供水水质安全保障。持续打好水源地保护攻坚战,全市饮用水源地水质达标率为100%。持续开展饮水安全动态监测,深入排查水质问题,对饮水排查整改实行月调度,做到供水风险和隐患动态清零,实现动态达标。2023年共争取上级资金487万元,完成对农村集中式供水工程及配套设施维护。三是深化爱国卫生运动。加强爱国卫生、病媒生物主题阵地建设,提高国家、省级卫生乡镇覆盖率,打造省级健康乡镇2个、省级健康村23个、省级健康单位53个。

(2)重要检测指标。2023年,农村饮用水达标率有较大提升,农村自来水普及率均超过省2025年目标。2019—2023年,国考和省考地表水断面达标个数占断面总数比例、城市生活垃圾无害化处理率、实现农村生活垃圾收运处理的数量占行政村总数的比例均为100%,城市人均公园绿地面积、城市公园绿化活动场地服务半径覆盖率均超过省2025年目标。地级及以上城市空气质量优良天数比率整体逐年上升,地级及以上城市细颗粒物浓度整体趋于下降。

7. 妇幼健康促进行动

（1）行动进展。一是持续开展民生实事。全市共完成宫颈癌筛查8.842万人,乳腺癌筛查9.26万人,产前超声筛查5.71万人,血清学筛查5.47万人,新生儿"两病"筛查6.39万人,新生儿听力筛查6.33万人,逐年完成"两癌""两筛"任务。二是持续加强妇幼健康服务体系建设。全市7家医疗机构获得省二级以上医疗机构妇幼健康服务能力标准化达标单位称号,23家乡镇卫生院获得省乡镇卫生院妇幼健康服务能力达标单位称号,860家村卫生室获得省村卫生室妇幼健康服务能力达标单位称号。市人民医院成功创建孕产期保健专科、更年期保健专科和母婴安全优质服务单位。市妇幼保健院通过孕产期保健专科建设单位省级评审。三是全力提升母婴安全保障能力。实现两县危重孕产妇和危重新生儿救治中心标准化建设全覆盖。四是促进儿童全面健康发展。截至2023年底,全市0—6岁儿童视力筛查率为95.64%,儿童健康管理率为97.34%。新生儿先天性心脏病筛查实现县区全覆盖。截至目前,全市共有残疾儿童康复救助定点服务机构16家,累计康复救助0—10岁残疾儿童2625人。

（2）重要检测指标。2019—2023年,产前筛查率整体呈逐年上升趋势,新生儿遗传代谢性疾病筛查率整体发展趋于稳定,妇幼保健机构建设达标率有待提升,农村适龄妇女宫颈癌和乳腺癌筛查区县覆盖率均为100%,孕产妇系统管理率逐年上升,3岁以下儿童系统管理率提前实现省2025年目标,7岁以下儿童系统管理整体呈上升趋势,婴儿死亡率整体稳中有降,5岁以下儿童死亡率整体呈下降趋势,孕产妇死亡率整体趋势稳中有降。每千人口拥有3岁以下婴幼儿托位数达到2.99个。

8. 中小学健康促进行动

（1）行动进展。一是大力推进青少年近视防控。通过开展"四个一"爱眼主题宣教,提升学生爱眼护眼意识;每月至少调整一次学生座位,适度使用多媒体屏幕、投影仪、平板电脑等,每年向教育部直报2次监测数据,做好青少年近视防控。对全市264家眼镜制配场所抽查计量器具,确保按照计量标准制配眼镜。二是开展"师生健康 中国健康"主题活动。实现学生健康知识知晓率、学生健康行为形成率85%以上。落实每学年1次常规健康体检。创成市级健康学校287所,省级健康学校19所。三是开齐开足上好体育课。严格按照国家课程方案和课程标准开齐开足上好体育课,鼓励基础教育阶段学校每天开设1节体育课。组织好大课间体育活动,保障学生每天不少于1个小时体育活动,掌握1至2项运动技能。四是做好校园食品安全守护工作。落实学校食品安全校长负责制,全面推行学校食堂6S精细化管理,定期开展学校食品安全风险隐患排查,实现全市学校"互联网+明厨亮灶"工程覆盖率达100%。

（2）重要检测指标。2019—2023年,配备专(兼)职校医或保健人员的中小学校比例逐年提升,2023年达到100%,圆满完成省2030年目标;2023年配备专(兼)职心理健康教育教师的中小学校占全市中小学数量的80%。全市中小学生体质健康标准达标优良率逐年上升。

9. 职业健康保护行动

（1）行动进展。一是大力开展宣传教育。利用职业病防治法宣传周系列活动，开展重点人群职业健康素养统计调查，强化重点人群监测与干预，2024年共调查8家企业618人，有效提升职业健康保护意识。二是推进健康企业建设。印发《鹤壁市推进健康企业建设实施方案》等，规范健康企业判定标准和评审流程，全市累计建成市级健康企业67家。三是职业病危害专项治理稳步推进。确定纳入治理范围企业282家，建立了专项治理动态数据库。开展职业卫生监督检查累计1072余次，下达意见书977份，办理案件79件，罚款21.5万元。四是职业病防治能力不断提升。接尘工龄不足5年的劳动者新发尘肺病报告例数占年度报告总例数比例逐年下降。鹤山区、淇滨区、山城区均建立了尘肺病康复站。

（2）重要检测指标。2019—2023年，接尘工龄不足5年的劳动者新发尘肺病报告例数占年度报告总例数比例实现逐年持续下降。工作场所职业病危害因素监测合格率均超过省2024年目标。地市公立医疗卫生机构职业病诊断服务实现了市域全覆盖。县区公立医疗卫生机构职业健康检查服务市域全覆盖。

10. 老年健康促进行动

（1）行动进展。一是开展老年健康教育和服务。对全市8万余名失能、半失能老人提供健康服务和医养结合服务，引导老年人形成营养健康的生活方式，增强老年人自我保健意识和能力。二是完善老年医疗服务网络建设。全市19家二级及以上综合医疗机构（含护理院1家）被命名为省老年友善医疗机构。6家二级及以上公立综合性医院设立老年医学科。市人民医院建成市级安宁疗护中心；两县人民医院建成县级安宁疗护示范病房。三是开展医养结合示范项目建设。山城区被命名为省级"全链式"医养结合模式推广应用县区；鹤壁禧仁护理院被命名为国家医养结合示范机构。鹤壁长红医院顺利完成2023年河南省彩票公益金支持医养结合建设项目。四是持续提升医养结合服务质量。对全市6家医养结合机构质量评估，5家医养结合机构被评为二级乙等并报省卫生健康委备案。山城区长风办、红旗办、鹿楼办被评为省级"全链式"医养结合服务试点，浚县王庄镇、善堂镇被评为市级试点。

（2）重要检测指标。2019—2023年，65岁以上老年人规范化健康管理覆盖率均超过省2025年目标，医养结合机构数量达到6家，二级以上综合性医院比例90.91%。

11. 心脑血管疾病防治行动

（1）行动进展。一是构建完善脑卒中防治体系。全市4家医院建立了脑卒中中心，3家医院具有急诊桥接资质，实现市、县脑卒中防治中心全覆盖。建立了脑卒中"一小时急救圈"，实现急救中心、患者、医院、救护车、急救站点急救信息无缝连接。二是实施高危人群筛查和综合干预项目。自2015年以来，逐年完成县级心血管病高危人群早期筛查与综合干预项目,干预工作按时完成率100%,数据及时上传率100%。开展HEARTS高血压防治项目,提高社区乡镇居民高血压控制率。市人民医院组建市级高血压防治中心。三是加强应急救护知识技能普及培训。投资120余万元,建成"鹤壁市红十字应急救护培训示范基地"。在高铁站、汽车站等重点场所配置自动体外心脏除颤仪等医疗急救设备和药品。2022年参加第六届全国红十字"关爱生命救在身边行动"应急救护大赛取得全国第7名的好成绩。

(2)重要检测指标。2019—2023年,心脑血管疾病死亡率313.20/10万,距省2030年目标还有差距。高血压患者规范管理率(%)均超过省2030年目标。

12. 癌症防治行动

(1)行动进展。一是不断完善全市癌症防治体系。市人民医院和浚县人民医院、淇县人民医院分别建成市、县级癌症中心,并通过了省级评审。二是扩大健康宣传。利用"全国肿瘤宣传周"宣传活动,帮助群众正确认识癌症、积极防控癌症,树立癌症三级预防理念,践行健康文明的生活方式。三是开展癌症筛查与早诊早治。落实鹤壁市肿瘤随访登记项目和上消化道癌症早诊早治项目,持续推进,并做好漏报调查工作。市人民医院、浚县人民医院和淇县人民医院圆满完成本辖区新发病例收集上报和农村上消化道癌早诊早治项目筛查任务。

(2)重要检测指标。2019—2023年,30—70岁人群因心脑血管疾病、癌症、慢性呼吸系统疾病和糖尿病导致的过早死亡率为15.26%,距离省2030年目标还有差距。

13. 慢性呼吸系统疾病防治行动

(1)行动进展。依托市人民医院、两县人民医院打造市县两级慢阻肺防治中心,不断健全慢阻肺防治网络。基本公共卫生服务保持全省第一方阵,我市全部县区均创成省级慢性病综合防范示范区。

(2)重要检测指标。2019—2023年,70岁及以下人群慢性呼吸系统疾病死亡率(1/10万)均低于省2030年目标。

14. 糖尿病防治行动

(1)行动进展。一是构建糖尿病防治网络。依托鹤煤总院打造市级糖尿病防治中心,两县人民医院打造县级糖尿病防治中心。鹤煤总医院市级糖尿病防治中心通过省级评估。二是积极开展糖尿病综合干预项目。2023年鹤煤总医院和浚县人民医院作为项目监测点顺利完成糖尿病人群筛查。三是制定慢性病中医特色康复方案。依托鹤煤总医院建立糖尿病健康教育学院,开展线上、线下宣传教育,促进糖尿病健康知识传播。

(2)重要检测指标。2019—2023年,糖尿病患者规范管理率均高于省2030年目标。

15. 传染病及地方病防控行动

(1)行动进展。一是全力筑牢免疫屏障。全市0—6岁儿童免疫规划疫苗接种率位居全省前列。居住满3个月以上适龄流动儿童免疫规划建卡、建证率达到100%。二是加强传染病综合防治。履行传染病、寄生虫病防控职责,加强疫情信息监测、分析、评估与预警,跟踪国内外重大传染病疫情信息最新动态并做好防控。对学校结核等重点传染病防控督导,未发生学校结核病聚集性疫情。开展艾滋病宣传教育、疫情监测,健全初筛检测网络,提高检测质量,全市艾滋病疫情整体处于低流行态势。三是积极开展地方病防治工作。鹤壁市碘缺乏病监测、高碘地区监测、饮水型地方性氟中毒监测等均达到国家控制标准,5个水源性高碘村得到有效控制。

(2)重要检测指标。2023年甲乙类法定传染病报告发病率有较大提升,有效控制和基本消除地方病危害达到100%,以乡(镇、街道)为单位适龄儿童免疫规划疫苗接种率均超过省2030年目标。

16. 中医药健康促进行动

(1)行动进展。一是开展中医药健康文化推进行动。培养中医药文化科普人才,加强鹤壁市中医药文化宣传教育基地建设和中医药健康文化知识角建设。二是提升中医救治能力。市中医院完成省级区域中医(康复)专科诊疗中心建设,二级以上综合医疗均设置中医科和中医康复科;乡镇卫生院、社区卫生服务中心实现中医馆全覆盖。三是推广中医适宜技术。累计培训中医适宜技术师资219人次,中医适宜技术学员3682人次;二级以上中医医院设置"治未病"科,发挥中医在预防、保健、康复、养生等领域的优势和作用。

(2)重要检测指标。2019—2023年,村卫生室能够提供中医非药物疗法的比例(%)为100%。2023年,村卫生室能够提供中医非药物疗法的比例达80%,达到省2030年目标,全市三级中医院设置康复科比例100%。

17. 健康服务保障及健康水平

(1)行动进展。从影响健康因素的广泛性、社会性、整体性出发,确定若干优先领域,强化干预,实现从胎儿到生命终点的全程健康服务和健康保障,全面提升人民群众健康水平。

(2)重要检测指标。2019—2023年,每千常住人口注册护士数(人)逐年提升。执业医师数因受疫情和经济影响,没有增长。每万人口全科医生数逐年提升,每千人口公共卫生人员数增长较慢。每千人口医疗卫生机构床位数(张)因受疫情和经济影响,床位数有所下降。2023年全市千人口献血率12.74%,较2022年有所提升。二级及以上公立医院连通区域平台占比(%)圆满完成省2025年目标,个人卫生支出占卫生总费用的比重整体稳中有降。基本医疗保险参保率97.31%,提前完成省定2030年目标。城乡居民医保政策范围内住院费用基金支付比例较2022年降低,还有较大提升空间。2023年残疾人基本康复服务覆盖率82.22%,整体稳中有升。2023年红十字应急救护培训人数400人,圆满完成年度任务。2023年鹤壁市人均预期寿命为78.06岁,逐年提升。

（三）组织实施和支持保障情况

1. 强化政治担当，高起点谋划健康鹤壁行动

一是成立了由分管副市长任组长、各部门主要领导为成员的领导小组，先后出台《健康鹤壁行动实施意见》《关于成立健康鹤壁行动推进委员会办公室的通知》《健康鹤壁行动工作要点》等文件40余个，规范健康鹤壁行动主要职能任务、工作机构组成、专项行动工作组制度、专家咨询、会议制度等内容，为顺利实施健康鹤壁行动提供了支撑和保障。二是成立健康鹤壁行动推进委员会，下设办公室、专家咨询委员会和15个专项行动组，统筹指导各县区各部门加强协作，研究综合防治策略，推进组织实施、监测和考核相关工作。三是指导县区建强配齐机构和人员，理顺协调沟通机制，加强政策解读培训和工作研讨交流，确保健康鹤壁行动各项工作落地见效。

2. 强化目标引领，高标准完成监测评估和考核任务

一是组织专家对71个监测评估指标和31个考核指标分析审议，总结经验、查找不足，指导后续工作。将考核结果通报各县区，对考核结果为优秀的县区和进步幅度较大的县区，予以通报表扬。鹤壁市在2022年度健康河南行动考核中被评为优秀，位于第一梯队。二是围绕健康鹤壁行动15个专项行动核心任务，制定《健康鹤壁行动（2020—2030年）》《健康鹤壁行动实施方案》，进一步明确实施健康鹤壁行动的"路线图"和"施工图"，确保健康鹤壁行动相关工作可量化、可考核。

3. 强化宣传引导，高水平营造共建共享良好社会氛围

一是《创新模式 全民共建 努力实现健康科普全覆盖》《坚持创新探索 深入推进全国健康城市建设》《深化健康环境促进行动绘就高质量生态画卷》获评健康河南行动典型案例。二是在全省创新推动健康城市提标升级，实施1+7专班、"1235"工作机制，依托"四全"工作模式，健康城市建设案例入选《中国健康城市建设研究报告》，健康城市建设进步幅度全国排名第三，连续两年被全国爱卫会评为河南省唯一的健康城市建设样板城市。

4. 强化融合创新，高质量推进健康城市建设

一是持续优化健康服务。围绕"一老一小"，加强省儿童医院豫北分院、残疾人托养中心等民生项目建设，380支家庭签约医生队伍成为百姓健康"守门人"，"一站式综合服务中心""日间手术"等便民就医举措14项，多项案例全国全省推广，其中"打造立体式医养结合服务体系"成为全国医养结合典型。二是持续营造健康环境。在全省首批创成国家生态文明建设示范区，淇河（鹤壁段）被评为全国首批美丽河湖（提名）案例，国家智能社会治理（环境治理）实验基地正式挂牌，成为首届30个中国美丽城市典范之一。三是持续构建健康社会。投资24亿元高标准推动老旧小区改造、背街小巷提升，惠及群众28万余人。累计投资116.9亿元，实现健康医疗、养老服务、全民健身等一刻钟便民生活圈，覆盖全市157个社区。

二、面临的主要挑战

（一）健康知识理念掌握不足，健康生活方式还未全面建成

全市慢性病发病率总体呈上升趋势，患有常见精神障碍和心理行为问题人数逐年增多，职业健康等问题不容忽视，慢性非传染性疾病如心脑血管疾病、恶性肿瘤等疾病已成为威胁群众健康的重要疾病。吸烟、过量饮酒、缺乏锻炼、不合理膳食等不健康生活方式依然存在，还未全面形成政府、社会、个人的齐抓共管的良好氛围。

（二）医疗卫生资源发展不均衡，健康服务保障还有待提升

我市执业（助理）医师数、护士数、床位数与"十四五"规划目标值还有较大差距。浚县、淇滨区和淇县医疗资源较多，山城区、鹤山区医疗资源相对较少，特别是鹤山区辖区内仅有卫生院和村卫生室，无二级以上综合医院，不具备急诊急救能力，淇县急诊急救资源未覆盖到西部边远山区。

（三）健康体育创新不够，中小学体质健康面临下滑

因偏食、挑食及过度食用高糖、高脂肪食品等不良饮食习惯，导致中小学生营养过剩与营养不均衡，造成慢性疾病患者年轻化趋势；大量的作业和课外辅导占据了中小学生的大部分时间，使得中小学生很难抽出时间进行体育锻炼，导致身体素质整体下降。另外，部分学校和社区体育设施不足，也限制了中小学生参与体育活动的可能性。使用电子设备、学习姿势不正确、缺乏户外活动及部分学生或家长对视力保健的重要性认识不足，导致近视问题得不到有效控制。

（四）医养机构分布不均衡，健康养老面临严峻挑战

随着进入高龄化与少子化时代，失能失智、高龄空巢老人健康问题突出，给卫生健康资源和服务供给带来巨大压力。医养结合已成为社会化养老服务的主要发展方向，迫切需要为老年人提供综合、连续、适宜的医疗服务。目前，全市养老、医疗两证齐全的医养结合机构仅有6家，鹤山区没有医养结合机构。基层医疗机构为老年人提供上门看病、康复护理、心理咨询、应急救助等专业性较强的服务较少。

三、策略展望

(一)强化健康促进宣传教育,培育全民健康生活方式

推动"以治病为中心"向"以人民健康为中心"转变,把健康融入所有政策,落实全方位健康干预、全生命周期管理、重大疾病防控的具体措施,形成有利于健康的生活方式、生态环境和社会环境。深化健康促进13621工作品牌,"健康鹤壁行·名医走基层"行动,全市健康素养水平达到30%。开展职业健康宣传教育"五进"活动,积极普及职业健康知识。统筹医疗卫生机构、社会团体和新闻媒体等各类资源,完善健康促进全媒体传播矩阵,构建完善健康教育网络,满足人民群众健康需求。

(二)推进高质量均衡发展,提升医疗救治服务能力

推进河南省儿童医学中心豫北分中心、河南省肿瘤医疗中心豫北分中心等项目建设落地,促进优质医疗资源均衡布局;积极推进鹤山区人民医院项目建设,改善鹤山区医疗资源不足的现状。落实"县招乡用、乡聘村用"制度,为县、乡两级医疗机构培养一批下得去、用得好、留得住的优秀人才。

(三)坚持健康第一教育理念,推动学生身心健康发展

强化体育课和体育锻炼,配齐配强体育教师,完善学校体育场地设施和体育课程,提高体育教学水平。开足、开齐体育课,落实课间操制度,开设"阳光大课间"等,培养学生运动兴趣、运动技能,帮助学生享受乐趣、增强体质、健全人格、磨炼意志,塑造学生的精神面貌、性格乃至价值观。

(四)创新医养结合新模式,保障老年健康良性发展

鼓励医疗机构为养老机构提供嵌入式医疗卫生服务或探索推广医疗机构与养老机构"全链式"医养结合模式,实现各县区医养结合机构全覆盖。依托具备能力并承担国家基本公卫服务的基层医疗卫生机构为服务主体,为失能、高龄、慢性病老人提供预防保健、疾病诊治、康复护理等服务。开展老年心理关爱、痴呆防治、健康素养提升、口腔健康和营养改善五项行动,提升老年人生活质量。

(供稿:张晟华,李明,徐盼盼)

B.28 新乡市

一、实施成效

（一）主要指标进展情况

1. 健康影响因素控制

新乡市居民健康素养水平逐年提升，五年提升近11个百分点，提前完成2030年目标；体育锻炼人数比例由2019年的32.44%提高到2023年的38.6%；人均体育场地面积由2019年的1.9平方米提高到2.6平方米；2023年年底15岁以上人群吸烟率为20.99%，比2019年下降3.5个百分点，无烟党政机关建成率100%，提前完成2030年目标；居民心理健康素养水平达到18.23%，较2019年大幅度提升；严重精神障碍患者规范管理率93.23%，精神科执业（助理）医师（名/10万人）达到5.73名，提前完成2030目标；国考和市考地表水断面浓度值达到目标要求的个数占断面总数比例均为100%，城市居民饮用水水质达标率98.98%，农村居民饮用水水质达标率93.25%，农村自来水普及率提前达标；城市生活垃圾无害化处理率100%；城市人均公园绿地面积为13.44平方米，城市空气质量优良天数比率62.2%。除居民环境与健康素养水平指标这一项，国家只要求省级监测我市未监测外，其余各项指标均比2019年持续向好。新增加指标多数提前完成2030年目标值。

新增指标：①农产品质量安全例行监测总体合格率，2019—2023年，分别是99.69%、99.69%、97.09%、98.9%、99.03%。②食品安全评价性抽检合格率，2019—2023年，分别是99.69%、97.66%、98%、99.5%、99.67%。③实现农村生活垃圾收运处理的数量占行政村总数的比例，2019—2023年均为100%。④城市公园绿化活动场地服务半径覆盖率，2019—2023年，分别是90.51%、89.88%、90.34%、90.34%、90.34%。⑤地级及以上城市细颗粒物浓度（微克/立方米），2019—2023年，分别是56微克/立方米、51微克/立方米、47微克/立方米、50微克/立方米、47微克/立方米。

2. 重点人群健康促进

2023年全市产前筛查率达到80.47%，新生儿遗传代谢性疾病筛查率达到97.8%，农村适龄妇女宫颈癌和乳腺癌筛查区县覆盖率达到100%，孕产妇系统管理率达到90.68%，3岁以下儿童系统管理率达到91.30%，7岁以下儿童健康管理率达到92.34%，学生体质健康的优良率达到37.54%，配备专职校医或保健人员的中小学校比例为

87.75%,配备专兼职心理健康工作人员的中小学校比例100%,接尘工龄不足5年的劳动者新发尘肺病报告例数占年度报告总例数比例为5.26%,辖区职业健康检查和职业病诊断服务覆盖率为100%,65岁以上老年规范化健康管理覆盖率70.83%;医养结合机构数量26家,二级以上综合性医院设老年医学科比例100%,三级中医院设置康复科比例100%。

新增指标:①妇幼保健机构建设达标率,2019—2023年,分别是15.38%、38.46%、46.15%、53.85%、53.85%。②每千人口拥有3岁以下婴幼儿托位数,2019—2023年,分别是2.22个、2.54个、2.63个、5.41个、3.72个。③工作场所职业病危害因素监测合格率,2019—2023年,分别是87.85%、88.4%、86.7%、86.43%、82.13%。

3. 重大疾病防控

2023年心脑血管疾病死亡率为287.13/10万,70岁及以下人群慢性呼吸系统疾病死亡率为5.16/10万,高血压患者规范管理率73.02%,糖尿病患者规范管理率72.17%,乡镇卫生院、社区卫生服务中心提供中医非药物疗法的比例为100%,村卫生室提供中医非药物疗法的比例为81%,传染病疫情和突发公共卫生事件报告责任落实,健全疾控机构与城乡社区联动工作机制实现,甲乙类法定传染病报告发病率为313.65/10万,有效控制和基本消除了地方病危害,以乡(镇、街道)为单位适龄儿童免疫规划疫苗接种率为95.78%。

4. 健康服务与保障

2023年每千人口注册护士3.67人,每千常住人口执业(助理)医师数3.56人,每万人口全科医生5.5人,每千人口公共卫生人员0.66人,每千人口医疗卫生机构床位数7.19张,每千人口献血率13.13‰,个人卫生支出占卫生总费用的比重27.11%,城乡居民医保政策范围内住院费用基金支付比例65.72%,开展居民体质健康测评服务5219人,基本医疗保险覆盖率97.59%,红十字应急救护培训人数1927名。

新增指标:残疾人基本康复覆盖率,2019—2023年,分别是75.89%、82.89%、90.94%、89.5%、89.4%。

5. 健康水平

新乡市统计局统计数据及省级数据反馈显示,2023年人均预期寿命(岁)78.29,婴儿死亡率2.52‰、5岁以下儿童死亡率3.56‰、孕产妇死亡率12.62/10万(超出标准),城市居民达到《国民体质测定标准》合格以上的人数比为95.54%。

6. 健康产业

健康服务业总规模未列入统计序列。

(二)各专项行动进展情况

1. 健康知识普及行动

新乡市居民健康素养水平逐年提升,2019—2023年分别为19.92%、26.88%、

28.7%、29.54%、30.62%,五年提升幅度接近11个百分点。其中农村居民健康素养在不断提升,城乡居民健康素养差距在不断缩小,农村在医疗卫生服务可及性、接受健康科普等方面相对提高,这与城镇化进展加快以及近年来市卫生健康委以农民为重点人群大力开展健康促进活动有关。

(1)加强健康教育人才队伍建设。制定新乡市健康科普专家库成员名单,对入库专家实行培训和动态管理。目前市县两级科普专家库成员共有403人,其中市级专家库79人,县级专家库324人,新乡市优秀科普人才队伍不断扩大。

(2)推行健康教育绩效考核机制。指导各县(市、区)、各医疗单位用好用足现有的健康教育和健康科普工作激励政策,让更多医疗卫生人员享受到绩效考核、课题申报、职称晋升、评优评先等制度保障,更愿意投身健康教育和健康科普。

(3)加大优质健康科普产品供给。遴选汇集医疗卫生机构优质健康科普资源,建立全市健康科普资源库矩阵。围绕婴幼儿、儿童青少年、老年人、孕产妇及职业人群等重点人群,聚焦近视防控、心理健康、合理膳食、科学运动、传染病防控、三减三健、健康孕育等重点主题,不断创新健康科普的理念、视角和模式。2019年以来,市卫生健康委组织各级科普专家向社会发布科学权威、通俗易懂的健康科普作品500余件。

(4)规范健康科普信息发布与传播。强化多部门联动,通过电视、广播、报刊和新媒体等方式,广泛传播优质权威的健康科普作品。积极传播"河南省卫生健康委提醒",利用地方媒体、电子屏、村里大喇叭等形式传播到全市3000多个村社区、200多个乡镇卫生院和医疗机构。市卫生健康委走基层活动在全市范围开展近4000场,发放《健康66条》等科普书籍10 000多本,各类健康科普宣传明白纸20多万张,各类健康宣传品10万余份,活动受益人群60万余人次。

2. 合理膳食行动

(1)加大宣传力度,提升公众营养健康素养与食品安全意识,以"全民营养周"活动为载体,推动营养健康教育进社区、进学校、进医院、进广场等,有力提升了我市群众的营养健康素养。围绕"食品安全周"宣传主题,各医疗卫生单位以开展科普讲座、现场答疑解惑、摆放宣传版面、播放宣传视频、组织业务技能培训、提供健康咨询服务等方式吸引广大群众参与,帮助群众树立崇尚节俭、杜绝浪费、科学饮食的健康观念,提升公众食品安全意识。

(2)强化人才培养,筑牢营养健康工作发展坚实基础,全面落实《国民营养计划(2017—2030年)》和《健康中国行动(2019—2030年)》关于合理膳食行动的部署,根据河南省卫生健康委营养指导能力提升培训工作总体安排,全市自2022年启动营养指导员培训工作,并委托新乡医学院第一附属医院开展实践技能培训。截至2023年,全市共有141名学员通过国家理论考试,为全市营养健康工作的可持续发展进一步奠定了人才基础。2022年至2023年,市卫生健康委每年举办营养职业技能竞赛,共200余名选手参加比赛,以赛促学、以赛促训、以赛提升,激励了营养工作者技能提升,推进了专业人才队伍建设,助力了健康新乡行动。

(3)做好调查,提供指导。组织开展营养健康知识知晓率调查和营养健康监测,为下一步营养健康工作的开展提供科学依据。借助上级实施有关项目的契机为基层群众提供营养膳食指导服务,提升其营养素养。

3. 全民健身行动

一是积极组织开展业务技能培训,提高科学健身技能和指导水平。近年来,市体育局先后举办健身气功、太极拳、新疆舞、柔力球、体育模特等二级社会体育指导员培训班26期,共培训1236人;与此同时,各协会利用自身平台及资源条件,并结合项目实际,开展线上网络视频教学47期,及时缓解大众因疫情造成的压抑情绪,提高会员科学健身能力和业务技能,指导大众科学健身。二是开展"走基层、送健康"志愿服务活动,将科学健身技能送到群众身边。组织优秀社会体育指导员深入机关、社团、社区、农村、健身站点等处开展下"基层、送健康"志愿服务活动28期,手把手传授健身技能,倡导居民形成运动促进健康理念。三是加大投资,改善市国民体质监测中心服务场所环境,提升监测设施质量,拓展国民体质监测宣传推广渠道,为32 351人完成国民体质监测和运动处方解读,指导群众科学健身。

4. 控烟行动

全市各级各单位利用爱国卫生月与"世界无烟日"主题活动,通过开展控烟危害科普宣传进机关、进社区、进医院、进学校、进企业、进乡村、进餐厅等方式,开展全方位、多维度的控烟宣传教育。近年来,累计向全市各无烟党政机关、医疗卫生机构、学校发放5.74万张"世界无烟日"宣传海报,同时利用中国戒烟平台微信小程序、河南控烟app、公众号、视频号等,宣传控烟知识,强化戒烟服务,引导群众自觉不吸烟、主动戒烟,共建共享无烟环境。严格对照无烟单位建设标准,全面推进各县区各单位控烟履约工作,市爱卫办、市爱卫中心对全市无烟单位按比例抽查进行实地考核,提升无烟环境建设质量。目前,全市无烟党政机关、无烟医疗机构与无烟学校建成率均已达到100%;15岁以上人群吸烟率持续下降,无烟环境建设工作取得良好进展。

5. 心理健康促进行动

(1)精神卫生工作进步明显。我们始终将重精管理作为工作重心,加强与省项目办对接,对县(市、区)相关数据考核排名,利用工作群通报;对院内院外信息流转进一步做出规范要求,从源头上避免出现漏管、脱管情况;抽调专家对12所精神卫生医疗机构实地督导;与市委政法委、市公安局高效互动,每月互通重精管理相关数据,对持续落后县区进行约谈。全市重精报告率从4.3‰上升到4.98‰,一举甩掉多年报告率不达标的落后帽子;持续加强有肇事肇祸倾向的严重精神障碍患者的发现与管理,纳入"五位一体"管理体系,发现肇事肇祸倾向的患者及时反馈同级公安部门,并增加随访次数,有不稳定倾向及时通告。

(2)全面开展基层医务人员和中小学生心理健康状况测评。针对基层医务人员工作任务重、防疫压力大的特点,市卫生健康委利用网络平台对全市 191 所乡镇卫生院、社区卫生服务中心(站)以及村医等 8986 名基层医务人员开展心理测评工作。测评结果反馈至各县区卫生健康委,由当地心理危机干预队伍对高危人员进行干预。联合市教育局开展《中小学生身心健康成长信息》调查活动,邀请精神卫生专家和心理教育专家为 35.2 万名师生开展专题心理讲座;在全市抽取了 6 所学校对 9682 名中小学生进行了心理健康水平测评分析,形成了《新乡市中小学生心理健康状况团体测评报告》。

(3)开展心理健康"八个一"科普活动。在乡村、社区企事业单位的普通人群中开展心理健康科普活动,为每个村、社区配送一张宣传海报、一张服务卡片、一份《心理自助手册》、一套"突发应急事件应对指南系列丛书"、一个培训 U 盘,普及一个热线电话、一个在线咨询平台,开展一场心理培训等"八个一"活动,共发放心理自助卡片 1 万余张,《心理自助手册》2.2 万余本,《突发应急事件应对指南系列丛书》160 套。

6. 健康环境促进行动

市卫生健康委、市城管局、市水利局等单位建立了城乡饮用水水质监测信息共享机制,及时通报各采样点水质检测结果,同步开展水质达标治理工作。全市各级疾控机构持续对主城区及县(市、区)城乡饮水分层采样监测,对城乡饮水供水方式、水源类型、投资规模、消毒设备使用情况进行现场调查。2019—2023 年,全市共监测城乡生活饮用水样品 4484 份,合格 3877 份,合格率 86.46%;其中监测城区饮水 868 份,合格 841 份,合格率 96.89%;农村乡镇集中式供水 3616 份,合格 3036 份,合格率 83.96%。

7. 妇幼健康促进行动

(1)妇幼健康服务体系不断完善。截至 2023 年,全市 7 家县级妇幼保健机构达到二级标准,3 家县级妇幼保健机构通过二级甲等评审;二级以上医院、乡村基层医疗机构妇幼健康服务能力标准化建设达标率均达到 80% 以上;持续推进中医药全面融入妇幼健康服务,5 家妇幼保健机构通过中医药科室标准化验收。

(2)出生缺陷综合防治体系不断健全。全市已逐步建立起婚前、孕前、孕期和新生儿各个阶段的出生缺陷三级预防体系。持续开展免费婚前检查、孕前优生检查和增补叶酸预防神经管缺陷项目,2021—2023 年全市孕前优生项目完成率和增补叶酸服用率均在 90% 以上;在孕早中期开展产前筛查和产前诊断服务,目前全市已设置 14 家产前筛查机构,2 家产前诊断机构,实现了县级可筛查、市级可诊断的出生缺陷防治网络;启动实施新生儿先天性心脏病筛查项目,覆盖 10 个县(市、区)、29 家筛查机构、23 家诊断机构、2 家治疗机构,2023 年我市新生儿先天性心脏病筛查率为 97.87%。

(3)守牢母婴安全底线。不断健全危重孕产妇和新生儿救治网络,截至 2023 年底,全市共建成危重孕产妇救治中心 11 家,危重新生儿救治中心 11 家,实现县级全覆盖;孕产妇系统管理率逐步提高,2023年孕产妇系统管理率为90.68%,较2019年提高3.18个百分点,孕产妇死亡率较2022年降低6.7个百分点。

(4)"提高妇女儿童健康保障水平"民生实事项目稳中向好。5年来,全市累计完成宫颈癌免费筛查34万人次,乳腺癌免费筛查近35万人次,均圆满完成筛查工作,筛查覆盖率达到100%;免费开展预防出生缺陷产前筛查和新生儿疾病筛查,五年来全市产前筛查覆盖率、新生儿遗传代谢性疾病筛查率均完成省定目标任务。

(5)0—6岁儿童健康管理服务能力不断提升。实施促进健康儿童提升计划,规范开展儿童保健服务,5年来,全市婴儿死亡率、5岁以下儿童死亡率和3岁以下儿童系统管理率均达到健康河南行动2030年目标值,2023年7岁以下儿童健康管理率较2019年提高3.56个百分点。实施儿童营养改善项目,改善儿童营养和健康状况。我市封丘县和原阳县为儿童营养改善项目试点县,自项目开展以来,封丘县领取人数52 893人,发放率为95%,有效服用率为99.52%;原阳县领取人数30 730人,发放率为96%,有效服用率为99.9%。

8.中小学健康促进行动

(1)普及健康知识。坚持预防为主,2020年新乡市教育局制定《新乡市中小学健康促进行动实施方案》,全市中小学校认真开展防病教育,增强广大师生对疾病的防控意识和能力。在"世界防治结核病日""世界地球日""全国爱眼日""中国学生营养日""世界艾滋病日"等重要时间节点,通过"新乡学生健康"微信公众号推出专题文章,向全市学校广泛宣传必备健康知识,引导师生养成良好卫生习惯,累计阅读量超过30万次,有效提升了健康教育的质量和效果。

(2)筑起学校传染病监测体系的第一道监测关口。2020年完成互联网+入学入托儿童预防接种查验,在全市范围内利用"小豆苗app"进行入学入托儿童预防接种证自助查验和扫码查验工作。同年与中国电科第22研究所合作开发"学校疾病监测预警管理系统",在全市学校推广使用,利用"互联网+"技术实现了晨、午检和因病缺勤原因追查登记网络直报,为学校传染病疫情和突发公共卫生事件得以早发现、早报告、早处置,提供准确、可靠的数据。

(3)坚持开展"师生健康 中国健康"主题教育活动,推动健康学校、急救学校建设,组织专家队伍对新乡市中小学生进行了"心肺复苏技能""校园外伤急救""学校传染病防控知识"等健康知识公益宣讲,截至2023年底,共有6所学校分别获得首批全国健康学校建设单位和第二批全国学校急救教育试点学校,共有389名教师通过培训获得市急救员合格证书,在全省率先成立了中小学校教师急救员队伍,为师生的生命健康保驾护航。

(4)在学校开展公共卫生干预行动。2021年新乡市教育局印发《关于规范中小学"五项管理"的通知》,完善学校体育"健康知识+基本运动技能+专项运动技能"的教学模式,减轻中小学生课业负担,开足开齐上好体育课和健康教育课。

（5）增强爱眼意识。全面防控近视，出台《新乡市综合防控儿童青少年近视实施方案》，建立健全长效管理机制，加强我市中小学生视力监测数据报送，完成我市中小学生定期视力监测主要信息报送工作，受到了省教育厅的表扬。积极创建省近视防控示范校，获嘉县、新乡县被评为河南省近视防控示范县，新乡市实验小学等17所学校评为河南省近视防控示范校。

（6）关注师生心理健康，培养健全人格。构建与完善"1411"（1核心4抓手1品牌1平台）立体闭环新乡心理健康工作新"心"模式，得到了省、市领导的充分肯定；全市中小学校完成6个100%，即：100%配备专兼职心理健康教师；100%开设心理健康课程；100%建成学校心理辅导室；100%建立"一生一档"学生档案；100%开展心理健康讲座和"七个一"进校园活动；100%开展学生心理健康普查活动。心理健康志愿服务队，连续五年开展"阳光成长"心理健康教育进校园活动，开展讲座83场，走进重点人群开展心理帮扶工作18次。通过系列活动，逐步形成心理健康教育与学校、家庭、社会教育相结合的心理健康教育模式。

（7）加强体育锻炼，增强学生体质。全市中小学校把健康教育知识融入课堂教学、校园文化和学生日常行为规范，户外时间不少于1小时，每天在校内中等及以上强度身体活动时间达到1小时以上。健全学生体育竞赛体系，成功举办新乡市"市长杯""省长杯"青少年校园足球联赛、中小学生田径运动会、足球、篮球、排球等多场体育赛事，新乡市共有94名运动员达到国家二级运动员标准。

（8）推动学校营养与健康工作。下发《关于加强农村义务教育学生营养改善计划和学校食堂管理工作的通知》，建立信息公开公示系统，实时将配餐食谱、食材采购数量及价格、食堂收支情况、招标采购等信息公示公开。每年春秋学期开展食堂管理人员技术培训，指导学校开展食源性疾病预防和营养健康知识教育，五年开展培训讲座16场。联合市场监督管理部门定期对学校食品安全开展专项检查，严格执行校（园）长陪餐制度，形成长效机制，校领导陪餐率达100%。新乡市共有5所学校（幼儿园）获得全国"营养与健康示范校（园）"。

9. 职业健康保护行动

全市围绕"一切为了劳动者健康"主题，深入宣传贯彻《职业病防治法》，以《河南省健康企业建设实施方案》为指导，广泛宣传职业病防治法律法规，普及职业健康知识，积极营造全社会关心关注支持职业健康的浓厚氛围。按照《河南省职业病危害专项治理行动方案（2022—2025年）》要求，建立全市工业企业和专项治理的动态数据库，确保监管责任的落实，有效降低职业病的发病率，不断巩固职业病危害专项治理成果。根据河南省项目方案要求，新乡市对用人单位监测完成率、重点行业监测用人单位占比、监测覆盖率均达到100%，有效降低了职业病发病率，提高了劳动者的生活质量。

10. 老年健康促进行动

（1）健全老年健康服务网络，以新乡市第四人民医院为依托在全省地级市中最早建设市级老年医院，重点发展针对老年群体的就医服务。全市二级及以上公立综合医院、中医院设置老年医学科比例在全省率先达到100%，三级中医院设置康复医学科比例100%。推动基层医疗卫生机构建成适宜失能、半失能老人使用的护理型床位。在全市以老年医院为龙头、综合医院老年医学科为支撑、基层卫生机构为基础的老年健康服务体系进一步完善。

（2）推动医疗卫生服务向社区、家庭延伸，扎实推进家庭医生签约服务，做实老年人健康管理。2023年全市老年人规范健康管理率72.91%，超省定62%目标。

（3）提升医养结合服务能力，加强医养协作，支持医疗卫生机构与养老机构开展签约合作，为有需要的老人提供预约就诊绿色通道和上门服务。优化机构准入，对养老机构申请内部设置诊所、卫生室、医务室、护理站的，取消行政审批，实行县级卫生健康部门备案管理；对医疗机构申请设立养老机构的，指导其向民政部门申请备案。

（4）优化老年群体就医环境，针对老年人就医不便、对智能设备不熟悉等问题，以老年友善医疗机构创建为抓手，为老年人营造更加舒适友善的就医环境。目前全市277家一级及以上医疗机构全部开设有老年人就医绿色通道。

（5）加强老年健康人才队伍建设，选派我市医疗机构从事老年医学、医养结合方面的医护人员参加国家、省业务培训；在全省率先开展基层医疗卫生机构老年健康与医养结合服务专项技能培训，覆盖全部乡镇卫生院、社区卫生服务中心。

（6）探索开展安宁疗护服务，我市是全省7个国家级安宁疗护试点地区之一，目前已印发工作实施方案，成立以市委主要领导为组长的安宁疗护试点工作领导小组，确定5家市级医院安宁疗护服务机构、7个县级安宁疗护服务试点县（市、区），提供身体、心理、精神等方面的照料和人文关怀等服务。

（7）组织实施和支持保障工作，市卫生健康委联合市民政、发改、财政等18部门先后出台了《关于印发进一步推进医养结合发展若干措施的通知》《关于做好医养结合机构审批登记工作的通知》《新乡市老年健康服务体系建设实施方案》等文件，完善支持政策。

11. 心脑血管疾病防治行动

建立了覆盖县（市、区）、乡（社区）的高血压、心脑血管慢病防控体系，打造高血压慢性病、心脑血管疾病综合防控示范区、县级规范化诊疗试点，进一步提升我市心脑血管疾病规范化防治能力，加强全民心脑血管健康科普教育，做好心脑血管事件监测数据网络直报。组织新乡市高血压防治中心与8家分中心共同组建新乡市高血压慢性病分级诊疗模式。推进分级诊疗制度，建立了医联体和医共体，促进优质医疗资源下沉，加强基层医疗卫生机构的设备配备和人员培训，提高了基层的诊疗能力。以8个县级高血压防治中心（拟建）为首批高血压规范化诊疗试点单位，针对院内住院患者进行规范化诊疗。试点单位按照要求完成高血压患者信息上报等工作,试点区域内高血压、心血管患者诊疗人数不低于 200 例,年度随访率≥80%。建立新乡市数据库,动态监测我市主要心脑血管疾病的流行情况,掌握健康生活方式、相关危险因素、主要心脑血管疾病流行特征及变化趋势,提高心脑血管疾病发病、死亡和残疾等负担评估水平,制定科学的心脑血管疾病防控策略和措施。持续开展全国高血压日、世界卒中日等系列科普宣传活动,结合新素养 66 条、全面健康生活方式行动,利用各类媒体宣传心脑血管病预防、科学健身等健康知识。2019—2023 年全市科普宣传活动,参与现场活动的总人次数达 15 万人,印发宣传月相关宣传材料份数达 30.2 万份,健康支持工具发放达 5 万件。

12. 癌症防治行动

充分利用全国肿瘤防治宣传周契机,强化"癌症防治 早早行动"宣传周主题宣传活动,积极倡导每个人做自己健康的第一责任人,正确认识癌症、积极防控癌症、树立癌症三级预防理念,践行健康文明的生活方式,主动参加防癌健康体检,做到早预防、早发现、早诊断、早治疗,降低癌症发病率和死亡率,提高癌症早诊率和生存率,切实遏制癌症危害,提升群众健康水平。

(1)积极开展城市癌症早诊早治。依托新乡市癌症中心(新乡市肿瘤医院)在红旗区、卫滨区、牧野区、凤泉区等城区开展防癌风险评估问卷调查活动。

(2)全面开展农村癌症防治行动。在获嘉县、延津县、封丘县和辉县市等地开展农村癌症防治行动,对上消化道癌症(食管癌和胃癌)高危人群进行筛查。

(3)进一步完善肿瘤登记工作,建立全市肿瘤登记系统和跨区域肿瘤登记病例交换制度及网络信息系统。医疗单位门诊各科室在发现新诊断的肿瘤病例时,填写《新乡市居民肿瘤病例报告卡》和《新乡市肿瘤发病登记册》,并在 24 小时内上报医院内负责肿瘤报告的部门。全市组织开展肿瘤登记处人员培训,对肿瘤新发病例、死亡病例、人口资料的收集技术与方法、登记资料的统计和分析、省肿瘤登记系统使用、数据资料的汇总等方面进行广泛培训。建立了肿瘤登记处,开展以人群为基础的肿瘤登记工作,初步形成了反映新乡市城乡居民恶性肿瘤发病与死亡基本信息的肿瘤随访登记检测系统。

(4)加强宣传,增强防癌意识,推动防癌工作的顺利实施。在社区动员、健康教育和健康促进、全民健康生活方式行动、高危人群发现、高危筛查管理等方面开展了大量细致的工作,多部门共同协作,帮助患者及时发现癌变"苗头",把好预防关。

13. 慢性呼吸系统疾病防治行动

为提高基层医疗卫生单位配备肺功能仪的使用效率,在实践中提高基层医务人员对慢性呼吸系统疾病的防治意识、能力和水平,提高公众知晓率,早期发现、诊断和干预慢阻肺高危人群和患者,延缓疾病的发生和发展,降低疾病负担,使居民和患者获益,市卫生健康委组织市慢阻肺防治中心(新乡市第一人民医院)联合全市 20 家乡镇卫生院和社区卫生服务中心开展了慢阻肺高危人群早期筛查和综合干预活动,在社区人群中通过问卷和肺功能检查的方式开展慢阻肺高危人群筛查,并根据问卷和肺功能检查结果对人群进行分层分类综合干预,以提高居民呼吸健康水平。活动分为线上筛查、现场筛查和筛查后干预三个部分。各乡镇卫生院、社区卫生服务中心筛查点,通过海报、新媒体、入户宣传等方式展开组织动员居民参加线上筛查,对线上筛查的高危人员再通知其预约现场筛查时间和地点,届时开展现场筛查:详细问卷调查、身体测量、肺功能检查。对于慢阻肺高危人群(Ⅰ、Ⅱ)和慢阻肺患者进行筛查后综合干预和随访,开展健康教育、戒烟宣教、生活方式指导等,以后每年复查肺功能。新乡市第一人民医院及20家乡镇卫生院(社区卫生服务中心)累计共完成2.04万例以上的慢阻肺高危人群筛查和干预任务。

14. 糖尿病防治行动

新乡市结合当前糖尿病防控工作面临的严峻形势,充分利用"联合国糖尿病日"主题宣传活动等契机,广泛宣传糖尿病防治知识,切实提高广大居民对糖尿病防治重要性的认识。各县(市、区)创新宣传形式和载体,充分发挥网络和微博、微信、抖音等新媒体宣传平台作用,精心策划,组织开展了一系列群众参与度高、社会覆盖面广、传播效果好的宣传活动。

依托新乡市中心医院建立了河南省糖尿病防治中心新乡市分中心(新乡市糖尿病防治中心),牵头成立市、县、乡、村四级基层糖尿病防治联盟,并经常开展指导基层医疗机构落实糖尿病及其并发症规范化管理。市级以上医院建立实施检查、检验结果互认制度,医联体内实现医学影像、医学检验、病理检查等电子健康档案和电子病历信息共享。省、市级医院分别成立医联体,在县区级医院成立分院,派专家入驻,开展定期坐诊及查房工作,推广新技术,免费接收进修人员,开展远程医疗服务、建立疑难重症会诊及双向转诊绿色通道,逐步实现新乡市四区八县远程医疗全覆盖,服务范围逐步扩大到乡村、社区等基层医疗机构。市级医院深入新乡县、辉县市、原阳县、获嘉县等四区八县基层医疗机构开展城乡对口支援工作;开展"服务百姓健康行动"大型义诊活动百余场,定期巡讲宣传科普,为群众普及健康知识,提供专业的诊疗服务;对基层卫生人员进行糖尿病规范化诊治流程培训,着力改善受援单位的医疗服务能力,提高早诊早治比例,较好地控制了血糖水平,减少了其他并发症发生,提高了患者生活水平。

15. 传染病及地方病防控行动

坚决贯彻国务院联防联控机制要求,按照"及时发现、快速处置、精准管控、有效救治"的要求,健全常态化防控机制,做好新冠病毒感染、重点传染病监测防控,有序开展免疫规划疫苗接种,严格落实地方病防控,加强联络沟通,坚持集中会商、例会等制度,确保各项工作协同联动、无缝对接,筑牢联防联控、群防群控的严密防线,有效保护了人民群众生命安全和身体健康。

(1)免疫规划工作提质升级。全市免疫规划信息化管理网络建设进一步完善,儿童预防接种信息系统接种单位覆盖率达到100%。以预防接种规范管理为重点、预防接种门诊和免疫规划示范县建设为抓手,落实扩大国家免疫规划各项工作,全年为6岁以下儿童免费接种率达到国家免疫规划要求的90%以上。2019—2022年免费为65岁以上老人接种流感疫苗,市卫生健康委联合市教育局多措并举推进学生流感疫苗接种工作,为全市3—15岁学生优惠接种了流感疫苗。

(2)结核病防治工作持续加强。持续开展结核病监测和分析,继续巩固结核病按病种付费工作成效;组织开展标准化门诊和病房设置标准制定;稳步推进数据质量核查及耐药结核病患者随访专题调查;认真落实惠民政策,对确诊的肺结核患者提供全疗程抗结核药品免费治疗。

(3)地方病防控工作稳中向好。2019—2023年,新乡市12个县区全部达到消除碘缺乏病目标,持续保持消除碘缺乏病危害状态。2020年,地方病防治3年攻坚期间,新乡市涉及的6个饮水型地方性氟中毒县都达到控制水平;2021—2023年,继续保持控制状态。2019—2023年,新乡市仅有封丘县的一个饮水型砷中毒病区村,已改水且改水工程能保持正常运行,并已达到饮水型砷中毒消除目标。新乡市水源性高碘地区原有7个县区,通过改水降碘措施,到2023年还有4个县区的部分地区还存在高碘危害,通过监测,4个县区2019—2023年未加碘盐食用率稳步上升,2023年达90%。

(三)重点任务落实情况

1. 健康知识普及行动

每年开展"健康中原行·大医献爱心"乡村振兴志愿服务专项行动和健康促进"321"行动。与新乡市电视台、新乡市广播电台、新乡日报社联合,开设大健康栏目、卫生健康专刊,在综合广播和交通广播每周定时进行健康专题播报,各县市区和医疗机构利用地方媒体、电子屏、村里大喇叭进行全方位的疫情防控宣传和健康知识传播,增强全民健康知识和意识。

2. 合理膳食行动

通过专题宣传、日常宣传相结合的方式加大营养健康知识宣传力度。一方面以营养健康宣传周为契机,组织开展各类宣传活动,市卫生健康部门组织营养专业人员进社区、进广场开展专题宣传,并与教育部门加强沟通协作,引导师生收看符合学生需要的健康专题节目;另一方面经常性在新闻媒体,如市广播电视台《新乡大健康》节目、《新乡日报》卫生专刊、新乡市卫生健康委员会及新乡市疾病预防控制中心官网、微信公众号、抖音短视频等平台播放专家讲座、刊发科普文章等传播营养健康理念,有力推动了营养健康知识普及。

3. 全民健身行动

积极争取国家体育总局、省体育局体彩公益金健身项目支持,推进农民体育健身工程、乡镇体育健身工程、县级户内外全民健身中心以及老年人体育健身工程全面实施,加快完善城市社区15分钟健身圈,积极推进城区"10分钟健身圈"规划工作;引入二代智能健身器材、智能健身步道系统和社区智慧化健身舱等,增加器械辅助健身的互动性、体验感,指导群众科学健身。加快城市体育公园、健身步道、社区文体广场以及足球场等公共体育场地设施建设,切实推动全民健身场地建设提质增效。积极推动新飞移动式气囊场馆项目试点落户新乡,3年内将在全市公共区域投放100个移动式气囊场馆;为保障健身器材完好率,采取器材供应商定期检查和第三方巡检相结合的方式,适时巡查健身器材使用及损坏情况,提高使用安全性。

4. 控烟行动

近年来,为贯彻落实《"健康中国2030"规划纲要》《河南省人民政府关于推进健康中原行动的实施意见》等文件精神,减少烟草烟雾的危害,保障公众健康,全市全面推进无烟环境建设、"世界无烟日"宣传和控烟立法等各项控烟工作。

5. 心理健康促进行动

成立新乡市社会心理服务体系建设工作领导小组,由市委常委、政法委书记任组长,分管副市长任常务副组长,市委政法委、市卫生健康委、市公安局等20个相关单位负责同志为领导小组成员,形成了统筹协调、齐抓共管社会心理服务体系建设的良好局面,为工作全面开展提供了有力的组织保障。近年来,全市以全国社会心理服务体系建设的四大工作目标为中心,努力从社区治理、学校管理、员工服务、医疗保障四个方面构建社会心理服务网络,辐射出针对重点人群的各项心理服务。织密群众贴心网,在县、乡、村三级综治中心规范设置心理咨询室或社会工作室。154个乡镇(街道)建立了社会心理服务工作室,以村为单位的社会心理服务工作室建成率达90%,达到了普通群众身边心理服务支持性环境建设的要求。开展基层心理疏导化解服务。各级咨询场所的开通,畅通了群众诉求反映渠道,有利于及时了解和掌握群众的社会心理需求。心理服务和心理干预手段的引入,使矛盾、纠纷的化解更加贴心和人性化。利用现有资源,广泛开展重点人群社会心理服务。各乡镇(街道)利用老年活动中心、妇女之家、青少年活动中心、残疾人康复机构等公共服务设施,为失独、孕产妇、留守儿童、残疾人及其家属等提供心理辅导、情绪疏解、家庭关系调适等心理健康服务。

6. 健康环境促进行动

对全市11个县(市、区)城乡饮水分层采样,一是城区饮用水卫生监测部分,新乡市城区设92个监测点,每个县(县级市)城区设6个监测点;监测点的设置除涵盖城区内全部的市政供水外,还包括自建设施供水。水样类型包括出厂水、末梢水和传统水箱式二次供水。二是农村乡镇集中式供水卫生监测部分,每个监测乡镇(含所辖村)设2个或4个监测点(每个农村水厂的出厂水、末梢水各算1个监测点,监测点的设置优先选择农村饮水安全工程供水类型,其次是其他集中式供水)。此外,在每个县选择4所农村学校检测末梢水,其中包括3所农村饮水安全工程覆盖的学校和1所采用自建设施供水的学校。城镇供水合格率100%,农村集中式供水合格率85.26%。

7. 妇幼健康促进行动

实施健康新乡妇幼健康促进行动。全面落实落细健康新乡妇幼健康促进行动各项重点任务,积极配合做好年度考核评价工作,充分展示工作成效和亮点。融入乡村振兴战略部署要求,继续实施妇幼健康服务能力提升计划。密切协调跟进市妇幼保健院建设和新乡县妇幼保健院规划情况,切实推进全市妇幼保健机构标准化建设。免费开展预防出生缺陷产前筛查和新生儿疾病筛查,对筛查出的高风险孕妇进行免费产前诊断,产前筛查覆盖率达到60%以上、新生儿"两病"和听力筛查率均达到98%以上。

8. 中学生健康促进行动

在全市中小学校进行医务室标准化创建。每年召开全市秋冬季传染病防控会议,并对学校校医和健康教育教师进行专题培训。全市新申报国家级校园足球特色学校43所,新申报全国足球特色幼儿园35所,辉县市教体局积极申报创建"全国青少年校园足球'满天星'训练营",新乡市教育局积极建设"新乡牧野足球学校"。全面开展中小学校食品安全智能化管理,全市492所中小学校食堂已全部实施"互联网+明厨亮灶"智能化管理。

9. 职业健康保护行动

为巩固和深化尘肺病防治攻坚行动成果,大力推进"十四五"时期职业病防治工作,保障劳动者职业健康权益,按照《河南省卫生健康委员会关于印发河南省职业病危害专项治理行动方案(2022—2025年)的通知》要求,制定了新乡市职业病危害专项治理行动方案,在全市范围开展职业病危害专项治理行动,明确了治理任务、治理目标及时间表。

10. 老年健康促进行动

将老年医疗卫生服务纳入卫生事业发展规划,出台《新乡市2022年老年健康和医养结合服务项目实施方案》,依托现有基本公共卫生资源,做细做实家庭医生签约服务,为老年人提供规范化、个性化服务。全市65岁及以上老年人健康管理人数45.255万人,为65岁及以上老年人医养结合服务指导人数45.5281万人,65岁以上老年人健康管理率72.88%,65岁以上老年人医养结合服务指导率73.32%;医疗卫生机构与养老机构建立签约合作关系145对,医疗卫生机构与日间照料中心等建立签约合作90对。

11. 心脑血管疾病防治行动

进一步加强脑卒中防治中心建设。转发《关于进一步规范河南省脑卒中防治中心建设工作的通知》,对进一步加强区域脑卒中防治中心建设,强化脑卒中防治中心职能,规范脑卒中防治中心建设、申报和认证,确保每个县市要建成一个规范的脑卒中防治中心做出了规定。目前,辉县市人民医院、封丘县人民医院、新乡同盟医院已被河南省卫生健康委员会命名为县级脑卒中防治中心。

12. 癌症防治行动

建立全市肿瘤登记系统和跨区域肿瘤登记病例交换制度及网络信息系统。医疗单位门诊各科室在发现新诊断的肿瘤病例时，填写《新乡市居民肿瘤病例报告卡》和《新乡市肿瘤发病登记册》，并在24小时内上报医院内负责肿瘤报告的部门。新乡市肿瘤登记处从2018年开始每年组织开展一次登记人员培训，对肿瘤新发病例、死亡病例、人口资料的收集技术与方法、登记资料的统计和分析、省肿瘤登记系统使用、数据资料的汇总等方面进行广泛培训。目前全市已在4个区7个县建立了肿瘤登记处，开展以人群为基础的肿瘤登记工作，初步形成了反映新乡市城乡居民恶性肿瘤发病与死亡基本信息的肿瘤随访登记检测系统。

13. 慢性呼吸系统疾病防治行动

（1）开展学科建设。2018年新乡市第一人民医院通过了国家级呼吸与危重症医学科（PCCM）规范化建设项目单位。成立了新乡市PCCM专科联盟（63家医院），成为联盟主席单位。2020年成立新乡市呼吸疾病防治体系与PCCM学科建设工作领导小组。有力提高了全市呼吸学科的诊疗能力，构建提高了我市呼吸系统疾病的防治体系。

（2）连年开展慢性呼吸道疾病防治公益活动。新乡市第一人民医院开展"呼吸健康月"公益活动。每年开展世界慢阻肺日、世界哮喘日、戒烟日、过敏日的健康宣教及义诊活动，赠送健康宣传页、峰流速仪等，提高人民对慢性系统疾病的认识及早防早治意识。

14. 糖尿病防治行动

培养基层糖尿病教育人员。组织新乡市中心医院定期举办继续教育学习班：新乡市中心医院内分泌科，在河南省率先开展糖尿病基层医师和义工继续教育学习班，除了市级和省级的继续教育学习班外，每年都举办国家级继续教育学习班，这项活动培养了一批批基层糖尿病教育者，提高了基层内分泌医生的专业素养，同时受到了国内著名专家学者及基层医师的支持和好评，截至目前，共举办继续教育学习班40余次，培养基层糖尿病教育者5000人/次。在原阳县、获嘉县、延津县等县医院、乡镇卫生院、社区医院举办学习班，开展小组讲课、教学查房、病例讨论等学习活动，旨在提高基层糖尿病教育者的专业知识，为推进糖尿病健康教育促进教育工作培养更多的人才。

15. 传染病及地方病防控行动

2019—2023年，针对传染病监测情况，及时采取针对措施，做好各类传染病疫情处置，防止各类疫情扩散，有效降低各类传染病的发病数。特别是在新型冠状病毒流行期间，严格按照国家要求，执行各类防控技术规范，始终使新乡市的新型冠状病毒感染疫情处于较低水平。根据2023年度工作部署，新乡市严格落实新冠病毒感染"乙类乙管"之后的工作调整要求，积极督促各县（市、区）医疗机构做好新型冠状病毒感染的病例补报工作和后续的新冠病毒感染哨点监测工作和变异株监测工作。每季度督促指导各县（市、区）做好传染病漏报调查和报告质量管理工作，在年底完成核查数据的汇总上报，持续规范做好传染病防控工作。2023年9月8日,新乡医学院第三附属医院报告河南科技学院1例登革热病例。2023年9月16日,新乡医学院第一附院报告辉县市1例皮肤炭疽,在后续病例搜索中,又检出1例皮肤炭疽病例。经过市、县(区)两级卫生健康委、疾控局、疾控中心和相关单位的共同努力和密切配合,两起疫情迅速得到控制,杜绝了二代病例的出现。持续做好地方病监测、南水北调受水地区健康饮水行为促进调查、地方病防治规范化县建设、疟疾防治、黑热病监测等工作。加强地方病防控健康教育宣传。以"全国疟疾日""防治碘缺乏病日"等为契机,组织形式多样的宣传活动,广泛、深入宣传地方病防治知识。

（四）组织实施和支持保障情况

近年来,健康新乡行动紧紧围绕《"健康中国2030"规划纲要》《国务院关于实施健康中国行动的意见》《健康中国行动组织实施和考核方案》三个文件要求,认真贯彻落实健康中国战略和健康河南行动部署,坚持搭框架、建机制、抓落实,推进健康理念融入所有政策,以"一纲要、一行动、一考核"为架构,以高位推进的政策体系、上下协同的工作体系、科学合理的指标体系、权威有效的评价体系为支撑,坚持"营造健康环境、构建健康社会、优化健康服务、培育健康产业、打造健康人群"的目标,坚持以人民健康为中心,切实筑牢疫情防控安全屏障的同时,着力提高居民健康素养水平,坚持深化医药卫生体制改革,构建高效医疗卫生服务体系,不断推进健康新乡建设向纵深发展。经省卫生健康委员会、教育厅、体育局、生态环境厅、住房和城乡建设局厅、水利厅、医疗保障局、疾控局等部门审定,健康新乡行动68项指标中,55.88%已达到2030年省定目标值,我市考核结果为优秀,获市委、市政府主要领导批复嘉奖。

1. 准确把握大局,统筹谋划发展

认真贯彻领会健康中国、健康中原工作的总体要求,着眼全局、把握大局,完善政策设计,紧扣《国务院关于实施健康中国行动的意见》《健康中国行动组织实施和考核方案》重要目标指标,做实健康新乡举措,处理好创新和发展的关系,使健康新乡工作更加全面、更加协调、更加系统。每年及时召开健康新乡行动工作会议,相继出台《健康新乡行动2020—2030年实施方案》《健康新乡行动考核实施方案》等可操作性强的文件,全面深化细化实化健康新乡监测评估与试考核工作,确保年度工作目标全面如期完成。

2. 制定工作规则,落实联动责任

2021年,为更好履行健康新乡行动推进委员会宏观指导、综合协调、督促检查的职能,确保各专项行动工作制度化、规范化,统筹推进健康新乡行动工作,根据健康新乡建设工作要求,制定了组织管理制度、定期会商制度、联络沟通机制、考核考评制度四项制度。进一步规范健康新乡工作,加强和改善十六个专项工作组的领导,提高健康新乡行动的执行力,更好发挥健康新乡推进办的总揽全局、协调各方的领导作用,保证了健康中国、健康中原各项决策部署的贯彻落实。

3. 科学监测评估，增强考核力度

根据上级文件要求，进一步建立健全了推进健康新乡建设的监测评估机制。对《"健康中国 2030"规划纲要》和健康新乡行动所确定的总体目标和主要指标的年度进展情况、发展趋势不断进行评估，了解 16 项专项行动指标任务进展情况、总体目标实现情况，逐一明确各指标的内涵口径、计算方法、数据来源、监测层级和频率等。不断增强推动健康新乡建设的指导性和引领性，切实提高相关政策措施的科学性和精准性。针对监测评估指标，对各县（市）、区 2022 年健康新乡行动组织实施情况、年度工作任务落实情况和指标进展情况进行了考核，将健康新乡行动纳入政府目标考核内容，充分发挥考核"指挥棒"作用，强化各地党委、政府和有关部门落实责任，引导健全健康新乡建设工作机制、完善支撑体系、强化宣传引导，把健康融入所有政策。在 68 个健康河南行动指标中，55.88% 已经达到健康河南行动设定的 2030 年目标值。

4. 总结优秀实践，发挥示范带动作用

为进一步发挥典型经验案例的示范带动作用，每年遴选典型案例作为全市推荐的健康新乡行动推进典型经验案例。案例突出健康新乡行动的代表性、实践性和可复制性，供各县（市）区在健康新乡行动推进中借鉴推广，行动以来，共收集案例 49 篇。同时上报和下发工作动态，及时宣传健康新乡行动推进中解决的重点难点问题及工作成效，点燃行动引擎。

5. 深化健康促进，引领健康风尚

成员单位和医疗机构积极传播健康知识，在各级各类网站、新媒体、电视台、广播电台和报纸期刊等相关媒体开设固定专栏，开展健康教育和科普宣传活动，每年各类活动在省、市级媒体发布报道十余次。以健康新乡行动考核为抓手，协同科协、教育、体育等部门实施健康促进活动，积极推进学校、社区、工作场所健康教育行动、全民健身行动、健康素养监测行动，普及健康知识，推动全民健身与全民健康融合发展，不断提升居民健康素养水平。为进一步巩固深化国家卫生城市创建成果、推进健康新乡行动工作、提高城市健康服务水平、完善健康保障、建设健康环境，将健康融入所有政策，全面提升城市人群健康素养，促进经济社会高质量发展。2021 年 12 月举办了新乡市健康中国行动医疗专场选拔赛；2023 年 12 月举办了新乡市健康中国行动家庭专场选拔赛；2023 年 11—12 月，开展了以"健康新乡文明同行"为主题的活动，通过全民参与、齐抓共管、多措并举的方式，对各类垃圾乱扔、烟头落地的不文明行为进行治理，促进全民文明健康素质全面提升，乱扔垃圾问题有效解决，市容面貌明显改善，养成良好的健康行为习惯，城市管理工作体制机制更加健全，精细化长效管理水平不断提高。

二、面临的主要挑战

（一）理念和工作模式上存在传统健康思维局限

健康城市是20世纪80年代世界卫生组织为应对快速城市化进程中出现的"高消耗、高污染、高浪费、低生态效益和社会效益"的传统工业生产方式带来的"城市病"，而提出的一种全新的城市发展战略。根据WHO建设健康社会的10条标准，健康城市涉及政治、经济、社会、生态环境、生物、化学和物理因素，社区环境和个人行为等多个方面和层次。但受"健康是医疗卫生专属领域"的传统认识束缚，在健康城市建设实际实施过程中，仍然局限于完善城市公共卫生体系的范畴，在那些对健康影响具有深层次、隐匿性、长期性等环节，如城市的整体规划、建设、重大行政决策以及产业结构升级调整等领域开展健康影响评价依然任重而道远。

（二）健康城市建设可持续性发展机制不健全

健康问题的社会性和政治性，决定了它是一项系统性的民生工程，政府主导和跨部门行动在当前仍然是健康城市持续发展的最大驱动力。目前，开展跨部门行动，将健康融入部门职责不到位是制约健康城市发展的重要因素。虽然一直在强调多部门合作，健康城市依然停留在"谁牵头，谁负责"的尴尬局面。此外，人少事多现状也严重影响健康新乡建设的推进速度和质量。尤其是目前，健康新乡行动推进办只有一个人，是卫生健康委的一个科室，协调能力受限，推动力度不强，且议事协调机构撤销，使得协调更加无力，工作推动更加困难。

（三）健康城市建设缺少"智库"支撑

"健康城市"这一概念是在20世纪90年代初引入中国的，其意义已超越了"卫生城市"，它带给我们的是一种全新的、综合的、多维的视角。健康城市建设过程非常重视依托高校、科研机构的理论指导、调查研究、专业评估，为健康城市建设从城市规划、建设和管理各个方面提供科学决策依据。而新乡市在这方面相对薄弱，虽然新乡市健康城市建设曾与市内几所高校在某些具体项目、课题有过合作和协商，但缺乏对健康城市建设有高度、有深度的系统分析指导。

三、策略展望

（1）尽快召开健康新乡行动监测评估及考核培训会，认真组织开展健康新乡行动

2023年监测评估和考核工作,考核结果向各县(市、区)通报,作为各地有关部门领导班子和领导干部综合考核评价、干部奖惩使用的重要参考。对指标发展水平为优秀和进步幅度较大的,予以通报表扬。对各地在推进健康河南行动中的好经验、好做法及时总结、宣传推广。各县(市、区)定期召开健康新乡行动工作调度会议,进一步压实责任,确保健康河南行动各项任务有效落实、主要目标指标如期实现。

(2)培育一批亮点提质增效,推广一批案例示范引领,打造一批品牌树立形象。各县(市)、区每年度至少培育5个亮点、至少推荐3个典型案例。各专项行动工作组每年至少培育1个亮点和推荐1个典型案例,形成一批在全国全省有影响的健康新乡行动品牌。

(3)进一步加强"两健"、丰富"三融"、做实"四行动"。建立健全健康教育工作体系和健康知识传播体系,将健康新乡行动融入精神文明建设、融入爱国卫生运动、融入全民健身。优化健康促进"321"行动和"健康新乡牧野行"乡村振兴义诊服务专项行动,全面启动建设健康学校、医院、社区等促进行动,开展健康素养监测行动。

(4)组织营养指导员培训,探索开展营养健康食堂建设,开展居民合理膳食指导,推动全社会营养健康素养不断提高。

(5)落实全民健身各项目标任务,加快推进县(市、区)两场三馆建设,完善城市社区"15分钟健身圈",持续推进国民体质监测站点标准化建设和国民体质测评服务常态化工作。

(6)加强无烟环境建设。到2024年底,基本实现无烟环境建设"四个100%",即无烟党政机关、无烟医疗卫生机构、无烟学校和无烟家庭建成率均达到100%。城市公共交通工具(城市公交、地铁)100%无发布烟草广告,15岁以下人群吸烟率较2023年进一步下降。

(7)加快精神专科医院或综合医院精神(心理)科建设。开展社会心理服务体系建设试点建设,探索推进儿童青少年心理健康促进工作。

(8)持续推进大气、水、土壤污染防治,强化城乡供水水质安全保障,加强公共安全基础设施建设。

(9)推动落实妇幼健康战略规划目标,推进妇幼保健机构能力提质升级,增强孕产妇和新生儿危急重症救治能力,持续实施市重点民生实事,落实《健康儿童行动提升计划(2021—2025年)》。

(10)抓好校园艾滋病、结核病等传染病预防和宣传培训工作。加强儿童青少年视力健康管理。推进学校体育教学和评价改革。做好校园食品安全工作。持续推动实施农村义务教育学生营养改善计划。

(11)落实《河南省职业病危害专项治理行动方案(2022—2025年)》。制定《新乡市2024年推进健康企业建设实施方案》,建立健康企业建设考核评估体系。加强重点职业病及危害因素监测预警。建立尘肺病康复站长效运行机制。建立职业健康专业技术人员继续教育培训制度,不断提升技术服务机构规范化管理能力和技术服务质量。

(12)完善落实老年健康促进政策措施。加强老年健康教育。开展老年体育健身活动。强化老年健康管理服务。完善老年医疗服务网络。加强医养结合项目建设。加强老年健康服务队伍建设。加快构建老年友好社会。协同推进康养产业发展。

(13)继续开展县级脑卒中防治中心建设。举办高血压精彩病例大赛。加强应急救护知识技能普及培训。加快推进市级癌症中心和部分县级癌症中心建设工作,完善我市癌症防治体系。建立市级慢阻肺防治中心工作,健全市级慢阻肺防治网络,完善全市慢阻肺防治体系。完成糖尿病患者档案建立、糖尿病危险分层、随访和干预,优化糖尿病患者综合管理技术和策略。开展儿童青少年2型糖尿病糖调节异常筛查,为新乡市制定预防T2DM措施提供依据。

(14)完善监测预警机制,强化重点人群、特殊时间节点防控工作。持续落实多部门协作、科学防治、联防联控的防控工作方针,巩固地方病防治成果,持续落实食盐加碘、推进降氟改水等地方病重点防控措施,有效控制饮水型氟中毒危害。

(供稿:李晓铭,史德猷)

B.29　焦作市

一、实施成效

(一)总体进展情况

1. 总体进展

对照健康河南行动2030年和2025年目标,健康河南行动71项监测指标中,共有43项(61%)达标,其中26项(36.62%)提前达到2030年目标,17项(23.94%)提前达到2025年目标;21项(28.17%)较上年提升或持平;2项(2.8%)较上年下降;5项(8.45%)基础值缺失。全市各专项行动监测指标总体进展情况良好,综合良好率为87.32%。

2. 提前达标指标

2023年全市有43项指标提前达标,其中26项提前达到2030年目标,17项提前达到2025年目标。

(1)提前达到2030年目标值的有26项,具体包括:①健康知识普及行动。居民健康素养水平提升至30.75%,提前达成2030年目标。全民健身行动:经常参加体育锻炼人数比例达40.1%,提前达成2030年目标;人均体育场地面积达标。②体质健康测评服务。20 935人次参加,提前达成300人次目标。控烟行动:15岁及以上人群吸烟率完成情况良好。③妇幼健康促进行动。产前筛查率、遗传代谢性疾病筛查率及儿童健康管理率均达标;婴儿及儿童死亡率优于省平均水平。④心理健康促进行动。严重精神障碍患者规范管理率达标。中小学健康促进行动:中小学校心理健康教育比例达100%。⑤老年健康促进行动。二级及以上医院设老年医学科比例高。⑥心脑血管、癌症等疾病防治行动。慢性呼吸系统疾病死亡率及相关过早死亡率均达标。⑦传染病防治行动。儿童免疫接种率为96.72%。⑧中医药健康促进行动。村卫生室中医非药物疗法比例达标。健康服务与保障:基本医疗保险参保率97.01%。

(2)提前达到2025年目标值的有17项,包括合理膳食行动、健康环境促进及老年健康等多个指标。

3. 提升较快指标

2023年,有5项指标改善幅度较大,包括接尘工龄不足5年的劳动者新发尘肺病比例、3岁以下婴幼儿托位数、学生体质健康标准达标率、地方病危害控制情况及营养指导员数。

4. 下降明显指标

共有2项指标下降明显,包括城乡居民医保政策范围内住院费用基金支付比例及红十字应急救护培训人数。

5. 需重点关注指标

有6项指标需重点关注,详见表B.29-1。

表B.29-1 建议重点关注指标

序号	指标名称	指标值(2023)	指标特征
1	城乡居民医保政策范围内住院费用基金支付比例	61.77	较2022指标值下降
2	心脑血管疾病死亡率(1/10万)	383.07	总体呈逐年上升趋势,且与2030目标值差距大
3	城市空气质量优良天数比率(%)	66.4	由上升趋势转变为下降
4	65岁以上老年人规范化健康管理覆盖率(%)	69.23	指标升降反复,近两年呈下降趋势
5	城市人均公园绿地面积(平方米)	16.28	指标总体呈上升趋势,但较2022指标17.28有一定下降
6	工作场所职业病危害因素监测合格率(%)	89.83	较2022指标值下降较多

（二）各专项行动进展情况

本部分对16个专项行动完成情况按照健康影响因素控制、重点人群健康促进、重大疾病防控3个维度展开分析。每项行动选择1—2个监测指标进行分析。

1. 健康影响因素控制

（1）健康知识普及行动。可从行动进展和重点监测指标两方面考察。

行动进展方面：一是完善健康知识传播体系。组建科普巡讲团队，截至2023年底，我市市级科普专家库173人；建设市人民医院、市二院、市中医院、焦煤集团中央医院等科普资源库试点。二是深化健康素养项目。开展"健康焦作行·大医献爱心"、健康促进"六进两建一帮扶"行动；加强健康支持性环境建设，成功打造大沙河、龙源湖等健康主题公园。三是推进健康教育多元融合。重点围绕健康焦作行动、健康知识普及行动，实施"两建三融四行动"战略，将健康促进工作融入精神文明创建、融入爱国卫生创建、融入全民健身活动。共开展各级健康科普巡讲6000余场，惠及群众80多万人次，完成乡村医生科普技能培训1567场，培训村医46 760人次，创建河南省健康促进医院9家，创建省级健康县（区）2个。

重点监测指标方面：居民健康素养水平。2019年省级监测数据为18.79%、2020年为28.6%、2021年为29.7%、2022年为30.4%，2023年市级监测数据为30.75%，等待省级认证中。

（2）合理膳食行动。可从行动进展和重点监测指标两方面考察。

行动进展方面：一是强化营养健康科普建设。围绕"全民营养周"、"5·20"中国学生营养日等，举行活动1500场次，受众2 529 851人次；对1795名老人、学龄儿童开展营养健康知识及营养需求情况调查。二是提升营养健康服务能力。组织95人参加营养指导员培训；开展人群合理膳食指导600余场，指导调查27 900人，发放控油限盐工具1万套。三是实施食品安全风险监测。食品污染物及有害因素监测工作覆盖全市，146家综合类二级以上医院、社区服务中心和乡镇卫生院均纳入食源性疾病监测网络；采取解放区监测点，以居民超重肥胖、特定人群贫血情况开展哨点监测3941人。

重点监测指标方面：每万人营养指导员（名）。该指标为2022年新增，2023年全市平均每万人营养指导员人数为0.25名，较上年度的0.148提升69%，距2030年目标值（1名）差距仍较大。

（3）全民健身行动。可从行动进展和重点监测指标两方面考察。

行动进展方面：一是加强组织政策保障。建立全民健身工作联席会议制度，出台《焦作市全民健身实施计划》《关于加快体育强市建设的实施意见》等文件；建立体育网格员机制，社会体育指导员3万余人，举办健康知识讲座1000余次。二是丰富全民健身场地。打造太极体育中心等体育服务综合体；挖掘各类空间资源108余处；建成大沙河体育公园、苏蔺体育公园和天河体育公园,新建健身步道52千米,建成登山步道80千米,构建10分钟体育健身圈,建成极限运动广场和全省首家冰上运动中心。三是全民健身活动多样化。承办中美国际篮球对抗赛、郑焦国际徒步大会、全国国际式摔跤冠军赛、中国焦作篮球文化节等赛会,开展元旦长跑等全民健身活动200多项。研创大众太极广场舞,选树57名"焦作市太极拳推广使者";打造全国示范性青少年篮球训练基地。四是体卫融合,科学健身。成立河南省第一家体育医院,组织召开体卫融合——发展论坛暨中医康复技术研讨会;开展运动促进健康免费诊疗活动15次,为1000余名群众开展监测;新建健康管理中心与运动康复中心。

重点监测指标方面:一是经常参加体育锻炼人数比例。全市指标值达40.1%,提前达到2030年目标值;近年来,我市经常参加体育锻炼人数比例变化趋势总体平稳。二是人均体育场地面积。2023年焦作市人均体育场地面积为2.62平方米,较2022年的2.51平方米增加0.11平方米,较2021年增加0.27平方米,较2020年增加0.36平方米,提前完成2030目标。

(4)控烟行动。可从行动进展和重点监测指标两方面考察。

行动进展方面:一是推进依法控烟。2023年提交《焦作市爱国卫生条例》《焦作市公共场所控制吸烟条例》立法建议项目申报表,促进焦作市控烟相关法规出台。二是开展无烟化环境建设。1051家党政机关实现无烟化;建成无烟学校938家,占比88.3%;医疗卫生机构全部实现无烟。三是开展烟草流行监测。2023年,调查15岁以上人群1108人,吸烟人数207人,吸烟率18.68%,完成国家任务;持续实施"戒烟——医者先行活动",10余家民办医疗机构自主开展戒烟辅助行动。四是开展控烟专项行动。实施"小手拉大手"控烟行动。开展集中宣传1070余场,发放宣传材料及倡议书19万份,覆盖94万人;开展公共场所控烟执法和劝导。组织卫生监督员200余人次、动员公益控烟劝导员4000余人次,发放资料2000余份,检查人群密集场所840余家,劝阻吸烟1200余人。

重点监测指标方面:15岁及以上人群吸烟率(%)。2023年全市指标值为18.68%,较上年的22.8%有大幅下降,提前完成2030目标。

(5)心理健康促进行动。可从行动进展和重点监测指标两方面考察。

行动进展方面:一是提升严重精神障碍患者管理质量。对124个基层精防机构进行质控督导;2023年我市严重精神障碍患者五项核心指标综合得分位居全省第三;享受免费服药患者1078名,鉴定为高风险严重精神障碍患者危险评估三级以上7015人。二是充实心理健康人才队伍。5年来共选送17名业务骨干参加精神科医师转岗培训工作。三是强化心理危机干预和心理援助。开通24小时心理援助热线,接听心理热线来电4817个;组织心理健康促进活动,惠及5万余人;成立社区心理健康服务工作站,建立学校心理健康服务网络。四是强化专科能力建设。目前共有6家精神专科医院,8家综合医院开设精神科(心理门诊)。五是加强宣传教育。举办健康教育知识讲座600余场,推送心理健康知识2000余篇,发放青少年心理健康宣传手册等资料7万余份,惠及约2万人。

重点监测指标方面:一是严重精神障碍患者规范管理率。2019—2023年,全市严重精神障碍患者规范管理率总体呈上升趋势,已提前完成2030目标值(85%)。二是精神科执业(助理)医师。我市精神科执业(助理)医师人数总体呈逐年增长,距离省目标值(4.5名/10万人)还有较大差距。

(6)健康环境促进行动。可从行动进展和重点监测指标两方面考察。

行动进展方面:一是开展大气、水、土壤污染防治。受污染耕地安全利用率和重点建设用地安全利用率连续5年保持100%;完成22项超低排放改造,2706项无组织排放治理、1556项企业综合整治、12台燃煤锅炉拆改、597项挥发性有机物(VOCs)污染治理项目;高标准保护水源涵养区和饮用水源保护地,全市水源地保护区设立界碑、标识牌、警示牌695个,各乡镇设立饮用水常规监测点260个,水源地取水水质达标率100%。二是推进重点监测。与国家疾控环境所和上海复旦大学公共卫生学院合作开展科研项目,完成3大类、42项工作内容,监测生物指标13650人次,采集($PM_{2.5}$)样品1652份,统计分析数据3200万条。三是加强公共安全基础设施建设。在全省率先建成覆盖全市农村的城乡环卫保洁一体化体系,城市生活垃圾实现无害化处理,垃圾处理由卫生填埋转为焚烧发电。四是开展健康城市和健康细胞建设。稳步推进健康城市建设,在2022年度全国健康城市评价中,焦作市健康城市综合指数69.40分,省内排名第4。创成省市健康乡镇10个、健康村81个、健康单位81家、五星健康文明家庭5000家。

重点监测指标方面:一是城市公园绿化活动场地服务半径覆盖率(%)。2023年全市城市公园绿化活动场地服务半径覆盖率达90.31%,与2022年持平,相比2021年增加2.86个百分点,提前完成2025省定目标值。二是城市人均公园绿地面积(平方米)。2023年全市城市人均公园绿地面积达到16.28平方米,相比2019年的15.05平方米增加8%,提前完成2025目标。

2. 重点人群健康促进

(1)妇幼健康促进行动。可从行动进展和重点监测指标两方面考察。

行动进展方面:一是提升妇幼重点民生实事服务质量。市卫生健康委与各县(市、区)卫生健康委签订《母婴安全保障目标责任书》,建立高危孕产妇管理情况"日汇总、周调度"制度,强化危重孕产妇救治和管理;由市孕产妇及新生儿质控中心牵头,举办高危孕产妇重症救护技术等各类培训班;每半年开展一次工作督导,及时发现整改问题,定期通报工作进度。二是提升妇幼健康全程服务能力。二级以上医院、乡村两级基层医疗机构均开展妇幼健康服务能力标准化建设;指导辖区10家妇幼保健机构绩效考核,市妇幼保健院创建为全省第一批妇幼中医药特色单位、省级"新生儿疾病筛查分中心";危重新生儿救治中心覆盖率100%,危重孕产妇救治中心覆盖率86%;市妇幼保健院、沁阳、温县和博爱县妇幼保健院纳入全省危重新生儿救治体系评估试点。三是开展妇幼中医药健康促进活动。六县(市)妇幼保健机构均规范设置中医药科室,乡镇卫生院、社区卫生服务中心广泛应用中医儿科推拿、中医妇科熏蒸等中医特色服务。

重点监测指标方面:一是3岁以下儿童系统管理率和7岁以下儿童健康管理率。全市3岁以下儿童系统管理率和7岁以下儿童健康管理率稳步提高。2023年,3岁以下儿童系统管理率和7岁以下儿童健康管理率分别为92.28%、93.48%,较2019年上涨2.90%和6.18%。二是婴儿死亡率及5岁以下儿童死亡率。近五年婴儿死亡率略有波动,5岁以下儿童死亡率逐年下降,2023年分别为2.10‰和2.62‰,较2019年分别下降11.39%和20.85%;5岁以下儿童死亡率,城乡差距明显缩小,且均达到省定目标。

(2)中小学健康促进行动。可从行动进展和重点监测指标两方面考察。

行动进展方面:一是加强健康教育能力。642所学校聘任在职医生任"健康副校长",将健康教育课程列入教学计划,健康教育开课率达100%;在校学生每天校内外各1小时体育活动,安排多种体育活动;各级教育行政部门与中小学签订《中小学生健康目标责任书》。二是推进青少年近视防控工作。下发《关于做好儿童青少年近视防控工作的通知》,召开联席会议,制定学校近视防控工作方案;以每年3月和9月为近视防控宣传教育月,制定家校联动开展近视防控具体方案,开展"家长志愿者讲座"等活动。三是做好心理健康教育。市教育局将心理健康教育工作列入全年教育工作要点,截至2023年底,全市心理健康教育教师2337人。

重点监测指标方面:一是学生体质健康标准达标优良率(%)。2023年全市学生体质健康标准达标优良率为58.8%,较上年的34.54%提升24.26个百分点,有望在今年达成2030目标值(60%)。二是儿童青少年总体近视率(%)。2023年全市儿童青少年总体近视率水平为62.88%,较上年下降1.96%,近五年指标均低于国家"两纲"及全省"两规划"目标要求。

(3)职业健康保护行动。可从行动进展和重点监测指标两方面考察。

行动进展方面:一是推进健康企业建设。成功创建3家首批省级健康企业建设试点企业(龙佰集团股份有限公司、焦作市明仁天然药物有限责任公司、沁阳金隅冀东环保科技有限公司)。二是持续深入职业病危害专项治理。成立焦作市职业病防治项目工作领导小组和业务工作与技术指导组;落实《焦作市职业病危害专项治理行动方案(2022—2025年)》,抽查辖区重点行业领域职业病危害防控。2023年度,焦作市职业病防治项目职业卫生全省第一,放射卫生全省第三,并在省工作会上作先进经验交流发言。三是开展职业健康宣传教育。举办《中华人民共和国职业病防治法》宣传周,现场集中宣传活动,制作宣传折页30 000份、职业病防治法律法规500册、环保袋500个和笔记本300本;连续3年开展争做"职业健康达人"活动,组织用人单位200余家、劳动者2万余人;5家单位荣获省级优秀组织单位,25位同志荣获省"职业健康达人"。四是提升职业病防治技术能力。连续 5 年举办职业病防治项目启动会暨业务培训会,各县(市、区)相关业务人员 120 余人参加培训;组建焦作参赛队参加省职业病防治能力决赛,5 人获得个人奖项,团队荣获"优秀组织奖"。

重点监测指标方面:工作场所职业病危害因素监测合格率(%)。2023 年全市工作场所职业病危害因素监测合格率为 89.83%,较 2019 年的 87.38% 上升了 2.45 个百分点,提前达成 2025(85%)目标,较 2022 年度 94.48% 下滑严重,需重点关注。

(4)老年健康行动。可从行动进展和重点监测指标两方面考察。

行动进展方面:一是增强居家社区服务能力。组建医共体 8 个、家庭医生服务团队 1471 个,为 46.78 万名老年人、1.05 万名失能老年人提供签约服务;以沁阳市、马村区为试点开展家庭病床服务;创建"全国示范性老年友好型社区"10 个、"河南省老年友好型社区"18 个。二是加强老年医疗服务网络建设。将老年医疗服务网络建设纳入全市医疗服务体系建设三年行动计划;老年医院 8 家,老年友善医疗机构 185 家(占比 96.86%),二级以上公立综合医院均设置老年医学科;申请河南省彩票公益金医养结合项目 13 个,补助资金 4061 万元。三是深入推进医养结合。出台《关于深入推进医养结合发展的实施意见》等 17 个指导性文件;建立部门联席会议制度,构建"1+9"政策保障体系;两证齐全医养结合机构 42 家,养老机构中医养结合机构占比 22.58%,位居全省第一;武陟县创建为全国医养结合示范县,蕾娜范护理院创建为河南省医养结合示范机构,博爱县金城乡卫生院等 4 家单位创建为河南省基层医疗卫生机构医养结合和安疗结合实践样板;焦煤中央医院慈佑颐康院、市五院、蕾娜范养老护理院被评为省二级甲等医养机构。

重点监测指标方面:一是二级及以上综合性医院设老年医学科比例(其中二级及以上公立综合性医院设老年医学科比例)(%)。2023 年设置老年医学科的二级以上综合性医院比例为 89.29%,设置老年医学科的二级以上公立综合性医院比例为 95.65%。二是 65 岁以上老年人规范化健康管理覆盖率(%)。提前达成 2025 年目标,但指标变化较为反复,2019—2020 年上升,2021—2022 年下降,2023 年又有小幅回升。

3. 重大疾病防控

(1)心脑血管疾病防治行动。可从行动进展和重点监测指标两方面考察。

行动进展方面:一是完善心脑血管疾病防治体系建设。建设卒中防治网络,市第二人民医院建成国家脑卒中筛查与防治基地。全市建设三级卒中中心 5 家,二级卒中中心及建设单位 14 家,基层卒中单元 7 家;第二人民医院多项心脑血管疾病手术疗法质量排名居全国三级医院卒中中心前一百;市人民医院胸痛中心实现患者首次医疗接触至完成首份心电图月平均时间全年不超 5 分钟。二是建设高血压防治网络。市人民医院被批准为河南省高血压防治中心焦作市中心,建成河南省高血压防治中心成员单位 9 家,建成河南省高血压防治中心县级中心 6 家,山阳区东方红塔西等 18 家社区卫生服务中心建成高血压防治网点。三是健全心脑血管疾病监测报告制度。制定《焦作市心脑血管事件报告工作方案》，各级各类医疗卫生机构按时上报心脑血管事件，每季度汇总分析全市数据。四是开展心脑血管疾病防治宣传活动。围绕"全国高血压日""中国1120心梗救治日""世界心脏日"和"世界卒中日"等，讲解防治知识；制作宣传展板300余块，发放宣传画及宣传单72 000余份、横幅100余条。

重点监测指标方面：一是心脑血管疾病死亡率（1/10万）。我市心脑血管疾病死亡率呈总体上升趋势，2023年全市心脑血管疾病死亡率为383.07/10万，远高于2030年目标值（≤190.7/10万）。二是高血压患者规范管理率（%）。全市高血压在管患者30余万人，规范管理率连年达60%以上。其中，2023年规范管理率达75.91%。

（2）癌症防治行动。可从行动进展和重点监测指标两方面考察。

行动进展方面：一是健全癌症防治体系。市级癌症防治中心（市第二人民医院）和博爱县、修武县癌症防治中心通过现场验收；开展城乡癌症早诊早治，城市地区完成问卷评估数23 866份，检查高危人群7527例，完成2018—2021年高危和非高危人群随访15 903人；乡镇开展上消化道癌筛查39 471人次，任务完成率100%。二是开展恶性肿瘤登记报告。市县两级疾病预防控制中心均设肿瘤登记处，并与公安、统计部门取得人口数据，以死亡统计资料为基础开展发病补充登记工作。三是切实加强癌症防治能力。市第二人民医院肿瘤治疗学获批河南省医学重点学科、中医肿瘤科通过河南省第五批省重点中医专科验收，肿瘤科获批河南省临床重点专科。依托市第二人民医院建设市肿瘤转化医学重点实验室、肺部肿瘤医学重点实验室、妇科肿瘤医学重点实验室、分子病理医学重点实验室，近三年主持肿瘤相关科研项目93项，年获得授权发明专利3项、实用专利6项，发表肿瘤相关研究SCI论文11篇（影响因子3分以上文章8篇），获河南省医学科技奖三等奖11项；依托市第二人民医院，构建区域癌症防控网络体系，与98家医疗单位签订医联体协议，与25家医疗单位签订肿瘤专科联盟协议，与基层医疗机构签订远程会诊协议。

（3）慢性呼吸系统疾病防治行动。可从行动进展和重点监测指标两方面考察。

行动进展方面：一是健全慢阻肺防治体系。市第二人民医院创成国家PCCM科规范化建设三级医院达标单位；2022年慢阻肺防治中心通过现场验收，2023年市第二人民医院被省卫生健康委授牌焦作市慢阻肺防治中心，辐射各县级人民医院、18家基层医疗机构，初步建立慢阻肺防治网络；60%基层医院配备简易肺功能仪，省级慢阻肺监测平台基本建设成功。二是建设健康支持环境。建成2个国家级慢病防控示范县市区和6个省级慢病防控示范县（市、区），达到河南省慢病中长期规划指标要求。三是规范开展慢阻肺监测。2021年以来开展慢阻肺筛查11 810例，覆盖沁阳、孟州、温县等9个县市区；2023年启动慢阻肺监测工作，制定《焦作市慢阻肺患者登记报告工作技术方案》，在解放区、山阳区、温县试点开展慢阻肺监测工作，截至2023年底报告慢阻肺病例1454例。

重点监测指标方面：70岁及以下人群慢性呼吸系统疾病死亡率。2023年全市70岁及以下人群慢性呼吸系统疾病死亡率4.9/10万,完成2030目标(≤8.10/10万)。

(4)糖尿病防治行动。可从行动进展和重点监测指标两方面考察。

行动进展方面:一是开展糖尿病防治宣传教育。利用多种形式向公众宣传糖尿病防治基本知识,增进群众糖尿病预防意识。二是加强糖尿病防治能力。以市人民医院、市第二人民医院为技术中心,成立糖尿病防治中心预防及专家团队;搭建学术平台,定期举行学术会及培训班;委托市第二人民医院,每年开展糖尿病诊治业务质控调研和技术指导工作。三是加大糖尿病筛查和干预管理力度。各基层医疗卫生机构按照规范要求对35岁以上居民实行血糖首诊制,对筛查出的患者规范登记信息;依托市人民医院设立区域化糖尿病患者数据管理中心,辐射周边社区,截至目前筛查社区内40岁以上居民30 000人次,其中糖尿病患者3354人次。

重点监测指标方面:糖尿病患者规范管理率(%)。2023年全市2型糖尿病在管患者规范管理率76.36%,较2022年的75.25%提高1.11%,已完成2030年目标(≥70%)

(5)传染病及地方病防控行动。可从行动进展和重点监测指标两方面考察。

行动进展方面:一是做好其他重点传染病防控。除新冠感染以外,其他重点传染病形势总体平稳,无其他甲乙类急性传染病暴发流行;全市各类医疗机构传染病调查漏报率低于5%。二是严格实施免疫规划项目。2019—2023年各年度以市为单位的免疫规划疫苗接种率均95%,以乡(镇、街道)为单位的免疫规划疫苗接种率均>90%,以市为单位的新生儿乙肝疫苗首针及时接种率均>90%。三是持续控制和消除重点地方病。我市是全省首个全部县区达到地方病规范化建设标准的地市,焦作市、武陟县和修武县被中国疾控中心授予"公共卫生领域卫生健康标准化试点";完成地方病病情监测,全面落实防治措施,规范地方病现症病人管理;碘缺乏病保持持续消除状态,水源性高碘危害和饮水型地方性氟中毒得到有效控制。

重点监测指标:一是甲乙类法定传染病报告发病率。2019—2023年,全市甲乙类法定传染病报告发病率呈下降趋势,2023年指标值为131.54/10万,较上年度下降15%,达到2030年(<240/10万)目标值。二是有效控制和基本消除地方病危害。2023年我市有效控制和基本消除地方病危害指标总体得分为98.59分,较2022年上升8%,整体控制效果较好,即将达成2030年省目标值。

(6)中医药健康促进行动。可从行动进展和重点监测指标两方面考察。

行动进展方面:一是加强中医药文化传播。温县中医院被确定为第三批省级中医药文化宣传教育基地,建成解放区中医药文化博物馆和中站区中医药文化主题公园,组织遴选152支中医药文化科普宣传队伍;开展中医药"六进"活动420次,制作中医药文化科普产品39个,受益群众107 397人次。二是开展老年人中医药健康促进活动。二级及以上中医医院均开设老年医学科,三级中医医院、60%的二级中医医院与养老机构开展合作,各乡镇卫生院、社区卫生服务中心对65岁以上老年人开展中医体质辨识服务;65

岁以上老年人中医药健康管理率达到国家标准。三是开展中医药慢病防治活动。7家二级及以上中医医院均开展脑卒中、高血压、糖尿病等慢病门诊，与基层医疗卫生机构组建慢病防治联盟的三级中医院1家，二级中医医院2家；基层医疗卫生机构均为慢病患者建立中医健康档案，开具中医健康处方。四是推广中医治未病。二级以上中医医院均设立治未病科，二级及以上中医医院均开展三伏贴服务。

重点监测指标方面：村卫生室提供中医非药物疗法的比例。2023年，全市提供中医非药物疗法的村卫生室占比92.5%，连续四年保持稳步增长，现已提前完成2030（80%）目标值。

（三）组织实施和支持保障情况

五年来，市委、市政府高度重视、大力支持，凝聚工作合力，完善监测评估，强化推进力度，加强宣传推广，是健康河南与健康焦作行动取得实效的基础。

1. 凝聚工作合力

印发《焦作市人民政府关于加快推进健康焦作行动的实施意见》《焦作市人民政府办公室关于印发健康焦作行动组织实施和考核方案的通知》等文件，成立健康焦作行动推进委员会，建立健康教育与健康促进工作联席会议制度，制定健康焦作行动工作要点，为推动健康焦作行动提供有力组织保障和政策保障。健康焦作行动推进委员会办公室多次召开推进会，16个专项行动工作组和相关单位负责同志参加会议，对各项工作作出具体安排，形成各部门联动参与、齐抓共管的工作合力。目前，市、县联动的工作平台已基本建立，各县（市、区）成立推进委员会统筹推进健康焦作行动，深入实施16项专项行动。

2. 完善监测评估

市推进办印发《关于开展2021年度健康焦作行动试考核工作的通知》《关于开展2021年度健康焦作行动监测评估工作的通知》，安排部署2021年度健康河南行动及健康焦作行动考核工作。2023年6月，按省推进办要求，我市召开会议安排部署年度监测评估工作，印发《关于开展2022年度健康焦作行动监测评估工作的通知》（焦健委办〔2023〕3号）、《关于开展2022年度健康焦作行动考核工作的通知》（焦健委办〔2023〕4号）等文件，围绕市委、市政府和推进健康河南行动有关要求，全面掌握推进健康焦作行动的工作实效和重点工作实施进展。

3. 强化推进力度

坚持示范引领和典型带动，印发《关于报送健康焦作行动第二批典型案例的通知》（焦健委办〔2023〕5号）等，打造出"实施'四轮驱动'大力推进医养融合发展"的具有全省影响力的焦作品牌。充分发挥专家智库作用，鼓励专家积极参与健康焦作建设决策，组织相关专家对健康河南行动年度计划、监测考核及焦作市"十五五"健康规划等重大问题进行政策解读和研究。由各专项行动组牵头，结合日常督导、暗访等方式，抽查各地各部门组织实施和工作落实情况。

4. 加强宣传推广

市推进委员会办公室印发《健康焦作行动宣传工作方案》，健全常态化宣传机制。在市卫生健康委官网建立健康焦作行动专栏、焦作电视台设置《健康最重要》栏目、设立健康焦作微信公众号、《健康焦作》双月刊，与《焦作日报》、焦作电视台、《医药卫生报》、河南菜鸟文化传媒有限公司等建立合作，开设《焦作疾控》《健康最重要》栏目向群众推送健康知识。协调市文明办、爱卫办，围绕文明城市创建、卫生城市创建、健康单位创建、疫情防控及爱卫月、世界无烟日等活动联合开展宣传活动，推进健康河南行动，助力健康焦作建设。印发《关于开展"健康达人"评选活动的通知》（焦健委〔2022〕3号），示范引领群众践行文明健康生活方式，宣传健康河南行动。

二、面临的主要挑战

（一）重难点领域问题有待突破

从指标完成情况看，心脑血管疾病死亡率虽与上年度数值基本持平，但五年来呈持续增长趋势，距离省定目标值差距逐渐扩大。总体上，城市空气质量优良天数比率、工作场所职业病危害因素监测合格率、65岁以上老年人规范化健康管理覆盖率等指标出现反复。存在居民健康素养水平提升较缓、公共场所仍有吸烟行为、居民对慢阻肺认识不足等现象。

（二）多部门协同推进机制有待完善

推进机制主要局限在卫生健康系统内部，部门统筹推进动力不足，议事协调机构作用发挥不明显。部分县（市、区）重视程度需要进一步提高，工作实施处置率不足。基层人才队伍建设欠缺，工作人员多身兼数职，现有人员结构、专业素养难以达到高质量推进要求。这充分说明行动进展与卫生资源配置相关，也与地方政府的重视程度和各部门的配合密切相关。

（三）不平衡不充分问题有待解决

各县（市、区）间行动推进情况有较大差异，指标差异较大，存在填报不规范、口径不统一、数据准确性差等问题。同时，各专项行动内部实施进展也存在一定差异，如心脑血管疾病死亡率、城市空气质量优良天数比率、工作场所职业病危害因素监测合格率、65岁以上老年人规范化健康管理覆盖率等指标近年来升降反复，心脑血管疾病防治行动、健康环境促进行动、职业健康促进行动还需进一步深化，慢性非传染性疾病管控还需重点加强。

(四) 大卫生大健康格局有待进一步构建

全民健康是建设健康河南的根本目的,作为一项系统工程,健康河南行动需要全社会共同努力、各部门通力配合,而目前这一格局尚未形成。推进办作为一种协调沟通载体,其作用发挥主要局限于考核评估、上传下达,对于跨部门事项缺乏全流程的决策、执行和监督体系,政策执行整合不足。如心理健康促进行动,涉及多部门、多领域,但目前的跨部门协作机制尚不健全,在发现、预警、治疗、跟踪、康复等环节存在不同程度的脱节现象。基层推进能力有欠缺,难以充分开展各专项行动涉及的调查、宣教及跟踪随访工作。

三、策略展望

(一) 聚焦重点突破,提升针对性

一是推进重难点问题攻坚行动,针对进展较慢的行动领域,如健康环境促进、心脑血管等慢病防控行动,注意发挥市级卒中防治中心、市级高血压防治中心等带头作用,完善构建心脑血管、慢阻肺防治网络。加强人才培养和学科建设,聚焦心脑血管疾病、慢性呼吸系统疾病、糖尿病防治领域,结合"生物医药产业园"项目,启动一批临床研究,提升医药领域科研创新能力。二是聚焦农村地区、老年人、文化水平较低者、农民和工人等重点人群和地区,开展健康促进和管理,加大"一老一小"健康服务供给。着力推动控烟立法,保障公众健康权益,维护公共卫生环境。三是充分发挥示范引领作用,以实施"四轮驱动"大力推进医养融合发展为契机,推进"医防康养护助"一体化服务,打造焦作市健康河南行动先行示范区。

(二) 强化结果运用,促进可持续

一是对指标完成情况较差、监测评估工作开展不及时的县(市、区)重点督导,锚定考核指标,弥补薄弱环节,督促按时按质完成工作任务,同时,组织相关部门及专家咨询委员会专家对各地组织实施情况及考核指标抽查复核。二是根据年度监测评估结果,评估重点关注数据,邀请有关专项行动组、专家、民众代表、社会组织等共同商讨行动推进策略,扬长补短,高水平推进健康河南建设。三是充分利用各项调查数据。根据专项调查结果,统计分析数据,针对发现问题、薄弱环节,开展针对性干预与指导,收集群众反馈意见,评估行动实效,优化推进策略。

（三）严格监测评估，对标高要求

一是坚持目标导向、问题导向，完善监测评估与考核方法措施。建立问题清单和推进台账，推动监测评估结果纳入领导干部实绩考核的重要参考依据。二是规范数据收集，提升填报质量。各级推进办、各专项行动组成立监测评估办公室，召集专家咨询委员会专家对健康河南行动年度计划、监测考核等重大问题进行论证评估，指定信息专员专职负责信息数据收集校正工作，构建健康河南行动指标库，全面提升数据填报质量。三是充分利用大数据和信息化手段，建立健全市县两级专业机构工作网络，建立全市健康素养监测数据库，提高监测数据质量，保证监测结果的客观性和可信性。

（四）加强协调联动，构建新格局

一是建强市县两级推进机构，健全省、市、县三级协同推进机制，推动各专项行动组将监测评估指标纳入日常工作，常态化推进健康河南行动。二是注重示范引领，重点培育和建设全市示范试点，推动行动重点突破与整体提升协同并进，做好社会健康信息传播，加强社区服务体系建设，凝聚健康河南行动群众合力。三是强化专家委员会、巡讲团队和志愿服务人才队伍建设，建立有利于知识产品生产和决策作用发挥的制度，建立政府、医院事业单位、NGO、高校智库、生物医药产业园合作机制，完善覆盖政府和社会各部门的健康促进工作格局。

（供稿：冯小亮，何智颖，赵宜晨）

B.30　濮阳市

一、实施成效

（一）总体进展情况

经本市自评和省级复核，2023年健康河南行动73项监测指标中，有39项进展良好，达到了省定年度目标或预期目标，其中有34项提前达到了2030年（2025年）目标值。健康河南行动监测指标有15项与濮阳市"十四五"规划目标相衔接，其中5项提前完成了规划期末发展任务。此外，有34项指标距省目标仍有差距，其中19项指标较上年提升或持平，10项指标同比有所下降，5项指标基础值缺失。

从专项行动和指标属性看，健康知识普及、职业健康、中医药健康等专项行动指标完成良好；合理膳食、心理健康、中小学健康、心脑血管等疾病防治领域相关指标较往年提升；控烟、健康环境、妇幼健康、传染病及地方病防控、健康服务与保障、健康水平等进展不均衡，部分指标较上年呈下降趋势；全民健身、健康环境、老年健康等方面存在指标基础数据缺失的现象。

（二）达标指标情况

与健康河南行动2030年目标（部分指标参考当前省设定目标值）相比，2023年全市有39项完成省定目标，提前达标34项。主要包括：

1. 健康影响因素控制

（1）健康知识普及行动1个：居民健康素养水平30.97%，提前达到2030年大于等于30%的目标。

（2）合理膳食行动2个：农产品质量安全例行监测总体合格率100%，提前达到2025年98%的目标；食品安全评价性抽检合格率99.2%，提前达到2025年98%的目标。

（3）全民健身行动1个：开展居民体质健康测评服务6772人次，符合省工作要求。

（4）控烟行动1个：无烟党政机关建成率100%，符合省工作要求。

（5）心理健康促进行动1个：严重精神障碍患者规范管理率99.78%，提前达到2030年85%的目标。

（6）健康环境促进行动5个：农村自来水普及率提前达到2025年88%的目标；城市生活垃圾无害化处理率100%，完成省定99.7%的工作要求；实现农村生活垃圾收运处理的数量占行政村总数的比例100%，提前达到2030年100%的目标；城市人均公园绿地面积17.15平方米，提前达到2025年14.78平方米的目标；城市公园绿化活动场地服务半径覆盖率90.13%，提前达到2025年85%的目标。

2. 重点人群健康促进

（1）妇幼健康促进行动6个：产前筛查率86.31%，提前达到2030年大于等于80%的目标；新生儿遗传代谢性疾病筛查率98.98%，提前达到2030年大于等于98%的目标；农村适龄妇女宫颈癌和乳腺癌筛查区县覆盖率100%，提前达到2030年100%的目标；孕产妇系统管理率89.3%，提前达到2025年大于85%的目标；3岁以下儿童系统管理率87.08%，提前达到2025年大于85%的目标；7岁以下儿童健康管理率93.88%，提前达到2030年大于90%的目标。

（2）中小学健康促进行动2个：儿童青少年总体近视率55.23%，较往年下降1.36个百分点，符合省持续下降的工作要求；配备专职校医或保健人员的中小学校比例100%。

（3）职业健康保护行动4个：接尘工龄不足5年的劳动者新发尘肺病报告例数占年度报告总例数比例0%，符合省工作要求；工作场所职业病危害因素监测合格率93.92%，提前达到2025年大于85%的目标；地市公立医疗卫生机构职业病诊断服务覆盖率

100%,提前达到2030年大于等于90%的目标;县区公立医疗卫生机构职业健康检查服务覆盖率100%,提前达到2025年大于95%的目标。

(4)老年健康促进行动3个:65岁以上老年人规范化健康管理覆盖率70.92%,提前达到2025年大于等于65%的目标;医养结合机构数量14家,较往年增加5家,符合省持续增加的工作要求;二级以上综合性医院设老年医学科比例84%,提前达到2030年大于等于60%的目标。

3. 重大疾病防控

(1)重大疾病防控系列行动4个:70岁及以下人群慢性呼吸系统疾病死亡率5.17每10万,提前达到2030年小于等于8.1的目标;高血压患者规范管理率71.62%,提前达到2030年大于等于70%的目标;糖尿病患者规范管理率72.17%,提前达到2030年大于等于70%的目标;以乡(镇、街道)为单位适龄儿童免疫规划疫苗接种率96.5%,提前达到2030年大于90%的目标。

(2)健康服务与保障4个:每万人口全科医生数5.7人,提前达到2025年3.93的目标;每千人口医疗卫生机构床位数7.94张,提前达到2030年7.7的目标;二级及以上公立医院连通区域平台占比100%,符合省工作要求;基本医疗保险覆盖率97.19%,提前达到2030年96%的目标。

(3)健康水平2个:婴儿死亡率2.01‰,提前达到2030年小于等于4.1‰的目标;5岁以下儿童死亡率3.01‰,提前达到2030年小于等于5‰的目标。

(4)中医药健康促进行动3个:三级中医医院设置康复科比例100%,提前达到2030年90%的目标;乡镇卫生院、社区卫生服务中心提供中医非药物疗法的比例100%,提前达到2030年100%的目标;村卫生室提供中医非药物疗法的比例83.4%,提前达到2030年80%的目标。

(三)同比提升指标情况

与往年相比,2023年有19项指标有了改善和进步,主要包括:

(1)全民健身行动2个:人均体育场地面积2.52平方米,较2022年的2.42平方米提升了0.1平方米,有望提前完成2030年2.6平方米的目标;城乡居民达到《国民体质测定标准》合格以上人数比例65.68%,较2022年42.9%大幅提升22.78个百分点。

(2)心理健康促进行动2个:居民心理健康素养水平22%,较2022年21%增长了1个百分点;每10万人精神科执业(助理)医师3.56名,较2022年2.76名增加了28.99%,有望提前完成2030年4.5名的目标。

(3)健康环境促进行动2个:城市居民饮用水水质达标率99.38%,较2022年98.6%改善了0.78个百分点;乡镇居民饮用水水质达标率86.14%,较2022年81.84%改善了4.3个百分点;地表水质量达到或好于Ⅲ类水体比例属于省级监测指标,本市自评值为

50%,与上年持平。

(4)妇幼健康促进行动1个:每千人口拥有3岁以下婴幼儿托位数2.41个,较2022年2.29个增长了4.3个百分点。

(5)中小学健康促进行动2个:学生体质健康标准达标优良率40.65%,较上年27.57%大幅提升13.08个百分点;配备专职心理健康教育教师的中小学校比例63.70%,较2022年16.61%大幅提升47.09个百分点。

(6)重大疾病防控系列行动3个:每10万心脑血管疾病死亡率361.18,较2022年394.62下降8.47个百分点;30—70岁人群因心脑血管疾病、癌症、慢性呼吸系统疾病和糖尿病导致的过早死亡率15.2%,较2022年16.95%下降1.75个百分点;有效控制和基本消除地方病危害92.86分,较2022年64.59大幅增长28.27分。

(7)健康服务与保障5个:每千人口注册护士数3.64人,较2022年3.08人增长18.18个百分点;每千常住人口执业(理)医师数3.32人,较2022年2.99人增长11.04个百分点;千人口献血率13.06‰,较2022年12.57‰人增长0.49个千分点;残疾人基本康复服务覆盖率84.7%,较2022年80.31%增长4.39个百分点,有望如期完成2025年85%的目标;人均预期寿命77.73岁,较2022年的77.53岁增长0.2岁。

(8)合理膳食行动1个:每万人口营养指导员数0.24人,较2022年的0.096人增长1.5倍。

(四)退步指标情况

2023年有10项指标较往年有所退步,分别包括:15岁及以上人群吸烟率21.69%(省监测数值),省复核认定为C级;农村卫生厕所普及率66.79%,比2022年71.5%下降4.71个百分点;地级及以上城市空气质量优良天数比率65.8%,比2022年66.6%下降0.8个百分点;妇幼保健机构建设达标率71.43%,比2022年85.71%下降14.28个百分点,下降幅度超过15%;每10万孕产妇死亡率12.54;每10万甲乙类法定传染病报告发病率324.95,比2022年132.46明显增加,增加幅度达到145%;每千人口公共卫生人员数0.6人,比去年0.71人下降15.49人,下降幅度超过15%;个人卫生支出占卫生总费用的比重29.98%,比2022年26.73%增长3.25个百分点,增长幅度超过10%;城乡居民医保政策范围内住院费用基金支付比例65.95%,比2022年70.58%下降4.63个百分点;红十字应急救护培训人数2635人次,少于2022年的2718人次。

(五)缺失基础数据指标情况

依据本次监测评估框架,有5项指标缺少基础数值,未进行有效分类归档。具体如下所示:经常参加体育锻炼人数比例自评42.23%,省级未复核认定,按规定分档为D级;国考和省考地表水断面浓度值达到目标要求的个数占断面总数比例100%,省级未设定目标值,按规定分档为 D 级;地级及以上城市细颗粒物浓度 50 微克每立方米,省级未设定目标值,按规定分档为 D 级;居民环境与健康素养水平自评 13.2%,省级未复核认定,按规定分档为 D 级;二级以上公立综合性医院设老年医学科比例 84.62%,较往年下降 7.69 个百分点,分档为 D 级。

（六）各专项行动进展情况

1. 健康知识普及行动

2019 年以来,全市深入开展健康知识普及行动,通过完善健康教育体系、倡导健康生活方式,持续涵养培育全民健康素养。全市居民健康素养水平持续提升,2023 年达到 30.97%,超过全省平均水平 0.64 个百分点,较 2019 年提高 13.08 个百分点,提前达到 2030 年省定目标,逐步夯实了健康濮阳建设的基础。

（1）健康科普知识传播体系建立健全。充实健康科普专家库和资源库,吸纳专家 400 余名并逐年递增,形成强大的科普力量。制定实施《濮阳市健康科普知识发布与传播工作制度（试行）》,依托主流媒体、新媒体等方式,构建市县乡村四级科普传播矩阵,全市卫生行业新媒体账户累计关注量达 210 万,夯实了健康科普知识传播主阵地。将医疗机构和医务人员组织参与健康教育情况纳入年度考核和职称晋升指标,强化绩效评估。

（2）健康教育"多融"格局逐步构建。进一步推动健康知识普及与文明创建、爱国卫生运动、全民健身行动等多融合促进。打造"广场公益医院"服务品牌,受益群众近 6.7 万人次。落实健康副校长制度,为 2700 多所中小学校配备 2163 名健康副校长,守护师生健康。联合市教育局开展科学护眼直播讲座,在线观看人数 53 万。联合市总工会等单位,连续举办五届健康科普能力大赛,累计参赛选手 600 余人,荣获省级大赛奖项 8 个,2 部作品入围国家作品征集,2 名选手冲击国家赛事。

（3）健康素养促进行动效果日益凸显。深入实施健康促进"三进两建一帮扶",共组织健康巡讲 1.59 万次,培养乡村医生、基层骨干 4.91 万人次,培养家庭明白人 76.08 万人次,义诊 85.69 万人次,发布科普信息 42.59 万条。推进县区、医院等健康支持性环境建设,建设 1 个国家级健康促进区,创建省市级健康促进医院 16 家。连续五年高质量开展居民健康素养监测,每年调查覆盖不少于 3280 户,全市健康促进工作效果显著,我市先后 2 次在全省健康教育工作会及培训会上作典型发言。

2. 合理膳食行动

合理膳食行动实施以来,通过政府引导、试点示范、知识普及和技能提升等多方面举措,有效提升了居民饮食质量,推动健康生活方式转变,取得显著进展和成效。2023 年全市每万人口营养指导员 0.24 人,较 2022 年的 0.096 人增长 1.5 倍。农产品质量安全例行监测总体合格率 100%,提前达到 2025 年 98% 的目标。食品安全评价性抽检合格率 99.2%,提前达到 2025 年 98% 的目标。

（1）营养健康场所建设提质扩面。以营养健康食堂建设为抓手,带动各级各类食堂、餐厅、学校参与营养健康场所建设。推动营养健康咨询、评估、干预等服务在各级医疗机构的普及。目前共建成1家健康餐厅、2家健康食堂、1所健康学校,促进学校和餐饮业营养健康饮食服务水平提升。

（2）营养健康指导体系逐步健全。持续开展营养指导员培训,参加并通过营养指导员培训考试90人。市总工会连续举办两届营养技能竞赛,积极参加省级营养技能竞赛,先后取得团体二等奖、三等奖的好成绩,营养指导能力明显提升。实现合理膳食指导县区及乡镇（办）全覆盖,5年来累计指导20 805户家庭。

（3）营养健康科普宣传深入人心。在食品安全宣传周、全民营养周、"5·20"中国学生营养日等时间节点,通过多种渠道,广泛开展营养健康知识的普及工作。利用社区宣传栏、网络平台、微信公众号等多种形式,发布营养健康知识。邀请营养专家深入社区、企业、学校,为市民提供面对面的营养指导服务。累计开展营养健康讲座百余场,受益群众达10万余人。

3. 全民健身行动

大力推动全民健身与全民健康深度融合,逐步建立场地设施全面覆盖、赛事活动品质供给、社会组织活力参与、科学健身高效服务的全民健身公共服务体系。群众健身热情高涨,经常参加体育锻炼的人口比例达到42.23%。2023年人均体育场地面积2.52平方米,同比提升0.1平方米,有望提前完成2030年目标。开展居民体质健康测评服务6772人次,城乡居民达到《国民体质测定标准》合格以上的人数比例65.68%,均较往年有大幅提升。

（1）政策机制不断完善。调整充实了以市长为组长的濮阳市全民健身工作领导小组,把全民健身工作列入政府重要议事日程,推动工作落实。制定实施了《濮阳市创建国家全民运动健身模范市总体规划（2020—2025）》和《濮阳市全民健身实施计划（2021—2025）》,加强与国民经济和社会发展规划的衔接。确保财政资金投入与全民健身发展目标相匹配,5年累计投入经费3800万元。

（2）全民健身设施扩容升级。全市"两场三馆"建设任务基本完成,城市社区15分钟健身圈日益完善,共筹集省、市体彩公益金2000余万元,建设农民体育健身工程、健身路径工程、社区多功能运动场等全民健身场地设施。全市人均体育场地面积2.52平方米,每万人拥有体育场地数量38.81个,社区、农村体育设施覆盖率分别达95%和100%,有效解决了群众健身"去哪儿"的问题。

（3）全民健身活动更加丰富。2019—2023年,全市共举办各级各类群众性体育赛事活动500多项,参与群众230多万人次,经常参加锻炼的人数150万。常态化开展迎春健跑、全民健身月和全民健身日主题活动,注重文体融合,组织传统节日期间的各类活动,打造出了迎春健跑、龙舟赛、足球超级联赛、篮球夏季联赛等品牌赛事,每年定期举办"发展体育运动,增强人民体质"题词、"行走大运河"健步走、社区运动会等活动,营造出了浓厚的全民健身氛围。

(4)科学健身指导有力有效。先后举办了篮球、足球、毽球、武术、秧歌、太极拳、广场舞、体育舞蹈等项目的社会体育指导员培训班,共计培训600余人,稳步壮大社会体育指导员队伍。持续做好居民体质健康测评服务,把体质监测纳入各类赛事活动全过程。在体质评估中融合中医治疗和健身规划,推动形成"体医融合"的慢性病预防与慢性病非医疗干预机制。

(5)体育社会组织服务得到加强。相继出台《濮阳市五类体育社会组织设置指南》《濮阳市重点体育社会组织建设指南》《濮阳市体育社会组织星级管理办法》等文件,激发各级各类体育社会组织内在活力和发展动力,推动规范运行和健康有序发展。深入开展"走基层送健康"等全民健身志愿服务活动,不断提高体育活动参与率。

4. 控烟行动

控烟履约工作深入推进,加强控烟立法和制度建设,持续加大控烟宣传教育力度,增强公众健康意识和对控烟工作的关注支持。巩固扩大无烟环境建设范围,全市无烟党政机关建成率100%,开设国家、省级戒烟门诊2个,无烟生活理念加快形成,15岁及以上人群吸烟率降至21.69%(省级调查数据)。

(1)控烟政策体系建立健全。以市政府名义颁布实施《濮阳市公共场所控制吸烟规定》,印发《加强基层卫生创建推进城乡爱国卫生工作均衡发展实施方案》,大力开展《濮阳市文明行为促进条例》控烟条款解读宣传,加大控烟执法力度,全面无烟法规覆盖更多人口。

(2)控烟宣传力度不断加大。利用爱国卫生月、世界无烟日等时间节点,健康中国行动知行大赛家庭专场、河南省新时代健康科普作品征集大赛等群众性科普宣教活动,持续开展控烟宣传活动。以吸烟者、青少年为重点,开展控烟签名、绘画书法作品征集、知识讲座等形式多样的群众性活动,累计参加3万人次。依托健康主题公园、新闻媒体、新媒体等宣传阵地,广泛宣传传播无烟理念。制作控烟动漫系列片8期。推广"中国戒烟平台"微信小程序,为吸烟者提供线上戒烟支持。

5. 心理健康促进行动

坚持以人民群众心理健康为中心,强化政府领导,加强部门协作,提高服务能力,全市心理健康服务网络覆盖面稳步扩大,精神专业机构开展心理健康服务达80%以上。心理健康服务能力和规范化水平进一步提高,每10万人精神科执业(助理)医师数达到3.56名,有望提前完成2030年目标。全市严重精神障碍患者规范管理率99.78%,提前达到2030年85%的目标,有效促进社会和谐稳定。全民心理健康意识明显提高,居民心理健康素养水平从2019年的14%提升至2023年的22%,人民群众心理健康服务需求得到最大限度的满足。

（1）心理健康服务网络逐步完善。建立了覆盖市、县、乡三级精神心理健康服务网络。建成8个区域性中小学生心理辅导中心，193个学校建设心理咨询室，打造19个"青翼家园"工作阵地，累计开展700场心理健康宣教活动，畅通了服务青少年"最后一公里"；并成立了濮阳市职工心理健康服务站和家庭心理健康服务站，拓展丰富职工和家庭心理健康服务形式。

（2）心理健康服务水平持续提升。在市精神卫生中心集中设置职工、青少年、家庭心理健康服务站，提供24小时心理援助热线服务，累计接听心理热线2万余人次，开展心理危机干预300余人次。疫情防控期间选派专家到定点医院、隔离点开展心理疏导2000余人次，危机干预300余人次，打好了疫情心理保卫战。

（3）心理健康宣传教育全面开展。广泛开展心理健康"三进"和科普宣传等活动，利用市心理援助热线视频号、公众号开设心灵加油站，发布信息、视频200余篇，关注量15 000人次，浏览量近20万次，极大地促进了全市广大群众心理健康知识的普及。

（4）心理健康服务队伍不断壮大。对市心理卫生协会进行了换届和重组，吸纳会员560余名，涵盖单位、会员人数全省最多。支持培育各类心理健康服务机构建设，卫生、团委、教育等组建了心理志愿服务大队、心理危机干预工作队、心理援助队和心理服务队伍，专业人员达915人。

（5）严重精神障碍患者管理得到强化。协同联动、信息共享、救治救助、防范应对等机制高效运行，严重精神障碍管理规范有序，全市在册患者18 727人，报告患病率5.01‰，在管患者规范管理率99.78%，相关工作连续多年位居全省第一方阵。

6. 健康环境促进行动

坚持预防为主，推动大气、水、土壤污染防治，提升城乡基础设施建设，城市人均公园绿地面积17.15平方米，提前达到2025年14.78平方米的目标。城市公园绿化活动场地服务半径覆盖率90.13%，提前达到2025年85%的目标，促进生活环境质量改善成果向公众健康提升转换。

（1）深入打好蓝天、碧水保卫战。完善大气污染综合管理体系，深化重点工业点源污染治理，持续加大移动源管控力度，进一步完善全市重污染天气预警和应急机制，城市细颗粒物浓度有效管控，$PM_{2.5}$年均浓度自2019年的63微克/立方米降至2023年的50微克/立方米；强化"三水"统筹管理，严格落实监测预警、信息通报和联防联控机制，持续深化水污染治理，深入推进黄河流域水生态保护，有6个项目获得省级生态环境资金支持，全市地表水质量达到或好于Ⅲ类水体比例50%，国考和省考地表水断面浓度值达到目标要求的个数占断面总数比例100%。

（2）人居环境稳中向好。持续保障城乡饮水安全，居民饮用水水质持续改善，城市居民饮用水水质达标率由2019年的98%提升至2023年的99.38%，乡镇居民饮用水水质达标率由2019年的32.4%提升至2023年的86.14%。农村自来水普及率提前达到2025

年88%的目标;深入开展村庄清洁行动,推进农村厕所革命,加强农村生活垃圾治理,100%的行政村实现农村生活垃圾收运处理,提前达到2030年目标;持续开展城市清洁行动,开展常态化清脏治乱大扫除,城市生活垃圾无害化处理率100%,完成省定99.7%的工作要求。

7. 妇幼健康促进行动

聚焦妇女儿童健康权益保护,妇女儿童保健事业取得长足发展,妇女儿童健康水平得到显著提升,2019—2023年,全市孕产妇、婴幼儿和5岁以下儿童死亡率保持历史低位,从源头和基础上提高全民健康水平。

(1)妇幼健康服务能力明显增强。加快妇幼保健机构标准化建设,2023年妇幼保健机构建设达标率71.43%,比2019年提高56.14个百分点,全市1家妇幼保健机构达到三级甲等,5家妇幼保健机构实现二级,完成了"四所医院""三所医院"建设要求。累计投入专项债资金1.91亿元、省级项目资金350万元,加强妇幼健康服务体系建设。创建省级妇幼健康文化特色单位1家,1个县被确定为省级妇幼健康信息质量提升项目样本县,打造省级婚前保健门诊规范化建设试点单位1个。

(2)妇幼健康均等化水平持续提升。规范开展妇幼基本公共卫生服务项目,加强孕产妇和儿童的健康管理,全市孕产妇系统管理率89.3%、3岁以下儿童系统管理率87.08%、7岁以下儿童健康管理率93.88%,提前完成预期目标。办好民生实事,全市产前诊断机构2家,产前筛查机构8家,实现了出生缺陷防治"县级能筛查、市级可诊断"的目标。全市产前筛查率86.31%,新生儿遗传代谢性疾病筛查率98.98%,农村适龄妇女宫颈癌和乳腺癌筛查区县覆盖率100%,均提前达到2030年目标。

8. 中小学健康促进行动

全面贯彻落实党的教育方针,在全市校园和广大师生中牢固树立"健康第一"理念,把健康教育融入学校教育教学各个环节,让健康知识、健康行为和健康技能成为全体师生普遍具备的素质和能力。在此基础上,努力提高学校相关健康指标的水平,2023年儿童青少年总体近视率55.23%,较往年下降1.36个百分点,学生体质健康标准达标优良率40.65%,较上年大幅提升13.08个百分点(表B.30-1)。

表B.30-1 中小学健康促进行动重点指标进展情况表

指标	2019	2020	2021	2022	2023
学生体质健康标准达标优良率(%)	30.16	23.89	27.91	27.57	40.65
儿童青少年总体近视率(%)	53.39	53.3	54.41	56.59	55.23
配备专职校医或保健人员的中小学校比例(%)	16.24	19.34	19.13	18.23	100.00
配备专职心理健康教育教师的中小学校比例(%)	13.67	14.68	16.01	16.61	63.70

(1) 推进健康学校建设。大力开展健康教育活动和"健康副校长"讲座培训,提升校医等教师专业能力。配齐健康教育教师和教材,融入教育教学,健康教育课开课率100%,学生健康知识知晓率≥90%,健康生活方式与行为形成率≥80%,共创建全国健康学校2所,市级健康学校10所。

(2) 儿童青少年近视有效控制。市政府印发《濮阳市推进全国儿童青少年近视防控改革试验区建设实施方案》,充分发挥联席会议制度,推动实施六大工程,打造了"政府主导、社会参与,防治结合、医教融合"的濮阳模式,被教育部、人民网健康服务平台、河南省教育厅发文转载。濮阳市先后在教育部中小学生视力监测培训会和全省儿童青少年近视防控培训班上作典型发言。组织专家宣讲团队进校园,开展爱眼护眼讲座和近视防控宣讲活动1020场次,受益人数达50余万人次。常态化开展全国"爱眼日"宣传教育和近视防控宣传月活动,发放近视防控手册读本30万册。创建省级综合防控儿童青少年近视示范学校10所,完成25 173名学生的视力筛查建档。启动市直学校视力筛查工作,计划筛查学生数14余万。

(3) 学生体质健康显著提升。印发《关于进一步落实加强和改进新时代学校体育工作的通知》,落实校内、校外1小时体育活动时间。构建市、县、校三级竞赛体系,举办多届运动会和多项联赛,参加学生人数达4061人。积极参加省级赛事,共获33金、45银、37铜的优良成绩。

(4) 守牢学校食品安全底线。选聘989所中小学校和幼儿园食品安全副校长。制定专项检查方案,抽查食堂141家,关闭整改3家,下达警告书和整改通知书9份。全市学校食堂"互联网+明厨亮灶"覆盖率及在线率均达100%。利用安全教育平台等资源,开展食品安全教育,增强学生自我保护意识与能力。

9. 职业健康保护行动

多年来,濮阳市不断完善职业病防治制度体系和监管体制机制,全力推动职业病危害专项治理,持续提升技术服务及支撑保障能力,巩固加强监管执法队伍建设,落实职业病防治项目,突出宣传教育和典型示范带动作用,职业病防治取得显著成效。全市新发尘肺病例数连续5年保持零发生,工作场所职业病危害因素监测合格率93.92%、市县公立医疗卫生机构职业病诊断服务覆盖率100%,均提前完成预期目标。

(1) 职业健康服务保障能力明显提升。职业病防治技术支撑体系基本建立,6个县区疾控中心全部能独立开展工作场所职业病危害监测。全市职业卫生技术服务机构3家、放射卫生技术服务机构1家、职业健康检查机构14家、职业病诊断机构2家,实现了公立职业健康检查机构全覆盖。职业健康监管执法队伍建设不断加强,各级监管及执法人员配齐配强,现有市级人员13人,县级63人,乡级150人;强化重点行业领域职业病危害源头治理,摸排企业6019家,列入治理企业455家,完成治理130家;职业健康监测和风险评估体系建立完善,100%完成6个职业病防治项目。

（2）职业健康意识全面增强。每年开展"职业病防治法宣传周"活动,组织职业健康专家进入企业开展宣传咨询活动。大力推进"健康企业"创建和"职业健康达人"评选活动,全市省级健康企业1家、市级6家、县级17家,数量居全省前列,濮阳市健康企业创建成效做法被评为国家健康企业优秀案例、河南省职业健康保护行动典型案例。命名省级"职业健康达人"31人、市级"职业健康达人"185人,提升了企业法人及一线劳动者的职业健康意识。

10. 老年健康促进行动

推动应对人口老龄化战略和健康中国战略融合落地,着眼老年人全方位全周期健康服务需求,对标健康濮阳行动目标任务,加快建设老年健康服务体系,深入推进医养结合发展,老年人健康水平不断提升。

（1）老年医疗卫生资源配置持续优化。加快推进老年医学科规范化建设,二级以上综合性医院设置老年医学科比例84%,提前达到2030年目标。以市级安宁疗护中心为引领,增加医疗服务机构、扩大床位供给、完善制度建设、探索发展模式,目前开展安宁疗护服务机构5所,床位115张。深入推进医养结合发展,2023年医养结合机构14家,较2019年翻一番,我市省级医养结合示范单位扩大到5家,共争取上级项目资金2095万元。

（2）老年健康管理和疾病预防不断加强。开展"老年健康宣传周""敬老月"活动,动员各方面力量,利用多种方式宣传普及老年健康科普知识,引导老年人养成健康生活方式。落实基本公共卫生服务老年人健康管理服务项目,做实做细家庭医生签约服务,65岁以上老年人规范化健康管理覆盖率70.92%,提前达到2025年目标。

（3）老年友好环境逐步营造。持续开展老年友善医疗卫生机构创建活动,建成省级老年友善医疗机构34家、市级老年友善医疗卫生机构112家。积极开展老年友好型社区建设,创建全国示范性老年友好型社区4个、省级老年友好型社区8个、市级老年友好型社区15个。大力开展打击整治养老诈骗专项行动,举办宣传活动60场次,发送反诈短信25.5万条,发放宣传册48 200份,发布网络宣传视频16条,点击量9.62万余人次。深化老年人心理关爱项目,建设国家级老年心理关爱点6个。

11. 心脑血管疾病防治行动

持续推进全市各级卒中中心建设,实现市县级脑卒中、高血压防治中心全覆盖。建立完善心脑血管事件监测体系,1个县纳入国家心脑血管事件监测网,2个县纳入省级慢性病综合监测网。完成脑卒中高危因素筛查与干预项目,社区及院内筛查20 000例,通过随访及干预管理筛查出的高危人群。继续实施HEARTS高血压防治项目,3个县区被评为高血压防治项目优秀县区。推进"三高"共管,高血压患者规范管理率71.62%,提前达到2030年目标。全市每10万心脑血管疾病死亡率361.18,较上年下降8.47个百分点。

12. 癌症防治行动

加强癌症防治网络建设,建设市县级癌症防治中心,不断扩大肿瘤报告登记覆盖面,设置国家级肿瘤登记处3个,省级肿瘤登记处2个。加强人员能力培训和督促指导,完善数据质控流程机制,报告数量和质量不断提升。实施城市癌症早诊早治项目,完成高危人群筛查746例,发现病变24例。

13. 慢性呼吸系统疾病防治行动

建立慢阻肺监测网络,推动慢性呼吸系统疾病防治行动深入开展,全市共报告慢阻肺病例7877例,全市医疗机构在线报告覆盖率77.34%。基层医疗卫生机构配备简易肺功能仪比例100%,大力开展相关技术人员技能培训,提升基层规范防治水平。70岁及以下人群慢性呼吸系统疾病死亡率5.17/10万,提前达到2030年目标。

14. 糖尿病防治行动

构建糖尿病防治网络,设置市级糖尿病防治中心。实施糖尿病防治项目,完成304例糖尿病患者档案建立、危险分层和随访干预。组织开展"世界糖尿病日"宣传活动,利用多渠道和多形式向公众广泛宣传糖尿病防治的基本知识,切实提高广大居民对糖尿病防治重要性的认识,增进群众对糖尿病的预防意识。2023年糖尿病患者规范管理率72.17%,提前达到2030年大于等于70%的目标。

15. 传染病及地方病防控行动

认真贯彻落实市委、市政府决策部署,扎实做好本土新冠疫情应对。经过全市上下共同努力,新冠疫情防控和地方危害疾病控制工作成效显著,疫情处置精准高效。强化地方病监测,完善优化质量控制措施,推进防控措施规范化建设(表B.30-2)。

表 B.30-2　传染病及地方病防控行动重点指标进展情况表

指标	2019	2020	2021	2022	2023
甲乙类法定传染病报告发病率(1/10万)	196.18	152.23	145.33	132.46	324.95
有效控制和基本消除地方病危害(分)	66.67	93.75	68.75	64.59	92.86
以乡(镇、街道)为单位适龄儿童免疫规划疫苗接种率(%)	97.14	96.91	95.86	97.89	96.49

(1)紧抓疫情防控工作。始终坚持把新冠疫情防控作为首要工作,始终坚持人民至上、生命至上,严格落实"四早"要求,做好疫情防控各项指挥工作,牢牢地保障人民群众的生命和财产安全。

(2)稳妥有序做好其他各类传染病防控工作。结合实际,切实做好除新冠病毒感染以外的各类传染病报告工作,全面做好结核病防治体系建设,扎实布病防控,精准施策,提升传染病疫情管理与处置能力。

(3) 持续推进各类地方病防控工作。实施地方病防治专项攻坚行动,推动落实地方病各项防控措施。从长效机制、能力建设、监测评价、健康教育等方面进一步规范全市地方病防控工作,3 个县成功创建全省地方病防控规范化县。各县(区)均达到碘缺乏病消除标准、饮水型氟中毒控制标准,有效控制和基本消除地方病危害 92.86 分,较上年的 64.59 分大幅增长 28.27 分。

(4) 免疫规划工作保持良好态势。免疫规划的管理和服务水平也得到了显著提升,免疫规划的覆盖面不断扩大,越来越多的儿童和易感人群得到了有效的疫苗保护,以乡(镇、街道)为单位适龄儿童免疫规划疫苗接种率 96.49%,提前达到 2030 年大于 90% 的目标。

16. 中医药健康促进行动

以提升群众中医药文化素养和身体健康水平为目标,实施改善中医药服务工作措施,推动形成寻医问药更方便、优质资源更可及、服务模式更便捷、健康文化更普及的中医药服务新格局,2023 年三级中医医院设置康复科比例 100%,乡镇卫生院、社区卫生服务中心提供中医非药物疗法的比例 100%,村卫生室提供中医非药物疗法的比例 83.4%,全部提前达到 2030 年目标,人民群众看中医、用中药的获得感和满意度稳步提升。

(1) 实施中医药文化传播行动。发挥濮阳市省级中医药文化科普教育基地辐射带动效应,建设中医药文化传播队伍,广泛传播中医药文化理念和健康养生知识,累计开展"中医药文化进校园""中医药研学游"活动 80 余次,为近 25 000 名中小学生普及中医药文化知识。

(2) 中医药服务体系完善健全。建设中医骨伤、中医心病、中医康复 3 个省级区域诊疗中心,进一步带动区域中医药服务能力提升。推动中医药优质资源扩容和均衡布局,2019 年以来全市建设实施政府投资中医项目 18 个,总投资 13.5 亿,争取中央资金和债券资金 7.36 亿。大力发展中医医联体和中医馆建设,建成标准化基层中医馆 76 个,24 个被命名为省示范中医馆。

(3) 增强中医治未病能力。围绕重点人群中医药健康促进,充分发挥中医药在重点人群和亚健康人群健康管理中的重要作用,开展中医适宜技术防控儿童青少年近视、肥胖、脊柱侧弯等中医药干预服务,患者视力及身高改善有效率分别达到 80% 和 90% 以上。

(七) 组织实施和支撑保障情况

1. 健全工作机制

坚持高位推动,市政府领导专题听取健康濮阳行动汇报,每年主持召开工作推进会议,对工作进行总结和部署。市级成立健康濮阳推进委员会和推进办公室,推进办下设 16 个行动推进专班,均明确一名副处级干部统筹协调。市推进办充分发挥综合协调作用,年共组织召开推进会、总结谋划会、协调会等 17 次。各县(区)参照市级模式建立本级议事协调机构和工作规则,基本形成党委政府高度重视、部门协同、社会多方参与的工作格局。

2. 强化监测考核

突出目标导向,精准对接国家、省监测评估,科学构建健康濮阳行动指标体系。高质量组织开展监测评估工作,编写监测评估报告和发展报告,全面把握工作进展和指标运行情况。实行台账管理,全程监督跟进工作落实推动情况,对指标发展不理想的及时提醒通报。以考核评估为抓手,落实目标管理责任制,将健康濮阳行动部分主要指标与高质量发展体系对接,纳入市委、市政府年度综合考评,夯实县区和市直单位责任,严格落实奖惩。通过强化结果运行,健康濮阳行动考核结果及时通报县区政府,作为领导班子和领导干部考核评价参考。

3. 突出宣传引领

建立完善健康濮阳行动宣传平台,在市电台、《濮阳日报》建立专栏,发布重要政策、普及健康知识、展示行动成效。培育打造典型案例,突出示范带动作用,我市广场公益医院做法在省健康中原考核培训会上作交流发言。大力组织开展了健康中国行动知行大赛医疗卫生机构濮阳赛区选拔赛、健康知识网上答题、网络调查问卷、"健康达人"评选等活动,其中健康中国行动知行大赛医疗卫生机构选拔赛荣获全省最佳组织奖,选送的节目荣获全省银奖,我市健康教育所张社芹入选健康河南行动首届"健康达人"。

4. 强化专家赋能

成立健康濮阳行动专家咨询委员会,进一步完善《濮阳市健康科普专家库管理办法》,组建 60 名专家参与的咨询委员会,定期为各专项行动的推进发展提供政策咨询和技术支持。充分发挥专家咨询委员会作用,组织开展实地督导,做好政策宣讲、成果检验,下发督办通知,督导有关县(市、区)及时整改提高。

二、面临的主要挑战

(一)短板及不均衡不持续情况依然存在

2023 年全市监测指标运行总体优良率 79.45%,整体完成情况较往年有小幅提升,但在全省仍处于靠后序次。各专项行动之间指标进展差异较大,健康知识普及、合理膳食、心理健康促进、中小学健康促进、职业健康促进、心脑血管疾病、癌症、慢性呼吸系统疾病、糖尿病防治、中医药健康促进等行动指标优良率 100%。全民健身、控烟、健康环境促进、妇幼健康促进、老年健康促进、传染病及地方病防控、健康服务与保障、健康水平等领域,不同程度地存在指标下降和数据缺失情况。

（二）难点重点领域仍需攻坚突破

2023年有29项指标未完成目标，其中19项指标同比有所提升，10项指标比往年退步。从监测结果看，人均预期寿命、居民心理健康素养水平、地表水质量达到或好于Ⅲ类水体比例、地级及以上城市空气质量优良天数比率、千人口拥有3岁以下婴幼儿托位数、学生体质健康标准达标优良率、配备专职心理健康教育教师的中小学校比例、心脑血管疾病死亡率、每千人口公共卫生人员数、每万人口营养指导员数、城乡居民达到《国民体质测定标准》合格以上的人数比例等11项指标，距离目标还有较大差距。15岁及以上人群吸烟率、农村卫生厕所普及率、妇幼保健机构建设达标率、甲乙类法定传染病报告发病率、个人卫生支出占卫生总费用的比重、城乡居民医保政策范围内住院费用基金支付比例、红十字应急救护培训人数、孕产妇死亡率等8项指标，年度之间出现反复和退步。各专项行动组、各责任单位仍需聚焦重点难点，持续深入推进。

（三）监测数据采集效率和转化应用有待提高

从数据采集方面来看，监测数据采集缺乏明确分类和指导细则，存在填报不规范、口径不统一、数据准确性差、工作效率不高等问题。从数据共享情况看，不同部门、环节的信息收集共享渠道、方式不统一，数据采集标准不一。数据更多、随意性大，数据质量问题对完善数据采集校验工作的反向驱动力弱，监测数据转化应用率不高。

（四）推进机制建设有待加强

当前健康濮阳行动主要由卫生健康部门主导推进，尚未建立强有力的工作推进机制，如年度考核制、目标责任制等。各部门行动内容与日常工作结合不紧密，存在"激励弱、约束软"现象。部门统筹推进动力不足，跨部门协同联动大多限于职责部门相近或来往密切的部门之间，其他部门参与度不够，运行实践中存在职责边界不清、交叉重叠及服务盲区等现象。社会各界对健康濮阳行动缺乏了解，参与的积极性、主动性不足，共建共享格局有待形成。

三、策略展望

（一）围绕"1条主线"，完善工作机制

以16项专项行动为主线，以健康濮阳行动考核为统领，以提高居民健康素养水平为核心，补短板、强弱项，不断夯实基层基础，重点加强指标监测，切实做好市级和县级考核工作，充分发挥考核"指挥棒"作用，推动各项行动方案落地落细。

（二）紧盯"2个加强"，健全支撑体系

加强财政支撑，强化资金统筹，侧重提高资金在重点专项行动上的使用效益；加强科技和信息化支撑，开展一批影响健康因素和疑难重症诊疗攻关重大课题研究，推动部门和区域间共享共用相关健康信息。

（三）突出"3个聚焦"，顺应社会关切

聚焦健康因素干预，加强科普专家库和科普资源库建设，强化健康科普，不断提升居民健康素养水平；聚焦重点人群健康维护，抓好婴幼儿照护、青少年近视防控，深化医养结合，做好老年健康护理；聚焦重大疾病防控，重点加强心脑血管疾病、癌症、慢性呼吸系统疾病、糖尿病、传染病等的防治。

（四）压实"4方责任"，动员各方参与

在政府层面，细化工作任务和责任清单，挂图作战；在社会层面，鼓励社会捐资和金融机构创新健康类产品及服务，形成资金来源多元化的保障机制；在单位层面，积极开展"健康细胞"工程建设，创造健康支持性环境；在家庭和个人层面，加强科普，促进市民牢固树立"每个人是自己健康第一责任人"理念，养成良好的健康生活方式。

（五）做到"5个坚持"，助推健康行动

坚持推动"预防"关口前移，提升健康教育水平，把抗击新冠疫情期间形成的健康文明生活习惯固化下来，从源头上预防和控制重大传染病；坚持提高应急处置能力，强化突发公共卫生事件处置和重大疾病预警的能力，增强早期监测预警能力、快速检测能力、应急处置能力、综合救治能力；坚持优化医疗服务体系，加快建设医学中心、区域医疗中心、临床重点专科，积极深化豫东北地区卫生健康高地发展，让群众享有优质高效的医疗卫生服务；坚持完善公共卫生服务体系，推进医防融合，深入推进疾控体系改革和精神卫生体系建设，统筹推进传染病、慢性病、地方病、精神病等服务体系建设，提高管理服务水平；坚持示范引领，加强城市健康公园、健康长廊和健康步道等设施建设，发挥医疗卫生机构和医务人员在健康知识普及方面的专业优势，推选健康濮阳行动形象大使、评选一批"健康达人"，在全社会形成"健康行动各方给力，健康生活人人有责"的良好氛围。

（供稿：王斌）

B.31 许昌市

一、实施成效

（一）总体进展情况

1. 监测指标总体完成情况良好

根据监测数据，许昌市在健康领域的进展显著，44项指标已达到2030年省目标值。这些指标包括居民心理健康素养水平、城市公园绿化活动场地服务半径覆盖率、农产品质量安全例行监测总体合格率、孕产妇系统管理率、3岁以下儿童系统管理率、二级及以上公立综合性医院设老年医学科比例、严重精神障碍患者规范管理率，以及居民体质健康测评服务人次等。

2. 具体指标

在具体指标方面：居民健康素养水平为30.1%；经常参加体育锻炼的人群比例达38%；人均体育场地面积为2.61平方米；15岁及以上人群的吸烟率为21.21%，且无烟党政机关建成率达到100%。居民心理健康素养水平为81.6%；精神科执业（助理）医师数量为4.97名/10万人；城市居民饮用水水质达标率为100%，乡镇为92.5%；农村自来水普及率提前达标；国考和省考地表水断面达标比例为100%；农村卫生厕所普及率为71.35%；城市生活垃圾无害化处理率和农村生活垃圾收运处理比例均为100%。

城市人均公园绿地面积为18.1平方米，公园绿化活动场地服务半径覆盖率为92.5%。地级及以上城市的空气质量优良天数比例为67.1%，细颗粒物浓度为46微克/立方米。农产品质量安全例行监测总体合格率为99.15%，食品安全评价性抽检合格率为99.6%。产前筛查率达到80.41%，新生儿遗传代谢性疾病筛查率为99.17%。妇幼保健机构建设达标率为100%，孕产妇系统管理率为90.37%，3岁以下儿童系统管理率为90.94%，而7岁以下儿童健康管理率为95.07%。

在中小学健康促进方面：学生体质健康标准达标优良率为49.92%，儿童青少年总体近视率为32.9%。配备专（兼）职校医或保健人员的中小学校比例和心理健康教育教师比例均为100%。在职业健康方面，接尘工龄不足5年的劳动者新发尘肺病报告比例为3.88%（2014—2018年），而2019—2023年则为0%。工作场所职业病危害因素监测合格率为97.71%；65岁以上老年人规范化健康管理覆盖率为72.82%；医养结合机构数量为21家；二级及以上综合性医院设老年医学科比例为78.26%。

在重大疾病防控方面:心脑血管疾病死亡率为472.67/10万,70岁及以下人群慢性呼吸系统疾病死亡率为6.02/10万,30—70岁人群因心脑血管疾病、癌症、慢性呼吸系统疾病和糖尿病导致的过早死亡率为14.08%。高血压患者和糖尿病患者的规范管理率分别为74.92%和75.14%。

在中医药健康促进方面:乡镇卫生院、社区卫生服务中心和村卫生室均提供中医非药物疗法的比例为100%。甲乙类法定传染病报告发病率为457.4/10万,有效控制和基本消除地方病危害得分为92.31分。适龄儿童免疫规划疫苗接种率为95.93%,严重精神障碍患者规范管理率为98.28%。每千人口注册护士数为3.49人,每千常住人口执业(助理)医师数为3.36人,每万人口全科医生数为4.23人,每千人口公共卫生人员数为0.61人,每万人营养指导员为0.28名。每千人口医疗卫生机构床位数为6.96张,千人口献血率为10.05‰,二级及以上公立医院连通区域平台占比为100%。个人卫生支出占卫生总费用的比重为24.6%,基本医疗保险参保率为97.08%,城乡居民医保政策范围内住院费用基金支付比例为68.22%。残疾人基本康复服务覆盖率为88.53%,红十字应急救护培训人数为1571人。人均预期寿命为79.26岁,婴儿死亡率为2.25‰,5岁以下儿童死亡率为3.62‰,孕产妇死亡率为0/10万,居民体质健康测评服务人次为9114,城乡居民达到《国民体质测定标准》合格以上的人数比例为92.6%。

(二)各专项行动进展及重点任务落实情况

1. 健康知识普及行动

一是健康科普专家力量不断壮大。2019年,许昌市正式建立市县两级健康科普专家团队和健康医疗支援服务团队,到2023年市级健康科普专家已扩展到61人,县级健康科普专家255人,涵盖了疾病控制、公共卫生等多个领域,为健康知识普及行动提供了坚实的专业支撑。二是健康科普资源库初步建立。利用网盘建立了新冠病毒感染科普资源库,用于分享各类新冠健康科普宣传材料。2023年,依托河南省健康促进与教育平台,组织市直卫生医疗机构、市级健康科普专家上传作品,健全我市健康科普资源库,涵盖音频、视频等多种形式,满足不同健康教育活动需求。目前,市级资源库共有健康科普资源60个,并在持续增多中。三是健康知识传播机制逐步完善。政府部门、医疗机构等全面开展健康知识传播活动,从报纸、广播、电视等传统媒体到短视频、直播等新媒体,逐步形成了全方位、多层次的健康知识传播体系,使健康信息触手可及。为了更好地适应新媒体时代健康知识传播的需求,2023年7月,中共许昌市委宣传部、许昌市卫生健康委、健康许昌行动推进委员会办公室联合下发《关于建立健全全媒体健康科普知识发布机制的通知》,进一步明确健康科普知识发布、传播与监管的主体和职责,规范健康科普知识发布机制,推动全媒体健康科普知识发布水平迈上新台阶。

2. 合理膳食行动

一是扎实开展全民营养周宣传活动。2023年,安排各县(市、区)卫生健康行政部门、市疾控中心、市直医疗卫生机构进社区、进学校、进乡村、进超市、进养老机构开展"全民营养周"暨"5·20中国学生营养日"宣传活动,共发放宣传册10 000余份,抽纸、围裙、雨伞、帆布袋共计6000余个,线上媒体、公众号等宣传36项次,覆盖人群34 000余人。通过丰富多样活动的开展,进一步向广大居民群众普及了营养与健康知识,促进了群众健康饮食习惯的形成和巩固,将合理膳食行动落到实处。二是扎实推进营养指导能力提升建设。认真做好"营养指导能力提升培训"线上考试报名和组织工作,截至2023年底,许昌市理论考试合格人数124人,每万人口营养指导员数为0.28人。许昌市中心医院"营养健康食堂"已经建成,并投入使用,正待被省卫生健康委授牌"营养健康食堂"。按照省卫生健康委、省总工会工作要求,2023年许昌市卫生健康委联合许昌总工会联合举办了"许昌市营养职业技能竞赛",来自全市医疗卫生行业的营养专业人才80余人,相聚一堂,竞技比武,以赛促学,以赛促建,助力"健康许昌""健康中原"行动。三是强化合理膳食项目绩效管理。积极协调市市场监管局、市教育局统计本辖区内餐厅、学校等数据,并每年按照省卫生健康委要求,对本市合理膳食专项资金绩效评价,完成绩效评价报告,为省卫生健康委掌握我市专项项目资金使用情况提供数据支撑。

3. 全民健身行动

一是基础设施不断完善。市体育会展中心项目进展顺利,投资530万元建成了鹿鸣湖体育公园塑胶健身步道、八一路与魏文路交叉口塑胶健身步道、毓秀路足球场,投资485万元采购发放新型农民体育工程90套、乡镇体育工程71套、健身路径6套,投资100万元在中央公园建设了一套室外智慧健身房。各县(市、区)在谋划建设体育场地设施上也逐步发力,禹州市为35个"四星""五星"支部配备健身路径35套;长葛市投资200万元完善市区"15分钟健身圈",投资160万元对16个镇办文体中心健身场地进行提升,建设镇级体育公园,如石固镇、老城镇、古桥镇、南席镇;鄢陵县建设了全民健身中心室外活动广场、花博公园智慧型体育广场和鹤鸣湖室外活动广场;襄城县投资290万元建成了戏楼游园、翠湖游园2处户外健身游园。二是体育活动异彩纷呈。市体育局与魏都区共同举办了第五届街头篮球争霸赛,与魏都区、东城区、市委宣传部共同举办了"全民健身日"活动启动仪式。长葛市举办了足球、乒乓球联赛、门球、轮滑比赛,鄢陵县开展了篮球、乒乓球、羽毛球、门球等系列赛事活动。襄城县举办了"迎盛会、话重阳、展风采"老年体育活动、农民篮球赛、群众羽毛球赛等系列赛事活动。三是体育健康服务惠及全民。示范区组织开展了科学健身进机关、进社区、进企业等"六进"活动,为群众提供科学健身指导公益服务;常态化开展国民体质监测,全市共监测16 135人次,合格率达92.5%。四是培训提升教学能力。开展市、县两级社会体育指导员培训。市本级举办培训班2期,培训350人,长葛市邀请省社管中心讲师授课,分区开展为期4天的教育培训,共培训

122人。

4. 控烟专项行动

一是持续建设无烟党政机关。下发《许昌市爱卫办 许昌市文明办 许昌市卫生健康委关于加快无烟党政机关建设的通知》，全市无烟党政机关建设按照"分级负责、属地管理"原则，从加强组织领导、加快推进建设、加强宣传教育、严格监督评估四个方面统筹推进各党政机关参与控烟建设工作，指导各级各单位无烟党政机关建设。二是大力开展控烟健康宣传。许昌市爱卫办制定下发了《许昌市爱国卫生运动委员会办公室 许昌市卫生健康委 许昌市教育局 关于开展第36个世界无烟日主题活动的通知》，充分利用健康教育宣传栏、微信公众号、发放宣传资料等多种形式，积极开展吸烟有害健康的宣传教育，全市集中宣传活动共展出各类宣传版面500余块，发放各类宣传资料2万余份，接受义诊和健康咨询3000余人次，融媒体中心制作宣传视频1期，播放量达5.7万次。三是积极推进控烟项目建设。2023年8月，经国家、省、市疾控中心领导综合调研、评估，国家级社区戒烟综合干预模式的多中心临床研究项目落地许昌市魏都区，项目主要目的是以社区为基础，通过建立工作机制、营造社区控烟氛围、开展戒烟干预，探索一套社区戒烟综合干预模式；通过开展随机对照试验研究，科学评价社区戒烟综合干预效果；探索社区戒烟综合干预补偿机制，形成卫生政策建议。

5. 心理健康促进行动

一是组织开展危险性等级复核评估。组织制定《2023年许昌市在册严重精神障碍患者及疑似精神疾病患者危险性等级复核评估工作实施方案》，2023年组织许昌市建安医院抽派十组高年资精神科医师组成专家队伍对辖区内103个乡镇(街道)共计6672名患者进行危险性等级复核评估工作，共筛查出近3个月危险性等级评估3级及以上患者1385人；开展65岁以上老年人认知功能障碍和抑郁症筛查评估工作，共筛查65岁以上老年人共计1811人；开展精神障碍社区康复活动1252次。二是推进数据质控和业务培训。定期通报全市严重精神障碍患者管理治疗工作相关数据，每年对各县(市、区)进行至少两次现场督导质控，并实时通报。对县、乡、村三级精防人员进行业务培训，近5年来共开展业务培训19场，覆盖人数2610余人次。2023年实行精防医生"持证上岗"制度，举办精防人员业务培训班，经考核合格者，签发技能合格证。三是落实以奖代补来进行患者帮扶。自2016年下半年开始，对评估为3级以上的严重精神障碍患者和有肇事肇祸倾向的患者，通过以奖代补政策落实监护工作，纳入市县财政预算，各地按照程序均签订有以奖代补监护协议。持续开展贫困严重精神障碍患者帮扶，2019—2023年，已为659余例贫困严重精神障碍患者提供1400元/人的门诊免费服药救助，并对原来的处方开药实施救助卡取药，方便了患者取药流程。2022—2023年加入河南省社区弱监护严重精神障碍综合救治服务体系构建及影响因素研究项目，为辖区内在册的弱监护严重精神障碍患者免费注射长效针剂364剂次，有效提升全市的严重精神障碍患者规律服药率。四是构建线上线下同步宣传体系。"许昌市精神卫生宣讲中心"被命名为许昌市社会科学普及基地,开展健康教育科普讲座420余场,覆盖人数27 808人次,创建线上科普平台,全方位多角度发布精神心理科普视频。累计拍摄、发布视频119部,多部视频被许昌市电视台《健康许昌》栏目转播。联合市教育局制定《"医校联合·同创共建"共同关注儿童青少年心理健康工作实施方案》,开展"医校联合·同创共建"活动,每三位专家一组,分包魏都区与建安区的小学、中学、高中的8所试点学校,自2023年9月开始已选派专家到建安区二高、建安区中等职业学校等地为在校老师和学生开展心理健康科普讲座23场,覆盖2777人次。

6. 妇幼健康促进行动

一是全力保障母婴安全。印发《许昌市保障母婴安全专项行动方案》,调整许昌市危重孕产妇和危重新生儿救治工作领导小组,定期开展专项调研,全面落实母婴安全五项制度。通过加强危重孕产妇和新生儿救治网络建设、推广适宜技术和急救技能培训,全方位全周期保障妇女儿童健康,降低孕产妇死亡率和婴儿死亡率。二是加大出生缺陷综合防治。建立健全出生缺陷防治服务网络,推广三级预防体系。加强孕前优生健康检查、产前筛查与诊断、新生儿疾病筛查等工作力度,提高了出生缺陷防控水平。联合妇联、残联加强对出生缺陷患儿的救助力度,减轻患儿家庭经济负担。三是推进健康儿童计划。开展健康儿童行动提升行动,实施0—6岁儿童健康管理,3岁以下系统管理率≥85%,7岁以下儿童健康管理率≥90%。深入推进儿童和青少年近视综合防控工作,力争实现每年0—6岁儿童眼保健及视力检查覆盖率达90%以上。落实母婴喂养促进行动计划,积极组织参加婴幼儿喂养咨询指导能力提升培训,为儿童提供全方位全过程的服务。

7. 中小学健康促进行动

(1)开足开齐体育课程。聚焦"教会、勤练、常赛",完善学校体育"健康知识+基本运动技能+专项运动技能"学习模式,确保小学1—2年级每周至少开设4节体育课,小学3—6年级和初中每周至少开设3节体育课,普通高中及中职学校每周至少开设2节体育课。鼓励基础教育阶段学校每天开设1节体育课。持续推进"晨光""曙光"暨"市长杯"足球校园联赛,帮助学生掌握1—2项运动技能,全市符合要求的中小学体育与健康课程开课率均达到100%,中小学生每天校内体育活动时间均在1小时以上。

(2)加强学校标准化卫生室(保健室)建设。加强中小学(幼儿园)卫生室(保健室)场所建设、药品(器械)采购及更换等经费保障,对政府购买服务的基层医务人员给予一定补助。加强中小学(幼儿园)按照相关基本要求加强标准化建设,配齐常用器械药品并及时更换,为校医开展工作提供配备近视防控干预设备,如电脑验光仪、眼动力(锻炼眼肌)和远眺图等。

(3)按标准配备专职或兼职卫生保健人员、心理健康教师。结合许昌医疗机构实际,按照"属地管理、一院多校、一校一医"原则,全市2137所(其中,中职学校24所,普通高中46所,初中196所,小学766所,幼儿园1099所,特殊教育学校6所)学校均和属地医疗机构建立了对口帮扶机制,明确一名校级领导和定点医院医生沟通对接,定期通报相关情况,指导学校开展疫情防控、健康知识宣传普及,协助学校做好卫生健康工作。截至2023年,全市寄宿制学校和600人以上的非寄宿制学校设立卫生室并至少配备1名在岗专职卫生专业技术人员;600人以下的非寄宿制学校,配备1名保健教师或卫生专业技术人员并设立保健室或卫生室。

8. 职业健康保护行动

(1)推进职业健康保护行动。举办第22个职业病防治法宣传周活动,配合省职业健康专家组巡讲组,开展职业健康知识巡讲暨"五进"活动,扩大宣传覆盖面。扎实开展第三届争做"职业健康达人"活动,参与争做"职业健康达人"活动11 286人,其中2023年许昌市选树"职业健康达人"21名,引导劳动者主动参与职业健康管理,传播职业健康先进理念和做法,践行健康生活工作方式。

(2)推进职业病防治体系建设。提高职业病诊断、治疗和监测能力。截至2023年底,许昌市已建成职业病诊断机构2家,职业健康检查机构12家,职业病防治技术支撑机构1家。并针对矿山、冶金、化工等重点行业,加强监管执法、推动技术改造,持续开展职业病危害专项治理,降低职业病危害风险。在医疗机构放射危害专项治理方面,分2批对全市工作进展情况进行了现场调研,共发现问题529条,已整改497条。

(3)加强职业健康监测管理。根据修订印发的《河南省职业健康检查机构备案管理办法》,理清职责,明确细化机构诊疗科目和主检医师的要求,规范备案流程。定期通报现场质控职业健康开展情况,提升职业病及危害因素监测工作质量。

9. 老年人健康促进行动

(1)推进老年健康服务。2023年申报获批省财政支持医养结合项目补助资金500万元,用于许昌市建安医院、许昌市中心医院康复医院医养结合项目建设,打造示范标杆,发挥引领带动作用。以家庭医生签约服务为抓手,协同做好老年人健康管理等基本公卫项目,为老年人提供血压血糖检测、康复养生保健、营养改善指导,为高龄、失能老年人提供上门服务。2023年全市共开展义诊、健康科普讲座等活动100余场。

(2)加强老年医疗网络建设。推动老年医院、康复医院、护理院等老年医疗卫生机构和二级以上综合性医院老年医学科建设。全市有18家二级以上综合性医院开设老年医学科,二级以上公立综合性医院实现老年医学科设置全覆盖。市中心城区新成立1家康复医院(千翼康复医院),一家二级综合医院(许昌市中心医院康复医院)转型为康复医院。全市29家二级及以上医疗机构被评为"河南省老年友善医疗机构";120家医疗卫生机构被评为"基层老年友善医疗机构",以鄢陵县、襄城县为先行试点,建设乡镇(社区)医养服务中心,提升基层服务能力,建立健康养老信息化平台,推进"医防康养护"一体化服务,推动医养结合服务向社区家庭延伸,为居家老年人提供健康教育、医疗康复、护理保健、中医药保健、安宁疗护等服务。

（3）强化老年健康人才建设。2023年，选拔22名专业技术人员分别到河南省人民医院、郑州大学第二附属医院等培训基地参加全国老年医学人才培训项目，提升医务人员的专业知识和技能，提高老年疾病的诊治水平。

（4）持续推进医养结合发展。2022年以来，全市医养结合工作迈上了快速发展阶段，医养结合机构数量从12家增加至21家，增幅75%；老人认可度越来越高，医养结合机构床位使用率达到60%，鄢陵怡康苑、丰产路社区卫生服务中心的床位入住率均在80%以上。积极推进老年友好型社区建设，2023年，禹州市夏都街道广场社区、鄢陵县张桥镇和寨村、示范区魏武街道郭甄社区获评为河南省示范性老年友好型社区。

10. 健康环境促进行动

（1）构建绿色宜居城市。许昌市2023年合理布局绿带、绿心、绿环等结构性绿地，规划设置绿道驿站，构建点线面结合的绿色游憩空间和健身休闲慢行系统，共建成大型公园10个，生态湿地、郊野公园、口袋公园等各类公园绿地284个，绿化面积861.47亩(约0.574平方千米)，绿道长度18.85千米，立体绿化10千米，建成区公园绿地面积达12.2043平方千米。城市人均公园绿地面积由2019年的15.75平方米增长到18.01平方米，城市公园绿化活动场地服务半径覆盖率由2019年的91.07%增长到92.5%，按期完成了目标任务，构建出具有许昌特色的城市生态风貌。

（2）改善环境空气质量。修订发布《许昌市重污染天气应急预案》，启动重污染天气预警，指导工业源、扬尘源、移动源全面落实应急减排措施；强化重点涉VOCs企业执法监管，逐领域明确精细化管理标准，逐站点组建精细化管理专班，开展专项行动，关停退出7家烧结砖瓦窑企业，完成年度2.4459万户清洁取暖提质改造工程，全市平原地区散煤基本清零；完成年度777座烟炕"电代煤"改造，全域累计完成改造4196座，每年减少煤炭使用量2.5万吨；推动3家钢铁企业完成超低排放改造工程建设、40家企业完成深度治理、2个工业园区建成集中喷涂中心。

（3）加强生态环境管控。5个国控、1个省控河流断面水质全部达到考核目标。2023年全面完成全市35条主要河流入河排污口排查，排查河流长度425.9千米，排查溯源入河排污口341个，完善建立了全市入河排污口清单台账，水生态环境治理修复成效显著，建设完成建安区三达污水处理厂三期工程、建安区老潩河郊野风光带景观工程、示范区中原电气谷污水处理厂一期工程，推进鄢陵县第三污水处理厂项目、襄城县先进制造业开发区南区废水综合毒性管控能力建设项目等，襄城县北汝河成功创建为"河南省美丽河湖"优秀案例。

（4）保障群众饮水安全。2023年监测城市生活饮用水水样160份，其中枯水期80份水样，丰水期80份水样，2023年监测水样各指标均符合国家标准，2023年监测农村安全供水工程的出厂水和末梢水共438份(超额完成118份)，合格率92.5%。2019—2023年

5年共监测水样2112份,不合格水样共98份。积极谋划农村供水"四化"项目9个(禹州市3个,长葛市1个,鄢陵县1个,襄城县2个,建安区2个),截至2023年,已累计完成投资19.7亿元(其中2023年完成投资10.7亿元),完成率为54.4%,已建成建安区东部水厂、禹州市白沙水厂提质增效工程2个项目,着力提高农村自来水普及率和群众满意度。

(5)注重健康生活体验。改善农民生活环境,因乡因村因户制宜实现粪污无害化处理,开展农村户厕改造,截至2023年,累计完成户厕改造42.6万户,全市农村无害化卫生厕所普及率达到71.35%;2019—2023年,许昌市共产生生活垃圾503.44万吨,其中卫生填埋81.25万吨,焚烧处理422.19万吨,无害化处理率达到100%。各县(市、区)均按照不低于行政村总人口数3‰的标准配备了农村保洁队伍,村庄生活垃圾有效治理率及生活垃圾焚烧处理均达到100%。

11.心脑血管、癌症、慢性呼吸系统疾病、糖尿病防治行动

(1)注重慢性病综合防控。依托河南省慢性病监测信息管理系统建立了心脑血管事件登记报告网络,实现全覆盖。2021年,依托许昌市中心医院建立许昌市慢阻肺防治中心,按照慢阻肺筛查管理项目实施方案相关要求开展综合干预、随访、数据上报、质量控制等工作。截至2023年底,共计完成筛查5073例,目前进入管理1460例。2023年已管理高血压人数37.4176万人,随访血压达标人数26.8341万人,血压控制率71.72%;管理糖尿病人数15.0334万人,随访血糖达标人数10.7074万人,血糖控制率71.22%。

(2)开展肿瘤监测工作。我市肿瘤登记报告工作依托河南省肿瘤登记直报信息管理系统,已达到全覆盖,建立了肿瘤登记直报网络,襄城县人民医院、禹州市人民医院已经通过河南省卫生健康委癌症防治中心的申报验收,先后在禹州市和襄城县开展了淮河流域癌症早诊早治项目,在襄城县开展了农村癌症早诊早治项目,开展上消化道癌症筛查和综合干预。

(3)关注血糖预防。鼓励公众定期进行血糖检测,特别是高危人群,实现糖尿病的早发现、早诊断。根据患者病情严重程度,制定个性化的治疗方案,每年随机筛查人群6000人次,倡导健康生活方式,强调低盐饮食、适量运动、戒烟限酒、保持心理平衡,引导公众建立科学的生活习惯,降低糖尿病的发病风险。我市目前已建成1个国家级和2个省级慢性病综合防控示范区,截至2023年,全市共建成魏都区1个"国家级慢性病综合防控示范区",长葛市、禹州市2个"省级慢性病综合防控示范区"。

12.传染病及地方病防控行动

(1)加强传染病监测预警。2019—2023年,许昌市疫情信息管理工作坚持以新冠疫情相关信息的监测、报告为重点,抓好传染病疫情和传染病类突发公共卫生事件的信息监测、预警、分析与质量管理工作以及疾病控制信息网络直报系统的运维保障,坚持每天24小时不间断、2小时一次的动态监视,对疫情变化态势进行及时分析报告,调查核实异常情况,全市传染病疫情信息管理工作组织实施、支持保障良好。

(2)强化传染病系统管理。2019—2023年,许昌市法定传染病网络直报综合评价指数均达到99%以上,网络直报系统运行正常,法定传染病报告质量综合评价指数位次逐年上升。全市已连续11年无本地疟疾感染病例,24年无霍乱疫情报告,32年无脊灰病例,38年无白喉病例发生,无因防控措施不力导致的重大急性传染病暴发流行,成效明显。

(3)强化预防接种服务管理。通过强化新生儿及时建档,接种门诊主动搜索和村(片)医走访等方式,准确掌握儿童底数,做到动态管理。同时,接种门诊定期/不定期筛选应接种儿童,利用电话、通知单、小豆苗app和微信开展预约通知,严格执行入托入学儿童预防接种证查验制度提高免疫规划疫苗接种率,通过市级组织考核验收的示范预防接种门诊69家,充分发挥示范引领作用,确保儿童享有安全、有效、方便的预防接种服务。

13. 中医药健康促进行动

(1)开展中医药健康文化宣传。推广中医药免费互动体验活动,11 700余名群众体验到针灸、艾灸等中医药技术;申报许昌圆融颈肩腰腿痛医院、许昌岭云骨伤医院为医疗机构类第四批河南省中医药文化宣传教育基地;积极开展"岐黄校园行"中医药文化活动,通过展板展示、中药材辨识、实践体验等多种形式,帮助学生了解中医药基础知识;开展华佗文化节宣传工作,组织6家中医医疗机构到华佗园现场进行义诊,参与义诊的医务人员80人次,受益群众1000余人次,发放宣传资料600余份;争取省级专项资金建设中医药健康文化知识角20个,确定具备建设条件的村卫生室(社区卫生服务站)开展创建中医药健康文化知识角。

(2)提升中医康复服务能力。禹州市第二人民医院、襄城县人民医院、鄢陵县人民医院3家医疗机构获评河南省第二批西学中培训基地,许昌市中心医院被确定为河南省西学中培训经验推广单位;依托中医适宜技术推广基地、乡镇卫生院、社区卫生服务中心持续开展基层适宜技术培训工作,2023年累计培训基层卫生技术人员11 572人次。

(3)推进中医药产业发展。全市中药材种植面积达10.15万亩,建成百亩以上标准化种植基地31家,其中草本药材7.95万亩、木本药材2.2万亩;河南润弘本草制药公司被认定为河南省专精特新企业,禹州市天源医药集团210种中药配方颗粒获批上市,河南省夏禹检测科技有限公司中药材质量第三方检测机构建成运行;药慧园成功入驻中医药类生产贸易企业19家,涵盖中药饮片生产、中医药物流贸易、兽用中药生产、大健康产品生产等4大类;成功举办2023年药交会。第十三届药交会共安排3个单元17项活动,签约医药健康产业项目31个,签约资金总额41.94亿元,接待游客6000余人次。

(三)组织实施和支持保障情况

1. 完善工作推进机制,及时统筹安排部署

根据省卫生健康委会议要求,我市及时制定了《关于进一步明确健康河南行动监测

评估及考核工作有关事项的通知》,并于8月6日,召开专题会议,明确健康河南行动2022—2023年68项监测指标任务清单的分解、各成员单位的任务安排部署及撰写评价报告的时间节点。

2. 盯紧任务目标落实,梳理细化工作责任

按照时间节点,对68项指标数据进行了收集汇总,以河南省2030年(个别以2025年)目标值为判断标准。依据此标准,结合委机关各科室、市直有关单位提供的指标数据,我市68项指标中,50项已达标,18项未达标(其中考核指标7个,监测指标11个)。8月15日,拟定下发《关于健康许昌16个专项行动工作小组责任分工的通知》,有效推动各项指标任务和专项行动落实落地。

3. 压实责任凝聚合力,同心发力强力推进

通过召开健康许昌行动2023年考核动员会、召开政府协调会、市委党组会并将此项工作纳入政府周交办事宜,强调各成员单位及业务科室要牢固树立"一盘棋"思想,对标对表目标任务,守好自己的"责任田",顶住压力、激发动力、主动发力,明确各行动小组要加强统筹协调、及时与省厅对接,争取好的名次。

二、面临的主要挑战

(一)健康观念意识不足

(1)健康行为转换难。全市部分居民虽然掌握了健康知识,但在实际生活中难以形成长期稳定的健康行为习惯,知信行的转化率不高。

(2)职业病防治重视不够。职业病防治工作社会关注度不高,劳动者自我保护意识不强,社会公众对职业病防治知识的了解程度较低,缺乏参与职业病防治工作的积极性。

(3)老年人安宁疗护工作还处于起步发展阶段,思想观念转变不到位,配套设施不齐全,服务供给不足。

(二)制度体系建设不完善

(1)癌症防治体系仍有待加强。特别是基层癌症防治体系的建设,需要加大支持。

(2)绿化管养体制不顺。园林绿化工作主管部门不统一,存在着多头管理、建管分离、权责不清等问题。采取第三方市场化运行模式,企业以追求利益为主,管理养护长期处于应付状态,行业主管部门无制约手段。

(三)健康监管力量不够

(1)学校食品安全存在隐患。全市各级各类学校食堂数量多、基数大,存在硬件设施

条件差和管理水平低的问题,一些供餐企业管理不规范、重利润轻管理等问题也易导致食品安全事件发生。

(2)部分县区地方病防治和实验室检测技术人员流动性大,仪器设备物资储备不足,现场监测、检测检验和数据分析利用能力有待提高,较省定目标值偏高。

(3)患者管理难度加大,由于资源有限,不能全面细致地跟踪和管理,增加并发症和死亡的风险仍然存在。

(四)人才队伍保障不到位

(1)心理教师队伍力量缺乏。全市配备专(兼)职心理健康教育教师的中小学校比例已达到省定目标值,呈现出良好的发展态势,但健康教育师资特别是专职教师和保健人员不足,师资队伍和能力建设还有待加强。

(2)医务人员匮乏。基层医疗卫生机构存在人才流失较为严重,中高级职称的医师偏少及中医人员不足,无法满足基层群众就诊需求;人员积极性不高,流动性大,给精防工作的推进带来一定困难。

(3)营养指导员人数偏低。营养专业教育能力不足,从业人员总体受教育程度偏低,人员来源复杂,我市每万人口营养指导员数0.28人低于目标值1人。

三、策略展望

(一)完善推进机制

根据各单位人员调动和职务调整情况,及时调整健康许昌行动推进委员会成员单位及组成人员。组织16个专项行动工作组和有关单位起草《健康许昌行动2024年度工作要点》,为2024年度健康许昌行动定任务、明方向。

(二)加大宣传力度

继续与许昌日报社签订合作协议,通过电视、电台、报纸以及新媒体等渠道,全方位宣传健康许昌行动,充分调动社会各界力量参与健康许昌建设,形成人人参与、人人共享的局面。充分利用新媒体优势,开发更多符合年轻人喜好的健康知识传播形式和内容,同时加强传统媒体与新媒体的融合发展,构建全方位、多层次的传播体系。

(三)壮大专业人员队伍

充分发挥县域医共体作用,更好统筹县级医院优势资源,推动更多优质资源下沉,同时采取专题授课、师带徒等方式,提高基层卫生机构医师的综合素质和能力,更好地提升基层门诊的服务质量和首诊水平；进一步加大对中医药事业发展的经费投入，重点支持开展公立中医医院基础设施建设、中医特色服务、重点学科建设和中医药人才培养，打造完备的中医药政策支持体系。

（四）分级诊疗制度建设

以城市医疗集团、县域医共体建设为抓手，牵头医院与基层医疗卫生机构建立上下联动、分级诊疗的管理机制，通过转诊制度和协作机制，实现患者的早期诊断、有效治疗和全程健康管理。加强与省内外先进机构的合作与交流，引进先进技术和经验，提升我市卫生医疗机构的整体水平。

（五）推动健康许昌建设

依托健康许昌建设的总体布局，通过实施16个专项行动，提高居民健康素养水平和生活质量。同时，加强慢性呼吸系统疾病、糖尿病等慢性病防治工作，降低癌症等慢性病的发病风险。

（六）强化部门协作

坚持"大卫生、大健康"理念，强化部门协作，调动全社会的积极性和创造性，扩大影响，形成合力，推动全民健康生活方式的深入开展，提高全民健康生活方式知识普及率，进一步扩大示范引导作用，切实形成各部门联动参与、齐抓共管、共建共享的工作局面。

（供稿：张晓辉，汪文平，侯小倩，李树来）

B.32 漯河市

一、实施成效

（一）总体进展情况

1. 健康影响因素控制

居民健康素养水平：2023年，漯河市通过广泛实施健康素养促进项目，居民健康素养水平稳步提升。2022年漯河市居民健康素养水平为28.1%，2023年提升至30.64%。农产品质量安全方面，漯河市开展了为期五年的例行监测工作。2019年的监测总体合格率为99.69%，2020年为99.10%，2021年为98.40%，2022年为99.80%，2023年为

99.69%。此外,还开展了食品安全评价性抽检合格率监测工作。2019 年的监测合格率为 96.11%,2020 年为 99.48%,2021 年为 98.75%,2022 年为 99.25%,2023 年为 98.25%。2023 年,经常参加体育锻炼的人数占全市总人口的 41.67%,人均体育场地面积达 2.61 平方米。2022 年,漯河市 15 岁以上人群吸烟率为 21.69%。到 2023 年,漯河市所有党政机关均已实现无烟化建设,达成了 100% 的目标。此外,2023 年居民心理健康素养水平达到了 86.2%,每 10 万人中拥有 3.2 名精神科执业(助理)医师。饮用水安全方面,2023 年城市居民饮用水水质达标率为 100%,农村饮用水水质达标率为 95.13%,农村自来水普及率提前达标。同时,2023 年国考和省考地表水断面达标个数占断面总数的比例为 100%。农村基础设施建设也取得显著成效。2023 年农村卫生厕所普及率达 87.48%,城市生活垃圾无害化处理率为 100%。2019 年至 2023 年,农村生活垃圾收运处理数量占行政村总数的比例始终保持在 100%。城市绿化方面,2023 年城市人均公园绿地面积达到了 19.9 平方米,城市公园绿化活动场地的服务半径覆盖率从 2019 年的 82.57% 逐步提升至 2023 年的 90.59%。环境质量方面,2023 年漯河市空气质量优良天数比率为 69%,地级及以上城市的细颗粒物($PM_{2.5}$)浓度从 2019 年的 59 微克/立方米逐步下降至 2023 年的 46 微克/立方米。居民的环境与健康素养水平方面,生态环境部于 2020 年发布了新修订的《中国公民生态环境与健康素养》,该项工作由中国环境科学学会推动,曾在 2018 年进行过全国首次居民环境与健康素养调查,目前尚未进行第二次调查,省级数据统一填报。

2. 重点人群健康促进

产前筛查率,2023 年为 81.45%;新生儿遗传代谢性疾病筛查率,2023 年达到 99.21%;农村适龄妇女宫颈癌和乳腺癌筛查区县覆盖率为省级指标,地级市无需填写;妇幼保健机构建设达标率:2019—2020 年均为 17%、2021—2022 年均为 50%、2023 年为 83.33%;孕产妇系统管理率,2023 年为 90.03%;3 岁以下儿童系统管理率,2023 年为 91.69%;7 岁以下儿童健康管理率,2023 年为 91.3%;每千人口拥有 3 岁以下婴幼儿托位数,2019 年为 0.15‰、2020 年为 1.01‰、2021 年为 1.89‰、2022 年为 1.97‰、2023 年为 2.93‰;学生体质健康标准达标优良率,2023 年为 58.52%;儿童青少年总体近视率,2023 年为 61.55%;配备专职校医或保健人员的中小学比例,2023 年为 100%;配备专职心理健康教育教师的中小学校比例,2023 年为 100%;接尘工龄不足 5 年的劳动者新发尘肺病报告例数占年度报告总例数比例为 0%;工作场所职业病危害因素监测合格率:2019 年为 96.4%、2020 年为 75.6%、2021 年为 80.3%、2022 年为 86.1%、2023 年为 96.89%;地市公立医疗卫生机构职业病诊断服务覆盖率(%)为省级指标,地级市不填数据;县区公立医疗卫生机构职业健康检查服务覆盖率为省级指标,地级市不填数据;65 岁以上老年人规范化健康管理覆盖率,2023 年为 82.98%;医养结合机构数量,2023 年为 8 家;二级以上公立综合性医院设老年医学科比例,2023 年为 93.75%;三级中医医院设置康复科比例,2019—2022年皆为100%。

3. 重大疾病防控

心脑血管疾病死亡率(1/10万),2023年为329.53;70岁及以下人群慢性呼吸系统疾病死亡率(1/10万),2023年为3.97%;30—70岁人群因心脑血管疾病、癌症、慢性呼吸系统疾病和糖尿病导致的过早死亡率,2023年为15.13%;高血压患者规范管理率,2023年为86.6%;糖尿病患者规范管理率,2023年为82.62%;乡镇卫生院、社区卫生服务中心提供中医非药物疗法的比例,2023年均为100%;村卫生室提供中医非药物疗法的比例,2023年为47.2%;甲乙类法定传染病报告发病率,2023年为489.2235/10万人;有效控制和基本消除地方病危害,2023年为100分;以乡(镇、街道)为单位适龄儿童免疫规划疫苗接种率,2022年为95.94%。

4. 健康服务与保障

严重精神障碍患者规范管理率,2023年达到96.53%;每千人口注册护士数(人),2023年为3.62人;每千常住人口执业(助理)医师数,2023年为3.35人;每万人口全科医生数,2023年为4.7人;每千人口公共卫生人员数,2023年为0.83人;每万人营养指导员(名),2023年为0.182名;每千人口医疗卫生机构床位数(张),2023年为7.89张;千人口献血率,2023年为9.7‰;二级及以上公立医院连通区域平台占比(%),2023年为80%;个人卫生支出占卫生总费用的比重,2023年为26.05%;基本医疗保险覆盖率,2023年为97.23%;城乡居民医保政策范围内住院费用基金支付比例,2023年均为64.49%;残疾人基本康复服务覆盖率,2019年为83.8%,2020年为88.59%,2021—2023年为91.67%、92.1%、92.11%;红十字应急救护培训人数,2023年组织公益培训150场,参训30 000余人,获得救护员证的人数为117人。

5. 健康水平

人均预期寿命,逐年稳步提高,2023年为78.84岁;婴儿死亡率(‰),2023年为2.28‰;5岁以下儿童死亡率(‰),2023年为2.97‰;孕产妇死亡率,2023年为0;开展居民体质健康测评服务人次,2023年为6766人;城乡居民达到《国民体质测定标准》合格以上的人数比例,2023年为98.14%。

(二)各专项行动进展及年度重点任务完成情况

1. 健康知识普及行动

(1)监测指标进展情况。漯河市卫生健康委持续开展健康促进与健康教育活动,居民健康素养水平逐年提升,2019年居民健康素养水平为19.53%,2020年为22.78%,2021年为26.64%,2022年为28.10%,2023年为30.64%。

(2)专项行动进展情况。近年来,持续狠抓完善"两库两机制"健康知识传播体系,强化从专家库、资源库、传播平台到群众整链条健康知识传播机制,让权威科普持续快速占领健康知识宣传的主阵地。

充实完善健康科普专家库。通过举办漯河市健康科普能力大赛,选拔优秀科普人才和作品,充实专家库和资源库,更新健康科普专家队伍,为健康漯河建设储备科普人才。目前,通过举办六届健康科普能力大赛,有3000名医护人员参与大赛,培养了省级科普专家2名,漯河市级科普专家130名,县级科普专家261名,科普能力逐年提升,在省健康科普能力总竞赛中也实现了金奖"零"的突破。

不断丰富健康科普资源库。鼓励专家开设健康科普个人"抖音"号,发布健康科普作品,健教中心定期制作科普作品,健康科普大赛选拔作品,组织专家开堂授课等一系列活动,制作出一批包括文字、图片、海报、语音、视频在内的多媒体健康科普作品,不断更新健康科普资源库,通过"互联网+健康科普"的形式,普及预防疾病、紧急救援、科学就医、合理用药等健康知识与技能,引导居民采取健康科学的生活方式,不断提升居民健康素养水平。五年来,通过"健康漯河"电视专栏,发送健康作品460余部,漯河卫健公众号传播健康知识1.1万多篇。

健康科普传播机制完善。制定《漯河市健康科普核心信息传播工作方案》,依托河南省健康教育与促进融媒体中心的健康科普资源库,按照"省级统筹、多级联动、同频共振"的工作思路,打好宣传组合拳,形成传统媒体、新媒体、融媒体线上线下三级传播相结合的模式,开展健康科普教育。在基层利用乡村小喇叭广播,志愿服务活动三下乡义诊等有效渠道向市民传播健康科普知识。

建立健全健康教育激励约束机制。将健康科普活动纳入晋升高级职称评选,逐渐完善激励机制建设,鼓励医务人员开展健康教育与健康促进工作研究,动员广大医务人员积极参与健康科普能力大赛等活动,将健康促进理念融入诊疗和业务工作全过程,创建"绩效管理、晋职晋升、评先评优"三结合考核评价体系,充分调动医务人员参与积极性。

(3)重点任务落实情况。为全面深入助力乡村振兴和文明漯河、健康漯河建设,积极开展以倡导"文明健康生活方式"为主题的"健康漯河行"活动,稳步实施脱贫地区健康促进行动。几年来,漯河坚持不断创新健康科普新路子,推动健康知识进万家,促进居民健康素养水平持续提升。

筑牢健康教育与促进主阵地。几年来,在省卫生健康委不断示范引领和带动下,以健康知识宣传教育与促进为主线,深化拓宽"两建三融四行动"工作框架,通过不断举办形式多样的"大医献爱心"和大型义诊活动,以"健康中原行"和健康促进"321"品牌行动为主阵地的健康教育与促进传播模式,已深耕扎根基层,常态化开展。每年全市各级举办"健康漯河行 大医献爱心"、特色中医夜市等义诊活动700多场,服务人群达6万多人次,助力居民健康素养水平持续提升。

建强了基层健康教育人才队伍。科普要先行,人才是支撑。为了推动健康科普向基层延伸,服务千乡万村,始终注重加强基层健康教育骨干队伍建设,狠抓基层从业人员培训提升工作能力。近年来,漯河市采用线上线下相结合的方式组织科普技能培训61次,培训乡村医生1053人。同时,汇集市级优质医疗专家资源下沉基层,补齐健康教育弱项短板,把"十个一"活动办到群众家门口。

完善了健康支持性环境建设。围绕"幸福之城"和"健康漯河"建设,将健康融入所有政策,在抓政策与健康相融、产业与健康相融、城市规划与健康相融等方面取得新突破。健体融合,为城市建设增添健康元素。为群众健康幸福"加码",精心打造城市健康乐道网络系统。依托城市水系,将滨水乐道、郊野乐道、街区乐道连线成网,建成健康乐道693千米,健身配套设施齐全。到2025年,规划建成1000千米以上覆盖全城的健康乐道系统。健食融合,为产业发展增添健康元素。漯河是食品名城,为了确保"舌尖上"的安全,依托漯河中原食品实验室优势,"国家食品安全风险评估中心食品安全风险监测合作实验室"在漯落户,在全国率先实施食品营养与健康产业高质量发展行动。健文融合,为文旅建设注入健康元素。突出"灯""河"主题,常态化开展元宇宙体验、无人机表演、秋灯会等活动,把健康元素融入无人机表演、赏灯和游河的过程中,体验健康旅游的乐趣。

2. 合理膳食行动

(1)监测指标进展情况。截至2023年,全市通过国家营养指导员理论考试的人数达到43人。按照省卫生健康委统一安排部署,漯河市2021年开始启动营养指导员动员培训工作,共分三批次开展报名和培训。

(2)专项行动进展情况。营养健康场所建设。通过实施营养医院建设行动,不断完善医疗机构的临床营养科建设,并根据膳食指南要求开展合理膳食指导工作。加强营养食堂的改造,为患者提供既符合治疗要求,又能满足饮食心理需求的营养餐。

加大人才培养力度。强化营养人才的专业教育和培养,与国家卫生健康委食品司、国家食品安全风险评估中心合作,培养了多名食品营养健康方面的博士和硕士生。实施营养能力提升行动,以"每万人配备一名营养指导员"为目标,成立营养学会开展营养科普教育,广泛吸收营养专家和科技工作者加入,目前有专兼职人员270余名,获评"河南省科普教育基地"。推动医疗机构临床营养科和营养场所建设,将食品营养与健康纳入医疗机构住院医师规范化培训、内科医师公共卫生培训和村医轮训,积极培育营养指导员队伍,分批组织基层营养技能培训。

开展合理膳食宣传。统筹各方力量,发挥卫生健康专业优势,积极组织参与全民营养周、食品安全周、"5·20"中国学生营养日等活动,广泛宣传食品安全与营养科学知识,引导市民树立健康生活习惯。被中国科协评为"科普日优秀活动"。以全民营养指导员培训为契机,积极配合行政部门,每年组织我市13家集中配餐企业营养专兼职人员和部分医疗卫生单位专业人员积极参加全民营养指导员培训。积极开展人群合理膳食指导和控油限盐膳食干预工作,每年选取县区开展居民营养健康知识知晓率调查工作,并每年在各县区进行居民营养健康知识知晓率调查,帮助居民实现平衡膳食、合理营养。

(3) 重点任务落实情况。持续完善监测预警机制。漯河市已经全面组建了由79家哨点医院组成的市县乡三级食源性疾病监测网络,覆盖全市所有二级以上公立医院、社区卫生服务中心和乡镇卫生院。每年定期开展规范化的病例报告、审核及聚集性疫情处置。2023年,漯河市被确定为全省唯一的食源性疾病病例网络直报工作试点,全年共报告监测病例6048例,监测任务完成率达100%。截至2023年,已完成全市所有二级及以上医疗机构的HIS系统与食源性疾病病例监测系统的智能对接和信息传输,任务完成率位居全省第一。

科学开展食品安全风险监测。建立健全市、县两级食品安全风险监测体系,全市食品安全风险监测点实现县级行政区域的100%全覆盖。食品样品采集涵盖市、县、乡三级监测点,且采样工作达到了"规范性、代表性、典型性、适时性、适量性和可溯源性"。每年组织专家研判漯河市居民的饮食特点及食品安全热点问题,制定科学的监测方案。针对监测结果进行数据分析汇总,形成全市食品安全风险评估报告,并通过建立通报、会商、报告制度,及时向市政府及相关部门反馈发现的食品安全隐患。

开展居民合理膳食调查和干预。按照《国民营养计划》和《"健康中国2030"规划纲要》等文件精神,根据省级部门工作要求,漯河市每年制定合理膳食工作计划,积极推动全市合理膳食工作深入有序开展。每年定期组织合理膳食调查工作技术培训班,指出调查过程中存在的问题,并按照《控油限盐膳食干预方案》开展控油限盐膳食干预工作。同时,对县(区)疾病预防控制中心的专业人员进行师资培训,提升其文化素养和指导能力。每年全市共选取51个乡镇社区进行膳食调查和干预,覆盖不少于2500户家庭、约2700名居民。每个社区的膳食指导培训时间不少于2小时,通过悬挂横幅、制作宣传板、播放幻灯片等形式,向居民普及合理膳食知识,受众的膳食知识知晓率显著提高。

3. 全民健身行动

(1) 大力推进健身设施补短板工程。自2019年以来,共投入全民健身项目资金5544万元(其中包括中央、省级争取的资金以及地方配套资金),更新和安装了230套全民健身器材,建设了一座室外智能多功能健身房;完成了源汇区唐河健身步道和郾城区步道项目的建设,新建110块足球场地,维修和更新了城区老旧健身器材500余件,双汇广场的室外田径场改造项目也已建成并投入使用,召陵区全民健身活动中心正式建成;舞阳县室外全民健身广场已建成,同时完成了舞阳县两个乡镇工程,顺利完成"国球进社区、进公园"任务,为老旧社区、小区和体育公园更新和配备了100张乒乓球台。此外,市全民健身活动中心即将建成并投入使用。全市持续完善全民健身场地设施,为广大群众提供了更加便利、多样化的健身条件。

(2) 广泛开展全民健身赛事活动。2019年至2023年,成功举办了漯河市第九届运动会、第七届职工运动会、市直机关运动会暨全民健身大会。本届运动会是漯河市历年来规模最大、标准最高、参赛人数最多、竞赛项目最全的综合性体育盛会,赛事分为青少年组、机关企事业组和社会组三个组别,共设置了35个大项、223个小项,吸引了113支代表队、8100多名运动员参赛。此外,还成功举办了漯河龙舟公开赛、环沙澧河自行车公开赛、环沙澧河徒步大会、心意六合拳交流大赛等极具特色的自主全民健身品牌赛事,有效提升了河南和漯河的知名度,促进了我市全民健身事业的健康发展,并推动了文化、旅游、体育的高质量融合。每年举办"全民健身月"和"全民健身日"系列活动,包括漯河市庆三八健身气功比赛、男子篮球周末联赛、五人制足球联赛、"共享太极 共享健康"太极拳健身大赛、羽毛球公开赛、网球公开赛、广场舞大赛、青少年航空航天锦标赛、心意六合拳大赛、农民丰收节运动会等。累计举办群众体育赛事活动500多场次,极大地推动了全民健身运动的发展,丰富了广大市民的体育文化生活,并带动了更多人群加入全民健身的行列。

(3)加强社会体育组织的规范化管理。2019—2023年,成功指导市体育总会、市足球协会、市武术协会等12个体育协会完成换届工作;批准成立了龙舟运动协会、飞镖协会、街舞运动协会等10个单项体育协会。同时,暂停了青少年体育培训业务体育俱乐部的年审工作,并指导其依据相关政策重新申办体育类校外培训机构。体育协会充分发挥其社会组织的功能,指导篮球协会、足球协会、围棋协会、长跑协会等组织了100多场全民健身活动,极大地丰富了群众的体育文化生活。

4. 控烟行为

全市的控烟工作以加快无烟环境建设、减少吸烟对环境、对人体的危害为重点,持续加大宣传力度,积极推进无烟党政机关、无烟学校、无烟医疗卫生机构建设工作,充分发挥领导干部、教师、医务工作者在控烟工作中的示范引领作用,努力为广大市民营造无烟、清洁、健康的生产生活环境。

持续推进无烟环境建设,无烟单位创建实现3个100%。一是每年制定印发《漯河市爱卫办关于做好"无烟单位"创建及届满复核工作的通知》,实地督导、指导各县区、各单位扎实开展无烟单位创建活动。2022年组织召开无烟单位创建工作部署会,并明确要求各级党政机关、学校、医疗卫生机构无烟单位建成率达100%。二是印发《漯河市爱卫办关于进一步加强无烟单位日常管理工作的通知》(漯爱卫办〔2023〕1号),《漯河市禁止吸烟警语和标志制作标准与张贴规范》(漯爱卫办〔2023〕31号),把无烟单位建设作为践行健康漯河理念的具体行动,持续加强对无烟单位的日常管理,确保我市无烟党政机关、无烟医疗卫生机构、无烟学校保持控烟成效。三是正式出台《漯河市爱国卫生管理办法》(漯政〔2023〕7号),以立法形式全面推行无烟单位建设,规定禁止在公共场所吸烟,对于违反《漯河市爱国管理办法》规定的,由卫生健康主管部门依据规定责令改正;拒不改正的,依法予以处罚。截至2023年,全市共创建无烟单位764个,全市各级党政机关、医疗卫生机构、学校全部创建为无烟单位,创建比率均达100%。通过深入开展"无烟单位"创建活动,积极构建了单位、家庭、社会相结合的控烟宣传体系,进一步推动了全社会无烟环境的形成。

强化控烟宣传,营造浓厚控烟宣传氛围。根据上级工作安排,结合我市实际,认真研究谋划,开展形式多样、内容丰富的控烟宣传活动,取得了良好的社会效益。一是市卫生健康委、市教育局联合下发《关于开展第36个世界无烟日活动的通知》,对世界无烟日宣传活动做出部署,明确世界无烟日活动内容和具体要求,并于漯河市第五初级中学举行世界无烟日宣传活动启动仪式,共计440余名学生参加活动。二是加强与教育部门沟通协作,市疾控中心专家、市直医院呼吸科主任分别走进中小学举办控烟知识讲座,提升青少年对烟草烟雾危害的认识,加强青少年对控烟理念的理解和认同,科学引导青少年树牢每个人是自己健康第一责任人的意识,主动"拒绝第一支烟",积极加入控烟队伍中来,成为控烟行动的践行者、倡导者,共同营造无烟健康成长环境。三是组织开展以"汇(绘)青少年力量,画(话)无烟未来"为主题的青少年控烟优秀绘画、书法、短视频作品征集活动,经我市评选上报的33个作品中有15个作品荣获省级表彰,单项作品获奖数量位居全省第一,一等奖获奖数量位居全省第一,获奖总量位居全省第一。其中一幅作品经国家卫生健康委、教育部两轮评审后被评定为优秀作品,是我省小学组参评作品中唯一的获奖作品。

5. 心理健康促进行动

(1)管理水平不断提升,患者服务能力得到持续增强。一是加强联防联控。由政法委牵头,定期召开部门联席会,研究解决工作中的疑难问题;开展联合督导检查,指导基层完善多部门协同管理;深入先进地市进行实地交流学习,进一步健全全市患者管理机制。部门联防联控进一步增强。联合公安等部门开展失访患者排查,严防脱管漏管。二是规范管理治疗。各基层医疗机构对易肇事肇祸患者进行逐人建档,建档率达100%;严格按照规范要求落实患者随访管理,每人每年不少于4次随访、每半年不少于1次面访,建档随访信息及时录入重精系统,做到按时随访,及时录入。落实周提醒、月通报、季度质控、点对点帮扶和精准培训,持续提升基层工作水平,其中2020年起走下大课堂、走上小课堂逐县区开展精准培训21场次。各精神专科医疗机构对入院患者积极救治,落实贫困患者门诊免费服药项目和应急处置。疫情防控期间,设立救治救助热线、开展上门送药、电话随访、设置专项病区设置隔离病区,保证患者治疗及时,减少肇事肇祸事件的发生。每年严重精神障碍患者管理率等各项指标均达到国家、省级年度要求。

(2)服务网络不断健全,心理危机干预工作有序推进。一是加强队伍建设。依托市精防办、市心理危机干预中心,进一步完善全市心理服务体系。整合资源,建立健全全市卫生健康系统心理服务人才库,现已将市、县、乡17家医疗机构的73位专家纳入其中,扩大了心理服务队伍。同时,开展精神科医师转岗培训,不断增强心理健康服务队伍的专业能力。二是全力做好重点人群心理危机干预。以新冠疫情防控为例,成立市心理危机干预队伍，并开通 11 部心理咨询热线电话，24 小时提供免费心理服务。制定并下发了《关于进一步加强集中隔离点心理疏导工作的通知》，明确隔离点心理援助分片包干，全市所有隔离点心理援助全覆盖。举办线上培训、开展督导检查、提升工作质量。通过组建防疫心理咨询群、隔离点定点派驻等方式，已对一线工作人员、学生及集中隔离人员等重点人群开展心理疏导超过万余次。

（3）宣传教育不断创新，心理健康知识的普及度持续提升。持续开展家属护理教育，不断提高居家患者的护理能力和用药规范，同时创新教育方式和方法。通过举办演讲比赛、心理健康科普能力大赛、短视频大赛、五进活动、集中宣传和媒体科普等多渠道多途径，提高公众的心理健康水平。一是 2022 年，组织全市医疗卫生单位创新性开展以"心理健康 科普先行"为主题的精神心理健康科普大赛，15 家医疗卫生单位共提交 15 部作品，51 名选手参赛，全面提升各级医院，尤其是综合医院的精神心理健康科普能力。二是 2023 年，漯河市卫生健康委、漯河市教育局和共青团漯河市委联合创新性地开展以"倡导和谐心态，崇尚健康心理"为主题的精神心理健康科普短视频大赛，共收到有效投稿 94 部，科普内容涉及焦虑、抑郁、压力、社交恐惧、双相情感障碍等常见精神心理问题的应对措施，并选取部分优秀作品进行系列展播。

6. 健康环境促进行动

（1）深入打好蓝天保卫战。突出重点区域、重点行业和重点污染源治理，纵深推进秋冬季重污染天气消除、夏季臭氧污染防治和柴油货车污染治理三大标志性攻坚行动，扎实开展挥发性有机物治理等 9 个专项行动，完成 3 台 35 吨及以下燃煤锅炉拆改、14 台燃气（生物质）锅炉综合治理、2 家烧结砖企业落后低效产能淘汰、4 家工业企业污染深度治理、13 家 VOCs 企业综合治理等重点任务。我市空气质量在全国 168 个城市中排名第 118 位，同比提升 24 个位次，改善率在全省排名第 5 位。

（2）深入打好碧水保卫战。坚持上下联动、标本兼治、平急统筹、建管并重，以打好城市黑臭水体治理攻坚战为重点，突出抓好污染较重的黑河西支、塔河东支河段治理，积极指导临颍县开展黄龙湿地（千亩湖）美丽河湖创建，持续推进召陵区汾河流域水生态修复与保护项目、郾城区水环境监管及风险防控能力建设项目、郾城区淞江污水处理厂二期项目、城乡一体化示范区农田灌溉水系连通工程 4 个水污染防治重点工程项目建设，"一河一策"抓好 8 条国省控河流断面水质稳定达标，综合达标率由年初的 62.5% 提升至 80%，提高了 17.5 个百分点。

（3）深入打好净土保卫战。持续推进农业农村、地下水、固体废物污染治理，土壤环境质量保持稳定，建设用地和农用地安全利用率保持 100%，全市累计完成环境整治行政村 489 个，农村生活污水治理率从 2018 年的 20.8% 提升至 42.9%，35 个乡镇政府所在地污水处理设施运行率达到 100%。国家农村黑臭水体治理试点城市申报成功，是全国今年入围的十二个地市之一。

(4)从严整治环境问题。深入推进中央、省生态环境保护督察反馈问题整改,持续开展专项督查和督查整改"回头看"。在2023年的省级突出生态环境问题整改专项督察中,共向我市交办74个问题,目前已全部整改到位;反馈意见共12项整改任务,目前已整改完成5项,剩余7项正在按序推进中。中央生态环境保护督察期间,共向我市交办53件群众举报件,已办结24件,阶段性办结8件,我市各级各相关部门服从市环委办统一安排调度,高标准、高质量做好后续交办件办理工作。

7. 妇幼健康促进行动

(1)民生实事推进顺利。市卫生健康委共承担2项妇女儿童领域民生实事。一是"提高妇女儿童健康保障水平"省重点民生实事(简称"两癌"、"两筛")。二是"青少年儿童近视防控及视力筛查"市重点民生实事。按照早安排、早部署、早落实的要求,每年组织召开全市妇幼健康工作会,邀请市财政局、民政局、妇联、残联相关领导参会,安排部署妇幼健康和民生实事工作。加强部门沟通协调,明确责任分工,合力加压推进。坚持月通报制度和约谈制度,组织相关人员开展省市民生实事技术培训班,提高筛查人员业务能力;加强线上质控指导,每月定期开展线上质控,每季度开展一次现场质控,发现问题及时反馈整改,不断提升筛查质量,努力做到把实事办实、好事办好。2023年,全市农村适龄妇女宫颈癌免费筛查266 630人,筛查率62.88%;乳腺癌免费筛查182 430人,筛查率43.03%。预防出生缺陷产前筛查率81.45%,新生儿"两病"筛查率99.21%,新生儿听力筛查率99.2%。2023年,青少年儿童近视防控和视力筛查完成30 799人,筛查率102.37%。

(2)母婴安全保障工作再上新台阶。全面落实母婴安全五项制度,深入实施母婴安全行动提升计划,切实提升医疗机构产儿科服务能力和质量安全管理水平,连续两年实现孕产妇"0"死亡,5岁以下儿童死亡率2.97‰,婴儿死亡率2.28‰。一是组织全市各级妇幼保健机构、危重孕产妇救治中心、助产机构从事围产保健、产科等专业的相关医疗保健人员参加产科出血防治线上培训,组织各县区危重孕产妇和新生儿救治中心开展产科出血和新生儿复苏应急演练,加强母婴安全保障,切实降低全市孕产妇死亡率。二是加强"两个中心"建设。全市所有县级"两个中心"均通过河南省县级危重孕产妇和新生儿救治中心标准化建设。落实划片管理制度,切实提升市县两级危重孕产妇救治中心和新生儿救治中心服务能力。开展危重新生儿救治体系评估工作,提升危重新生儿救治网络运转效能,推动儿童健康高质量发展。三是规范孕产妇死亡评审、危重症评审和新生儿死亡评审。孕产妇危重症评审各级助产机构每月开展1次评审,市级每季度开展1次示范评审,以审代训,提升孕产妇健康管理水平,保障母婴安全;总结孕产期保健、助产技术服务和危急重症孕产妇救治的经验教训,提高助产机构的医疗质量。三是加强孕产妇健康管理。加强质控管理,针对质控中发现的问题,认真查找原因,逐一解决。

(3)加强出生缺陷防治体系建设。加强产前诊断中心和产前筛查中心管理。一是开展妇幼卫生监测、新生儿先天性心脏病筛查项目培训和产前筛查技术人员专业知识培训等,提升专业技术人员岗位技能,提高筛查和监测质量。二是进一步规范新生儿疾病筛查工作,使新生儿疾病从筛查、诊断、救治、随访形成完整的闭环,使新筛工作真正起到预防的作用。三是推动出生遗传代谢病儿童救治工作。制定并下发《关于开展漯河市出生缺陷遗传代谢病儿童救助工作的通知》。组织召开全市出生缺陷评审会,加强全市出生缺陷监测管理。四是推广新生儿先天性心脏病筛查适宜技术,遴选确定了14家医疗机构为漯河市新生儿先天性心脏病筛查项目试点机构。

(4)严格质控考评、抓好各项措施落实。抓管理、强质控、促落实,确保妇幼保健工作各项指标的实现。建立逐级定期质控制度,市县两级妇幼保健院加强业务质控,采取线上和线下现场质控相结合,每季度将线上妇幼信息平台数据进行通报,重点工作每月在妇幼健康科长群通报。并利用每季度市妇幼保健例会进行工作讲评,根据项目实施情况、工作时间进度,及时部署。促进各项管理措施的落实和妇幼健康服务质量的不断改进。同时,县级半年进行一次绩效考核,并将考核结果与基本公卫补助经费挂钩,促进了孕产妇儿童保健工作。

(5)开展广泛宣传,增强群众保健意识。利用各种重大节日如三八节、儿童节、母乳喂养周、早产儿日等开展多种形式的宣传活动。各级妇幼保健机构大力开展健康教育活动,成立健康教育科,指定专人负责,制作宣传手册、折页,就诊区悬挂妇幼健康知识和相关政策宣传版面,并把发放母子手册与孕产优生检查相结合,把孕产妇健康管理、儿童健康管理与基本公卫服务项目中的家庭医生签约服务有机结合,进行大力宣传。同时通过网络、电视、报纸、微信平台,公众号线上和线下孕妇学校、儿童家长学校等广泛开展妇幼健康科普宣传活动。

8.中小学健康促进行动

为贯彻落实健康漯河行动中小学健康促进专项行动的重点任务,坚持预防为主的方针,强化漯河中小学健康教育责任,提高中小学健康素养,积极研究推进健康漯河行动中小学健康促进专项行动各项工作,制定相关政策,为中小学健康教育保驾护航。

(1)加强健康教育能力。要求全市中小学校按照课程设置,义务教育阶段从地方课程中每学期安排9个课时开展健康教育,普通高中健康教育为必修课,安排18个课时。健康教育课程必须做到有教师、有教案、有课表、有教材、有考核;教学过程做到学期有计划、教学有资料(文字、图片)、期末有测评、结束有总结,教师所教健康课时纳入教师课时总量一并考核,确保学生健康课本拥有率达到100%,确保健康教育开课率达到100%,学生健康知识知晓率达到90%以上,切实把健康教育融入学校教育教学中,培养学生的健康意识,掌握健康知识和技能,养成良好的饮食习惯和健康的生活方式,为学生身体健康和幸福生活奠定坚实的基础。各学校严格执行健康课程设置,确保学生体育与健康课程的开设。心理健康教育方面,要求全体教师在各学科教学中遵循心理健康教育的规律,将适合学生特点的心理健康教育内容有机渗透到日常教育教学活动中。将健康教育与班主任工作、班团队活动、校园文体活动、社会实践活动等有机结合，充分利用网络等现代信息技术手段，多种途径开展健康教育。截至目前，漯河市中小学配备专（兼）职校医或保健人员的比例为100%；漯河市中小学配备专（兼）职心理健康教师的比例为100%。加强学校医务室建设，配备专职或兼职校医，分层分类开展中小学校医、教职员工等培训。每年对全体学生至少进行一次健康体检，建立学生健康档案，一人一档，全面跟踪记录每位学生的身体健康状况。

（2）推进儿童青少年近视防控。市教育局认真贯彻落实《中小学学生近视眼防控工作方案》，以改善教学卫生条件为基础，以开展宣传教育为抓手，部署开展防近工作。将近视防控知识融入课堂教学、校园文化和学生日常行为规范，开展保护视力知识讲座，让学生和家长掌握科学用眼的知识和方法。每天上午和下午组织全体学生各做一次眼保健操，时刻提醒学生课堂上必须遵守"一尺、一拳、一寸"的规定，纠正不正确的阅读、写字姿势。每年对全体学生进行2次视力检测，建立学生视力健康档案，一人一档，全面跟踪记录每位学生的视力健康状况。改善视觉环境，学校教室、宿舍、图书馆、阅览室等公共场所的照明标准必须100%合格，指导学生科学使用电子产品，少看电视，少用手机，少上网络，严禁学生将个人手机、平板电脑带入课堂，带入学校的要统一保管。教师使用电子产品开展教学时，时长不能超过教学总时长的30%。在减轻学生负担的同时保证用眼健康，小学一、二年级不布置家庭作业，三至六年级家庭作业不超过60分钟，初中不超过90分钟，高中不超过120分钟。保证学生睡眠时间，增加户外活动，让学生眼睛得到休息。为儿童青少年提供营养均衡、有益于视力健康的膳食，促进视力保护。

（3）落实健康教育宣传。加强宣传健康教育，将健康教育知识融入课堂教学、校园文化和学生日常行为规范，开展健康教育知识讲座，让学生和家长了解更多身体健康的知识和方法。市教育局每年联合相关单位开展科普宣传活动，结合"近视防控月""爱国卫生月""世界防治结核病日"和"5·20"中国学生营养日等特殊时间节点，加大宣传力度。进一步提升广大师生对健康知识的学习热情，树立科学预防疾病的理念，帮助青少年养成健康科学的生活方式。进一步健全教育部门与相关单位联动机制，引导青少年做好自己健康的第一责任人，进而推动全社会行动起来，共同守护少年儿童健康。通过一系列活动的开展，使全市师生认识到健康教育与个人、学校、家庭、社会息息相关。

（4）深化校园食品安全。调研检查方面，多次联合市市场监督管理、卫生健康、公安等部门深入8县区各级各类学校、校外供餐单位进行食品安全调研，督促指导学校食堂和校外供餐单位加强食品安全风险隐患排查。人员管理方面，要求学校食品安全总监、食品安全员任职前进行考核，考核通过后方能任命，食堂从业人员需每月通过豫食考核app多次进行学习和考试。社会共治方面，引导学校家委会、家长通过登录"舌尖安全网""互联网+明厨亮灶"平台，对学校食堂及校外集体配餐单位进行实质有效的监督。

宣传教育方面，通过教育系统微信公众号、网站等媒体，开展食品安全宣传，印发教育系统食品安全简报。联合市卫生健康委、市疾控中心开展"5·20"中国学生营养日宣传活动，广泛传播了学生合理膳食的营养知识，引导儿童青少年践行健康生活方式，养成良好的饮食习惯。

9. 职业健康保护行动

全市用人单位职业病防治主体责任不断落实。接尘工龄不足5年的劳动者新发尘肺病报告例数为0；近5年全市无重大急性职业病危害事故、慢性职业性化学中毒事故、急性职业性放射性疾病事故发生。具体重点任务完成如下：

（1）项目前期工作。由于疫情原因，疾控中心组织人员参加了省卫生健康委举行的职业病防治项目线上培训。每年职业病防治科根据省项目方案制定了漯河市年职业病防治项目工作方案，及时培训了各县区疾控中心相关人员。二县三区卫生健康委分管领导及主管科室负责人、县区以上疾控中心分管领导及技术人员参加了培训会。每年7月初完成省职防院布置的重点行业岗位核实工作和职业病防治监测机构能力摸底考核工作。2023年4—7月3次完成了职业卫生和放射卫生检测设备的检定校准。

（2）项目完成情况。尘肺病哨点医院就诊8323人，拍DR、X片或CT 7355人，其中接尘工人232人，检出尘肺病样改变0人。尘肺病随访要求70人，随访到69人，死亡1人。参加了全省组织的职业健康检查机构质量考核工作（周口市、三门峡市）。对4家体检机构（漯河市预防保健门诊部、漯河美年大健康、临颍县慢性病医院、漯河市第六人民医院）进行质控考核工作，由于疫情因素影响，主要收集查看DR胸片和电测听图谱。

（3）工作场所职业病危害因素监测项目。市疾控中心指导县区疾控中心开展工作场所职业病危害因素监测工作，按照方案要求摸清并核实重点行业企业底数，正确选择企业行业类型，加强采样、送检、检测等质控工作。漯河市工作场所监测任务130家企业，实际完成监测134家，监测数据及时录入国家监测系统，相关表格、记录上报省职防院。工作场所职业病危害因素总结报告已经按时编写完成并上报省职防院。监测覆盖两县三区，共完成调查和监测重点职业病危害企业134家，其中重点行业122家，小微企业占比在95%以上，该项目监测内容均由卫生健康委下属机构参与完成。市疾控中心对其中的13家企业开展了复核工作。尘、毒、噪声职业病危害现场检测均采用定点检测，结合实际情况，两个县疾控中心的样品在各自县疾控中心实验室检测，3个区的样品在漯河市疾控中心进行实验室检测，市疾控中心理化检验人员手把手指导区疾控人员。参加了河南省职防院组织的职业卫生实验室检测能力比对工作，较好地完成了常见尘毒物质的检测，进一步提升了我中心的理化实验室检测能力。

10. 老年健康促进行动

（1）项目推动。2021年以来，为7家医养结合机构争取到省财政厅、省卫生健康委、省民政厅彩票公益金支持2880万元，其中，临颍县人民医院656万元，漯河龙江护理院

480万元,漯河万安康复医院428万元,漯河金耀康护理院385万元,舞阳县中心医院327万元,吴城镇卫生院67万元,清福护理院537万元。医疗机构与养老机构签约合作84对,养老机构普遍以不同形式为入住老人提供医疗卫生服务,进一步提升了医养结合机构综合服务能力。

(2)示范引领。根据医养结合机构"三级五等"等级评定办法,积极引导各县区医养结合提档升级。目前全市共有9家参与了等级评定,占比75%,位居全省第二位,促进医养结合机构管理更规范、服务更完善。其中万安康复医院成功申报为河南省二级甲等医养结合机构。根据省卫生健康委"五个一百"计划(从2023年起,利用五年时间打造"五个100"实践样板,即100个全专结合实践样板、100个医防结合实践样板、100个中西医结合实践样板、100个医养结合实践样板、100个安疗结合实践样板),漯河市从2023年起,利用5年时间,创建基层医疗卫生机构医养结合实践样板5个,带动全市医养结合项目更好发展。目前淞江社区卫生服务中心已经获得"基层医疗机构医养结合实践样板",吴城镇卫生院正在积极申报2024年基层医疗机构医养结合实践样板。

(3)拓展模式。一是医养一体模式。养老机构同时具备医疗卫生资质和养老服务能力,能够为老年人提供个性化和全方位综合服务。如漯河万安康复医院是我市规模较大、功能较全,集社会医疗、机构养老、居家养老、日间照料、老年教育、康复保健、护理培训等特色为一体的医养结合服务机构。二是养内设医模式。养老机构根据服务人数、场所规模等情况,配套设置医务室、卫生所(室)、门诊部等医疗设施或部门,为机构和社区、居家老人提供医疗卫生服务,如漯河福瑞老年公寓。三是医养协作模式。养老机构与附近的医院、基层医疗卫生机构,以签订合作协议的形式,结为定点对口服务单位,由医疗机构上门服务,为入住养老机构的老年人提供医疗和卫生保健等服务,规模比较大的有漯河阳光老年公寓。四是医护到家服务模式。漯河市六院启动医护到家服务,完成首例为老年人更换胃管、尿管服务。目前已开展的医护到家服务有200余例,为居家老人提供专业化、便捷化、多样化的日常护理服务,解决居家健康养老"最后一公里"问题。

11. 心脑血管疾病防治行动

在漯河市中心医院、舞阳县人民医院、临颍县人民医院建立市、县级脑卒中防治中心和高血压防治中心,不断完善全市脑卒中、高血压防治中心建设。充分发挥市脑卒中防治中心、高血压防治中心作用,定期发布科普视频、举办高血压科普大赛和高血压论坛等各种学术活动、参加技能比赛,不断提高防治水平。印发工作方案、组织培训指导,HEARTS高血压防治项目、脑卒中高危人群筛查干预项目、心血管病高危人群筛查干预项目等工作稳步推进。

12. 癌症防治行动

成立漯河市癌症防治工作领导小组和专家委员会,覆盖二级以上医疗机构、疾控机构,构建了较为健全的防治网络。在漯河市中心医院建立市级癌症中心,2024年完成舞阳县人民医院、临颍县人民医院县级癌症中心省级评审。

13. 慢性呼吸系统疾病防治行动

2020年实施漯河市基层呼吸系统疾病早期筛查和干预能力提升项目,为38家基层医疗卫生机构配备项目肺功能仪,举办技能培训,提高基层工作水平。成立了漯河市慢阻肺防治工作领导小组和专家委员会,覆盖二级以上医疗机构、疾控机构,构建了较为健全的防治网络。在市中心医院建立漯河市慢阻肺防治中心。依托市中心医院、市三院实施慢阻肺筛查管理项目,印发方案、组织培训指导等推动项目开展。

14. 糖尿病防治行动

启动糖尿病防治中心建设,在漯河市中心医院建立市级糖尿病防治中心。认真做好基本公卫项目糖尿病防治项目,按照《2型糖尿病患者健康管理服务规范》要求,全市各县区认真开展糖尿病患者日常随访管理工作,严格落实每季度随访、危急情况处理后紧急转诊、2周内主动随访转诊情况等要求,糖尿病患者规范管理率不断提高。

15. 传染病及地方病防控行动

(1)传染病报告综合质量评价保持在较高水平。市、县区疾控中心以中国疾病预防控制信息系统为抓手,每天定时浏览、审核传染病报告卡,实时监测全市传染病报告情况,及时识别发现聚集性或暴发疫情;定期开展传染病月分析、年分析,掌握全市传染病流行态势,在季节性传染病高发时开展专题分析,提出风险管控建议。每年定期到市、县、乡、村四级医疗卫生机构开展传染病报告管理专题培训和技术指导,2019—2023年,全市法定传染病网络报告综合质量评价综合率保持在较高水平(99.98%—100%),位居全省"第一方阵"。

(2)艾滋病疫情处于低流行态势。联合教育、团委、宣传部、网信办等部门创新性开展青年学生防艾主题艺术创作大赛、艾滋病防治知识竞赛、防艾抖音短视频大赛等活动;开展艾滋病宣传检测进乡村、进社区巡回展演,将艾防知识融入歌舞、小品、快板等群众喜闻乐见的节目;开发"漯河防艾服务平台"小程序,提供HIV自检包免费申领、暴露前后预防等健康服务。2019—2023年全市发病率保持在较低水平并呈逐年下降态势,分别为8.95/10万、7.80/10万、7.72/10万、7.05/10万、6.84/10万。目前所有现存活HIV/AIDS病例配偶HIV抗体检测多年阳转率0,预防控制效果显著。对娱乐场所人员、青年学生、嫖娼、注射吸毒、男男性行为等人群多年哨点监测结果显示,各人群感染率没有明显变化,疫情始终处于低流行阶段。

(3)结核病防治效果成效明显。漯河市肺结核发病率有较大幅度的下降,从2018年的54/10万下降到2023年的31/10万;疑似患者的总体到位率从2018年的93.91%提高到2023年的97.22%。随着全市结核病定点医疗机构新设备新技术的投入使用,定诊患者病原学阳性率从2018年的34.99%提高到2023年的74.22%,耐药患者救治成效也逐年提升。新诊疗技术和检查化验技术得到广泛应用,市结核病防治所结核病实验室被省级部门评定为3星实验室,通过全国第九轮分子检测能力验证。在2023年全省实验室技能比武中荣获团体一等奖。2018—2023年,全市未发生学校结核病突发公共卫生事件。

(4)免疫规划工作不断打造亮点工程。在做实做细常规工作的同时,2019—2021年开展预防接种门诊服务"三提升"活动,全市共投入资金约1000万元,65家预防接种门诊全部实现升级改造,其中建成数字化预防接种门诊34家(郾城区、召陵区全覆盖),占比52.3%。通过活动开展,全市预防接种门诊服务环境、服务能力、服务态度等软硬件实现全方位升级,群众对预防接种工作满意度显著提升。在三提升活动基础上,2021年起开展预防接种门诊"6S"管理活动,进一步提升预防接种门诊形象,营造整洁、舒适的预防接种和工作环境,实现接种门诊再升级。

(5)圆满完成地方病和寄生虫病防治工作任务。全面完成碘缺乏病、饮水型氟中毒、水源性高碘地区监测任务,监测结果及时通报相关部门;碘缺乏病保持消除状态,饮水型氟中毒保持控制状态。加强对重点寄生虫病输入性病例的报告与规范处置,持续巩固我市消除疟疾成果,配合上级部门完成世卫组织对我国国家级消除疟疾考核评估。

16. 中医药健康促进行动

(1)坚持以传承为根基,以创新为动力,充分发挥中医药在治未病中的作用。加强提升基层中医药服务能力。通过基层医疗机构中医标准化建设中医馆、中医适宜技术推广等项目,全面提升乡镇中医服务体系建设。积极推广适宜老年人、妇女、儿童和慢性病患者等重点人群的治未病方案,提供针刺、灸疗、药浴、穴位敷贴、经络导引、汤药等特色个性化中药服务;以未病先防的预防原则,开发推广食疗、暖脐贴、艾灸、防疫香囊、防蚊香囊、养生茶等中医治未病产品。

(2)发挥中医药服务在家庭医生签约中的作用。开展乡村居民的中医药健康管理服务,根据中医整体观和辨证施治的特点,将中医特色服务纳入家医签约服务中。在家庭医生团队配有中医医师,把中药饮片,以及针灸、中医外治法等中医适宜技术应用到服务中,把中医药服务覆盖到预防、保健等领域。

(3)聚焦健康促进,助力中医药文化弘扬。开展健康中医药健康促进专项行动,面向家庭和个人推广四季养生、节气养生、食疗膳食等中医药养生保健知识、技术和方法。讲授中医药饮食、起居、运动锻炼等养生保健知识,推广太极拳、八段锦等养生保健方法,引导师生养成健康工作和生活方式。通过中医药健康文化知识角建设,利用展板、中医阅读角或运用电子触摸屏、LED屏等新媒体手段,帮助群众接触到规范的中医药养生保健知识。

(4)推动中医药养生知识便民化传承宣传。做好中医药养生知识科普,多次开展线下中医药养生知识宣传、线下义务问诊、中医药文化进机关、进社区、进校园等活动,加强群众健康意识。

（三）组织实施和支持保障情况

（1）2023年6月9日,组织实施健康漯河行动监测评估工作,形成漯河市监测评估报告。

（2）2023年8月9日,召开健康漯河推进工作会议,总结上年工作,明确各部门职责,审议《健康漯河行动2023年工作要点》。

（3）2024年8月8日,召开2019—2023年度健康河南行动监测评估工作会议,市推进办在各县区、各专项行动监测评估基础上,组织开展总体监测评估,形成总体监测评估报告。

（4）2023年12月27日,印发健康漯河行动考核结果,开展对县区党委、政府推进健康漯河行动的考核评价,考核结果得到了有效运用。

（5）充实完善健康科普专家库。通过举办漯河市健康科普能力大赛,选拔优秀科普人才和作品,充实专家库和资源库,更新健康科普专家队伍,为健康漯河建设储备科普人才。目前,通过举办六届健康科普能力大赛,有3000名医护人员参与大赛,培养了省级科普专家2名,市级科普专家130名,县级科普专家261名,科普能力逐年提升,在省健康科普能力总竞赛中也实现了金奖"零"的突破。

（6）健康科普传播机制完善。制定《漯河市健康科普核心信息传播工作方案》,依托河南省健康教育与促进融媒体中心的健康科普资源库,按照"省级统筹、多级联动、同频共振"的工作思路,打好宣传组合拳,形成传统媒体、新媒体、融媒体线上线下三级传播相结合的模式,开展健康科普教育。在基层利用乡村小喇叭广播,志愿服务活动三下乡义诊等有效渠道向市民传播健康科普知识。

二、面临的主要挑战

（一）组织协调不足

尽管健康漯河行动强调跨部门协作,但在实际推进过程中,各部门之间的联动机制尚不完善,导致资源整合和信息共享效率低下。部分部门对健康工作的重视程度不够,整体协作的意识和能力有待提升。

（二）公众参与度不高

健康漯河行动的成功离不开公众的积极参与,但当前居民对健康行动的认知和参与度相对较低,尤其是在一些传统观念较强的群体中,健康意识尚未深入人心,导致行动效果不理想。

(三)资源配置不均

各地区在健康漯河行动中的资源配置和保障水平存在显著差异,一些县(市、区)在资金、人员和物资等方面支持不足,导致行动的实施效果参差不齐,整体推进进程受阻。

(四)评估机制不健全

目前,健康漯河行动的监测评估体系尚未完全建立,缺乏科学、有效的评估标准,导致难以准确衡量各项工作的成效与进展,影响政策的及时调整和优化。

三、策略展望

(一)加强组织领导

健康漯河行动是一项全局性、整体性、跨领域、跨部门的系统工程,要进一步完善政府主导,部门协同和社会力量共同参与的健康漯河行动组织构架,完善拓展各层级的部门联动工作机制,做好宏观管理政策,制定资源整合分配监督评估和协调联动等工作。各有关部门将全民健康工作与现有政策目标任务深度对接,加强健康漯河行动的引导。充分发挥卫生健康相关行业学会、协会和群团组织以及其他社会组织的作用,共同推进全民参与到健康漯河行动中来。

(二)加强宣传引导

树立"大卫生""大健康"创新理念,鼓励个人和家庭积极参与健康漯河行动,构建全民参与的健康生活方式。强化舆论宣传,开展政策解读,普及健康知识和技能,大力宣传实施健康漯河行动,引导群众养成文明健康的生活方式。加强典型报道,发挥示范引领作用,增强社会的普遍认知,充分利用广播、电视、报纸等传统媒体和互联网移动终端等新兴媒体通过专栏讲座、公益广告、网络软件、数字地图等方式汇集各类卫生健康信息资源,提高居民健康素养,形成推动健康漯河行动的良好氛围。

(供稿:吴林,赵丹丹)

B.33 三门峡市

一、实施成效

(一)总体进展情况

健康三门峡行动2023年监测评估指标共68项,有41项指标(61.2%)进展顺利,已提前达到健康河南行动2030年目标值;13项指标(19.4%)较上年提升或持平;9项指标(13.43%)较上年下降;4项指标(5.97%)基础值缺失。

从各专项行动监测指标完成情况看,完成较好的包括健康知识普及、心理健康促进、健康环境促进、职业健康保护、老年健康促进、健康水平相关指标;相对较慢的有控烟、传染病及地方病防控相关指标;而中小学健康促进等重点人群健康促进行动指标与健康服务与保障相关指标较上年呈现下降趋势。

1. 提前达标指标

与健康河南行动2030年目标相比,2023年全市有41项指标提前达标。主要包括:

(1)健康素养水平逐步提高。居民健康素养水平从2020年的25.94%大幅提高到2023年的31.30%,上升5.36个百分点,已提前达到健康河南行动2030年目标值(≥30%)。每年在全市范围内开展一次居民健康素养水平监测工作,逐年呈稳步上升趋势。

(2)全民健身公共服务体系逐步完善。人均体育场地面积不断提高,2023年体育场地面积为526.5128万平方米,人均体育场地面积达2.61平方米,比2019年增加0.77平方米,已提前达到健康河南行动2030年目标值(2.6平方米)。

(3)健康环境日益完善。不断完善健康环境基础设施建设。农村自来水普及率已提前达到2025年省目标值(88%)。城市公园绿化活动场地服务半径覆盖率为85.55%,已提前达到2025年省目标值(85%)。城市空气质量优良天数比例73.2%。

(4)健康养老服务能力持续增强。二级及以上综合性医院设老年医学科比例和二级及以上公立综合性医院设老年医学科比例均为100%,已提前达到健康河南行动2030年目标值。三级中医医院设置康复科比例已达到100%,已提前达到健康河南行动2030年目标值(90%)。

(5)重大疾病防控工作进展明显。高血压患者规范管理率、糖尿病患者规范管理率分别为75.3%、75.28%,已提前达到健康河南行动2030年目标值。70岁及以下人群慢性呼吸系统疾病死亡率为5.95/10万,已提前达到健康河南行动2030年目标值(≤8.1/10万)。

（6）健康服务与保障得到加强。居民医疗卫生费用个人负担相对减轻。个人卫生支出占卫生总费用的比重逐年下降，2023年下降为26.93%，比2020年下降2.18个百分点。基本医疗保险参保率为97.51%，已提前达到健康河南行动2030年目标值（96%）。严重精神障碍患者规范管理率呈逐年上升趋势，2023年严重精神障碍患者规范管理率为92%，比2019年提高21.41个百分点。已提前达到健康河南行动2030年目标值（85%）。

（7）居民健康水平稳步提高。主要健康水平指标呈现"一升三降"态势。截至2023年，人均预期寿命提高到78.5岁，婴儿死亡率2.4‰，5岁以下儿童死亡率3.05‰，孕产妇死亡率9.23/10万，2019—2023年三门峡市5岁以下儿童死亡率整体呈下降趋势。

2. 提升较快指标

与2022年相比，全市共有6项指标改善幅度较大，有望如期或提前达标，包括：红十字应急救护培训人数，全市红十字应急救护培训人数从上年的73人上升至2023年175人，增加102人。每万人口营养指导员数，三门峡市已完成55名营养指导员培训工作，每万人口营养指导员数较上年的0.127名增加至2023年的0.27名。地级及以上城市空气质量优良天数比率，较上年的67.1%提升至73.2%。30—70岁人群因心脑血管疾病、癌症、慢性呼吸系统疾病和糖尿病导致的过早死亡率由上年的17.26%下降至2023年15.58%。心脑血管疾病死亡率由上年376.48/10万人下降至2023年318.32/10万人。

3. 下降明显指标

共有3项指标下降明显，分别如下所示：学生体质健康标准达标优良率由34.36%下降至32.05%。每千人口公共卫生人员数量由0.7下降至0.62。儿童青少年总体近视率由58.15%上升至58.97%，未达到"持续下降"的目标要求。

4. 需重点关注指标

综合各专项行动监测指标总体变化和历史数据变化，未来需重点关注以下指标，深入分析原因，研究提出工作措施，加大推进力度（表B.33-1）。

表 B.33-1 重点关注指标

行动	指标名称	指标值（2023）	指标特征
中小学健康促进	儿童青少年整体近视率（%）	58.97	持续升高
	学生体质健康标准达标优良率（%）	32.05	距2030年目标值差距较大

续表 B.33-1

行动	指标名称	指标值(2023)	指标特征
心脑血管疾病、癌症、慢性呼吸系统疾病、糖尿病防治	心脑血管疾病死亡率(1/10万)	318.32	距2030年目标值差距较大
	30—70岁人群因心脑血管病、癌症、慢性呼吸系统疾病和糖尿病导致的过早死亡率(%)	15.58	距2030年目标值差距较大
心理健康促进	居民心理健康素养水平	6.39	与2030年目标值差距大
健康服务与保障	每万人营养指导员(名)	0.27	与2030年目标值差距大
健康环境促进	居民饮用水水质达标率(%)	城市:95.00 乡镇:86.93	低于全省平均水平

(二)健康三门峡16个专项行动成效明显

1. 健康知识普及行动

(1)持续完善工作机制。建立以健康教育专业机构为核心,以医疗单位为骨干,以社区、机关、企事业单位、学校为基础的市、县、街道(乡、镇)、社区(村)四级健康教育工作网络体系。建立全媒体健康科普知识发布和传播机制。加强与《三门峡日报》、电视台、《黄河时报》等媒体合作,结合爱国卫生、健康素养提升、疫情防控、热点健康等内容,开设特色健康知识科普栏目,积极开展健康科普工作。

(2)建设健康支持性环境。成功创建健康县区3个、省级健康促进医院9家。打造群众身边的健康科普基地。创建省级科普教育基地4个、市级科普教育基地7个。依托"健康中原行·大医献爱心"活动,成立健康科普专家团和医疗小分队。开展进社区、进农村、进企业、进机关、进学校健康巡讲、义诊活动,引导居民建立文明健康的生活方式。累计开展健康科普讲座432场次,健康科普文艺演出26次,发布科普信息6452条。

2. 合理膳食行动

(1)建立营养健康指导委员会工作机制。印发《三门峡市营养健康指导委员名单及工作规则》,成立三门峡市营养健康指导委员会、合理膳食行动工作组及专家咨询委员会,设置营养健康指导委员会联络员,形成定期学习交流长效机制。

(2)加强营养指导员人才建设。推进全市营养指导员学员的组织报名及培训工作,完成55名营养指导员理论学习、实践技能和考试考核工作,每万人营养指导员达到

0.27名。

(3)持续做好食品安全风险监测工作。对食品生产、流通、消费各环节的食品安全情况实施主动、连续监测,累计完成食品安全风险样品采集与检测2472份,获得监测数据20 657条。全市医疗机构设置104家食源性疾病监测机构,监测36 606例食源性疾病病例。

3. 全民健身行动

(1)加快建设体育三门峡政策保障。印发《加快建设体育三门峡实施方案》,每年制定并印发全民健身活动方案和工作计划,为三门峡全民健身工作科学有序开展提供了政策保障。举办各级各类品牌体育赛事活动。围绕黄河流域生态保护和高质量发展国家战略,打造培育了横渡母亲河、国际自行车邀请赛、桨板超级联赛、天鹅女子马拉松等沿黄国家级体育品牌赛事。

(2)实施体育场地设施补短板行动。争取资金2500余万元,在渑池县、灵宝市建设全民健身综合馆,为全市老旧小区、新建社区配建225套健身设施。打造完成"15分钟"健身圈建设,全民健身场地设施已达到社区、行政村全覆盖。截至2023年,全市体育场地面积为526.5128万平方米,人均体育场地面积达2.61平方米,已超过全省平均水平。

(3)持续深入开展常态化国民体质监测和科学健身指导服务。截至2023年,全市居民体质监测超过15 385人,共有各级各类社会体育指导员6272名。开展"走基层,送健康"活动,直接间接参与活动群众达年均5000人次。

4. 控烟行动

(1)出台政策加强监督执法。颁布实施《三门峡市文明行为促进条例》,明确了公共场所禁止吸烟的范围和要求,对违规吸烟行为制定了相应的处罚措施,有效维护了公共场所的无烟环境。

(2)推进无烟单位创建工作。建立了创建无烟单位评审、激励机制,把创建无烟单位作为卫生先进单位评选的重要内容。2023年底全市无烟党政机关建成率达到100%,无烟医疗机构建成率90.1%,无烟学校建成率96%。

(3)加强戒烟门诊建设。大力推进无烟医疗卫生机构建设,推行三甲以上医院设置戒烟门诊,5家医疗机构设立戒烟门诊。

5. 心理健康促进行动

(1)夯实心理健康服务体系基础。积极与政法部门沟通联系,督促各县按要求设立精神专科医院或在二级以上综合医院设立精神(心理)门诊,做到有机构有人员。截至2023年,全市共有3家精神专科医院,在15家二级以上综合医院设有精神(心理)科门诊、病区。

(2)加强严重精神障碍患者规范化管理工作。为辖区内常住人口开展严重精神障碍患者筛查登记工作,规范开展心理建设素养基线调查。截至2023年,全市患者规范管理率92%,患者管理率、面访率、体检率、服药率,均较往年有较大提升。

(3)推进青少年心理健康服务建设。健全心理健康干预机制,建立三门峡市孤独症筛查平台,制定《三门峡市0—6岁儿童孤独症筛查诊断干预实施方案(试行)》,建立全市孤独症谱系障碍筛查三级防控网络。开通心理援助热线。组建由精神心理科专业人士组成的"疫情心理危机干预团队",开通三条日常心理援助热线,累计接听电话3860余通。

6. 健康环境促进行动

深入开展大气、水、土壤污染防治,持续深入打好"蓝天""碧水""净土"三大保卫战,空气质量持续好转,水环境质量不断提升,土壤环境得到有效管控。2023年,全市空气质量优良天数比例达73.2%,集中式饮用水源地取水水质达标率100%,12个国考、省考断面优良水体比例100%,受污染耕地安全利用率保持95%以上,重点建设用地安全利用保持95%以上。推进"无废城市"创建,全市成功创建学校、机关、工厂等11类"无废细胞"415个。抓好黄河流域生态保护。全面治理18条黄河一级支流,弘农涧河等支流水质稳定提升在Ⅱ类到Ⅲ类之间,黄河断面水质达标率100%;高标准建设240公里沿黄复合型生态廊道,连线带面打造千里城市绿廊,成为黄河流域唯一一家市级全域"氧吧城市"。常态化做好城乡居民饮用水监测工作。除2021年和2022年,农村饮用水合格率波动降低外,其他年度水质均呈上升趋势。

7. 妇幼健康促进行动

(1)持续开展民生实事工作。三门峡市委、市政府自2017年起连续八年将免费开展"两癌""两筛"工作列入全市重点民生实事,累计完成宫颈癌筛查15.88万人,乳腺癌筛查16.21万人,产前超声筛查5.40万人,血清学筛查5.60万人,新生儿"两病"筛查8.26万人,新生儿听力筛查8.18万人。

(2)守牢母婴安全底线。严格落实母婴安全五项制度,扎实开展妊娠风险筛查评估,持续做好高危孕产妇专案管理工作。持续提升危急重症救治能力,目前已实现县级"两个中心"全覆盖。全市孕产妇死亡率、婴儿死亡率、5岁以下儿童死亡率分别为9.23/10万、2.4‰和3.05‰,优于全省平均水平。

(3)健全出生缺陷防治体系。落实出生缺陷三级防治措施,聚焦提升出生缺陷防治服务能力,构建并完善了覆盖婚前、孕前、孕期、新生儿和儿童各阶段的出生缺陷防治体系;开展新生儿先天性心脏病筛查试点工作,筛查项目覆盖了4个县(市、区)的7家医疗机构。

(4)促进儿童全面健康发展。继续实施儿童营养改善项目,2019年以来累计发放营养包25.47万盒,累计受益儿童3.53万人。

(5)提升妇幼健康服务能力。持续开展二级以上医院和乡村两级基层医疗机构妇幼健康服务能力达标建设,截至目前,已有13家医疗机构、49家乡镇卫生院、1012家村卫生室达到妇幼健康服务能力标准化水平。

8. 中小学健康促进行动

扎实做好青少年心理健康工作。成立心理健康教育专家和专业委员会,对全市教师开展心理健康教育线上线下培训 20 000 余人次,全市所有中小学校均开设心理健康教育课程,87.19%的学校建设心理辅导室。开展校园体育工作。以"四有体育课堂"建设为载体,不断提高体育课堂效率,严格落实每天一小时校内户外体育锻炼。开足开齐上好体育课,持续开展多彩阳光大课间,搭建"常赛"平台,激励学生参与校内外体育活动。扎实推进儿童青少年近视防控工作。联合八部门印发了《关于建立三门峡市综合防控儿童青少年近视联席会议机制的通知》。从 2020 年起连续 4 年将青少年近视防控工作纳入民生实事,每年为全市 4 万名学生开展免费的视力筛查。先后培育了 4 个省级近视防控试点(区)和 10 个示范校、9 个特色校。开展校园食品安全专项守护行动。市教育局联合三门峡市市场监管局、公安局、卫生健康委和民政局印发《三门峡市校园食品安全守护行动方案(2022—2024 年)》。全市中小学校食堂"互联网+明厨亮灶"覆盖率 100%;"6S"标准化管理实施率 100%;学校食堂从业人员"豫食考核"app 安装使用率 100%。

9. 职业健康保护行动

(1)积极做好全市尘肺病患者康复工作。加强尘肺病患者集中乡镇(街道)康复站建设管理。截至目前,全市共建设 3 个康复站,8 个康复点,服务患者 479 人,提供康复服务 23 050 人次。实现 100 人以上常住尘肺病患者的乡镇(街道)康复站建设全覆盖,康复服务满意率达 98%以上。

(2)持续组织开展"健康企业"创建活动。建成县级健康企业 36 家、市级健康企业 2 家,推荐 2 家参加省级评选。

(3)持续加强职业健康技术服务管理。积极配合省职业健康质控中心做好全市职业健康技术服务管理。市、县两级疾控机构和职业健康检查机构基本达到国家职业病防治技术支撑体系建设。

(4)深入开展职业病危害专项治理工作。全市纳入专项治理企业的职业病危害项目申报率、治理完成率,均位居全省第一。大力开展医疗机构放射性职业病危害专项治理工作。存在放射性职业病危害因素的医疗机构,全部纳入专项治理,覆盖率 100%。

10. 老年健康促进行动

(1)加强老年健康管理和疾病预防。全市 65 岁及以上老年人城乡社区规范健康服务率 72.83%,老年人中医药健康管理率 76.44%。先后在湖滨区、陕州区、灵宝市的社区(村)开展老年关爱行动,服务管理 1317 人。

(2)优化老年医疗卫生资源配置。不断健全老年健康服务网络。截至 2023 年,全市二级及以上综合医院设置老年医学科比例达到 100%。安宁疗护试点医院、居家社区医养结合服务试点各 15 家,实现了县(市、区)全覆盖。大力推进老年友善医疗机构建设。

全市共建设老年友善医疗机构99家,建设比例88.9%。

(3)深入推进医养康养融合发展。争取彩票公益金2228万元,建设灵宝市函谷关老年康复护理中心、陕州区老年护理院等8个项目。

11. 心脑血管疾病防治行动

持续推进心脑血管疾病防治中心建设和心脑血管疾病高危人群早期筛查和综合干预项目,不断完善心脑血管疾病防治体系。

(1)完善全市脑卒中防治体系建设。市、县级脑卒中防治中心已基本覆盖全市,已累计上报脑血管病数据47 000余人次。

(2)持续改善脑卒中医疗服务质量。截至2023年,全市11家医院成功建立了卒中中心。

(3)深入实施心血管疾病、脑卒中高危人群筛查与综合干预项目。全市共筛查10 488人,高危干预人数为3439人。

(4)开展"关爱生命救在身边行动"。积极动员社会爱心力量、多方筹资向三门峡投放7台AED,实现了我市公共场所AED配置零的突破。

12. 癌症防治行动

(1)持续加强癌症防治网络建设。制定印发了《三门峡市癌症防治体系建设管理方案》,成立三门峡市区域癌症防治基地。

(2)规范肿瘤登记报告工作。依托河南省肿瘤登记直报信息管理系统,建立完善了肿瘤登记直报网络。

(3)持续开展癌症筛查与早诊早治。在灵宝市、卢氏县、渑池县开展农村上消化道癌筛查和早诊早治工作,4年间共筛查纳入符合监测范围病患2万余人。组织基层卫生人员参与肿瘤专题培训,提升基层卫生人员服务能力。积极组织癌症早诊早治培训数十次,培训基层专业技术人员1000余人。

13. 慢性呼吸系统疾病防治行动

不断完善慢阻肺防治网络,持续开展慢阻肺筛查管理项目。截至2023年,已经组建市级慢阻肺防治中心,遴选三门峡市中心医院和黄河三门峡医院作为项目基地医院,在部分县(市、区)开展慢阻肺人群筛查管理工作。2021—2023年,完成筛查4844例,完成率96.88%。组织开展基层慢性呼吸系统疾病筛查干预能力培训,累计开展基层医务人员培训上百余次,培训人数超千人次。实施基层呼吸系统疾病早期筛查干预能力提升项目。为基层医疗卫生机构配备肺功能检测仪61台,渑池县、陕州区实施慢阻肺监测工作。

14. 糖尿病防治行动

(1)积极构建糖尿病防治网络。依托市级医疗机构推动糖尿病防治工作,筛选糖尿病患者1095人,随访16次,随访干预1895人次,年度随访率>80%。

(2)组织开展《中国糖尿病防治指南》推广培训活动。举办《中国糖尿病防治指南》推广学术活动 32 场次,不断提升基层医护人员的糖尿病防治水平。持续开展糖尿病健康宣传教育。

15. 传染病及地方病防治行动

(1)积极开展法定传染病报告质量核查工作。在河南省传染病信息质量报告工作指导调研中,三门峡市以 192.75 分排名全省第三。

(2)加强重点传染病及新发传染病的疫情防控。加强艾滋病防治。积极开展防艾宣传"五进"拓展年活动,完成全市艾滋病感染者及病人 CD4 细胞及病毒载量检测和 VCT 标准化门诊建设、新报告病例溯源调查工作、丙肝治疗及随访工作和 MSM 哨点监测工作。对结核病和布病患者进行规范化治疗和建档随访。

(3)积极实施扩大免疫规划策略。规范疫苗接种管理,加强实时监测,定期开展分析评估。2019—2023 年,每年接种率均保持在 95% 以上。全市连续 6 年无麻疹、风疹确诊病例,继续维持无脊灰状态。

(4)以地方病防控示范县建设为抓手,全面做好地方病防治工作。所有县(市、区)均创建成为河南省地方病防控规范化县,全市碘缺乏病、克山病、大骨节病保持消除状态,饮水型氟中毒持续处于控制状态。

16. 中医药健康促进行动

(1)强化市级中医医院服务能力。三门峡市中医院牵头的中医脑病、中医康复省级区域中医诊疗中心顺利通过省卫生健康委验收,显著提升了中医药处置疑难病、危重症的能力。县级中医医院能力进一步提升,推动渑池县中医院、卢氏县中医院升级为三级中医医院。基层医疗机构中医药服务能力取得新突破。截至 2023 年,100% 的乡镇卫生院及社区卫生服务中心可提供规范的中医非药物疗法,中医馆建设全覆盖;80% 的村卫生室可提供中医非药物疗法。

(2)中医药文化建设获佳绩。全市 3 家医院获批河南省中医药文化宣传教育基地建设单位。高层次中医药人才培养迈上新台阶。5 人入选国家岐黄工程培养人才,1 人获河南省名中医,10 人获河南省青苗人才指导老师。

(三)组织实施和支持保障情况

1. 健全工作推进机制

市委、市政府高度重视健康三门峡行动工作,成立以分管副市长为主任,卫生健康委、教育局、体育局相关领导为副主任,发展和改革委员会、水利局等相关领导为成员的健康三门峡行动推进委员会,同时印发《关于成立健康三门峡行动推进委员会的通知》(三健委〔2019〕1 号)、《三门峡人民政府关于印发健康三门峡行动实施方案的通知》(三政〔2020〕6 号),成立健康三门峡行动 16 个专项行动组,为推动健康三门峡行动提供有力组织保障和政策保障。每季度定期召开健康三门峡行动工作推进会,组织各专项行动组组长、专家代表、推委会相关成员单位参加监测评估和考核工作专题会议。

2. 监测评估考核机制

近年来,健康三门峡行动围绕监测指标、年度重点任务、总体进展成效等,制定《健康三门峡行动监测评估实施方案》《健康三门峡行动监测评估指标体系》并印发各地执行。在16个专项行动组专项监测评估报告基础上,汇总形成《三门峡市健康河南行动年度监测分析报告》。印发《健康三门峡行动年度考核工作的通知》,对各县(市、区)年度重点工作及考核指标落实情况进行考核,并将考核结果通报各级党委、政府并在主流媒体发布考核结果。

3. 宣传推广机制

充分发挥"健康三门峡"微信公众号、《三门峡日报》"健康三门峡"专栏等媒体平台的作用,开展多渠道多形式的健康三门峡宣传教育活动。围绕合理膳食行动、控烟行动、职业健康促进行动、老年健康促进行动等专项行动,采取老百姓喜闻乐见的形式开展丰富多彩的主题宣传活动,组织开展健康三门峡各类主题宣传活动达50余次,营造良好的行动推进氛围。积极推荐经验案例,渑池县的《小阵地释放健康教育大能量》和灵宝市的《以中医中药之"灵"护妇幼健康之"宝"》两篇经验案例在全省推广。开展"健康达人"评选工作。

4. 支撑保障机制

积极协调市财政,将健康三门峡行动专项经费纳入年度资金预算,专项用于行动推进工作,截至目前,已安排下达资金80万元。

二、面临的主要挑战

(一)协同机制尚需加强

跨部门联动、社会广泛参与是健康三门峡行动的重要抓手。但目前政府各职能部门和社会各界对健康三门峡建设的支持力度还远远不够,"共建共享、全民健康"的大卫生大健康体系尚未健全。一些领域在工作推进中在较大程度上仍局限于卫生健康部门,涉及其他部门的工作还未能形成合力、协同推进模式有待加强。

(二)不均衡不持续现象依然存在

从全市各行动组的监测指标来看,各监测指标进展情况差异性较大,各行动组之间的重点任务落实情况也普遍存在差异,部分指标年度浮动较大,可持续性较差。各项工作尚未形成齐头并进、均衡发展的势头。

(三)工作要素保障还未全覆盖

在县级层面,人、财、物和监测评估信息系统等工作要素还未全覆盖,监测评估考核指标采集工作全靠人工方式推动,工作效率不高问题依然存在。

三、策略展望

(一)健全完善推进机制

各级、各有关部门要把落实健康中国行动、推进健康三门峡建设列入重要议事日程,健全完善工作机制,制定实施办法,压紧压实责任,抓好任务落实。卫生健康部门充分发挥好统筹协调作用,主动沟通衔接,协调解决困难问题,积极调动各专项行动组、各成员单位、市直有关单位的积极性。各成员单位要按照任务分工,积极履职尽责,加强沟通对接,推动各项任务落地落实落到位。进一步完善经费、制度、技术等保障机制,推动健康三门峡行动可持续发展。

(二)抓好监测评估考核

充分发挥考核的指挥棒作用,严格开展健康三门峡行动监测评估考核,不断健全考核机制,强化考核结果运用。建立督导跟进制度,抽调业务专家,定期到各县(市、区)督导检查工作。确保健康三门峡行动阶段性目标如期实现。

(三)加强宣传营造良好氛围

健康三门峡行动需要全民参与、共建共享。因此要进一步加大宣传力度,营造良好氛围。建立常态化宣传机制,加强与媒体之间的合作,组织开展健康三门峡行动主题系列宣传活动,进一步提升健康三门峡行动的知晓度和广大老百姓的参与度。引导群众了解和掌握必备的健康知识,推动"每个人都是自己健康第一责任人"的健康理念深入人心。积极营造良好社会氛围,努力实现健康中国行动人人参与,健康行动成果全民共享。

(供稿:郭平,杜祎鑫)

B.34 南阳市

一、实施成效

(一)总体进展情况

2023年健康河南行动监测评估指标共68项,涉及健康影响因素控制、重点人群健康促进、重大疾病防控、健康服务与保障、健康水平、健康产业6个方面。南阳市各项指标整体进展情况良好,48项已提前达到健康河南行动2030年目标值,指标进展良好率达到86.76%。主要指标进展情况如下。

1. 健康影响因素得到有效控制

(1)居民健康意识不断增强。2023年南阳市居民健康素养水平为30.73%,较2019年提高15.16个百分点;经常参加体育锻炼人数比例达到43%,比2020年提高1个百分点,人均体育场地面积达2.64平方米,提前完成健康河南行动2030目标任务;2019—2023年,南阳市农产品质量安全例行监测总体合格率稳定在98%以上,食品安全评价性抽检合格率分别达到99.84%、97.14%、98.75%、99.13%、99.71%,食品安全总体状况保持稳中可控、持续向好。

(2)各级党政机关全面建成无烟党政机关并持续保持。2021—2023年,无烟党政机关建成率连续3年达到100%。截至2023年底,南阳市城市居民饮用水水质达标率为100%,较2021年提升8.33个百分点;农村居民饮用水水质达标率为99.81%,较2021年提升9.06个百分点。农村自来水普及率提前完成健康河南行动2025目标任务(≥88%)。

(3)国考和省考地表水断面达标个数占断面总数比例持续提高。2021—2023年连续3年均达到100%,比2019年提升17.6个百分点。2019年城市生活垃圾无害化处理率98.63%,2020—2023年城市生活垃圾无害化处理率均为100%。农村生活垃圾收运处置行政村实现全覆盖,较2019年提升5个百分点。

(4)城市区域生态环境得到持续改善。城市人均公园绿地面积持续增加,2019年为14.27平方米,2023年达17.54平方米。城市公园绿化活动场地服务半径覆盖率逐年提升,2023年达96.21%,比2019年提升4.71个百分点。2019—2023年,南阳市细颗粒物浓度分别为60微克/立方米、51微克/立方米、46微克/立方米、48微克/立方米、44微克/立方米。

2. 重点人群健康促进显著改善

（1）妇幼健康水平逐年提升。2023年，南阳市产前筛查率为83.7%，较2019年提升22.58个百分点，新生儿遗传代谢性疾病筛查率达99.47%，提前完成2030年省目标任务。孕产妇系统管理率达到93.26%，较2019年提升了7.15个百分点，提前完成2025年省定目标任务。3岁以下儿童系统管理率为91.74%，比2019年提升了2.47个百分点，提前完成2025年省目标任务（>85%）。2023年7岁以下儿童健康管理率为92.96%，较2019年提升4.79个百分点。

（2）儿童青少年总体近视率得到有效控制。2019—2023年，南阳市儿童青少年总体近视率分别为49.5%、50.23%、53.98%、57.08%、55.22%，近视持续攀升势头得到有效遏制，2023年总体近视率较2022年下降1.86个百分点。

（3）职业健康保护推进成效明显。接尘工龄不足5年的劳动者新发尘肺病报告例数占年度报告总例数比例呈下降趋势，2014—2018年接尘不足5年的劳动者新发尘肺病报告占新发尘肺病16.22%；2019—2023年占比6.9%。工作场所职业病危害因素监测合格率不断提升，2019年监测岗位1248个，合格1065个，合格率85.33%；2023年监测岗位751个，合格730个，合格率97.22%。

（4）深入推进老年健康促进行动。2019年南阳市65岁以上老年人规范化健康管理覆盖率为70.68%，2023年达到71.97%，已完成2025年省定目标≥65%的要求。2020—2023年南阳市医养结合机构分别为37家、52家、78家、110家，医养结合机构数量逐年持续增加。2019—2023年南阳市三级中医医院设置康复科比例均达100%，已完成2030省定目标。

3. 重大疾病防控成效显著

（1）70岁及以下人群慢性呼吸系统疾病死亡率（1/10万）稳定在较低水平。2019年南阳市70岁及以下人群慢性呼吸系统疾病死亡率为6.43/10万、2023年为7.10/10万，完成2030年省目标（≤8.1）任务。2023年南阳市30—70岁人群因心脑血管疾病、癌症、慢性呼吸系统疾病和糖尿病导致的过早死亡率为17.66%，较2022年的18.93%下降1.27个百分点。高血压、糖尿病患者规范管理率均持续提升。2023年，南阳市高血压患者规范管理率为77.35%，糖尿病患者规范管理率为76.94%。

（2）2019年南阳市乡镇卫生院、社区卫生服务中心提供中医非药物疗法的比例为95.74%，2023年为100%，乡镇卫生院、社区卫生服务中心提供中医非药物疗法实现了全覆盖。2023年村卫生室提供中医非药物疗法的比例达到96.88%，比2019年提高了37.98个百分点。

（3）以乡（镇、街道）为单位适龄儿童免疫规划疫苗接种率保持在较高水平。2019—2023年连续5年完成2030省目标（>90%）任务，2023年南阳以乡（镇、街道）为单位适龄儿童免疫规划疫苗接种率达95.2%。

4. 健康服务与保障能力大幅增强

（1）严重精神障碍患者规范管理率持续提升。2019—2023年南阳市严重精神障碍患者规范管理率分别为86.27%、89.84%、93.13%、96.11%、97.74%，近5年数值逐年提升，完成2030省目标（85%）任务。每千人口注册护士数、常住人口执业（助理）医师数持续增加，2019—2023年南阳市千人口注册护士数分别为2.3人、2.67人、3.3人、3.43人、4.56人，2023年较2019年增长2.26人；2023年每千常住人口执业（助理）医师数为3.71人，较2019年增长1.7人。每万人口全科医生数持续增加，2023年南阳市每万人口全科医生数达到6.2人，提前完成2025年省目标任务。每千人口公共卫生人员数持续增加，2023年南阳市每千人口公共卫生人员数达1.65人，较2019年增长1.08人。

（2）每千人口医疗卫生机构床位数（张）逐年持续增加。2019—2023年南阳市每千人口医疗卫生机构床位数分别为6.15、6.77、7.51、7.84、8.14张。2023年南阳市二级及以上公立医院连通区域平台占比100%，提前完成2025年省100%目标。个人卫生支出占卫生总费用的比重逐年下降，2023年南阳市个人卫生支出占卫生总费用的比重为26.09%，较2020年下降4.13个百分点。基本医疗保险参保率总体呈上升趋势，2023年南阳市基本医疗保险参保率为97.06%，较2020年上升0.91个百分点。残疾人基本康复服务覆盖率总体呈上升趋势，南阳市残疾人基本康复服务覆盖率2023年为91.76%，较2019年增加13.06个百分点。

5. 健康水平稳步提升

（1）南阳市人均预期寿命逐年提升。婴儿死亡率连续4年持续下降。2023年南阳市婴儿死亡率为2.68‰，较2019年下降0.22个千分点。2023年南阳市5岁以下儿童死亡率为4.26‰，较2019年下降0.04个千分点、较2020年下降了0.38个千分点，完成2030年省目标任务。

（2）孕产妇死亡率逐年下降。2023年南阳市孕产妇死亡率为3.57/10万，较2019年下降了9.99/10万。

（二）各专项行动进展情况

1. 健康知识普及行动

（1）加强健康科普"两库两机制"建设。截至2023年，市级健康科普专家124人，县（区）级健康科普专家546人，共670人，收集整理健康科普资源共302条（份）。打造健康知识传播机制，贯穿市、县、乡、村四级线上线下传播渠道；实施科普资源共享机制，打造专业级健康促进融媒体中心，与媒体合作开设《疾控健康行》《健康新资讯》《健康大讲堂》等5个各具特色的健康栏目，使健康科普知识辐射传播更多人群。

（2）全面推广健康促进工作模式。市文明办、市爱卫办等部门协同开展"健康南阳行"和健康促进"321"行动等，围绕爱国卫生月、全民健身日等节点组织开展丰富多彩的健康文化和科学普及活动,2023年我市居民健康素养水平较2019年提高15.16个百分点。截至2023年全市有8家医院创成省级健康促进医院,16家医院已提交申请。

2. 合理膳食行动

(1)加强营养人才队伍建设。截至2023年,共培训河南省下达的252名营养员培训任务,均完成学习任务并结业。开展合理膳食科普宣教活动,积极参与"全民营养周"活动,对11 930户居民开展膳食指导。全方位开展各类科普知识宣教活动72场次,覆盖人群总数量157万人次。

(2)深入开展校园食品安全守护专项行动。严格落实学校食品安全校长(园长)负责制、校长(园长)陪餐制、食品留样和公开公示等制度,定期开展食品安全监督检查,实现学校食堂进货、存储、加工、销售等关键环节"互联网+明厨亮灶"全覆盖,保障广大师生舌尖上的安全。

3. 全民健身行动

(1)夯实体育阵地基础。实现了城市社区"15分钟健身圈"和全市街道、社区、乡镇和行政村全民健身设施全覆盖,市、县(区)两级公共体育场馆场地有序面向群众免费或低收费开放。实现市县乡村四级体育组织网络全覆盖,成立市级体育协会40个、体育俱乐部34家;全市共有社会体育指导员33 211名,每千人社会体育指导员3.4人。近5年组织社会体育指导员进机关、进企业、进学校、进社区等志愿服务500多场次;市、县(区)体质测定与健身指导中心(站)标准化建设基本完善,每年为近3万名群众进行免费体质测定及科学健身指导。

(2)广泛开展群体活动。每年举办新年登高、新年第一跑、迎新春体育展演活动,举办"全民健身日"主题活动暨"体育宣传周"启动仪式以及轮滑、象棋、健身气功等多项全民健身活动。组织参加2023年"共享太极 共享健康"河南省太极拳健身大赛、"全民健身 健康中原"2023年河南省春季广场舞健身舞操公开赛、河南省社区运动会西峡县、镇平县、新野县、宛城区分站赛。南阳市组队参加河南省第十四届运动会社会组体育舞蹈、围棋、五人制足球、太极拳、健身气功、龙舟等19个大项比赛,获得一等奖21个,二等奖59个,三等奖38个,优秀奖20个,总分852分,排积分榜第五位,获团体总分二等奖。

4. 控烟行动

(1)强力推进无烟环境建设。机场、火车站、汽车站等公共场所设置健康教育宣传栏并在醒目位置张贴禁烟标识,各级行政机关大院、客车、公交车、出租车设置禁止吸烟警语和标识,普及烟草危害和戒烟方法等知识。全面推进教育系统无烟党政机关及无烟学校建设,将烟草危害、二手烟危害、控烟知识融入健康教育课,充分利用爱国卫生月、世界无烟日等节日开展主题教育,2019年以来,全市中小学校共组织控烟宣传"国旗下的讲话"2万余场(次),召开控烟主题班会30万余场(次)。《南阳市公共场所控制吸烟管理办法》立法已纳入南阳市政府立法计划。

(2)大力做好烟草广告监督执法。拓宽12315投诉举报渠道,对南阳市新闻综合频道、南阳交通广播等35个媒体平台进行日常监测和专项监测,未发现发布烟草广告的平台和媒体;持续开展清理烟草广告突出问题专项整治工作,禁止以任何形式发布烟草广告,严禁向未成年人销售烟草制品

5.心理健康促进行动

(1)强化严重精神障碍患者综合管理。制定制度对患者做到应管尽管、应收尽收、应治尽治、应保尽保;定期评价患者精神状况,分级分类管控,将患者药物维持治疗纳入门诊统筹且报销比例不低于50%,将危险性评估三级及以上和有潜在风险的患者纳入财政奖补范围,县(市、区)全部实施以奖代补政策,形成了完整的考评体系和奖惩措施。

(2)充实心理健康人才队伍。各县市区均建立"心理人才库",全市具有合格资质心理咨询人员1124人、各类服务机构34个。

(3)健全社会心理服务体系。市精神卫生中心于2021年成功创建三级专科医院,所有县级精神病专科医院设立心理门诊,二级以上综合医院开设精神(心理)门诊;全市206个乡镇、4395个行政村建成心理咨询室或社会工作室,搭建起市县乡村四级心理健康服务平台;全市19所高等院校、学前教育和特殊教育机构等共配备心理咨询师136名,中小学校共配备612名;公安、司法行政等部门设立心理服务机构并配备人员。

(4)全面加强心理健康宣传教育。设立市、县区两级心理救助热线34条,24小时不间断开展心理咨询服务。2023年开展心理健康筛查青少年5万余名、预备役士兵1.4万余名。

6.健康环境促进行动

(1)深入开展大气、水、土壤污染防治攻坚战。全市环境空气质量持续改善,32个国考、省考断面水质达标率为100%,全市集中式饮用水水源地水质达标率100%,南水北调中线水源地丹江口水库水质稳定保持在Ⅱ类及以上水平,受污染耕地安全利用率保持100%,2022年南阳市被生态环境部命名为"国家生态文明建设示范区",获得首批联合国"生物多样性魅力城市"称号,丹江口水库与唐河入选省首批"美丽河湖"优秀案例。2023年南阳成功入选国家第一批城市和产业园区减污降碳协同创新试点市。

(2)实施水质提升专项行动。建立区域水质检测中心,近年来农村供水水质100%动态达标。全市农村供水工程净化设施设备配备率达到100%,消毒设施设备配备率达到100%。全市城区共设置116个饮用水水质监测点、乡镇共设置370个监测点,覆盖率100%。2023年全市生活饮用水水质监测综合指标总体合格率为99.46%。

(3)开展公共场所健康危害因素监测工作。全市共监测候车室12家、宾馆754家、理发(美容)店42家,监测样品总数为4802份,合格样品总数为4564份,总合格率为95.04%。

7. 妇幼健康促进行动

妇幼健康服务能力持续提升。持续推进妇幼保健机构、二级以上医院、乡村两级基层医疗机构妇幼健康服务能力标准化建设，开展妇幼保健特色专科创建，丰富服务内涵。实施免费新生儿疾病筛查民生实事项目，完善出生缺陷防治三级防线，全市形成2家产诊机构带26家产前筛查服务机构的服务网络，实现了县级可筛查、市级可诊断的目标。落实母婴安全5项制度、高危孕产妇管理23项制度，加快危重孕产妇和新生儿救治中心标准化建设，实施"两提升 两促进""妇幼健康三大提升"等行动，全力保障母婴安全。

8. 中小学健康促进行动

（1）全面加强健康教育，开齐开好健康教育课程确保每学期不少于4课时。拓展健康教育渠道。依托爱国卫生月等多渠道多形式开展健康教育。开展"健康知识进校园"专项活动，累计举行专家讲座2000余场，发放健康科普书籍、宣传彩页25万余册（张），受益师生60万余人次。

（2）扎实做好学校传染病防控工作。建立完善属地管理、行业指导、学校主责的领导机制，全市中小学与845所医院（卫生所）建立协作，配备健康副校长2348名，向全市中小学校发布健康知识宣传500余条，风险提示350余次。指导学校完善疫情防控"三案九制"，现场督促整改问题4000余件/次。

（3）健全儿童青少年近视综合防控体系。形成分级负责、协同推进的近视防控工作格局。组织学生每天上下午各做1次眼保健操，开展"宣传教育月"和"全国爱眼日"视力健康主题教育活动。创建省级试点县3个，省级示范（特色）学校26所，落实每学期2次视力监测制度，建立视力健康电子档案。严格落实"双减"政策，控制电子产品教学时长。

（4）推进学校体育教学和评价改革。保证中小学生每天1小时校园体育活动，每天上午统一安排30分钟大课间体育活动。体育课开课率100%。我市中招体育考试总分值提高至100分。把体育与健康知识考试、心肺复苏术实践操作、国家体质健康检测分年度纳入过程性评价考核内容。组织开展南阳市中小学生田径运动会、校园篮球、校园足球联赛等赛事活动，参加河南省田径锦标赛、校园篮球、校园足球等比赛，校园足球初中男子组荣获一等奖，田径4×100米取得第五名，击剑比赛获得六枚金牌。

9. 职业健康保护行动

（1）加强职业病防治机构建设。开展职业病诊断机构能力提升行动，推进镇平县、西峡县、桐柏县尘肺病康复站基础建设；实施职业卫生、放射卫生、职业病诊断康复专业系统培训，累计培训50名专业骨干；完成辖区所有职业健康检查机构与省平台数据接口改造对接。

（2）持续开展职业病防治工作。开展尘肺病防治攻坚行动，2019年以来全市主动监测1477人，建立粉尘危害数据库，将280家危害超标严重用人单位纳入治理范围，定期检测粉尘浓度，检测率100%。定期对全市涉及使用有机溶剂的93家用人单位逐一排查。

完成698家放射诊疗机构放射诊疗频度、191家非医疗机构放射工作人员职业健康管理情况调查，对51家放疗单位的54台放射治疗设备和36家医院的74台放射诊疗设备及其工作场所进行了检测。对1059家企业进行工作场所职业病危害因素监测。

10. 老年健康促进行动

（1）完善老年健康服务体系。将老年健康与医养结合服务纳入基本公共卫生服务项目，目前全市已发展医养结合机构99家，二级及以上公立综合性医院设置老年医学科38家，老年友善医疗机构建设比例超过96.5%，初步形成市—县—机构三级质控网络，建立党委政府统筹、卫生健康部门牵头、相关部门配合、全社会参与的医养结合工作机制。以卧龙区、唐河县、方城县为试点探索农村医养结合发展的不同类型，指导卧龙区全面推广"卫生院敬老院一体化"服务模式，以卧龙区、方城县、宛城区为首批试点推广"全链式"医养模式。承办2023年全国老年志愿服务暨"银龄行动"乡村振兴活动。

（2）持续提升医养结合服务质量。全市积极争取省级资金支持医养结合项目建设1.03亿元，培育医养结合项目20个。卧龙区、方城县被国家卫生健康委命名为"全国医养结合示范县（市、区）"，4个县区机构案例入选省医养结合优秀案例。举办全市老年医疗护理康复技能及医养结合技能大赛，组织参加全省老年医疗护理康复技能大赛，锤炼过硬本领。

（3）加快老年友好社会建设。获命名全国示范性老年友好型社区13个、河南省老年友好型社区31个，命名南阳市老年友好型社区122个，老年友善医疗机构建设比例超过96.5%，有效改善老年人就医环境。

11. 心脑血管疾病防治行动

（1）持续开展县级脑卒中防治中心建设。全市已建成25家卒中中心，其中7家创成三级卒中中心，卒中中心建设数量、规模、质量均位列省内第一。2023年全市累计救治卒中患者近10万人。

（2）健全高血压防治网络。成立南阳市高血压防治专家委员会，市高血压防治中心2023年通过省高血压防治中心考核，成功申报11家县级高血压中心。深入实施心血管疾病、脑卒中高危人群筛查与综合干预项目，该项目连续三年获得国家级先进项目点称号。每年组织开展南阳市高血压培训及精彩病例大赛、全民健康生活方式行动、"三减三健"干预专项行动等，提升心脑血管疾病防治核心知识知晓率。

（3）规范开展慢性病诊疗管理服务。各级医疗卫生机构全面实施35岁以上人群首诊测血压制度，优先将慢性病患者纳入家庭医生签约服务范围，积极推进高血压、心脑血管疾病、肿瘤慢性呼吸系统疾病等患者分级诊疗。2023年，全市已管理高血压患者826 803人，规范管理服务率77.35%，培训乡镇卫生院和社区卫生服务中心卫生人员890人，家庭医生服务团队116个，持续改善基层医疗卫生队伍服务能力和服务质量。

12. 癌症防治行动

健全癌症防治网络。成立南阳市癌症防治工作领导小组和南阳市癌症中心,全面启动市县级癌症防治中心建设工作,市癌症中心获批国家癌症中心第一批肺癌诊疗质量控制试点单位,2023年共完成全程照护登记癌症患者396人。在全市范围内建立肺癌三级预防机制,规范开展死因监测、肿瘤监测等慢性病人群监测评估,覆盖13个县(市、区)949万人。拓宽淮河流域癌症早诊早治等项目筛查范围,及早进行干预措施。开展癌症防治全民教育,组织开展"南阳市肿瘤防治宣传周"活动。开展基层义诊五十余次,肿瘤健康宣教200场,发放肿瘤宣教单页5000余份,健康手册1000余份。

13. 慢性呼吸系统疾病防治行动

健全慢阻肺防治网络。成立慢阻肺防治工作领导小组和专家委员会,2020年11月依托市中心医院成立南阳市慢阻肺防治中心,合理应用无创及有创机械通气使急、慢性呼吸衰竭的救治达到国内先进水平。实施基层呼吸系统疾病早期筛查干预能力提升项目,为全市60%以上乡镇卫生院和社区卫生服务中心配备肺功能仪,依托市中心医院、市第八人民医院、淅川县人民医院、新野县人民医院、唐河县人民医院、方城县广阳镇卫生院和社旗县人民医院,2023年开展慢阻肺高危人群早期筛查和综合干预任务量2000例。

14. 糖尿病防治行动

建立南阳市糖尿病防治网络。南阳市糖尿病中心设在南阳市中心医院。充分发挥糖尿病防治专家委员会作用,开展防治技术和策略研究,加强对基层防治工作的业务指导。积极推进糖尿病综合干预项目,市第二人民医院、南阳医专一附院为南阳市糖尿病监测项目点。全市基层医疗卫生机构对2型糖尿病高危人群开展定期随访、健康教育、血糖监测、分类干预等。2023年全市管理2型糖尿病患者人数322 603人,规范管理服务率76.94%。深入开展宣传教育,利用每年11月14日"联合国糖尿病日"主题宣传活动契机,广泛宣传糖尿病防治知识,开展"三减三健"宣传活动等,提升糖尿病防治核心知识知晓率。

15. 传染病及地方病防控行动

(1)完善监测预警体系。建立市县乡三级传染病监测网络,在传染病网络直报的基础上开展多个监测子系统报告,同时开展新冠病毒变异监测、哨点医院监测、社区人群哨点监测等,多渠道多方面预警。2020年以来严格落实"四早"要求,做好境外、中高风险区返宛入宛人员及密切接触者管控;强化法定节假日等重点时段和大型聚集性活动管控,有力处置本土聚集性疫情。

(2)全市艾滋病经血液传播得到根本遏制。实现了降低新发感染,保持零血液传播、零母婴传播、零单阳配偶传播的"一降三保持"工作目标,均位于全省前列。南阳市2023年5月成功申请第五轮国家艾滋病综合示范区项目(河南省2个地市入选),艾滋病人溯源调查和老年人群干预2种防控防治模式入选全国优秀模式。目前有7所高校26个社团参与艾滋病防治工作,累计申请国家、省级项目56个。率先全面启动消除丙肝公共危害行动计划,持续推动丙肝防治宣教、医保报销政策落实落地。

(3)稳妥有序做好重点传染病防控工作。规范实施免疫规划工作,目前全市报告接种国家免疫规划一类疫苗接种率均达90%以上。每年组织召开全市结防工作例会暨结防业务培训班,开展全市结核病诊疗综合质量评估及无结核社区、校园创建工作,逐渐降低结核病发病率。持续提升对新发传染病、重点传染病和突发重特大公共卫生事件应对处置能力,做好流感、麻疹、手足口病、诺如病毒感染等重点传染病的监测处置。

(4)稳步做好地方病防治工作,认真组织各县市区开展碘缺乏病和饮水型地方性氟中毒防治工作,准确掌握南阳市饮水型地方性氟中毒病区改水降氟措施落实进度和工程运转与使用情况。开展碘缺乏病患者及地方性氟骨症的患者管理和治疗,砷中毒、克山病和大骨节病持续保持消除状态。

16. 中医药服务能力提升行动

(1)整合优质骨伤资源,高质量推进国家中医(骨伤)区域医疗中心建设。邀请望京医院共14批59位专家到项目医院指导,引进望京医院6个院内协定处方,开展新业务新技术61项;引进清宫正骨手法开展的CO接骨外固定技术治疗桡骨远端粉碎性骨折新技术,填补了省内中医药技术空白。筹建申报"河南省张仲景医学多学科研究重点实验室"。获批国家中医优势专科——中医骨伤科。

(2)健全中医医疗保障服务体系,持续提升中医药服务能力。全市3所市级中医医院全部达到三甲水平,12所公立县级中医院全部达到二甲水平,其中唐河县中医院、淅川县中医院、方城县中医院已达到三级水平。全市所有二级以上综合医院、专科医院、妇幼保健院均开展中医药科室标准化建设,所有乡镇卫生院建有中医馆,所有村卫生所(室)能提供中医药服务。建成38家综合医院"仲景苑"、156家标准化灸疗馆(室)和100家中医阁。推进市中医院一馆六院多中心建设,持续推进仲景馆建设,引进京、豫、宛等地的知名中医来院坐诊。

(3)创新中医药健康服务模式,开展"万名中医师家庭签约服务"。从2022年5月起全市开展"万名中医师家庭签约服务",组织10 000余名中医师为居民家庭开展点对点签约服务,实行"3211"行动,推动"以疾病为中心"向"以健康为中心"转变。目前全市常住人口签约率达90%以上,重点人群签约率达95%以上。市县级中医院设立智慧药房,与乡村医疗机构共享,开展煎煮配送业务,让群众方便就医用药。2023年6月起建立"万名护工"队伍,培养护工6000余人,与中医师团队共同为居民提供高质量中医药服务和居家养老服务。

(4)加快中医药人才队伍建设,实施"仲景人才工程"。仲景书院已成功开班四期,南阳本地学员已达138人。自2017年以来累计培养308名仲景经方高级人才。建立中医人才梯队,现有国医大师1名、全国名老中医药专家5名、全国基层名老中医药专家7名、全国中医优秀人才17名、全国中青年中医药骨干人才7名,河南省名中医4名、中原科技创新领军人才1名。命名表彰南阳名中医37人、南阳市基层名中医30人、南阳市拔尖人才(中医药)20名。2023年举办6期中医药适宜技术培训班培训1000余人。实施仲景人才工程,我市获批中医药学科拔尖人才4人、中医药学科青苗人才指导老师11人、青苗人才培养对象33人。2人获评"全省十佳中医全科医生",1人获批第七批全国老中医药专家学术经验指导老师。命名39家"南阳中医世家"。

(5)传承弘扬中医药文化、开展中医药健康文化推进行动。举行医圣拜谒大典,全市共开展中医药知识宣传1200余次,开展中医健康讲座300余次,组织义诊百余场,受益群众17 000余人。创新举办中医药文化夜市活动,中心城区中医药文化夜市活动已举办54场,惠及群众6万余人,各县市区也相继同步开展活动。选拔115名专家组建市级中医药健康科普巡讲专家团,累计开展452场中医药健康科普巡讲活动,参与群众13万余人次。

(三)组织实施和支持保障情况

1. 加强组织领导,夯实工作基础

市委、市政府将健康南阳建设列为全市"十四五"经济社会发展规划,将健康南阳重点任务纳入政府工作报告,出台《"健康南阳行动2030"规划纲要》《健康南阳行动(2020—2030)》等系列重要文件及配套政策,将健康中国战略具体化、本地化。成立健康南阳推进委员会和推进办公室,推进办下设健康南阳行动推进专班,明确一名副处级干部统筹协调;成立爱国卫生运动促进中心,专门设置健康南阳促进科;市、县、乡三级均成立由政府主要领导为组长、相关部门主要负责人为成员的议事协调机构,形成"党委统一领导、党政齐抓共管、部门通力协作"的大健康工作格局。

2. 完善监测考核,加强结果运用

实施"双考核",将健康南阳行动纳入市委、市政府绩效考核体系,将主要健康指标纳入各级党委和政府的绩效考核,实行量化考核、无感知考核。实施专项考核,由健康南阳推委会对各县市区开展专项考核,考核结果及时向各县市区党政主要领导通报,并报送组织部门,作为各县市区党政领导班子和领导干部综合考核评价、干部奖惩使用的重要参考,推动健康南阳行动取得社会效益和群众口碑"双高分"。

3. 注重健康宣传,做到全域覆盖

媒体宣传广泛覆盖,市县一级"两台一报"等主要媒体专设科普栏目,行业官方微博和微信公众号设置健康科普单元,使健康知识惠及千家万户。市卫生健康体育委2022年9月8日召开"非凡十年 逐梦副中心"主题新闻发布会,专题就健康南阳行动高标准推进答记者问。我市全民健身行动经验入选全省健康河南行动第一批10个典型案例,《立足"12345"工作模式 推动健康知识普及》等7个案例入选健康河南行动第二批33个典型经验案例。组织开展健康中国行动知行大赛南阳赛区选拔赛,荣获全省选拔赛铜奖、最佳组织奖,家庭战队荣获季军。王晓方、高东祥入选全省健康河南行动15名"健康达人"行列,营造良好社会氛围。

4. 健全支撑体系,落实保障制度

强化经费保障,市县两级政府加大投入力度,科学安排工作资金,如通过中央转移支付项目建立起全市城乡饮用水水质监测网络,2021年以来争取省级资金1.03亿元培育医养结合项目20个。强化组织实施,每年多次召开工作会,对健康南阳行动工作进行安排部署,确保各项任务落到实处。南阳市第一人民医院、第二人民医院以及南阳医学高等专科学校第一附属医院3个紧密型城市医疗集团建设试点已挂牌并正常运行,网格覆盖人口分别为86.75万人、104.74万人、22.51万人。

二、面临的主要挑战

(一)群众健康意识不够强

还有部分群众对健康的理解仍停留在不生病层面,缺乏全面的健康意识;基层医务人员对慢阻肺缺乏早期干预意识;公众对烟草的危害性认识不足。

(二)健康科普作品不够多

健康科普专家作用发挥不足,儿童类健康科普作品较少,主要是研发适应儿童的动画、漫画类科普作品较少。

(三)人才队伍建设不够强

市县两级疾控中心存在专业人才稀少、人员老化、年龄结构断层等现象,监督执法队伍人手不足,专业性不强;环境健康促进基层人才队伍建设薄弱,不少地方人员出现"断层"。中小学专职校医等卫生专业技术人员补进困难、配备不足。

(四)监测体系建设需进一步加强

监测数据质量仍有较大提升空间。对人均期望寿命和主要慢性病早死概率等的产出数值仍然不稳定,误报、重报等问题仍然存在;目前无统一的信息化平台实现高血压诊治分享及线上质控工作开展。

(五)重大传染病防治任务仍然艰巨

艾滋病、结核病等重大传染病防治任务仍然艰巨,布病、发热伴血小板减少综合征、流感、手足口病、诸如病毒感染性腹泻等常见传染病仍需加大防控力度。医防融合仍需加强,进一步完善专业公共卫生机构与医疗机构合作机制,健全监测评估、预防干预、临床诊疗等一体化的公共卫生服务体系,推进疾病三级预防,解决医疗与预防分割问题。

(六)部门统筹推进动力不足

中小学健康促进实时处置率和问题解决率较低,控烟效果还不够明显,无营养指导员实训基地,医养结合供给总量不足,我市还不是长期护理保险的试点城市,等等。

三、策略展望

(一)全面提升全民健康素养

充分挖掘专家特长,专家库按专业分组设传染病预防健康素养组、妇幼人群健康素养组、慢性病预防健康素养组、意外伤害的预防与救助健康素养组、心理卫生健康素养组、村医健康素养与科普能力组、生活方式健康素养组、青少年健康素养组、职业人群健康素养组、中医中药文化组等11个专业组,在开展健康科普的同时让群众在家门口好看医、看好医。持续开展健康科普宣教活动,在官方网站及微信平台广泛开展营养健康科普宣教信息发布;举办公众互动参与活动,丰富线下系列活动,广泛动员社会各方面和各县市区开展科普及公益活动落地。

(二)持续加强中小学健康教育

健康知识融入课堂,完善学校健康教育推进机制,构建学科教学与实践活动相结合、课内教育与课外教育相结合、经常性宣传教育与集中式宣传教育相结合的健康教育模式。开发健康科普作品,制作通俗易懂、趣味十足的科普动画、漫画等,让小朋友们在玩乐中学到健康知识。

(三)完善心脑血管疾病防治体系建设

持续健全脑卒中、高血压市县级防治网络,建立健全心脑血管疾病监测、预防、诊疗、管理综合防治工作模式。完善脑卒中综合诊疗模式,推广普及溶栓、取栓等脑卒中防治适宜技术,完善区域"卒中急救地图"。完善心脑血管疾病监测体系,提高心脑血管疾病发病、死亡和残疾等负担评估水平。

(四)完善老年健康服务网络

持续引导各县市区按照省定标准,新建、改扩建或转型发展老年医院。加快综合性医院老年医学科建设,加强安宁疗护工作,各县市区实现安宁疗护机构(病区)全覆盖。

扩大医养结合服务供给,开展示范创建,提升医养结合服务质量和管理水平。

(五)持续加强传染病及地方病防控

深化落实国家免疫规划,适龄儿童国家免疫规划疫苗接种率维持90%以上,加强疫苗可预防疾病监测与防控,维持无脊灰状态。持续降低结核病发病率,肺结核患者治疗率达到100%。开展全国第五轮艾滋病综合防治示范区建设,开展艾滋病防治高质量发展年活动,艾滋病检测发现率达到90%以上。

(六)注重强化部门协同机制

持续推进职业健康保护行动,落实"防、治、管、教、建"五字策略,提高职业健康工作质量和水平。加快控烟立法进程,持续推进无烟环境建设。持续加强与群众健康密切相关的饮用水、土壤等环境健康危害因素健康监测与评价,做好城乡生活饮用水卫生监测、公共场所健康危害因素监测等项目。

(供稿:李芳,王颖,江渊,郭铁华,魏珊)

B.35 商丘市

一、实施成效

(一)总体进展情况

健康商丘行动实施5年来,商丘市坚持以习近平新时代中国特色社会主义思想为指导,认真贯彻落实省委、省政府,市委、市政府决策部署,围绕健康商丘行动目标任务,组织开展16个专项行动,建立健全工作推进机制,完善政策体系,全面落实各项重点任务,健康生活方式加快推广,健康服务质量不断提升,健康环境进一步优化,全民健康水平进一步提升,人民群众健康持续得到全方位全周期保障。在健康河南行动考核中,商丘市排名逐年上升,由2020年的全省第17位上升为2022年的全省第5位,顺利获评优秀等次。

1.68项目标指标总体情况

截至2023年,比照2030年省预期目标值,68项指标中有51项指标进展良好,16项指标较上年有所下降(或基础值缺失),1项指标缺少省目标值。从各专项行动监测指标完成情况看,完成较好的包括合理膳食、职业健康促进、妇幼健康促进相关指标。提升较好的有心理健康促进、全民健身行动相关指标；提升相对较慢的有健康环境促进、传染病及地方病防控相关指标；而健康知识普及、健康服务与保障、控烟行动等部分指标较上年呈现下降趋势。

2. 提前达标指标

与健康河南行动 2030 年目标相比,2023 年全市有 36 项指标提前达标。主要包括：

(1) 控烟行动：无烟党政机关建成率已达到 100%。

(2) 健康环境促进行动：农村自来水普及率提前达标；城市公园绿化活动场地服务半径覆盖率完成良好，达到 90.42%。

(3) 妇幼健康促进行动：新生儿遗传代谢性疾病筛查率指标完成情况较好，提前达标(≥98%);5 岁以下儿童死亡率低于目标值 5%。

(4) 老年健康促进行动：三级中医医院设置康复科比例指标完成情况良好，已达到 100%；二级及以上综合性医院设老年医学科比例 83.78%，远高于目标值(≥60%)。

(5) 职业健康保护行动：接尘工龄不足 5 年的劳动者新发尘肺病报告例数占年度报告总例数比例，较 2022 年持续下降。

(6) 重大疾病防控行动：70 岁及以下人群慢性呼吸系统疾病死亡率指标低于目标值 8.1%；高血压患者规范管理率 75.66% 和糖尿病患者规范管理率 75.17%,2 项指标完成情况良好；乡镇卫生院、社区卫生服务中心提供中医非药物疗法的比例均已达到 100%。

(二) 各专项行动进展情况

1. 健康知识普及行动

一是完善市级健康科普专家库和资源库。2019 年度,根据下发的《商丘市卫生健康委关于成立健康科普专家团和医疗小分队的通知》,成立了初期的健康巡讲专家团队和义诊团队。每年通过健康科普大赛选拔和单位推荐等方式,经过先后 5 次更新专家库队伍并逐年开展业务培训,现发展有市级科普专家库 77 人,县级专家库 396 人,共 473 人。二是加快健康知识传播机制建设。加强媒体合作,全市各级卫生健康委,健康教育机构共和主流媒体、融媒体中心和其他媒体开办优质健康科普节目 23 个,全市各级各类主流媒体共播放公益广告 5412 期。三是多部门融合促进健康知识普及。与精神文明建设、爱国卫生运动、全民健身运动等融合,积极开展了爱国卫生"一科普六行动"及健康场所创建工作。连续五年联合市文明办、教体局、爱卫会等七部门开展"健康商丘行·大医献爱心"乡村振兴志愿服务专项行动和健康促进"321"行动。市级健康巡讲活动共开展 571 次,义诊和巡讲专家 1686 人次,活动覆盖群众 6.62 万人次；义诊 526 场,受益群众 5.76 万人次；走访困难群众家庭 1564 户。健康促进"321"模式已全市覆盖,五年内共开展健康讲座 4885 场,覆盖 48.35 万人,义诊 37.29 万人次,发放健康科普材料和实用工具包 159.67 万份,发布科普信息 4.6 万余条。宣传栏(墙)更新数 7.19 万次。

2. 合理膳食行动

一是强化组织保障，营造宣传氛围。成立商丘市合理膳食行动工作领导组，同时成立商丘市合理膳食营养协会，充实各级营养人才工作力量，形成了符合我市实际、有利于工作开展"一组一会"的工作架构。以深入开展《全民营养周宣传活动》为抓手，同时，结合全国食品安全宣传周、中国学生营养日、世界糖尿病日、高血压日等时间节点，加大合理膳食科普宣传，制作推荐合理膳食，厉行节约宣传短片，全市受益群众数量逐年提升，由 2019 年行动之初的 13 812 人次上升到 2023 年的 295 万人次。二是做好工作指导，加大培训力度。制定《商丘市居民合理膳食工作计划》，按计划培训人员，深入基层开展居民合理膳食指导，对全市 9 个县(市、区)合理膳食行动开展情况进行了督导。2019 年至 2023 年，指导乡(镇、街道)个数分别是 190、190、190、194、197；指导户数分别是 9500、9500、9500、9650、9800。加大营养指导员培训力度，采取多种形式开展理论知识和实践技能培训，打造出了一支富有营养实践能力的营养指导员工作队伍。截至 2023 年，全市已通过全国营养指导员理论考试 200 人。

3. 全民健身行动

(1) 积极推进全民健身场地设施建设，不断提升 15 分钟健身圈质量。体育场地设施建设质量明显提升，全民健身设施建设力度不断加大，全市建设足球场地 161 个，多功能运动场 28 个，体育公园 12 个，实施国球进社区进公园 28 处，新建小区、老旧改造小区全部安装体育健身设施，并达到国家规定标准，"15 分钟健身圈"质量明显提升。

(2) 积极推进全民健身活动多样化发展，逐步打造商丘体育特色品牌。全民健身赛事体系逐渐健全，坚持全民健身"全龄友好"理念，利用节假日，抓好各类人群的健身活动，并形成市太极拳大赛、市羽毛球联赛、市网球邀请赛、万村千乡农民篮球赛等系列赛事。注重体育和文化旅游融合发展，利用我市河南塞罕坝申甘林带自然资源，连续举办了两届申甘林带生态马拉松；充分利用我市运河文化等历史资源，先后举办了全国"行走大运河"全民健身健步走商丘分会场大赛；充分利用商丘古城历史文化和水域资源举办了"三商之源 魅力古城"河南省公开水域游泳挑战赛。

(3) 强化全民健身组织网络建设，不断提升科学健身指导服务水平。以抓组织建设带动全民健身活动的开展，逐步形成了市级全民健身工作领导小组，县(市、区)体育组织、乡镇街道体育组织、市城区社区体育站点全覆盖的组织体系。全市现有 38 个市级单项体育协会实现正常运转。不断激发体育社会组织活力，支持体育协会举办承办省市级各类体育赛事活动 169 场次。不断激发社会体育指导员积极性，积极做好社会体育指导员培训工作，开展市县级社会体育指导员培训 56 期，全市有各级社会体育指导员 22 557 名，每千人拥有社会体育指导员 2.91 名。

4. 控烟行动

（1）修订控烟管理办法。积极推进控烟进程，市卫生健康委和市爱卫办结合相关法律法规和"健康中国""健康中原"建设，印发《商丘市公共场所控制吸烟管理办法》，着力完善控烟体系和职责，至此标志着我市控烟工作进入新阶段。

（2）无烟环境创建持续加强。开展无烟单位创建，自2018年以来，全市各相关单位均成立了控烟领导小组，将无烟单位建设纳入了本单位发展规划，进一步完善控烟制度，建立健全控烟奖惩制度，至2022年底，全市创建无烟党政机关536个，建设率100%；创建无烟医疗机构327个，建设率100%；创建无烟中小学校2960个，建设比率100%。开展控烟融入健康城市建设，将无烟环境列入健康城市标准，列入健康乡镇、健康村、健康单位等健康细胞工程建设的标准，大力营造无烟环境。截至2023年，全市共命名省级健康乡镇12个、健康村48个、健康单位81个。

（3）控烟宣传氛围更加浓厚。充分利用爱国卫生月、世界卫生日等主题日，依托各类媒体和平台，通过集中宣传、制作宣传版面宣传页、开展主题活动等形式，加强控烟知识宣传，引导群众增强健康意识。利用历年世界无烟日，围绕对吸烟（电子烟）危害的认识、二手烟危害、无烟家庭、无烟学校、青少年拒绝吸烟、鼓励家人戒烟、动员全社会营造无烟、清洁、健康的生活环境；2023年世界无烟日活动期间，在全市中小学校开展控烟绘画、书法、短视频作品征集活动。在室内公共场所、室内工作场所和公共交通工具内规范张贴禁烟标志标识，在餐饮服务场所、住宿休息服务场所和公共娱乐场所等室内区域规范设置吸烟区，并在重点单位重点场所设立控烟劝导员。

5. 心理健康促进行动

（1）开展大型宣传义诊活动。每年结合世界睡眠日（3月21日）、世界预防自杀日（9月10日）、世界精神卫生日（10月10日）积极开展心理健康义诊活动，积极协调商丘市第二人民医院（心理科）专家现场答疑解惑、发放健康睡眠倡议书、心理健康素养十条等宣传手册和折页，传播健康知识和提高心理健康水平。

（2）开通24小时心理援助热线。为每一位来电咨询的群众开出有针对性的"心理处方"，帮助他们缓解内心的紧张焦虑情绪，以提高他们的"心理免疫力"。

（3）重点关注未成年人心理健康。开展"预防未成年人网络沉迷宣传教育科普讲座"主题宣传教育，科普沉迷网络带来的危害，预防沉迷网络的方法等网络安全知识。成立商丘市高校心理危机干预协作组，持续关注未成年人的心理健康。

6. 健康环境促进行动

加大环境与健康相关的防护和应对知识宣传力度，提升居民环境与健康素养水平。深入开展大气、水、土壤污染防治。推进健康城市、健康村镇、健康细胞工程建设。实施垃圾分类处理。逐步建立环境与健康的调查、监测和风险评估制度，采取有效措施预防控制环境污染相关疾病。加大饮用水工程设施建设、管理和维护力度，做好水源地环境卫生管理,强化饮用水水质监测,保障饮用水安全。商丘市农村生活垃圾收运处理率连续多年达到100%。

7. 妇幼健康促进行动

(1)妇幼健康服务体系更加健全。基本形成以妇幼健康服务机构为龙头,以二级以上医疗机构妇幼健康服务科室为骨干,以乡、村两级基层医疗机构为网底,覆盖市、县、乡、村级的妇幼健康服务网络,全市妇幼保健机构建设达标率从2019年的40%提高到2023年90%。

(2)出生缺陷防治体系不断完善。以实施妇幼民生实事项目为重点、国家基本公共卫生服务项目为支撑,出生缺陷综合防治体系实现了政府免费项目全链条、全人群覆盖,严重致残出生缺陷发生率逐步下降,出生人口素质持续提高。2023年,全市孕产妇产前筛查率达到80.8%;新生儿遗传代谢性疾病筛查率达到98.8%。

(3)规范实施省重点民生实事"两癌"筛查。对农村适龄妇女、纳入城市低保范围的适龄妇女免费开展一次宫颈癌、乳腺癌筛查。2023年,农村适龄妇女宫颈癌和乳腺癌筛查区县覆盖率达到100%,全市所辖10个县(市、区)深入推进"两癌"筛查工作,宫颈癌筛查91 945例,筛查率128.23%;乳腺癌筛查94 620人,筛查率131.96%,均超额完成省定目标任务。

(4)母婴安全保障网络更加牢固。巩固孕产妇和新生儿救治网络,落实五色分类管理、分片救治管理、孕产妇和新生儿死亡评审等制度,关口前移、预防为主,推进母婴安全行动计划有效落实,妇幼健康核心指标持续向好,2023年,全市孕产妇死亡率9.94/10万,婴儿死亡率2.09‰,5岁以下儿童死亡率3.00‰。

(5)儿童保健质量显著改善。2023年,全市3岁以下儿童系统管理率和7岁以下儿童健康管理率达到91.15%和93.73%;扩大新生儿先天性心脏病筛查试点项目,提高筛查质量,筛查试点单位先天性心脏病筛查率达到96.07%;强化儿童营养改善项目管理,加强监测指导,保证营养包规范有序发放,儿童营养改善项目累计受益儿童约580 357人次,有效服用率达96.35%;倡导母乳喂养,加强爱婴医院管理和母乳喂养社会宣传,拓展儿童健康服务内涵。

8. 中小学健康促进行动

(1)重视青少年近视防控工作。加强儿童青少年视力监测、数据收集与信息化建设;利用专家队伍,广泛开展科普宣传;成立了近视防控宣传团,每学期采取线上与线下相结合的方式开展近视防控专题讲座和视力检测;加强近视防控试点建设,培育典型经验。2021年建成近视防控智慧管理平台"视觉管家"。从2019年至2023年,学生近视率每年下降1个百分点,截至2023年底,青少年近视率达到51.04%。2023年,商丘市被教育部和市场监管总局评为"全国儿童青少年近视防控改革试验区",成为全国唯一双试点单位。

(2)加强中小学校卫生教师队伍建设。配足配齐学校专职卫生技术人员和健康教育教师,提升学生健康素养。截至2023年,市直学校均配备健康副校长,全市其他中小学校均配备兼职校医,健康副校长(兼职校医)覆盖率达100%。

(3)提升学生体质健康水平。严格执行《国家学生体质健康标准》,推进学校体育教学和评价改革,健全学生体育竞赛体系,丰富校园体育活动,严格落实每天2个大课间和课外1小时体育活动。从2019年至今,国家学生体质健康达标优良率逐年上升,截至2023年,国家学生体质健康达标优良率49.97%。

(4)加大学校食品健康安全宣传。持续加强中小学校食品卫生安全和营养健康指导,加大食品安全知识的宣传力度,每年春秋开学季均通过班会、板报、海报、家长信息群宣传食品安全知识,确保学生食品安全和营养健康工作落到实处。截至2023年底,3504所学校食堂"互联网+明厨亮灶"达到全覆盖。

9. 职业健康保护行动

(1)全力推进"健康企业"建设。印发《商丘市推进健康企业建设实施方案(试行)》,规范和指导各用人单位创建"健康企业"。目前全市现有健康企业11家,开展"职业健康达人"选树活动,目前全市"职业健康达人"累计达292人。

(2)深化巩固职业病危害专项治理。印发《商丘市(2022—2025年)职业病危害专项治理行动实施方案》和年度实施方案,重抓职业病危害源头治理,着力改善工作场所劳动条件。根据省卫生健康委职业健康处对全省各地职业病危害专项治理情况通报,我市治理企业申报率、确认率、完成率等指标均位居全省中上水平。

(3)职业健康监管队伍素质明显提升。目前,各县(市、区)卫生健康、疾控、卫监所分别成立职业健康股、职业病防治科(股)、职业卫生执法机构。全市现有专兼职职业健康执法人员110人,150个乡镇和17个街道办事处配备了200名职业卫生监督协管员。开展岗位培训,5年来市级举办职业健康管理、技术、执法等培训班50余期,培训职业卫生技术人员、职业健康监管人员1000人次。

(4)职业病防治技术支撑体系逐步完善。市县两级有职业病防治专业技术人员95名,其中高级职称5人,中级职称49人,全市有44名职业病诊断医师,有27名职业卫生、放射卫生、诊断鉴定、工程技术专家进入省职业健康专家库。全市有16家职业健康检查机构,实现职业健康检查县(市、区)服务全覆盖,2家职业病诊断机构,1家职业卫生和放射卫生技术服务机构,满足商丘市职业病诊断需求和技术检测要求。

(5)强化职业健康风险监测预警。实施职业病防治监测项目,科学制定项目监测方案,加强组织实施与工作调度,强化项目资金管理和绩效考核,2019年以来,全市工作场所职业病危害因素监测合格率都在90%以上。对职业卫生、放射卫生技术服务机构进行监督管理,依法查处违法违规行为,2019年以来依法监督检查400次,发现问题1200项,下达执法文书(《卫生监督意见书》)180份,立案3起,责令限期整改200项。

(6)职业健康宣传教育逐步加强。每年组织开展《职业病防治法》宣传周活动,进一步增强全社会劳动者职业健康保护意识。以2023年为例,2023年4月25日至5月1日,是第21个《职业病防治法》宣传周,主题是"改善工作环境和条件,保护劳动者身心健康"。全市共开展主题宣讲活动189场,宣传咨询活动243场(次),开展专题讲座(网络公开课)15次,开展警示教育活动153场(次),印发宣传册、页6.5万份,发放职业健康纪念品(水杯、抽纸等)2.5万份,制作宣传视频48份,出动宣传人员540人,宣传受众60万人。

10. 老年健康行动

(1)老年健康服务体系加快构建。全市挂牌老年病医院13家,康复医院2家,三级中医医院设置康复医学科实现全覆盖;全市二级及以上公立综合性医院和二级及以上综合性医院设立老年医学科比率分别达到81.93%和75.68%;全市老年医学康复护理技能不断提高,在2023年河南省老年医学康复护理技能竞赛中,我市荣获团体二等奖。

(2)医养结合工作全面推进。全市共有医养结合机构22家,总床位8645张,养老护理型床位占比达到55%以上;养老机构与医疗机构签约合作252对,90%以上的养老机构能够以不同形式为入住老年人提供医疗卫生服务;65岁及以上老年人医养结合服务指导率达到72.56%,65岁以上老年人健康管理率达到76.67%;为60岁及以上老年人建立家庭养老床位7704张;全市建成省级福利彩票公益金支持医养结合项目10个,获批资金3699万元;永城市分别被省卫生健康委和国家卫生健康委命名为"河南省医养结合示范县(区)"和"全国医养结合示范县(区)"。

(3)老年健康促进良好社会氛围日益浓厚。广泛开展老年健康宣传教育,举办"老年健康宣传周""敬老月"和老龄化国情宣讲教育"六进"活动,3年累计开展健康讲座及义诊1500余场,受益群众达20余万人。实施老年口腔健康、老年营养改善、阿尔茨海默病防治和心理关爱行动,受益老人达3.5万多名。大力推进全国示范性老年友好型社区建设,改善城乡社区老年人居住生活环境,提升社区为老服务能力和水平。目前,全市已建成9个"全国示范性老年友好型社区"、16个"河南省老年友好型社区",社区为老服务水平得到明显增强。

11. 心脑血管疾病防治行动

(1)构建心脑血管疾病监测网络。目前已经实现了覆盖全市医疗机构的监测体系。通过对监测数据的分析,掌握了我市心脑血管疾病的流行规律和特点,为制定进一步针对性的防控策略提供了依据。

(2)高危人群定期筛查。建立基层医疗机构与二级以上医院的协同早诊早治模式,提高心脑血管疾病的早期诊断率和治疗率,降低疾病进展和并发症的风险。2019—2023年梁园区成为国家心血管病高危人群的早期筛查与综合干预项目299个监测点之一。已完成初筛31 040人,筛出高危人群9515人。

(3)开展健康教育活动。各级医疗机构积极开展心脑血管疾病防治知识宣传教育活动,利用多种渠道和形式普及健康知识,提高公众健康素养。

12. 癌症防治行动

(1)高危人群筛查。开展危险因素调查,由专门医护人员进行,内容包括个人基本信息、癌家族史、相关危险因素和简单的健康体检。

(2)早诊早治项目。虞城县国家淮河流域癌症早诊早治(食管癌)项目2019年至2023年共录入流行病学调查人数9190人,内镜检查人数3607人,病理检查人数2724人,阳性病例26人,早期病例26人,治疗人数26人;检出率分别为0.88%、0.51%、0.51%、1%和0.84%。睢县国家淮河流域癌症早诊早治(肝癌)项目2019年至2023年共计筛查50 631人,发现肝癌高危人数9875人,乙肝表面抗原阳性1805人,B超9875人,采血9875人,发现早期肝癌52人,可疑肝癌4人。

13. 慢性呼吸系统疾病防治行动

(1)肺功能检查普及。肺功能检查作为早期发现慢性呼吸系统疾病的重要手段,已被纳入各级医疗机构的必备检测项目。基层医疗机构肺功能检查服务能力明显增强,居民接受肺功能检查的意愿和可及性提高。

(2)健康宣教行动。结合世界慢阻肺日、世界哮喘日等主题日,广泛开展慢性呼吸系统疾病相关主题宣教活动。通过电视、广播、互联网等多媒体渠道,传播科学的健康信息,增强全民呼吸健康意识。同时,深入学校、社区开展慢性病预防知识科普,倡导健康生活方式。

(3)分级诊疗行动。构建慢性呼吸系统疾病分级诊疗体系,明确各级医疗机构职责分工。基层医疗卫生机构重点开展初筛、转介和健康管理工作,二级及以上医疗机构则负责疾病诊治、长期治疗方案制定及技术指导等工作。通过上下联动、分工协作的机制,提高慢性呼吸系统疾病防治效率和质量。

14. 糖尿病防治行动

(1)政策体系不断健全。制定《商丘市人民政府关于推进健康商丘行动的实施意见》《健康商丘行动推进委员会关于实施健康商丘行动工作任务和目标的通知》等文件,明确了工作目标、主要任务和保障措施,为糖尿病防治工作提供了坚实的政策保障。商丘市依托市第一人民医院建设市级糖尿病防治中心,2024年4月12日顺利通过省级验收。

(2)宣传成效逐年上升。采取多种形式开展宣传、咨询活动,普及怎样预防糖尿病与控制糖尿病的知识、动员社区和家庭关注合理膳食、适当运动等健康行为方式,认真向民众讲解糖尿病等慢性病的预防知识,提高了群众对糖尿病预防的依从性,增强了群众的糖尿病的预防意识。2019—2023年,活动参与者5000多人,发放宣传小册子3000多册。

(3)公众健康意识显著提升。各级医疗机构和医务人员积极参与糖尿病科普创作,利用短视频、直播、动漫等新媒体形式,发布糖尿病防治核心信息和知识要点,普及合理膳食、科学运动、戒烟限酒、心理平衡、中医养生保健等健康科普知识。

15. 传染病及地方病防治行动

(1)严格管理传染病报告工作。全市280余家传染病网络直报单位正常运行,实行疫情24小时值班制度,对传染病网络直报系统进行实时监测和审核,定期开展分析评估和质量评价工作,保障传染病报告管理工作的正常运行。

(2)扩大检测覆盖面,增加检测的主动性。推进医疗机构PITC工作的开展,持续提升检测的可及性;不断加大对丙型肝炎、梅毒病例等诊断报告的质量控制,以减少漏报、错报情况发生。

(3)强化"早发现、早处置"的落实。提高各类传染病信息报告、诊断治疗和管理的及时性和规范性,始终做到及时、规范、有效处置疫情,如严防学校结核病聚集性疫情的发生、在同性恋人群聚集场所开展干预和检测工作。

(4)做好疫苗接种工作,降低疾病发生。实施扩大国家免疫规划工作策略,规范疫苗接种管理,开展疫苗接种效果评估。持续保持全市儿童免疫规划疫苗高接种率水平,持续降低疫苗针对性传染病发病率。

16. 中医药健康促进行动

(1)中医药医疗服务体系进一步完善。推进综合医院、妇幼保健院、专科医院等医疗机构中医药科室标准化建设。截至2023年,全市所有二级及以上非中医医院均按要求设置了中医药科室。支持引导乡镇卫生院及社区卫生服务中心设立中医门诊或诊室,大力加强基层医疗卫生机构中医综合服务区建设。截至目前,全市乡镇卫生院基本实现了中医馆设置全覆盖。

(2)妇幼中医药健康促进活动成效彰显。充分发挥中医药在优生优育、妇幼保健和儿童生长发育等方面的重要作用,全市各级妇幼保健机构全面开展中医药服务。其他医疗卫生机构也陆续规范开展小儿推拿、穴位贴敷等中医药疗法,同时加大中医幼儿护理健康知识普及宣传。基层医疗卫生机构加强基本公共卫生服务儿童中医药健康管理,截至2023年,全市0—36个月儿童中医药健康管理率达到86.79%。

(3)中医药守护老年健康。发挥中医药在老年人健康维护、疾病预防和治疗康复中的重要作用。全市二级以上中医医院与养老机构开展不同形式的合作协作,创建具有中医药特色的医养结合示范机构,完善老年人中医药健康服务模式。基层医疗卫生机构加强基本公共卫生服务老年人中医药健康管理,2023年,全市65岁以上老年人中医药健康管理率达到81.21%。

(4)中医药守护家庭健康。在中医药健康促进行动中,我市积极组织中医类别医师牵头家庭医生团队或者加入家庭医生团队,对家庭医生团队中医药诊疗服务能力开展技能培训,在家庭医生签约服务包中增加中医药服务相关内容,积极主动为居民提供健康状态辨识评估、健康咨询指导等综合性、个性化中医药健康管理服务。

(5)积极开展青少年近视、肥胖、脊柱侧弯中医药干预活动。推进中医适宜技术防控儿童青少年近视试点,在全市中医医院以及基层医疗卫生机构推广使用耳穴压丸等中医适宜技术,对儿童青少年近视进行早防早控。针对儿童青少年肥胖、脊柱侧弯等健康问题,组织中医医疗机构进校园开展中医适宜技术干预试点和儿童青少年肥胖、脊柱侧弯防控健康教育活动,引导儿童青少年养成良好生活习惯。2023年,已累计开展活动8场,受益于青少年。

(6)开展中医药文化传播行动。举办了全市中医药健康文化知识竞赛、"市级名中医下基层"、"诵读经典、传播健康"、校园中医药文化主题日等中医药健康文化知识传播活动。建成2个省级中医药文化宣传教育基地、20个中医药健康文化知识角,举办中医药文化夜市、集市等专场活动,向广大群众推广四季养生、节气养生、食疗药膳等中医药养生保健知识和泡脚、艾灸等养生技术方法,推广了八段锦等传统养生锻炼方法。

(三)组织实施和支持保障情况

1. 统筹推进,多部门协作配合

为更好推进健康商丘行动工作,将工作目标任务层层分解落实到各级政府、有关部门,强化多部门协作,在全市形成了横向到边、纵向到底的多系统服务网络和一级抓一级、层层抓落实的筛查动员组织机制。多次召开2023年健康商丘行动工作推进工作会议,总结2022年健康商丘行动工作完成情况,通报2022年健康商丘行动考核结果,明确2023年工作要点和各部门目标任务,强优势,攻弱项。

2. 健全机制,加强支撑保障

围绕健康商丘行动16项专项行动和主要监测指标,形成"一行动一专班"工作机制,组织市级专家咨询委员会专家参与健康商丘行动委员会成员变更、行动梳理等重大问题、《商丘市"十四五"医疗卫生服务体系规划》《商丘市医疗机构健康教育与健康促进绩效考核细则》《商丘市健康科普核心信息传播工作方案(试行)》等政策研究的前期研究和评审论证;参与健康商丘行动调研、督导、监测、考核等相关工作,确保各项任务落实到位。

3. 宣传引导,强调全民健康

市卫生健康委牵头与商丘市广播电视台、广播电台和商丘日报社等主流媒体合作,开办了《卫生与健康》健康科普公益广告宣传、《商丘市健康教育科普讲堂》等栏目,各县区均与当地媒体合办健康教育栏目,传播省市科普核心信息1851条;更新健康教育宣传栏9496个。与主流媒体共开展健康科普传播240余期。

二、面临的主要挑战

（一）网络多元化对宣传推广带来新要求

随着网络的发展，大部分人群是通过手机等上网渠道获取信息，线下活动组织难度越来越大。同时，线上宣传推广对公共卫生人员新媒体平台的使用能力有了更高要求。如何将正确的信息通过平台传输到受众手里而不受不实信息的影响，成为新挑战。

（二）城乡资源分布不均，发展不平衡

城乡之间基层健身场地建设、疾病防治体系建设等不均衡，且受农村发展形势影响，居民健康素养水平不足。基层医疗卫生机构对慢性呼吸系统疾病、糖尿病等防治能力和服务水平仍有待提高。基层医疗机构在设备配备、人员培训及技术支持等方面存在不足。

（三）经费保障来源不明确

财政缺乏针对健康中国行动的经费预算科目，有些工作组织起来没有经费保障，影响工作落实。

三、策略展望

（一）加强政策引导和资金投入

继续完善健康环境促进、重点人群健康促进、提升健康水平等相关政策体系，加大统筹力度。明确各级政府、部门和社会各界的责任和义务，构建一体网格化管理体系。加大资金投入力度，同时，积极探索多元化的资金筹集渠道，鼓励社会资本参与健康商丘行动工作。

（二）强化重大疾病筛查与干预机制

坚持预防为主、防治结合的理念，以早发现、早治疗为原则，完善重大疾病筛查和干预机制建设，加强对儿童、老人、高危人群的监测和干预工作，实现重大疾病的早期诊断和全程健康管理。同时，加强对重大疾病存在的慢性并发症筛查和干预管理工作，降低并发症发生率并提高患者生活质量。

（三）提升基层服务能力

推进基层医疗卫生机构能力建设，加大对基层医疗机构的投入和支持力度，改善基础设施条件，提高诊疗水平和服务能力。加强基层医疗机构与上级医院的协作配合，形成上下联动的防治网络。

（四）发挥中医药特色优势

全面增强中医药在医疗、康复、公共卫生、健康宣教等领域的服务能力，发挥中医药在糖尿病、心血管疾病等防治中的独特作用，积极推广中医药防治技术和方法，为患者提供综合治疗服务。强化中医药健康文化知识传播，努力转变群众对中医错误的认知，树立正确的健康养生理念，建立健康的生活方式。

（五）筑牢未成年人身心健康保护屏障

重视未成年人心理健康工作，通过联动宣讲、多彩实践、专家下沉、集中展播等形式，开展主题宣讲、团体辅导等活动，普及心理健康知识，提高未成年人的心理素质和自我调适能力，推动学校、家庭、社会发挥协同育人作用，营造守护未成年人健康成长的良好氛围。加强体育训练，让孩子走出教室到阳光下运动，对改善视力、体态与心理健康、生长发育至关重要。

（供稿：姬胜戈，陈曦）

B.36 信阳市

近年来，信阳市认真贯彻党中央、国务院关于全面推进健康中国行动的战略部署，进一步加大组织领导力度，强化部门协作配合，全面实施健康河南16个专项行动，加快推进健康信阳建设，全方位、全周期保障人民群众健康，各项工作取得显著成效。

一、实施成效

（一）总体进展情况

1. 健康水平不断提高

人均预期寿命逐年提升。2023年，信阳市人均预期寿命达到78.79岁，比2019年（76.9岁）提高了1.89岁，超过全省平均目标值。婴幼儿死亡率、5岁以下儿童死亡率持续处于低位。2023年，信阳市婴儿死亡率为1.96‰，5岁以下儿童死亡率为3.64‰，持续处于历史较低水平。广泛开展国民体质测试服务，体质测定合格以上的人数比例达到

92.1%,比 2019 年的 85.15% 提升了 6.95 个百分点。

2. 健康素养大幅提升

居民健康素养水平大幅提高。信阳市居民健康素养水平从 2019 年的 18.54% 大幅提高到 2023 年的 29.65%,上升 11.11 个百分点。经常参加体育锻炼人数比例、人均体育场地面积不断提高。全市行政村体育健身设施覆盖率达 100%,城市社区基本建成"15 分钟体育健身圈",2023 年,信阳市经常参加体育锻炼人数比例达到 38.3%,人均体育场地面积达到 2.62 平方米,分别比 2019 年增加 1.96%、0.94 平方米。

3. 健康服务不断优化

医疗卫生服务能力建设卓有成效。2023 年,信阳市医养结合机构达到 39 家,二级以上公立综合性医院设置老年医学科比例达到 93.55%,分别比 2019 年增加 26 家、61.55%。乡镇卫生院、社区卫生服务中心提供中医非药物疗法的比例达 100%。重大慢性病过早死亡率明显下降。2023 年,信阳市高血压、糖尿病患者规范管理率分别达到 76.06%、76.89%。

4. 健康保障有效提升

基本医疗保险制度不断完善。2023 年,全市基本医疗保险参保率达 97.4%,城乡居民医保政策范围内住院费用基金支付比例达 69% 以上。居民医疗卫生费用的个人负担相对减轻。2023 年,全市个人卫生支出占卫生总费用的比重为 26.58%,提前达到 2025 年目标值。

5. 健康环境持续改善

大气、水环境质量稳步提升。2023 年信阳市空气质量优良天数为 303 天,比率为 83%,居全省首位;国考地表水考核断面全部达到 III 类及以上标准,达标率 100%。不断完善健康环境基础设施建设。农村自来水普及率达 90% 以上,农村卫生厕所普及率达 88.5%,城市生活垃圾无害化处理率达到 100%,城市人均公园绿地面积达到 17.32 平方米,城市公园绿化活动场地服务半径覆盖率达到 91.3%。卫生创建成果持续巩固。信阳市深入开展爱国卫生运动,国家卫生城市不断巩固提升,近年来全市共创建成 7 个国家卫生县城,19 个国家卫生乡镇;141 个省级卫生乡镇,912 个省级卫生先进单位,856 个省级卫生村。

(二)各专项行动进展情况

1. 健康知识普及行动

深化拓展"两建三融四行动"工作框架,进一步擦亮"健康中原行"和健康促进"321"品牌,完善科普知识信息库和媒体发布机制。动态遴选科普巡讲专家,现有市级巡讲专家 114 名,县级专家 471 名。针对健康教育与健康促进融媒体平台、健康科普技能、健康促进医院、健康素养监测等相关内容开展市、县培训共计 13 场,培训人员 1200 余人次,全市乡村医生健康科普技能培训全覆盖,共培训乡村医生8000余人次。开展健康巡讲进机关、进学校、进企业、进社区、进乡村活动1100余场,发放各类传播材料和实用工具38万余份,受益群众12万余人。成功举办第五届健康科普能力大赛,推荐10组优秀选手参加河南省第五届科普大赛决赛,健康科普作品类获得金奖1名,优秀奖3名。

2. 合理膳食行动

扎实开展营养指导能力提升培训工作,及时将指标分配在各级疾控机构、二级以上综合医疗机构、社区卫生服务中心(乡镇卫生院),培训合格的营养指导员能够针对不同个体和群体分别给出膳食指导建议,为居民提供合理膳食、均衡营养指导,开展营养咨询、营养教育、生活方式指导及跟踪随访等工作。利用全民营养周、"5·20"中国学生营养日、食品安全宣传周等时间节点推进营养健康知识科普宣教活动,让营养知识科普走进广大居民身边。在中小学校开展学校营养膳食宣传,让学生们了解食物的营养成分、合理膳食的搭配原则,以及如何避免不良的饮食习惯,许多学校还开展了"营养午餐"活动,邀请营养师为学生制定科学合理的食谱。

3. 全民健身行动

全市各县区基本建成体育中心、全民健身中心等综合性体育场馆,争取中央资金6300余万元,支持4个体育公园建成,在中心城区实施全民健身工程498个。开展"国球进社区""国球进公园"活动,为老旧改造社区和城市公园增设乒乓球台等设施80件。全市行政村体育健身设施覆盖率达100%,城市社区基本建成"15分钟体育健身圈",形成了较为完善的市、县、乡、村四级公共体育设施网络。全民健身活动丰富多彩,每年利用重要时间节点,以新年登高群众健身大会、全国自行车公开赛、"三山同登"、群众龙舟大赛、全市工间操大赛、"发展体育运动增强人民体质"题词72周年全民健身主题活动、全民健身月和全民健身日以及端午节、中秋节、重阳节、春节等传统佳节和节假日系列活动为引领,举办市、县(区)级群众性体育活动300余场次。宣传营造全民健身氛围,带动271.5万人经常参加体育锻炼,人口占比达到41.2%。全市共有各级各类体育协会265个,其中市级单项体育协会36个,县区级单项体育协会、体育社团229个。

4. 心理健康促进行动

加强心理健康教育,中小学校配备了专业的心理健康教师,建立了心理咨询室,为学生提供心理咨询和辅导服务。同时,开展了心理健康教育课程和活动,如心理健康讲座、心理拓展训练等,帮助学生树立正确的心理健康观念,提高心理调适能力。例如,某中学开展了"心灵树洞"活动,学生可以将自己的烦恼和困惑写下来投入树洞,由心理教师定期回复和解答。这种方式既保护了学生的隐私,又能及时帮助学生解决心理问题。

5. 控烟行动

围绕爱国卫生月、世界无烟日等宣传日开展线下无烟宣传活动,发放宣传折页6种13 000余张,相关宣传品3700余份,发放健康科普产品36类、3.5万余份。推进无烟党政机关、无烟医疗卫生机构、无烟学校建设,积极营造无烟环境,在校园内设置醒目的"禁止吸烟"标识,并且无烟具摆放,全市共创建无烟学校1200余所,建立学校、家庭、社会三结合的健康教育体系,全面提高教师、学生和家长对吸烟有害健康的认识。完成光山县、浉河区青少年烟草监测问卷1857份。承办全市青少年控烟绘画征集活动,共征集绘画作品400余幅,在全省比赛中获得中学组一等奖1名,三等奖2名;小学组三等奖2名。在全国绘画评选中,获中学组优秀奖1名。

6. 健康环境促进行动

坚持减污降碳协同治理,加强污染管控,推进企业污染减排,紧盯工业源、扬尘源、移动源等突出污染问题,强化日常监测、监管、监控力度,指导企业进行有组织、无组织改造和绩效升级,推动全市空气环境质量持续改善。锚定水环境质量"保Ⅲ争Ⅱ"目标不放松,分河流、分断面、分排污口制定精细化治理措施,以淮河一干九支、六大湖库为重点,全面开展水污染防治大排查大整治大提升行动,切实保护好水生态环境。深入实施土壤环境改良计划,土壤环境质量实现总体稳定、持续向好。在全市的市、县城区和所有乡镇设立监测点,以"千吨万人"饮水工程为重点,以出厂水、末梢水和二次供水为监测对象,开展全面检测工作。国家城乡饮用水卫生监测项目的监测点增加到630个,生活饮用水监测覆盖至全部乡镇,累计检测饮用水水样2193份,及时完成了饮用水卫生监测任务。

7. 妇幼健康促进行动

2019—2023年,全市宫颈癌累计筛查53万余人,乳腺癌累计筛查55万余人,产前超声筛查15万余例,血清学产前筛查16万余例,新生儿"两病"筛查23万余例,新生儿听力筛查23万余例,均超额完成省定目标任务。连续6年开展县级"两个救治中心"标准化建设,实现了县区"两个救治中心"标准化建设全覆盖。完善救治协调机制,实施市级危重级新生儿救治中心对各县区分片包干救治机制,组织开展了两个救治中心救治体系评估工作,提升了救治能力。持续开展乡村两级医疗卫生机构妇幼健康服务能力标准化建设。全市23所二级以上医院、187所乡镇卫生院、2948所村卫生室达到省妇幼健康服务能力标准。持续推进国家基本公卫妇幼健康项目,推行婚前保健、孕前优生检查、增补叶酸、基本避孕服务等妇幼相关项目"一站式"优质服务;实施儿童营养改善项目,覆盖所有脱贫县;深入实施孕产妇健康管理和0—6岁儿童健康管理,妇幼健康服务的公平性、可及性不断增强。2019—2023年全市累计婚前保健14.3万余对,孕前优生检查12.3万余对,儿童营养改善项目受益儿童累计29万余人。

8. 学生健康促进行动

逐项落实中小学校园健康教育各项要求,有计划、有组织地开展包括疾病防控、近视防控等在内的健康教育活动。中小学普遍开设了健康教育课程,通过课堂教学、专题讲座、主题班会等形式,向学生传授健康知识和技能。内容涵盖了营养与饮食、运动与健康、心理健康、疾病预防等多个方面。中小学积极落实各项疾病防控措施,定期进行环境消毒和通风,严格落实晨检、午检制度,及时发现和处理患病学生。学校通过家长会、家长学校等形式,向家长宣传健康知识和理念,引导家长关注孩子的健康。家长积极参与学校组织的健康活动,如亲子运动会、健康讲座等。同时,在家庭中注重培养孩子的健康习惯,如合理安排饮食、督促孩子进行体育锻炼等。例如,某小学开展了"健康家庭"评选活动,鼓励家长和学生共同制定健康计划,营造健康的家庭环境。

9. 职业健康保护行动

持续开展尘肺病防治攻坚行动和职业病危害专项治理工作,深化源头治理,全市确定纳入治理范围的企业共258家。加强职业病危害因素监测,冶金、化工、建材、水泥等行业完成职业病危害因素申报的企业达793家。坚持把职业健康"双随机、一公开"和经常性监督执法相结合,持续开展专项治理,有效防范了各类职业病危害发生。将健康企业纳入健康城市健康村镇建设总体部署,全市已建成健康企业35家,其中省级1家,市级5家,县级16家。建立了完善的职业病检查和诊断机构,全市共有20家职业健康检查机构,1家职业病诊断机构,技术能力得到提升。持续实施尘肺病等重点职业病工伤保险扩面专项行动,将尘肺病等职业病严重的重点行业职工依法纳入工伤保险保障范围,提高尘肺病等职业病患者救治保障水平。实施重点职业病监测与职业健康风险评估、职业性放射性疾病监测与风险评估和医用辐射监测等项目,加强部门间信息共享,规范职业病报告信息管理工作,提高上报信息的及时性、完整性和准确性,劳动者的职业健康意识得到增强。

10. 老年健康促进行动

组织医学人才培训、医养结合培训、世界安宁姑息医疗日培训、老年共病患者安宁疗护MDT规范化诊疗培训、河南老年口腔健康促进行动老年口腔健康规范化适宜技术教育、规范化牙体预备及数字化全冠适宜技术培训等老年健康医疗等培训,培训人次达2321人,有力提升老年健康医疗水平。全市二级以上公立综合性医院设置老年医学科比例达到96%,90%以上二级以上公立综合性医院成为老年友善医疗机构,基层医疗卫生机构康复、护理床位显著增加。争创全国医养结合机构1个,省级医养结合示范县1个,省级"五结合"医养结合实践样板1个。在全市11个项目试点开展规范开展老年心理治疗、心理咨询等心理健康服务,在息县、固始县开展家庭病床试点,着力解决年老体弱、长期卧床或行动不便群众的就医问题,推动医疗卫生服务向社区、家庭延伸,同时,一级以上医疗机构为老年人开设绿色通道,二级以上医疗单位落实"三优先两延伸一免费"措施。

11. 心脑血管疾病防治行动

持续开展市、县级脑卒中防治中心建设,市中心医院被命名为市脑卒中防治中心,县级脑卒中防治中心达到县区全覆盖。深入开展脑卒中高危人员筛查项目,制定下发方案,持续推广脑卒中防治适宜技术,2023年全年完成院内筛查任务2419例、完成率

161%;院外筛查3521例、任务完成率100%。加强死因监测、心脑血管疾病登记报告工作,全市医疗机构、死因监测点和淮河流域项目县通过网络直报系统报告的死亡案例5.99万例,医疗机构报告心脑血管事件9.85万例、较去年同期增加155.18%。深入开展市、县级高血压防治中心建设,继续实施HEARTS高血压防治项目,每天不间断在门诊实施高血压机会性筛查,提升社区乡镇居民高血压控制率,减少心脑血管疾病的发生和死亡情况发生。

12. 癌症防治行动

建立健全癌症防治体系,各县区设立本辖区癌症防治中心,统筹推进癌症防治体系建设。市中心医院被命名为市级癌症中心,固始、光山、罗山、息县人民医院被命名为县级癌症中心。开展农村癌症和淮河流域癌症筛查与早诊早治,全市各县区多渠道、多形式每年均开展了肿瘤防治宣传活动,通过宣传,公众肿瘤防治相关知识知晓率升高,提升了居民健康素养。

13. 慢性呼吸系统疾病防治行动

构建全面慢阻肺防治网络体系,全面启动慢性阻塞性肺疾病防治项目。提升慢性呼吸系统疾病基层规范防治水平,为全市119家基层医疗卫生机构配备统一标准的肺功能检测仪,分3期开展了全市呼吸系统疾病早期筛查与干预能力提升项目培训,培训专业人员共计387人。落实慢阻肺筛查和综合干预,加快慢阻肺重点项目推进,推广适宜技术及康复技术。开展风险人群筛查和综合干预工作,切实做到慢阻肺病人早发现、早干预。2023年,我市项目试点县完成筛查4693人,筛查任务完成率100%。

14. 糖尿病防治行动

建立健全糖尿病防治体系,进一步提高糖尿病防治技术及管理水平,促进我市糖尿病防治工作科学化、规范化,完成糖尿病患者档案建立、糖尿病危险分层和随访干预,优化糖尿病患者综合管理技术和策略,每年开展"联合国糖尿病日"宣传活动,以广播播报、横幅、海报、微博微信新媒体宣传等不同形式,多渠道多平台开展糖尿病防治宣传知识科普,提升公众对糖尿病防治知识的知晓率。

15. 传染病及地方病防控行动

以"监测、预警、干预、评价"为抓手,持续抓好新冠、发热伴、手足口等重点传染病防控工作。加强艾滋病、性病及病毒性肝炎等重大传染病防治工作,开展为期3年的艾滋病防治质量年活动,艾滋病抗病毒治疗覆盖率和治疗成功率均达到95%以上。开展丙肝库存病例信息上报专项行动,健全发现、诊断和报告工作机制,丙肝核酸检测比率达78.95%、抗病毒治疗率达50.91%。强化新生入学结核病筛查,全年累计筛查入学新生23.1万人、同比增长31.2%,共发现学生肺结核确诊病例7例、接受预防性治疗276人,做到防患于未然。规范处置2起学校结核病聚集性疫情,无学校结核病突发公共卫生事件报告。组织开展了传染病信息报告管理暨重点传染病数据质量核查工作指导调研,全市法定传染病及时报告率99.7%。持续开展地方病监测,全市碘盐覆盖率99.97%,合格碘盐覆盖率为92.10%,达到国家要求。饮水氟中毒共监测病区村(行政村)227个,监测结果显示所有病区村水氟值均≤1.2mg/L,氟斑牙患病率≤30%,均保持饮水型氟中毒控制状态。

16. 中医药健康促进行动

全市共有11所公立中医医院,其中市级中医院1所(三级),县区级中医院10所(三级2所,二级8所),有5家县区级中医院命名为二级甲等中医医院,现已全部设置康复科。全市社区卫生服务中心和乡镇卫生院共222家,中医馆已实现全覆盖,54家被命名为"省级示范中医馆",能够规范开展6类10项以上中医药适宜技术。

(三)组织实施和支撑保障情况

1. 强化组织领导

建立健全了26个局委参与的部门联动协作机制,健康信阳行动推进办公室负责进行协调,各专项行动工作组负责具体实施,专家咨询委员会提供技术支撑。

2. 健全监测评估考核机制

出台并组织实施考核方案,明确各部门职责,将主要健康指标纳入各级党委、政府绩效考核指标,并将考核结果作为各级党政领导班子和领导干部综合考核评价、干部奖惩使用的重要参考,推动卫生健康监测评价事业高质量发展。

3. 健全支撑体系

加强部门联动,形成合力。加大政府投入力度,将90万元组织实施及宣传经费纳入预算,强化支持引导。

4. 加强宣传引导

建立完善了常态化宣传机制,编制群众喜闻乐见的解读材料和动画作品,围绕重点工作开展主题宣传活动,积极开展健康科普咨询。

二、面临的主要挑战

党的二十大和二十届三中全会已作出全面建设健康中国的战略部署。卫生健康事业发展面临的社会形势与以往有较大不同,卫生健康工作理念也在加快转变,不断深化供给侧结构性改革,盘活存量、用好增量、创新管理、提质增效。新冠疫情对深化医改产生深远影响,要求进一步强化预防为主、医防协同、医防融合,提高应对突发公共卫生事件的能力。国家治理体系现代化对深化医改提出了更高要求,以数字健康为代表的健康服务新业态促进医疗服务模式发生转变。深化医改要为全面建成小康社会、推进乡村振兴、应对老龄化等"国之大者"提供有力支撑保障,卫生健康事业发展进入高质量发展新阶段。

未来,全市卫生健康事业发展将面临新的机遇和挑战。一是人口老龄化趋势日益明显。党的十九届五中全会提出积极应对人口老龄化国家战略,老龄化会产生大量的卫生医疗服务的刚性需求,同时也会不可避免地带来医疗卫生费用增长和医保支出增加。二是人民群众的多元化健康需求增加。我国已经进入高质量发展阶段,人民群众对医疗服务的要求提高,需求也日益个性化、多元化,比如康复护理、心理健康的需求日益增多。三是医疗服务模式将带来较大挑战。随着我国疾病谱的变化,由于日常行为和生活方式不当而造成的慢性病,已经是严重威胁我国居民健康的一类疾病,慢性病管理又是一个长期、连续性的过程,医疗服务模式也要逐渐从"治疗"向"管理"转变。

对照高质量发展要求,全市卫生健康事业还存在一些结构性矛盾和体制性约束问题:一是优质医疗资源匮乏。我市是人口大市,仅有一家"三甲"医院,市级"四所"医院、县级"三所"医院建设水平不高,不少医院规模小、设备旧、能力弱,龙头示范引领作用不强。高层次人才、优势学科、名医名家少。医疗机构自主招聘的政策不够灵活,对高端人才缺乏吸引力,人才外流现象突出。二是医疗资源科学布局不到位。从供给侧看,重复建设与有效供给不足并存,中心城区拥有综合医院6家,功能区分不明显,科室设置雷同,设备配置重复,资源相对过剩。而市中医院面积小,业务发展严重受限,市妇幼保健院还处在转型发展阶段,实力不强。我市无市级公立精神专科医院。从需求侧看,随着老龄化程度进一步加深,慢性病患者增多,老年护理、心理健康和医养结合等需求快速增加。随着少子化、不婚化趋势的加剧,以妇女和儿童医疗保健服务为主营业务的妇幼保健机构急需加快转型发展。随着社会的进步和人们对心理健康的重视,精神卫生需求也在日益增长。三是基层医疗网底仍需加强。县域紧密型医共体整体运营水平不高,科学有序就医新格局尚未形成。基层医疗服务能力不足。多部门联动机制尚未形成。在医保政策支持方面,集中带量采购政策与国家基本药物政策未能有效衔接,导致基层医疗机构药品使用范围受限。医保基金"总额付费、结余留用、合理超支分担"的激励约束机制尚未建立,紧密型县域医共体各成员医疗机构主动控费的积极性不高、自律性不强,无法有效引导医疗机构和医务人员从"以治病为中心"转向"以健康为中心"。四是公立医院提质增效仍需加强。随着医改的不断深入,尤其是受到三年疫情防控影响,公立医院遭受疫情防控公共卫生支出持续增加和医院正常业务收入减少的双线夹击,减收增支的压力进一步叠加。同时,全市公立医院运营管理的科学化、规范化、精细化水平不高,运营成本居高不下。另外财政投入长期不足,公立医院通过举债方式来推动发展,势必带来较高的运营风险。五是信息化建设运用滞后。医疗服务信息在医保机构、医共体和政府部门之间存在信息断链、无法有效疏通现象,制约了医共体的运行体制和机制的切实有效落实。同时,部分县区信息化基础建设相对滞后,医共体内的数据难以整合和共享。

三、策略展望

深入贯彻党的二十大和二十届三中全会精神,认真落实新时期卫生健康发展方针,围绕大别山区域医疗中心建设,深化医药卫生体制改革,打造整合型、智慧化、高品质卫生健康服务体系,建设覆盖全民、城乡统筹、权责清晰、保障适度、可持续的多层次卫生健康保障体系,服务人民群众高品质生活,提高人民群众对卫生健康服务的满意度。

(一)构建优质高效的医疗服务体系

大力推进"一般病在市县解决,头疼脑热在乡镇、村里解决"的理念,推进医疗卫生体系系统重塑,促进优质医疗资源扩容和均衡布局。

(1)强化市级医院龙头引领作用。以省级区域医疗中心为引领,以市级区域医疗中心为基础,高质量推动癌症、泌尿外科、神经疾病等3个省级区域医疗中心建设和骨伤科、妇产科2个省级区域中医诊疗中心,加快构建以三甲医院为龙头,市级"四所医院"、县级"三所医院"和特色专科医院为主体,相互竞争、错位发展的医疗救治高地。

(2)推动县级医院提质升级。实现县域三级医院全覆盖,落实县域医疗中心功能定位,持续强化胸痛、卒中、创伤、危重孕产妇救治、危重儿童和新生儿救治等急诊急救五大中心建设;加快建设肿瘤防治、微创介入、麻醉疼痛诊疗、重症监护、静脉血栓栓塞症五大临床服务中心,实现县域医疗中心临床服务五大中心全覆盖,达标率不低于90%。

(3)夯实基层医疗卫生服务能力。建立健全城乡融合、共建共享共管机制,高质量推进紧密型县域医共体建设。重点支持24所中心乡镇卫生院建成县域医疗卫生次中心,持续打造"五结合"市级实践样板。持续推进村卫生室公有化标准化建设。以家庭医生签约服务为载体,推进实施分级诊疗制度。在床位规模、医疗装备、诊疗科目、药物目录、医保支付等方面,破除制约基层医疗卫生事业发展壁垒,拓展基层医疗机构服务范围,激活基层医疗服务体系活力。

(二)深化公立医院综合改革

(1)健全以人民健康为中心、维护公益性、调动积极性、保障可持续的公立医院运行机制。落实政府投入责任,建立稳定的财政投入政策,加强经济运行管理,防范和有序分类化解运行风险。建立编制动态调整机制,从行业实际出发加强编制保障,对承担国家指令性任务的给予倾斜支持。

(2)深化公立医院薪酬制度改革,落实"两个允许"(允许医疗卫生机构突破现行事业单位工资调控水平,允许医疗服务收入扣除成本并按规定提取各项基金后主要用于人员奖励),进一步完善绩效评价机制,优化薪酬结构,逐步提高医务人员固定收入占比,推动医疗机构不同科室、不同岗位薪酬更加合理,加快建立体现岗位职责和技术劳动价值的薪酬体系。

(3)稳妥有序开展公立医院特需医疗服务。引导规范民营医院发展,发挥对完善医疗卫生服务体系、满足群众多样化健康需求的重要补充作用,加强与商业健康保险的衔接。

(三)强力推进全民健康信息化建设

(1)升级完善全民健康信息平台。探索统筹建设,市、县分级应用的建设模式,逐步实现全民健康信息平台的一体化建设和应用。加快推进全员人口、电子健康档案、电子病历、基础资源四大数据库建设,基本建成功能一致、融合开放、有机对接、授权分管的市、县全民健康信息平台。

(2)推进互联互通和数据治理。实现所有公立医疗机构和二、三级民办医疗机构与区域全民健康信息平台互联互通和数据共享,建立健全科学规范、权责明晰的卫生健康统计数据质量评估和反馈机制,不断提高统计调查数据质量。

(3)加强基层信息化建设。推进基层相关信息系统的整合和数据共享,加快推进数字化签约、智能化随访、在线续方等线上健康管理服务,推动优质医疗资源向乡村及偏远地区延伸,实现医共体内县、乡、村信息系统的一体化建设。

(4)提升公共卫生信息化保障能力。加强公共卫生信息系统与各级全民健康信息平台及各级医院、基层医疗卫生机构等业务信息系统的对接与数据共享,统筹建设市、县一体化的传染病监测预警与应急指挥信息平台,推进妇幼健康、血液管理等业务信息系统建设和升级改造,不断提升行业信息化、数字化、智慧化服务能力。

(四)推动全民健身活动广泛开展

(1)实施场地设施提升行动。落实全民健身补短板工程,积极打造"体育+公园"的全民健身绿色模式,争取中央、省级资金,加大各级资金配套,在全市建设体育公园2—4个,支持县区加快建成"两场三馆",推进乡镇、行政村健身设施更新提质,支持有条件县区创建全民健身运动健身模范县(区),持续提升城市社区"15分钟健身圈"品质。打造一批智慧健身路径、智慧健身步道、智慧体育公园等智慧化健身场地设施。鼓励社会力量参与建设多元化、高质量的健身场馆和健身场地,参与全民健身场地设施的运营管理。

(2)积极努力办好各级各类群众性体育活动,充分发挥我市山、水、茶等自然禀赋,把赛事放到山水之间,强化创新思路,打造内容丰富、形式多样的群众性系列赛事活动。依托革命老区红色资源,积极打造大别山系列红色品牌赛事。结合河南省社区运动会,将赛事活动下沉至乡村、社区,让人人都有机会参与体育活动,继续办好五月全民健身月系列活动、全民健身日活动、百城千村健身气功交流展示活动、信阳市工间操大赛、信阳市

"共享太极共享健康"太极拳大赛、全国妇女广场舞大赛、河南省社区运动会等在全国、全省、全市影响较大,参加人员广泛,深受群众欢迎的大型群众体育"品牌"赛事和活动。到2030年,平均每年要举办市级大、中型全民健身赛事活动35次以上、10万人参与,县区级200次以上、50万人参与。鼓励县区、乡镇结合城乡实际和地域特色,挖掘当地民俗和自然资源,定期开展多元化的全民健身活动,打造具有信阳特色、影响力强的全民健身品牌活动,丰富和完善我市全民健身活动体系。支持社会力量举办群众性体育比赛、项目展演等全民健身普及推广活动,激发社会力量参与全民健身赛事活动的积极性,增强群众参与性。

(供稿:李文卿,熊林高)

B.37 周口市

一、实施成效

(一)总体进展情况

自2019年健康周口行动启动以来,市委、市政府高度重视健康周口建设,对健康周口建设作出系列安排,印发了健康周口行动实施方案,成立推进委员会和专项行动工作组,明确重大任务。坚持以人民健康为中心,以健康周口建设为主线,深入推进健康周口行动,促进健康周口事业高质量发展。我市居民健康素养水平提高到31.13%(相对2019年增长54.9%),婴儿死亡率、5岁以下儿童死亡率分别为1.95‰、3.01‰,居民主要健康指标优于全省平均水平,健康周口行动取得显著成效。

68项目标指标总体情况。截至2023年,比照2030年省预期目标值,68项指标中有39项指标已达标,16项指标较上年提升,12项指标较上年有所下降(或基础值缺失),1项指标缺少省目标值。

从各专项行动监测指标完成情况看,完成较好的有健康知识普及、老年健康促进相关指标。提升较好的有心理健康促进、妇幼健康促进、健康服务与保障、传染病及地方病防控、中小学健康促进相关指标;提升相对较慢的有健康环境促进、健康促进相关指标;而职业健康保护、合理膳食、控烟行动等部分指标较上年呈现下降趋势。

（二）各专项行动进展情况

1. 健康知识普及行动

2019—2023年，周口市坚持以习近平新时代中国特色社会主义思想为指导，全面贯彻落实党的二十大精神，以提升人民健康素养水平，助推健康周口为目标，完善"两库一机制"建设。截至目前，周口市拥有市本级科普专家201人、县级科普专家766人，市本级累计上传健康科普作品378部（篇）、县区累计上传健康科普作品2533部（篇），充分利用健康科普专家库、资源库广泛开展健康教育和健康促进活动。在主要媒体设有健康教育栏目，采用传统媒体与新媒体结合的方式，多渠道传播健康知识。在全市范围内实现"健康周口行·大医献爱心"志愿服务专项行动全覆盖。依托紧密型县域医共体，构建了覆盖市、县、乡、村健康教育与促进工作网络传播体系，打通健康科普最后一公里，实现"三融"向"多融"拓展，构筑健康周口的新生态，全面提升健康教育促进工作水平和居民健康素养水平。

围绕"中国公民健康素养—基本知识与技能"要点，结合本地实际，紧扣无烟生活、科学就医、合理用药等主题，大力开展健康促进"321"工作，持续深入宣传普及健康素养相关知识与技能。五年来，累计组织开展健康科普巡讲43 920场次，受众达364.42万人次，健康科普技能培训村医、基层骨干11万人次，培训"家庭明白人"257万人次，培训校医2001人（2023年），发放健康科普材料和实用工具包数量373.5万份，健康教育宣传标准宣传栏、宣传墙、覆盖率、更新率均达到100%，做细做实健康知识普及行动，真正让群众会防病、少生病，提高生活质量和健康水平。

全市已成功创建省级健康促进示范医院7家：市中心医院、市妇幼保健院（市儿童医院）、周口口腔医院、周口妇产医院、周口永善医院、郸城县中医院、周口承悦糖尿病医院。市级健康促进医院57家，二级及以上医疗机构健康促进医院建成率超45%。扎实开展健康县区建设，2021年，郸城县通过国家级健康县区技术评估；2023年，鹿邑县通过省级健康县区考核验收。加强健康科普阵地建设。周口市疾病预防控制中心被河南省科技厅评为2024年河南省科普基地建设单位，周口市中医院、周口市健康馆（周口市疾病预防控制中心）、周口爱尔眼科医院眼健康暨近视防控科普基地被省科协、省文明办认定为河南省科普教育基地（2024—2028年），周口市眼健康科普教育基地等5个科普基地被命名为市级科普教育基地。

2. 合理膳食行动

根据《国民营养计划（2017—2030年）》文件要求，为深入推进合理膳食行动工作开展，2019—2023年，在市卫生健康委统一组织下，周口市各级疾控中心在每年5月15—21日，结合当年的宣传主题，组织开展了以"合理膳食、食养是良医"等为主题的营养宣传系列活动。全市累计展出了350块合理膳食营养宣传版面，宣传条幅55个，发放《中国居民膳食指南》宣传手册20万余份,组织200余名专业技术人员开展宣传和义诊活动,发放控油壶、限盐罐、限盐勺28 000余套,接受现场咨询96 000余人,均取得了良好的预期效果。在宣传周期间,同时通过电视台、报纸、疾控微信等媒体进行了科普宣传和报道,向广大群众普及了营养和食品安全知识。让广大居民树立健康饮食理念,提高了食品安全意识和科学应对风险的能力。

每年,在全市进行合理膳食营养知识现场指导前后,分别对接受指导的部分居民进行了《中国居民膳食指南》知晓率调查,并开展干预指导,根据干预结果统计:300户居民标准人每日食用油摄入量干预前平均29.6克,干预后平均25.8克,油差值平均下降3.8克;标准人每日总食盐摄入量干预前平均9.2克,干预后平均7.6克,总盐差值平均下降1.6克。总体干预指标呈下降情况,干预结果取得了一定成效。

按照河南卫生健康干部学院《关于组织营养指导员试点考试报名工作的通知》要求,积极组织了全市营养指导员的报名和学习工作,报名人员以医疗卫生、教育、养老等社会服务机构及其人员为主,培训采取线上与线下相结合方式,其中理论培训161学时,技能培训80学时。2022年全市共有147人报名参加,其中69人通过理论考试,52人通过技能考试。2023年全市共有99人参加营养指导员报名,其中66人通过理论考试,技能培训暂未开始。截至2023年,全市营养指导员培训人数共246人,实际获得营养指导员证书135人。此项工作的持续推进也将为全市今后学生食品营养与安全工作深入开展打下良好的工作基础。

3. 全民健身行动

近年来,我市不断加大对全民健身设施建设的投入力度,市教体局列入市规委会成员单位,全市利用省、市级体彩公益金已建成乡镇体育健身工程214个,农民体育健身工程4735个;中心城区和各县市区建有健身路径3786条;全民健身工程建设连续多年被市政府列入中心城区十大民生实事之一,定期督查工程进度,先后在周口公园、周口人民公园、周口和谐公园、沙颍河健身长廊、周口森林公园、周口植物园、周口铁路主题公园、开发区人民广场和沙河湾湿地公园等地建成了9个全民健身园,更好地满足了广大群众参加日常体育健身活动的需求。全市所有县市已先后建成了全民健身中心、基本建成了二场三馆,进一步满足全市全民健身活动所需。公共体育场地设施的100%对外开放。2019年以来,全市中小学校体育场地设施建设有了突飞猛进的发展,全市共建设学校体育场地4977个,建设足球场地140个,这些场地的投入使用,不仅满足了学生体育锻炼的需求,而且在节假日能对广大群众免费开放,学校的体育场地设施对外开放率在92.62%以上。通过近几年的努力,我市的体育场地设施建设有了较快的发展,人均体育场地面积达2.56平方米。

全市每年都培训和发展一批社会体育指导员,截至2023年,共发展社会体育指导员31 800人,每年的培训和科学健身讲座在40次以上。群众体育方面,他们每天都坚守在各个健身站点,义务为广大群众进行科学的健身指导。学校体育方面,他们利用大课间和课外体育活动时间,为学生传授运动技能和健身方法,丰富了大课间和课外体育活动的内容,从而进一步推动了我市中小学生每天1小时体育活动的开展,使我市全部中小学校都实现了每天学生体育锻炼时间不少于1小时。由于我市开展了形式多样的大课间和课外活动,效果显著,所有学生在《国家学生体质健康标准》测试中优秀率达87.47%。通过各方面的努力,我市经常参加体育锻炼的人数比例达到40%。

4. 控烟行动

(1)认真贯彻落实《周口市人民政府关于推进健康周口行动的实施意见》,全面开展无烟环境建设,全市无烟党政机关、医疗卫生机构和学校建成率达到100%,为全社会控烟工作树立了榜样。

(2)以世界无烟日为契机,联合市教体局和市文明办在全市中小学开展了"控烟小明星"的评选活动,通过"小手拉大手"的形式广泛宣传烟草危害,努力形成社会控烟共识,劝导家人、朋友及身边人不吸烟、尽早戒烟。

(3)开展现场宣传活动。每年的5月31日当天,全市以县(市、区)为单位组织开展集中禁烟宣传活动,通过设置展板、发放资料、悬挂横幅、张贴宣传海报、大屏播放宣传视频、张贴禁烟海报和禁烟标识、LED显示屏滚动展播控烟标语、免费义诊等方式向群众宣传烟草和烟草产品及电子烟危害、二手烟危害、吸烟与疾病等知识。

(4)开展控烟工作培训。在市中心城区举办周口市公共场所卫生监督员和公共场所控烟知识培训班,中心城区近百家公共场所经营负责人参加了培训。

5. 心理健康促进行动

周口市严重精神障碍信息系统中登记在册患者46 950人,我市平均患者报告患病率为5.33‰;规范管理人数46 620人,规范管理率99.3%;面访人数46 538人,面访率99.12%;体检人次46 487人,体检率99.01%;规律服药人数45 875人,规律服药率98.4%。各项严重精神障碍管理指标达到国家、省要求,综合排名全省前3名,同时国家严重精神障碍信息管理系统周口市所有精神卫生医疗机构全覆盖。

国家指标要求:报告患病率达到4.5‰、规范管理率达到80%、规律服药率达到60%,我市目前各项指标均已达标。

6. 健康环境促进行动

周口市委、市政府高度重视我市饮用水安全工作。2005年周口市水利局联合疾病预防控制中心开展了农村饮水安全现状调查评估,调查发现我市农村饮用水存在高氟、苦咸、重金属(锰)污染等水质问题,特别是2005年中央电视台《焦点访谈》栏目组报道沈丘县黄孟营村水污染致癌事件,加速了我市开展大规模农村饮水改水工程进度。截至2022年,全市共有191个集中供水单位,其中市政供水单位12个,覆盖人口153万,农村乡镇供水厂179个,覆盖人口819万,实现了城市、农村饮水全覆盖。

为掌握周口市城乡饮用水卫生状况和变化趋势,按照《河南省城乡饮用水水质监测工作方案》和《周口市城乡饮用水水质监测工作方案》要求,2023年周口市疾病预防控制中心分别于枯水期和丰水期对周口市城乡饮用水进行监测,掌握了饮用水卫生状况和变化趋势,建立饮用水健康风险评估机制,并将监测结果上报市卫生健康委和水利部门,定期向社会公示,为加强饮用水安全管理工作提供依据和技术支撑。2021—2023年,周口市城乡饮用水水质达标率分别为60.96%、70.28、71.84%,近3年水质达标率呈改善趋势。

推进夏季臭氧与$PM_{2.5}$污染协同控制。对全市涉VOCs重点排放企业逐一开展精细化调查,帮扶企业编制"一厂一策"精细化治理方案,帮扶企业升级改造,全面提升我市涉VOCs工业企业治理水平。开展工业企业污染专项治理。推进重点行业绩效分级,严格执行差异化管控,减少污染物排放。抓好污染企业改造提升,推行重点行业清洁生产。

7. 妇幼健康促进行动

2023年周口市孕产妇死亡率为4.13/10万,相较于2022年下降了13.6/10万。随着高危高龄孕产妇增多,妊娠和分娩风险逐渐增加,危重孕产妇和新生儿救治任务日益加重背景下,2023年我市加大母婴安全管理力度,加强助产机构日常监管,取缔不符合标准的助产机构资质,提升产时服务质量;持续加强危重孕产妇和新生儿救治网络建设,对我市危重孕产妇和新生儿救治中心实施分区划片管理。夯实母婴安全责任,逐级推进落实;每季度召开孕产妇危重症评审会议,将孕产妇死亡控制工作前移。及时召开全市孕产妇死亡评审会议,针对存在的问题和薄弱环节,提出改进指导意见,持续提升孕产期健康管理水平;每季度对全市妇幼健康重点工作指标完成情况进行通报,对连续不达标且无明显提升的单位进行约谈,进一步提升质量监管力度。

按照全生命周期和三级预防的理念,以一级和二级预防为重点,不断完善政策制度和服务链条,逐步实现为妇女儿童提供从出生到老年、内容涵盖生理和心理的主动、连续的服务与管理。从而使我市整体的妇幼健康服务能力逐步得到提升。2023年我市孕产妇系统管理率为90.08%,近三年呈现逐年递增趋势,已经达到《中国妇女发展纲要(2021—2030年)》中到2030年孕产妇系统管理率90%的目标。

2022年,全市3岁以下儿童系统管理率为90.79%,7岁以下儿童健康管理率为93.08%;已达到《中国儿童发展纲要(2021—2030年)》中到2030年要求3岁以下儿童系统管理率达到90%的目标。通过线下、线上质控发现,新生儿访视和儿童健康管理服务质量均有所提升。

随着预防出生缺陷项目的持续实施和民生实事免费筛查工作的深入开展,我市出生缺陷预防工作有了长足的进步,各地都在积极构建出生缺陷预防体系。

8. 中小学健康促进行动

全市各中小学发挥课堂教学主渠道作用,把健康教育纳入教学计划,实行课程化管理，按照义务教育阶段每周0.5个课时，高中阶段每年18个学时的要求开设了健康教育课程，为学生配备了"健康教育"循环教材。教学过程结合学生年龄特点，切实将日常锻炼、健康生活、疾病预防、毒品预防、心理健康、校园应急救护等相关知识技能融入教育教学各环节，提升学生健康知识知晓率，增强学生主动防病的意识。在开足上好体育课的基础上，深入推进每天"两个大课间"体育活动，在每天上午和下午各开设30分钟的大课间，组织学生开展广播体操、眼保健操和丰富多彩的体育文化活动，确保学生每天1小时校园体育锻炼时间。每年我们定期举办多层次多形式的学生体育运动会，如"市长杯"青少年校园足球联赛、中学生篮球联赛、中学生运动会等学生体育赛事，激发学生参与锻炼的热情，实现人人有体育项目、班班有体育活动、校校有体育特色。

各学校积极开展"师生健康中国健康"主题健康教育活动，在爱牙日、爱眼日、禁烟日、世界艾滋病日、近视防控宣传教育月等重要卫生节日开展集中宣传教育活动，利用黑板报、宣传栏、手抄报、主题班会、专题讲座活动等多种形式向师生普及健康卫生知识，培养学生良好的卫生习惯和健康行为习惯。

市教体局会同市委宣传部、市卫生健康委等5部门共同制定了《周口市综合防控儿童青少年近视行动方案》，成立了周口市儿童青少年近视防控工作联席会议机制，在中心城区设立公益"爱眼屋"试点，积极开展青少年视力健康教育、筛查及近视防治。为强化示范引领作用，开展了近视防控示范校创建活动，遴选出周口市二十二中等11所中小学校申报全省近视防控示范学校，并顺利通过省教育厅验收。

市教体局高度重视学校食堂建设和食品安全工作，牢固树立"安全第一"的指导思想，严格坚持"预防为主"的工作方针，加强对学校食堂设施建设和食品卫生的安全管理，严防各类食品卫生安全事故的发生。实施校园食品安全守护行动，保证校园食品安全，防范群体性食源性疾病事件。严格落实学校食品安全校长（园长）负责制，行业管理责任、属地监管责任、学校食堂和学生集体用餐配送单位食品安全主体责任。持续全面推行"明厨亮灶"，扩大"互联网+明厨亮灶"覆盖面。落实学校领导陪餐制度，鼓励家长参与监督。推进学校食堂、学生集体用餐配送单位、校园周边餐饮门店及食品销售单位食品安全监管全覆盖，严肃查处违法违规行为。广泛开展食品安全和健康营养进校园宣传活动，普及食品安全和健康知识。

9. 职业健康保护行动

为提升基层疾控机构职业病防治能力，做好职业病防治项目工作，2019年市疾控中心投入139 400元购置放射卫生检测仪器，2020年，根据河南省卫生健康委《2020年县区级疾控中心职业病危害监测能力提升项目实施方案》精神，各级疾控中心共投入452 595元购买职业卫生采样检测仪器92台（件），基本满足了项目工作的开展需要。2021年市疾控中心投入328 600元购置了放射卫生及职业卫生监测仪器33台（件），各县市区疾控中心共投入474 820元购买职业卫生采样检测仪器87台（件），2023年市疾控中心投入

50万元购买放射卫生及职业卫生仪器5台(件),各级疾控机构职业病防治能力得到了明显提升。2023年,市疾控中心召开各种线上培训班4次,累计培训人员160人次;省职防院、市疾控中心到各县市区疾控中心现场指导培训100余人次,有效提高了基层疾控中心人员的技术水平。

2023年全市随访职业性尘肺病病人4例,随访率100%,全市实现了"到2022年,接尘工龄不足5年的劳动者新发尘肺病报告例数占年度报告总例数的比例实现明显下降,并持续下降"的工作目标。

周口市疾控中心以宣传落实《中华人民共和国职业病防治法》《国家职业病防治规划(2021—2025年)》为主要内容,聚焦《中华人民共和国职业病防治法》颁布实施21周年,通过广泛开展系列宣传教育活动,进一步推动用人单位落实职业病防治主体责任,切实保障广大劳动者职业健康权益。4月25日当天,市疾控中心职防所联合川汇区卫生健康委、川汇区卫生计生监督所工作人员走上街头,通过设立咨询台、悬挂宣传标语、设置宣传展板、发放宣传彩页和宣传海报等形式,向市民宣传《中华人民共和国职业病防治法》,同时,设置咨询台,营造全社会关心关注职业病防治的浓厚氛围。通过展出宣传版面,发放宣传折页为广大群众普及职业健康知识。

10. 老年健康促进行动

2019—2023年持续开展老年健康宣传周活动,线上线下多途径多形式宣传老年健康知识,提高老年人主动健康的能力。印发《关于开展老年口腔健康促进行动的通知》,利用多种渠道广泛宣传普及老年人口腔健康防治相关政策和科普知识,增强老年人口腔健康意识,提升老年口腔健康防治服务能力。开展老年心理关爱行动,2019—2023年全市老年心理关爱点社区15个。

初步建立以周口市第二人民医院(周口市老年医院)为龙头、二级及以上综合医院老年医学科为支撑、乡镇卫生院(社区卫生服务中心)为骨干、村卫生室(社区卫生服务站)为网底、其他机构为补充的老年健康服务网络。

持续深化医养结合。截至2023年,全市医养结合机构33个,机构养老床位达到5811张,全市医疗机构与养老机构(敬老院)签约合作254对,养老机构普遍能够提供医疗卫生服务。全链式医养结合模式推广应用县2个。

11. 心脑血管疾病防治行动

2019年,全面开展心脑血管疾病发病登记工作。共报告心脑血管事件新发病例92 795例,报告发病率为8.91‰;2023年,共报告心脑血管事件新发病例197 179例,报告发病率为16.91‰。全市2019年心脑血管死亡率414.97/10万,2023年心脑血管死亡率440.72/10万,30—70岁人群因心脑血管疾病、癌症、慢性呼吸系统疾病和糖尿病导致的过早死亡率为15.01%。

市疾控中心制作并发放宣传资料3万余份,包括宣传海报、手册等多种形式。内容涵盖心脑血管疾病的危险因素、预防措施、急救知识等方面。利用新媒体平台开展宣传活动，通过微信公众号、微博账号等，发布科普文章20篇，累计阅读量达到10万人次。

2022年，全市共报告心脑血管事件139 597例，报告率为12.40‰，完成了河南省心脑血管事件报告工作6‰的年度报告指标。淮阳区启动并开展了心血管疾病高危人群早期筛查和综合干预项目工作。初筛阶段工作于2022年8月25日开展，2022年9月30日结束，共计35天，合计筛查2006人，完成任务总数的100%。共计筛查出高危患者504人，高危检出率25%。高危人群心电图、心脏颈动脉超声检查504人。

12. 癌症防治行动

2016年，周口市卫计委（现周口市卫生健康委员会）下发了《关于开展肿瘤发病登记和心脑血管发病登记报告工作的通知》（周卫疾控〔2016〕37号），按照文件要求，及时召开了项目工作启动会暨培训会，实现了医疗机构全覆盖，建立健全了我市心脑血管疾病发病登记项目工作体系。根据《健康中原行动2020—2030》《"健康周口2030"规划纲要》《河南省防治慢性病中长期规划（2017—2025年）》等文件精神，及时印发了《周口市2023年慢性病预防控制工作计划》，指导全市2023年度慢病工作的开展。

2023年，健全完善肿瘤登记制度，推广实施癌症早诊早治策略。共报告肿瘤发病数41 538例，发病率为3.56‰；完成了河南省肿瘤随访登记工作2.5‰的年度报告指标。

13. 慢性呼吸系统疾病防治行动

2019—2023年，周口市慢性病防治工作以《全国慢性病预防控制工作规范》和《河南省人民政府办公厅关于印发河南省慢性病防治中长期规划（2017—2025）的通知》为指导，健全防治体系，加强队伍建设，加强技能培训和督导检查，科学规范管理，确保了全市慢性病防治工作健康、有序开展。

全市40岁以上人群慢性呼吸系统疾病死亡率从2019年的55.17/10万降至2023年的40.25/10万。30—70岁人群因心脑血管疾病、癌症、慢性呼吸系统疾病和糖尿病导致的过早死亡率从2020年的28.48%降至2023年的15.01%。

2022年6月，按照省级工作安排和要求，我市将省级对基层呼吸系统疾病早期筛查干预能力提升项目中分配的3440个肺功能仪耗材，对各县（市、区）进行了分发。

2022年郸城县和沈丘县被选定为河南省慢性病综合监测项目点，2023年调整郸城县和项城市为河南省慢性病综合监测项目点，我市启动并开展了慢阻肺监测工作。2023年度全市共报告慢阻肺病例5288例，其中郸城县报告2339例，项城市报告1693例。

14. 糖尿病防治行动

65岁以上老年人、高血压患者、糖尿病患者是基本公共卫生服务项目中重点管理人群，对他们的健康服务管理工作也是基本公共卫生日常工作中的重点工作。基层医疗机构在家庭签约管理服务中加大对以上人群服务管理力度，是医疗资源投入的重点。9月1—30日组织全市各县（市、区）统一开展"早发现，早管理，远离慢性病"为主题的宣传月活动,着重宣传高血压、糖尿病等慢性病的防治知识,旨在提高人群慢性病核心知识知晓率和防治能力,降低慢性病的发病率、死亡率。通过线上科普知识宣传、有奖竞答等活动,线下专题知识讲座、进单位、进社区等活动,全市共设置咨询台200余处,累计悬挂横幅500余条,宣传展板1400余块,向群众发放宣传单及宣传折页20余种共154 000余份,限油壶、限盐罐、手提袋、腰围尺等宣传物品共11 000余件,免费测量血压132 000余人次,血糖78 000余人次,咨询385 000余人次。

15. 传染病及地方病防控行动

总传染病年报告发病率为273.4521/10万。经过地方病专项攻坚行动,我市饮水型砷中毒病区保持消除状态;饮水型氟中毒周口市川汇区已全部消除,截至2023年底,饮水型氟中毒村合格率达82.99%;氟斑牙患病率由2019年的18.1%下降到2023年的7.16%;高碘地区通过不断地宣传教育,高碘危害逐步得到广大人民群众的认可,非碘食用率逐年升高,由2019年的0.3%上升到2023年的30.65%;地方病规范化建设工作自2020年开始启动,截至2023年底,周口市从0上升至7个;地方病宣传教育工作效果显著,2019—2023年周口市通过发表署名文章、视频、现场宣传等,群众地方病知晓率逐年提高。

16. 中医药健康促进行动

为发挥中医药在维护和促进人民健康中的独特作用,助力健康中国建设,按照《河南省人民政府关于推进健康中原行动的实施意见》(豫政〔2019〕26号)中健康河南中医药专项行动工作安排和要求,我市制定了《周口市健康中国中医药专项行动实施方案》。围绕中医药服务能力提升和中医药文化宣教开展了一系列活动,举办多场基层中医药适宜技术推广培训,共培训基层卫生技术人员9131余人次,举办多场中医药文化宣教活动,提高了群众对中医药的知晓率。目前全市所有二级以上中医医院设置治未病科,为群众提供融健康咨询评估、干预调理、随访管理等于一体的治未病服务。推广20个适宜老年人、妇女、儿童和慢性病患者的治未病方案,所有社区卫生服务机构、乡镇卫生院、60%以上的村卫生室开展中医药健康管理服务,服务人群达到50%以上。

(三)组织实施和支持保障情况

近年来,健康周口行动推进委员会认真贯彻落实《河南省人民政府关于推进健康中原行动的实施意见》,全面履行推进委员会工作职责,统筹协调,健全机制,严格考核,强化宣传,推动健康河南行动16个专项行动落地落实。

1. 政策引领,精准发力

制定印发《健康周口行动实施方案(2023—2025年)》《健康周口行动2023年工作要点》《健康周口行动"三个典型"推进工作方案》等一系列文件,对健康周口行动年度重点工作作出总体安排,提出具体目标和工作要求,以政策引领推动我市健康周口行动高质量发展。

2. 部门联动,齐抓共管

成立了以市政府分管领导为组长,市政府副秘书长、市卫生健康委主任、市教育体育局局长为副组长,其他相关部门负责同志为委员的健康周口行动推进委员会,定期研究制定审议相关政策,统筹推进健康周口建设发展。人社、工会、妇联、商务、文旅、卫生健康等部门开展职工健康管理,维护职工健康权益;交通运输、自然资源、住建、城管、水利等部门积极实施城市道路、供水、绿地、公园、水系等基础设施升级改造项目,为健康周口建设提供基础支持;发改、教育、民政、卫生健康等部门统筹开展全民健身、教育、养老、医疗体系的规划和建设,构建多元化健康服务供给体系。

3. 强化监测,严格考核

为全面掌握健康周口行动主要目标指标、年度重点任务、组织实施和支撑保障等各项工作进展情况及成效,我市精心组织对各县(市、区)开展健康周口行动进行监测评估和考核工作,增强了健康周口行动的"硬约束",为推进健康周口建设提供坚强保障。

二、面临的主要挑战

(一)认识程度有待进一步提高

总体来看,县级以下层面对健康河南行动认识的广度和深度还不够,相当一部分人群对健康河南行动不了解、不关心,对健康河南行动的认识有待提高。

(二)部门合力尚未形成、一些专项行动缺乏有效抓手

一些地方在工作推进中仍局限于卫生健康部门,涉及其他部门的工作未能形成合力、协同推进。各县(市、区)、各专项行动推进不平衡,尚未形成齐头并进、均衡发展的势头。一些专项行动缺乏有效抓手,机构不健全,职责不清晰,重点不够突出、措施不够明确。

三、发展策略

(一)加强组织领导

各县(市、区)、各有关单位要把人民健康放在优先发展的战略地位,把落实健康周口行动、推进健康河南建设列入重要议事日程,进一步健全完善领导机制和工作机制,制定细化实施办法,主要负责同志要当好健康河南行动的第一责任人,把工作扛在肩上、抓在

手上,确保有效衔接责任落实、政策落实、工作落实。

(二)凝聚推进合力

健康河南行动涉及公共卫生、医疗服务、医疗保障、生态环境、全民健身、国民教育等多个领域、部门和行业,卫生健康部门统筹协调,发挥"牛鼻子"作用,与各成员单位齐抓共管,形成强大合力,共同推进健康河南建设高质量发展。

(三)健全推进机制

各县(市、区)、各有关单位建立定期报告机制、任务清单机制、考核监测机制三大机制,确保工作有人抓,逐步构建责任清晰、各负其责、执行有力的工作机制,确保健康河南工作制度化、科学化、常态化推进。

(四)加强督查考核

健康周口行动推进委员会办公室要联合成员单位组建健康周口行动督查巡察组,不定期对各县(市、区)健康周口各项重点任务进行专项督查,及时发现问题,盯住整改落实。对任务落实不到位的,在考核中对标扣分,对全市工作造成负面影响的,从严追究责任,切实以严的督查、严的考核、严的问责推动健康河南各项任务落到实处。

(供稿:常文彬,杨攀,张晓宇)

B.38 驻马店市

一、实施成效

(一)总体进展情况

2019年以来,驻马店市加大健康河南行动统筹推进力度,以全方位干预健康影响因素、维护全生命周期健康、防控重大疾病为重点,扎实推进16个专项行动,部分监测指标已提前达到或超过2030年全省目标值。截至2023年,全市68项指标中,有26项指标已提前达到省2030年目标,14项指标提前达到省定2025年目标,17项指标较上年提升或持平,4项基础值缺失,指标进展良好率达到83.38%。

1. 健康影响因素控制

主要涵盖健康知识普及、合理膳食、全民健身、控烟、心理健康促进和健康环境促进等6个专项行动,共20项指标。一是截至2023年,圆满完成了健康河南行动2030年或2025年目标中的12个,分别是居民健康素养水平30.02%、人均体育场地面积2.66平方米、农村自来水普及率94.95%、无烟党政机关建成率100%、城市人均公园绿地面积18.67平方米、国考和省考地表水断面达标个数占断面总数比例100%、实现农村生活垃圾收运处理的数量占行政村总数的比例和城市生活垃圾无害化处理率均达到100%、城市公园绿化活动场地服务半径覆盖率93.9%、农产品质量安全例行监测总体合格率98.42%、食品安全评价性抽检合格率99.67%、地级及以上城市细颗粒物浓度40微克/立方米。二是截至2023年,有4个指标较2022年有所提升或持平,分别是居民心理健康素养水平25.12%、精神科执业医师为4.39/10万人、城市和农村居民饮用水水质达标率为100%、96.57%、地级及以上城市空气质量优良天数78.4%。三是有1个指标与上一年相比有所下降,即农村卫生厕所普及率66.59%较2022年下降2.23个百分点。

2. 重点人群健康促进

主要涵盖妇幼健康、中小学健康、职业健康保护和老年健康等4个专项行动,共20项指标。一是截至2023年,有11个指标圆满完成了健康河南行动2030年或2025年目标。分别是新生儿遗传代谢性疾病筛查率99.4%、妇幼保健机构建设达标率90.91%、孕产妇系统管理率86.89%、3岁以下儿童系统管理率92.44%、7岁以下儿童健康管理率92.23%、儿童青少年总体近视率53.81%、配备专职心理健康教育教师的中小学校比例分别为95.98%、65岁以上老年人规范化健康管理覆盖率72.44%、接尘工龄不足5年的劳动者新发尘肺病报告例数占年度报告总例数比例为0、医养结合机构33家、三级中医医院设置康复科比例100%。二是截至2023年有4个指标较2022年均有所提升或持平,分别是产前筛查率77.08%、配备专(兼)职校医或保健人员比例72.17%、二级以上公立综合性医院设老年医学科比例59.57%、每千人口拥有3岁以下婴幼儿托位数1.92个。三是有2个指标较上一年有所下降,即15岁及以上人群吸烟率21.69%、学生体质健康标准达标优良率45.26%。

3. 重大疾病防控

主要涵盖心脑血管疾病、癌症、慢性呼吸系统疾病、糖尿病防治、传染病及地方病防控等5个专项行动,共10项指标。一是截至2023年有7个指标圆满完成了健康河南行动2030年或2025年目标,分别是70岁及以下人群慢性呼吸系统疾病死亡率5.39/10万、高血压患者规范管理率82.04%、糖尿病患者规范管理率81.3%、乡镇卫生院和社区卫生服务中心提供中医非药物疗法的比例100%、村卫生室提供中医非药物疗法的比例93.5%、有效控制和基本消除地方病危害100分、以乡(镇、街道)为单位适龄儿童免疫规划疫苗接种率97.02%。二是截至2023年有2个指标较上一年有所提升或持平,分别是心脑血管疾病死亡率(330/10万)和30—70岁人群因心脑血管疾病、癌症、慢性呼吸系统疾病和糖尿病导致的过早死亡率(15.22%)。三是截至2023年1个指标较上一年上升,甲乙类法定传染病报告发病率477.0848/10万,较2022年上升了313.0448/10万。

4. 健康与服务保障

主要涵盖14项指标,一是截至2023年有6个指标圆满完成了健康河南行动2030年或2025年目标,分别是严重精神障碍患者规范管理率97.58%、每万人口全科医生数4.8人、残疾人基本康复服务覆盖率91.56%、基本医疗保险参保率97.33、个人卫生支出占卫生总费用的比重26.97%、二级及以上公立医院连通区域平台占比100%。二是截至2023年有6个指标较上一年有所提升或持平,分别是每千人口注册护士数4.15人、每千常住人口执业(助理)医师数3.55人、每千人口公共卫生人员数0.71人、每万人口营养指导员数0.225人、每千人口医疗卫生机构床位数7.55张、红十字应急救护培训人数943人。三是截至2023年有2个指标较上一年有所下降,分别是千人口献血率9.71‰、城乡居民医保政策范围内住院费用基金支付比例65.56%。

5. 健康水平

主要涵盖6项指标,一是截至2023年有4个指标圆满完成了健康河南行动2030年或2025年目标,分别是婴儿死亡率1.73‰、5岁以下儿童死亡率2.72‰、开展居民体质健康测评服务5770人次、城乡居民达到《国民体质测定标准》合格以上的人数比例92.9%。二是截至2023年有1个指标较上一年有所提升或持平,人均预期寿命77.95岁。三是有1个指标2022年有明显下降,孕产妇死亡率13.84/10万,较2022年上升了7.65/10万。

(二)各专项行动进展情况

截至2023年底,16个专项行动中健康知识普及行动、心理健康促进行动和合理膳食行动等3项专项行动监测指标进展良好率达到100%。

1. 健康知识普及行动

近年来,驻马店市居民健康素养水平逐年提升,2019—2023年,分别为13.99%、23.85%、29.31%、29.36%、30.02%,5年提升幅度接近16.03个百分点。

(1)持续完善健康知识普及网络。已搭建市、县、乡三级健康教育网络,全市健康教育专兼职人员共9101人(专职916人,兼职8185人),其中市级2442人,县级2400人,乡级4259人。

(2)持续优化科普专家库和资源库建设。市级专家库共有成员105人,科普专家结构逐步合理,副高级及以上职称共61人,占比58.1%;科普专业领域更加广泛,涉及38个专业,健康促进与教育、妇幼健康、中医药专业占前三位;科普主动性明显增强,科普专家主动建立以科室为单位或以个人为主的自媒体宣传平台。

(3)原创高质量的健康科普作品日趋丰富。截至2023年,资源库共有771个各类资源,包括视频317个、文章244个、课件134个、图文66个、音频10个。

2. 合理膳食行动

通过政府引导、知识普及和技能培训等多方面举措,有效提升了居民饮食质量,加快健康生活方式转变,取得明显成效。每万人口营养指导员数由2022年的0.124人上升到2023年的0.225人,其中,农产品质量安全例行监测总体合格率98.42%和食品安全评价性抽检合格率99.67%,均提前达到2025年98%的目标。一是严格落实营养师制度。深入贯彻落实《健康中国行动(2019—2030年)》和《河南省国民营养计划(2017—2030年)》,加强营养指导员队伍建设,提升营养专业指导和服务能力。截至2023年底,全市累计指导培训营养指导员170名,每万人口营养指导员数为0.225人。二是推动营养健康科普宣教活动常态化。利用"全民营养周""全国食品安全宣传周""5·20中国学生营养日""5·15全国碘缺乏病防治日"等契机,开展形式多样的进单位、进学校、进社区、进家庭的营养健康科普宣教活动。截至2023年,全市组织累计制作宣传版面300余面,印制宣传彩页近18万份,线下宣传受众超过8万人次,线上有奖竞答活动参与人员近2万人次。

3. 全民健康行动

坚持"大卫生、大健康"理念,整合卫生健康和体育职能成立卫生健康体育委员会,推动全民健身与全民健康深度融合,大卫生大健康格局逐步形成。截至2023年,经常参加体育锻炼人数比例达到41.3%、人均体育场地面积达到2.66平方米、开展居民体质健康测评服务5770人次、城乡居民达到《国民体质测定标准》合格以上的人数比例92.9%,均达到2030年目标值。一是加强建设体育驻马店政策保障。相继印发了《驻马店市"十四五"全民健身场地设施补短板整体解决方案》《驻马店市加快补齐全民健身场地设施短板完善全民健身公共服务体系实施方案》《驻马店市全民健身计划(2021—2025年)》等政策文件,连续三年将补齐全民健身场地设施短板列入市定惠民工程。二是持续加强社会体育工作指导。截至2023年,全市已有社会体育指导员32 456万人(国家级55人,一级274人,二级3002人,三级29 125万人),各类体育类协会114家,各类体育健身俱乐部72个,影响带动经常参加体育锻炼人数达到310多万。已建立规范化的"国民体质测定和科学健身指导中心",自2020年起每年对2.3万余人定期进行跟踪测试,针对不同人群制定专属"运动处方"。三是持续补齐体育设施建设短板。目前全市拥有健身设施的乡镇207个,行政村1658个,社区339个,新建社区健身设施覆盖率、乡镇体育健身工程覆盖率、行政村农民体育工程覆盖率均达到100%,"经常参加体育锻炼"的人口比例达41.3%,全面实现城市社区"15分钟健身圈",正在向更高品质的"10分钟健身圈"迈进。

4. 控烟行动

持续加大控烟宣传教育力度,增强公众健康意识和对控烟工作的关注支持。巩固扩大无烟环境建设范围,全市无烟党政机关建成率100%。

(1)加大控烟宣传力度。2019年以来,各部门积极开展控烟宣传,广泛普及控烟知识，推动控烟行动进企业、进机关、进学校、进乡村、进社区等，全市参与人数达到50万人次。

（2）持续推进控烟行动。各部门成立了控烟行动领导小组，出台了《关于推进健康小屋建设的通知》《关于加快无烟党政机关建设的通知》等文件，为组织开展控烟行动提供了支撑保障。全市共设立健康小屋1003个，无烟党政机关876个。

（3）戒烟门诊作用发挥明显。制作"控烟宣传卡片"，分别在医疗机构呼吸与危重症医学科、消化内科、内分泌代谢科、胃镜室等重点部位向患者发放，呼吁广大群众创造无烟生活环境。建立了首诊问询制度，为烟民提供专业化、规范化的戒烟服务，用科学有效的方法和技术帮助烟民成功戒烟，迈向健康。

5. 心理健康促进行动

以全国社会心理服务体系建设试点市为载体加强心理健康促进，全面落实各项任务措施，专项行动进展态势良好。我市社会心理服务体系建设试点成果入选2023年度全国社会心理服务体系建设优秀案例，经验做法先后被中央政法委、国家卫健委转发推广。截至2023年，全市居民心理健康素养水平达25.12%，每10万人精神科执业（助理）医师4.39名，严重精神障碍患者规范管理率97.58%。

（1）加强心理健康服务体系建设。2019—2023年市财政累计投入1365.56万元。全市现有精神专科医院13家，二级以上综合医院21家，心理门诊开设率分别为100%和80.95%，以村（社区）为单位设立心理咨询室或社会工作室建成率达93.83%。成立了市社会心理服务体验中心，职工心理健康服务中心，市、县青少年心理健康服务中心等心理服务机构，通过开展心理服务进万家、进学校、进企业、进机关、进监所、进医院等"六进"活动，实现了心理服务工作全覆盖，先后服务群众6万余人。

（2）推进心理健康宣传教育。依托电视台、电台等主流媒体，开发上线"驻马店社会心理服务云平台"，开办《对话大医生》栏目和"1024教育在线"广播栏目等开展科普宣传；同时组建市级"心理服务宣讲团"，探索创新"政府买单、专家服务、单位受益、长效发展"的宣传科普模式，深入党政机关、学校、企事业单位、社区普及心理健康知识，组织宣讲活动1000余场次。

（3）加强心理健康人才队伍建设。制定《驻马店市社会心理服务体系建设"8+X"培训》实施方案，依托驻马店市第二人民医院精神卫生专业资源，形成了由"教材+课程讲义+硬件配置+软件配套"的完整培训体系，持续加强精神科医师转岗培训，开展高职院校教师心理咨询专业培训，举办5期培训班，培训2000余人次。

（4）强化严重精神障碍患者管理。调整由各级政法委牵头，卫健、民政、公安、残联参加的严重精神障碍管理领导小组，持续完善精神卫生综合管理机制，落实三级双线工作法，实行市县乡分级管理机制。

（5）完善心理危机干预和心理援助。组建心理救援专家团队，成立心理援助与社心理服务工作组,开通市12345政务服务热线心理专线和三级精神专科医院心理疏导热线,提供"7×24"小时不间断紧急心理疏导服务。2022年7月,实行"点内+点外"(隔离点内和外)、"线上+线下"(互联网服务+面对面服务),累计心理查房3510人次,心理干预122人次,为隔离人员推送心理疏导音视频12期。

6. 健康环境促进行动

深入贯彻习近平生态文明思想,持续推进结构优化调整,强化细颗粒物和臭氧协同治理、多污染物协同控制,我市人居环境质量问题改善明显。

(1)深入打赢蓝天保卫战。2023年,我市$PM_{2.5}$平均浓度40微克/立方米,全省排名第1;PM_{10}平均浓度67微克/立方米,全省排名第2;优良天数286天,全省排名第2;$PM_{2.5}$、PM_{10}平均浓度较2019年分别下降23%、22%,优良天数较2019年增加66天。

(2)深入打好碧水保卫战。2019年至2020年,我市6个国控断面达标率为100%,累计达到或优于Ⅲ类水质断面5个,占比为83.33%,全市集中式饮用水源地取水水质达标率为100%。2021年至2023年,我市10个国控断面达标率为100%,累计达到或优于Ⅲ类水质断面8个,占比为80%,全市集中式饮用水源地取水水质达标率为100%。

(3)健康城市建设加快推进。截至2023年,国家卫生城市1个,国家卫生县9个,国家卫生乡镇5个,省级卫生乡镇97个,省级卫生村807个,省级卫生先进单位1006个,省级卫生居民小区57个;省级健康乡镇40个,省级健康单位415个,省级健康村74个。

7. 妇幼健康促进行动

2019年以来,产前筛查率、新生儿遗传代谢性疾病筛查率和农村适龄妇女宫颈癌筛查区县覆盖率均达到省定目标;3岁以下儿童系统管理率、7岁以下儿童健康管理率逐年升高;2023年孕产妇管理率较2019年提高4.71个百分点;婴儿死亡率和5岁以下儿童死亡率均低于省定控制目标,2019—2023年,孕产妇死亡合计23例,活产数278 645人,孕产妇死亡率8.25/10万,低于省定控制目标。

(1)完善妇幼健康服务体系。截至2023年,二级以上医院达到《河南省二级以上医院妇幼健康服务工作标准(试行)》的有27家,占比71.05%;乡镇卫生院妇幼健康服务能力达到标准化建设要求的148家,占比87.57%;村卫生室妇幼健康服务能力达到标准化建设要求的2055家,占比70.02%。

(2)落实母婴安全五项制度。加强危重孕产妇和新生儿救治体系建设,实现县区"两个中心"全覆盖。2023年底,全市13家县级危重新生儿救治中心全部达到标准化建设。实现贫困县儿童营养改善项目全覆盖。

(3)规范0—6岁儿童健康管理。2019年以来,我市新生儿访视率、0—6岁儿童健康管理率、3岁以下儿童系统管理率和0—6岁儿童眼保健检查覆盖率逐年提升并达到省定目标。

(4)省定民生实事进展顺利。2019—2023年我市免费"两筛""两癌"均达到或超过省级目标,筛查出的出生缺陷儿和"两癌"阳性患者均已得到规范有效治疗,筛查机构均进行了追踪随访,得到了群众的充分认可。重点监测指标如表 B.38-1 所示:

表 B.38-1 重点监测指标

年份	产前筛查率	新生儿遗传代谢性疾病筛查率	农村适龄妇女宫颈癌和乳腺癌筛查区县覆盖率	孕产妇管理率	3 岁以下儿童系统管理率	7 岁以下儿童健康管理率	婴儿死亡率	5 岁以下儿童死亡率	孕产妇死亡率
2019	66.17	97.79	100	82.18	86.12	89.52	2.17	3.34	5.5
2020	67.86	100.23	100	80.96	87.67	89.37	1.85	2.62	11.77
2021	70.77	100.78	100	87.47	89	89.38	2.03	3.04	5.49
2022	74.52	99.17	100	87.66	90.21	91.79	1.69	2.75	6.19
2023	77.08	99.4	100	86.89	92.44	92.23	1.73	2.72	13.84

8. 中小学健康促进行动

(1)制定印发《驻马店市中小学健康促进行动专项方案(2020—2030 年)》,提出了中小学健康促进行动总体目标、关键指标,明确了 9 项重点工作任务。

(2)不断深化学校体育、健康教育教学改革。开齐、开足、上好体育和健康教育课,开课率达到 100%。深入开展了校园阳光体育运动,切实保证中小学生每天 1 小时校园体育活动时间,连续组织举办了 8 届驻马店市"市长杯"校园足球联赛以及多项市级学生体育竞赛,促进学生身体健康、全面发展,学生体质健康标准达标优良率提高到 45.26%。

(3)认真落实《驻马店市综合防控儿童青少年近视行动方案》。儿童青少年视力状况持续好转,学校眼保健操普及率达到 100%,学生总体近视率逐年下降到 2023 年的 53.81%。强化示范创建引领,目前有全省儿童青少年近视防控试点县 2 个、示范学校 6 所、特色学校 10 所。切实加强校园食品安全与营养健康监督管理和学校传染病防控,学校食堂"互联网+明厨亮灶"覆盖率达 100%。

(4)切实加强学生心理健康教育。成立了驻马店市中小学心理健康教育指导中心、专家指导委员会,全市有专兼职心理健康教育教师 9477 人,2372 所学校设立了心理辅导室,"一生一策"建立学生心理健康档案。与驻马店广播电视台合作打造普及心理健康节目《教育在线》,普及心理健康知识,营造学生健康成长社会环境。

9. 职业健康保护行动

(1)职业健康宣传教育更加普及。2019 年以来,全市共开展主题宣讲活动 488 场次,宣传咨询活动 863 场次,警示教育活动 1059 场次,印发宣传材料 412 900 份,制作宣传视频 99 个,出动宣传人员 1354 人次,宣传受众 487 054 人次,制作宣传标语 1084 条。

（2）深化职业病危害专项治理。全市共 220 家工业企业被纳入治理企业,目前已完成治理企业 136 家。已开展职业病危害申报 143 家,申报率 61%;已开展工作岗位监测 421 个,超标岗位 97 个;已完成治理 78 个,治理合格率 82.11%。

（3）积极开展争做"职业健康达人"活动。2021 年以来,全市被评为河南省"职业健康达人"59 人,被评为河南省争做"职业健康达人"活动优秀组织单位 23 家。

（4）持续开展重点职业病监测。自 2021 年以来,全市对部分接触粉尘的重点职业病危害因素的劳动者开展职业病主动监测 1029 人次。2019 以来全市各职业健康检查机构共网报健康检查个案 29 175 条。

10. 老年健康行动

（1）医养结合有序推动。全市共有老年病医院 3 所、康复医院 10 所、安宁疗护医院 23 所,设置中医康复科医院 73 所,二级以上综合医院设置老年医学科 33 家,三级中医医院设置康复科比例达到 100%。全市双证齐全的医养结合机构 56 家,医疗床位 5470 张,养老床位 4428 张,共入住老人 3000 余人。

（2）创建工作持续开展。全市有 66 家医疗机构成功创建为老年友善医疗机构,7 个社区创建成为省级老年友好型社区,老年人在健康养生方面的获得感、幸福感和安全感不断提升。

（3）健康管理逐步完善。每年为老年人提供 1 次健康管理服务,包括生活方式和健康状况评估、体格检查、辅助检查（包括血常规、尿常规、肝功能、肾功能、空腹血糖、血脂、心电图和腹部 B 超检查）、健康指导和老年人中医体质辨识,建立和完善健康档案。

11. 心脑血管疾病防治行动

（1）大力推进心脑血管疾病防治体系建设。目前共有胸痛中心 15 家（其中标准版 9 家,基层版 6 家）,注册胸痛救治单元 205 家,验收通过 58 家。共有三级卒中中心 13 家,基层卒中救治单元 127 个,设置基层急救站点 205 个。神经疾病区域医疗中心建设达标率 93.44%,心血管疾病区域医疗中心建设达标率 83.33%。

（2）全方位干预心脑血管疾病危险因素。制定并完善各项脑卒中筛查与防治工作政策,设立脑卒中筛查与防治工作办公室,建立职责明确、衔接有序、合作互动的工作机制和服务体系。2019—2023 年,市中心医院承担院内筛查任务 6650 例,实际完成筛查任务 9252 例;承担院外（社区/乡镇）筛查任务 12 350 例,实际完成筛查任务 12 500 例,其中筛查出中危人群 4418 例,高危人群 1516 例,短暂性脑缺血发作（TIA）人群 70 例,卒中人群 878 例。

（3）建立健全心脑血管疾病监测体系。首先,持续监测心脑血管疾病及相关危险因素的流行情况,掌握健康生活方式、相关危险因素和主要心脑血管疾病流行特征及变化趋势。其次,拓展心脑血管疾病监测网络,加强心脑血管疾病发病和死亡监测,提高心脑血管疾病发病、死亡和残疾等负担评估水平。

12. 癌症防治行动

通过对2019—2023年驻马店市肿瘤资料分析,肿瘤病例报告卡的数量逐年增多,肿瘤发病报告工作质量进一步提升,能够准确、完整、及时上报肿瘤发病登记卡,减少漏报率。

(1)加大宣传。通过全国肿瘤防治宣传周等宣传活动,加强宣传普及关爱生命科学防癌,开展肿瘤防治周等宣教活动。通过微信公众号、微博、报纸等多途径宣传各种癌症相关知识。进一步增强了科学抗癌防癌知识的宣传力度,扩大了社会影响力,使更多老百姓了解肿瘤防治的科普知识,提高了健康意识,使全社会都积极参与"癌症防治共同行动",有效控制癌症发病率,降低死亡率。

(2)肿瘤登记。我市通过"河南省肿瘤登记直报信息系统"进行登记报告,目前全部县区均已覆盖。收集采用被动和主动收集相结合的方法。由各医疗机构定期报送肿瘤发病登记卡片到肿瘤登记处,或由登记处工作人员主动到各医疗单位查阅肿瘤新发病例的诊疗病史,摘录肿瘤发病信息。同时,登记处还定期通过保险机构(新农合医疗保险、城镇居民医疗保险、职工医疗保险及商业医疗保险)及居民死因报告系统获取相关因肿瘤疾病报销及死亡医学证明书中提及肿瘤发病信息的个体补充新发病例登记,保证肿瘤登记的完整性。

(3)开展癌症防治中心建设。依托市中心医院建设市级癌症防治中心,各县人民医院建设县级防治中心,市县两级均完成申报资料报送工作。

13. 慢性呼吸系统疾病防治行动

2021年,驻马店慢阻肺防治模式通过中国慢阻肺规范化分级诊疗大会向全国分享,受到省人民政府和多家媒体专题报道。

(1)强化顶层设计。率先在全省启动慢性阻塞性肺疾病防治体系项目,制定印发了《驻马店市开展慢性阻塞性肺疾病防治体系建设工作实施方案》,并将慢性阻塞性肺疾病防治体系项目列为2020年市定惠民工程。

(2)推进慢阻肺防治中心建设。依托市中心医院成立驻马店市慢阻肺防治中心,积极开展慢阻肺的筛查、管理与干预工作。市中心医院每年承担3000例的慢阻肺筛查和650例的高危患者管理任务,对筛查出的高危患者及时进行综合干预。2021—2023年,市中心医院完成慢阻肺筛查15 300例,纳入规范化管理1359人。全市目前已建立近90万人的电子健康档案,纳入慢阻肺规范化管理。

(3)加强学科建设。依托慢性阻塞性肺疾病防治体系项目,推动二级以上综合医院呼吸与危重症医学科(PCCM)的学科规范化建设和基层医疗机构防治体系和能力建设。驻马店市中心医院、驻马店市中医院、10个县区人民医院共12家医疗机构100%全部通过PCCM认证,全市呼吸疾病的诊疗技术大幅提高,能够满足区域内呼吸系统常见病、多发病、危急重症的救治需要。

（4）加强人员培训和技术指导。积极开展全市慢阻肺防治知识培训,积极推广慢性呼吸系统疾病防治适宜技术,加强基层医疗机构慢性呼吸系统疾病防治人才队伍建设。目前,全市已逐步形成市级医院规范指导、居民（或村医协助）自测、乡镇卫生院初筛、县级医院确诊治疗、乡村医生日常管理的慢性阻塞性肺疾病规范化筛查诊疗体系。

2021—2023年,市中心医院通过智能疾病管理系统收回筛查问卷8万余份,问卷筛查出慢阻肺高危人员8.9万余人,高危比例11%;肺功能检查1.9万余人,肺功能异常8698人,异常比例44%。

14. 糖尿病防治行动

成立驻马店市糖尿病诊治联盟,以糖尿病急危并发症、糖尿病足防治建设为切入点,建立市、县、乡三级糖尿病救治体系。由驻马店市中心医院牵头与全市53家县级医院、乡镇医院、社区服务中心建立了实时视频会诊救治网络,实施的糖尿病急慢性并发症、糖尿病合并高危妊娠、糖尿病足坏疽感染患者救治圈在全市推广。市级糖尿病防治中心先后被命名为"中国微循环学会糖网筛防中心",具备糖尿病相关抗体检测、胰岛细胞功能检测等全面检测检验能力。各县区糖尿病防治中心承建单位均建立了标准化代谢性疾病管理中心MMC,围绕夯实早期预防工作,针对糖尿病高危人群、糖尿病患者开展糖尿病及并发症的筛查工作,指导糖尿病患者合理就医和规范治疗,提高糖尿病患者的诊断率和治疗达标率。目前,市县两级防治中心（承建单位）均可开展糖尿病筛查、诊断和治疗等项目,可以一站式完成眼底照相、神经传导速度检测、动脉血管硬化程度、体脂测定等检查,实现了糖尿病患者的"一站式"管理。截至2023年,已完成7500例患者的糖尿病并发症筛查,其中3100例患者纳入MMC长期随访管理。依托基层医疗机构高质量开展全人群糖尿病患者管理服务,对辖区内2型糖尿病患者建立健康档案,开展随访管理,空腹血糖和血压测量等检查,对用药、饮食、运动、心理等提供健康指导。

15. 传染病和地方病防控行动

截至2023年,全市共351家医疗卫生机构纳入《中国疾病预防控制信息系统》管理,形成横向到边、纵向到底的传染病疫情和突发疫情公共卫生事件网络监测系统。目前,市县两级11个疾控机构均设置监测预警指挥平台,完成视频会商系统终端部署,实现国家、省、市、县互联互通。定期开展传染病监测和突发公共卫生事件风险评估,全市的传染病应急处置能力和预防接种服务水平逐步提升,有效指导各级规范开展传染病应急处置工作。全市共设置283个接种单位,实现疫苗全过程冷链管理。2019—2023年,以乡镇为单位免疫规划疫苗接种率均超过90%,连续24年保持无脊灰状态。严格新发和重点防控传染病监测与处置,及时率达到100%,艾滋病疫情持续处于低流行水平,未报告学校结核病突发公共卫生事件。碘缺乏病分布在全市所有县区,落实供应碘盐策略。碘盐覆盖率、合格碘盐食用率均达90%以上;无新发克汀病人;甲状腺肿大率不足5%;儿童及孕妇尿碘中位数均在150μg/L以上,碘营养处于适宜水平,维持在碘缺乏病消除状态。

16. 中医药健康促进行动

认真落实全省中医药强省建设大会精神,高质量推进中医药强市建设,以"中国药谷"为依托,以中国河南省医学科学院驻马店基地为抓手,积极实施中医药强市战略。

(1)加强宣传,成立中医药文化科普团,开展多种形式中医药宣传普及活动。目前全市共建设完成25个中医药文化知识角,先后举办中医药文化夜市、开展中医药宣传进校园、进社区、进机关活动。在第25届中国农产品展览会上,组织近30余家中医医疗机构和中药企业参展,展出263种中医药产品和健康保健产品,向全世界展示驻马店市中医药文化。

(2)提升中医治未病能力。全市积极开展青少年近视、肥胖、脊柱侧弯中医药干预工作,组织中医药防控儿童青少年肥胖、脊柱侧弯健康教育活动,全市所有二级以上中医医院均开展膏方和三伏贴服务。

(3)开展妇幼健康中医适宜技术。全市二级以上中医医院(含中西医结合医院)广泛开设优生优育门诊,所有妇女和产妇入院后均使用中医药适宜技术疗法。目前全市所有妇幼保健院,均建设中医药科室,充分利用孕妇学校推广中医治未病理念和方法,将中医药适宜技术融入妇女儿童全生育周期健康保健之中。

(4)增强中医药老年健康服务。全市二级以上中医医院均成立有老年病科和康复科,全市1家市级中医院、10家县级中医院老年康复事业和中医药深度融合,已逐步形成较为完善的驻马店市中医药老年康复治疗体系。

(三)组织实施和保障情况

1. 协调推进机制进一步完善

市政府成立了分管副市长任推进委员会主任,卫健体委、教育局相关领导为副主任,发改、住建、水利局等40个局委相关领导为成员的健康驻马店行动推进委员会,健康驻马店行动推进办公室负责进行协调,各专项行动工作组具体负责实施。同时,印发了《关于成立健康驻马店行动推进委员会的通知》《健康驻马店行动(2020—2030年)》等文件,为推动健康驻马店行动提供有力的组织保障和政策支撑。每季度定期召开健康驻马店行动工作推进会。

2. 监测评估和考核机制扎实

按照省推委会要求,及时组织各成员单位、各专项行动工作组、各县(区)开展各年度健康驻马店行动监测评估,通过动态监测和年度评估,全面掌握健康驻马店行动主要目标指标、年度重点任务、组织实施和支撑保障等各项工作进展情况。全市2022年68项监测指标优良率达到88.24%,位居全省第一。同时,能够及时完成健康驻马店行动的各年度考核任务,并将考核结果通报给各县(区)政府,有效地发挥了考核指挥棒的作用。

3. 专家智囊作用发挥明显

邀请各领域专家在编制医疗卫生领域"十四五"规划、重大政策研究、重要行动方案制定，以及健康驻马店行动调研督导、监测考核等方面的深度参与，提出意见建议，提供技术支撑，切实提高健康驻马店行动科学决策和民主决策水平。

4. 健全常态化宣传机制

在市卫健体委官网上开通了健康驻马店行动专栏，建立了健康驻马店微信公众号，向广大市民推送健康知识，形成了浓厚的鲜活的有内涵的健康文化氛围。在与《天中晚报》《驻马店日报》等纸质媒体合作开设专栏，定期报道健康驻马店行动进展情况，广泛宣传健康驻马店行动相关活动。

二、面临的形势和挑战

随着健康中国战略的不断深入，我们在健康驻马店行动推进过程中面临的形势和挑战也逐渐显现。

（一）部分指标有待突破

从2019—2023年监测指示发展来看，15岁及以上人群吸烟率、学生体质健康标准达标优良率、儿童青少年总体近视率、心脑血管疾病死亡率、70岁及以下人群慢性呼吸系统疾病死亡率、每万人口营养指导员数、农村卫生厕所普及率、甲乙类法定传染病报告发病率、千人口献血率、孕产妇死亡率等指标起伏不定，距离省定目标值仍有差距。

（二）部门协同推进机制需进一步加强

从实际工作推动来看，目前，推进机制主要局限在卫生健康系统内部，部门统筹推进动力不足，议事协调机构作用发挥不明显，齐心协力解决更多的健康问题认识不足。健康驻马店行动主要由卫生健康部门主导推进，如年度考核制、目标责任制等。

（三）全社会的参与意识不够

健康驻马店行动是一项"人人参与、人人尽力、人人享有"的系统工程，需要政府主导、社会协同、全民参与、共建共享，仅依靠卫生健康、教育、体育领域三个部门远远不够，需充分调动全社会参与的积极性、主动性。

三、策略展望

（一）进一步加强监测和考核，发挥考核的硬约束力

一是充分利用信息化手段，加强数据年度统计的精准度，建议省级层面在监测评估系统中增加对县区监测评估的模块。二是规范数据收集，要根据专项行动目标和重点任务，制定监测信息数据采集和信息来源的一致性。三是增强健康驻马店行动的"硬约束"，对照上级要求，真正发挥年度考核工作约束机制，加强结果通报和运用，推动行动指标作为对党政领导班子和领导干部综合考核评价的参考。

（二）强化部门联动，形成合力，推动健康驻马店行动扎实开展

充分发挥市级议事协调机构作用，进一步理清"主导、协同、配合"等部门职责关系，发挥优势、联动配合，将各专项行动工作任务与部门日常工作同步谋划、同步推进，激发协同内生动力，制定更加科学全面详细的工作计划，针对短板弱项和不达标或不够优化的指标，进一步明确工作任务和工作目标，加快补齐短板。

（三）广泛开展宣传发动，形成全社会关注健康的良好氛围

充分运用各级各类宣传平台，积极开展"健康中原行"和"健康促进321工作"，发掘整合多种健康教育知识宣传途径，与公安局、气象局、教育局、"咱的驻马店"app联合开展科普产品发布，针对重点疾病防控和重点领域健康问题，以及重点人群健康素养需求，制作、印制、发放健康教育传播材料，利用健康科普平台开展传播。同时，积极与《驻马店日报》《天中晚报》等主流媒体建立常态化宣传机制，完善健康促进全媒体传播矩阵，构建完善健康教育网络，引导群众了解和掌握必备的健康知识，倡导"每个人都是自己健康第一责任人"的健康理念，营造健康驻马店行动的浓厚宣传氛围。

（供稿：薛建军，许永川）

B.39　济源示范区

一、实施成效

（一）总体进展情况

2019年，全省启动健康河南行动以来，济源示范区坚持以习近平新时代中国特色社会主义思想为指导，认真贯彻落实省委、省政府决策部署，坚持高位推动，健全组织领导机制，完善督导考核机制，构建宣传推广机制，持续推动健康河南行动16项专项行动走深走实，取得明显成效。"党委统一领导、党政齐抓共管、部门通力协作"的大健康工作格局基本形成。居民主要健康指标和健康保障要素持续提升，居民健康素养水平从17.57%提高到28.56%，学生体质健康标准达标优良率从29.72%提高到54.23%，无烟党政机关建成率从21%提高到100%，农村卫生厕所普及率从90%提高到99%，每千人口医疗卫生机构床位数从4.29提高到6.48，每千常住人口执业（助理）医师数从2.24提高到3.86。

总体上看，济源示范区健康河南行动主要指标完成良好，68项监测指标中，40项指标进展顺利，已提前达到河南省2025年或2030年目标值；16项指标较上年提升或持平；8项指标较上年下降；4项指标基础数据缺失，监测指标总体良好率为82.35%。

1. 健康影响因素控制方面

（1）10项指标提前达到河南省2025年或2030年目标值。无烟党政机关建成率100%，居民心理健康素养水平91.4%，农村自来水普及率99.99%，国考和省考地表水断面达标个数占断面总数比例100%，农村卫生厕所普及率99.62%，城市生活垃圾无害化处理率100%，实现农村生活垃圾收运处理的数量占行政村总数的比例100%，城市公园绿化活动场地服务半径覆盖率91.96%，农产品质量安全例行监测总体合格率100%，食品安全评价性抽检合格率99.67%。

（2）5项指标较上年提升。居民健康素养水平28.56%，精神科执业（助理）医师3名/10万人，城市人均公园绿地面积14.13平方米，地级及以上城市空气质量优良天数比率62.2%，地级及以上城市细颗粒物浓度49微克/立方米。

2. 重点人群健康促进方面

（1）14项指标提前达到河南省2025年或2030年目标值。新生儿遗传代谢性疾病筛查率99.24%，妇幼保健机构建设达标率100%，孕产妇系统管理率92.76%，3岁以下儿童系统管理率95.33%,7岁以下儿童健康管理率93.19%,婴儿死亡率1.03‰,5岁以下儿童死亡率3.09‰,孕产妇死亡率0,儿童青少年总体近视率较上年下降2.68,配备专(兼)职心理健康教育教师的中小学校比例100%,接尘工龄不足5年的劳动者新发尘肺病报告例数占年度报告总例数比例0,65岁以上老年人规范化健康管理覆盖率74.74%,医养结合机构数量2家,三级中医医院设置康复科比例100%。

(2)3项指标较上年提升。学生体质健康标准达标优良率54.23%,配备专(兼)职校医或保健人员的中小学校比例58.4%,工作场所职业病危害因素监测合格率84.48%。

3. 重大疾病防控方面

(1)6项指标提前达到河南省2025年或2030年目标值。70岁及以下人群慢性呼吸系统疾病死亡率5.26/10万,高血压患者规范管理率85.38%,糖尿病患者规范管理率80.98%,乡镇卫生院、社区卫生服务中心提供中医非药物疗法的比例均为100%,有效控制和基本消除地方病危害100分,以乡(镇、街道)为单位适龄儿童免疫规划疫苗接种率94.53%。

(2)3项指标较上年提升。心脑血管疾病死亡率307.72/10万,30—70岁人群因心脑血管疾病、癌症、慢性呼吸系统疾病和糖尿病导致的过早死亡率14.44%,村卫生室提供中医非药物疗法的比例65.9%。

4. 健康服务与保障、健康水平方面

(1)10项指标提前达到河南省2025年或2030年目标值。严重精神障碍患者规范管理率97.1,每千常住人口执业(助理)医师数3.86人,每万人口全科医生数5.2人,每千人口公共卫生人员数1.08人,千人口献血率20.55‰,二级及以上公立医院连道区域平台占比100%,基本医疗保险参保率97.1%,残疾人基本康复服务覆盖率85.21%,人均体育场地面积2.66平方米,开展居民体质健康测评服务3004人次。

(2)5项指标较上年提升。每千人口注册护士数3.86人,每万人口营养指导员数0.233人,个人卫生支出占卫生总费用的比重27.46%,人均预期寿命77.87岁,城乡居民达到《国民体质测定标准》合格以上的人数比例90.5%。

(二)各专项行动进展情况

1. 健康知识普及行动

(1)完善健康科普传播发布机制。抓牢传统媒体、强化新型媒体,在持续与电视台、报社等传统媒体保持合作,开辟健康专栏、刊登健康知识、播出公益广告的前提下,利用微信、微博、视频号等新媒体,市卫生健康委、各医疗机构、村医设立三级传播机制,统一联动,由市卫生健康委发布核心知识,各医疗机构通过微信跟进宣传,各村利用微信群、大喇叭等方式扩大宣传范围。壮大健康教育科普专家队伍,专家团队扩充到57人,涵盖临床、公共卫生、护理、中医等不同领域。

(2)组织开展健康科普活动。组织科普专家团队,以"健康素养66条"为主要内容,针对健康生活方式、高血压病的防治、科学就医、合理用药、烟草控制等主题,推动卫生健康知识进企业、进农村、进机关、进校园、进社区,开展分人群、分重点疾病的健康科普工作,累计开展健康知识讲座887场,覆盖人群近15.6万人。在济源日报社开设健康专栏,每周刊登1篇科普知识,在济源电视台每天播出健康公益广告,累计播放7000余次。利用主题宣传日开展活动传播健康知识,发放健康教育宣传材料22种300余万份。连续5年开展健康科普能力大赛,共有230余组选手参加科普大赛,以赛代练,以赛促宣,进一步增强了医务工作者开展科普宣传的积极性和主动性。

(3)深入开展健康素养促进行动。积极开展"健康济源行·大医献爱心"志愿服务专项行动和健康促进"321"行动,实现健康巡讲"五覆盖",即覆盖乡村医生、老年人、妇幼、学生、职业5个重点人群,开展"健康巡讲进校园活动"158余场,在各镇办新时代文明实践所进行科普巡讲77场。加强健康支持性环境建设,建成健康主题公园3个、健康步道23条、健康小屋25间、健康社区371个、健康学校26所、健康单位18家、健康餐厅24个。居民健康素养水平逐年提升,从2019年的17.57%提高到2023年的28.56%。

2. 合理膳食行动

成立领导小组,发布合理膳食指导方案,推动营养健康工作有序开展。成立专家咨询委员会,组织开展食物成分监测、食物消费量调查和居民营养健康知晓率调查,2020年,率先在全省开展食源性疾病监测哨点医院覆盖至所有镇卫生院(社区卫生服务中心)。认真开展合理膳食指导工作,膳食指导工作覆盖16个镇(街道)。加大人才培养力度,每年组织对全区各级医疗机构进行"人群合理膳食指导"师资培训,鼓励医疗机构人员报考营养指导员,共有17人取得证书。开展合理膳食宣传。利用"全民营养周""5·20中国学生营养日"等宣传日活动,进校园、进社区、进农村等,通过制作宣传版面、发放宣传单、举办合理膳食营养知识讲座等多种形式,对居民合理膳食、科学的营养观念进行倡导和干预。并联合示范区教育体育局制定了学龄儿童青少年营养健康知识知晓率调查工作方案,到校园采用问卷调查的方式进行现场调查,提高学校营养健康和食源性疾病知晓率。

3. 全民健身行动

(1)健全全民健身公共服务体系。高标准完成"两场三馆"建设,建设11块足球场,建成古轵(体育)公园。投入3000余万元建设更新完善全民健身场地及设施设备,持续提升健康步道景观及服务配套设施,形成了承留花石健身步道、承留老年智慧体育公园等一批网红打卡地,在全省率先实现了农民体育健身工程、乡镇体育健身工程和老年健身示范园项目三个"全覆盖"。拥有4625名社会体育指导员、3251块体育场地、194.62万平方米体育场地、人均体育场地2.66平方米,位居全省前列。"15分钟健身圈"已形成,正在进行"10分钟健身圈"建设。经常参加体育锻炼人数比例达43.9%,公共体育设施免费开放比例达100%,单位体育场地免费对外开放比例达35%。建设600多个全民健身活动站(点),每年直接参与人数达25万余次。

(2)规范全民健身组织管理。先后成立职工、老年人、妇女等人群体育协会和电力、农业等行业体育协会。目前,全市共有体育组织98家,其中市级协会35个、行业人群协会10个,体育俱乐部53家。各机构均实现"6个有"(有机构、有人员、有经费、有计划、有活动、有总结),积极提升业务能力、组织能力、市场运作能力,扎实开展各项活动,为群众体育活动蓬勃发展提供了良好条件。

(3)广泛开展丰富多彩的群众体育活动。克井镇的中老年门球邀请赛、承留镇自行车公开赛、沁园街道的JBA业余篮球公开赛、玉泉街道的广场舞、北海街道的空竹比赛等,已在"全市叫得响、全省有影响"。依托元旦、春节、"全民健身月"、"全民健身日"等重大时间节点,广泛组织开展的元旦长跑活动、"三八节"妇女运动会、重阳节老年人健步走、职工运动会、全民登山比赛等老少皆宜的群众性活动,深受人民群众欢迎和喜爱。全市已形成"一镇一品牌、月月有活动、人人齐参与"的全民健身热潮。

(4)积极承办高层次体育赛事。先后承办了"穿越壮美太行"国际徒步大会、中国山地马拉松系列赛济源站比赛、王屋山国际旅游登山节、全国射击射箭比赛河南济源站、"巴迪瑞·蓝图杯"2023首届中国公路自行车比赛等重大赛事,共吸引6000余名国内外专业选手参赛。

4. 控烟行动

完善工作机制,将控烟工作纳入爱国卫生运动,创建无烟单位和创建健康单位、卫生先进单位结合起来,制定完善了控烟制度、控烟奖惩等制度。无烟党政机关建设成效显著,督导组每年对全市"无烟单位"创建工作进行2次督导,无烟党政机关、无烟学校、无烟医疗卫生机构建成率达到100%。组织开展无烟系统创建活动,教体、卫生健康、住建系统成功创建。开展控烟宣传,每年以"爱国卫生月""世界无烟日"等主题活动日为契机,开展控烟公益活动,利用报刊、广播、电视、网站、微博、微信等多种平台播放公益广告,广泛宣传烟草危害。持续打击和遏制非法发布或变相发布烟草广告违法行为,做到对违法烟草广告早发现、早制止、早解决,近五年未发现违法发布烟草广告。严格落实公共场所禁烟制度,全市室内公共场所、工作场所和公共交通工具全面设置禁止吸烟警语和标识,设有戒烟劝导员,公共区域吸烟人员明显减少。医疗卫生机构推行首诊询问吸烟史制度,二级及以上医疗机构开设戒烟门诊,为群众提供专业戒烟服务。宣传推广"中国戒烟平台"微信小程序,为戒烟者提供安全有效的网络戒烟服务信息,引导群众科学戒烟。

5. 心理健康促进行动

(1)完善心理健康服务体系建设。成立了精神和心理健康行业学会,5家医院开设心理(精神)科门诊,2家高校建成设施齐全、合乎标准的心理咨询室,98所中小学设立心理辅导室。加强青少年心理健康服务，卫生健康委与教体局密切结合，包片分区深入校区开展心理健康教育活动、培训和研讨工作，通过结对帮扶活动协调解决各学校心理健康工作中的困难和问题，建立学校和精神专科医院的转介通道。加强公众心理咨询及援助公益活动，市精神卫生服务中心和济源广播电台结合，定期组织心理健康专家参加"健康有约"访谈栏目，开展心理健康宣教。开通两条心理咨询热线，提供24小时免费提供心理咨询服务。

（2）提升心理健康服务能力。投资5100万元，实施精神卫生服务中心改扩建和综合能力提升项目，增加100张床位，进一步提高精神专科诊疗康复服务能力。建立精神障碍患者规范管理体系，依托市、镇（办）、村三级公共卫生网，形成了以市精神卫生服务中心为龙头，以社区卫生服务中心和卫生院为中枢，以卫生室为网底的管理体系，定期开展严重精神障碍患者随访，严重精神障碍患者规范管理率达到97.1%。加强人才队伍培养，累计选派23名医护人员到北京、郑州等医院进行学习，17名医生到省精神病医院转岗培训。

6. 健康环境促进行动

大力实施爱国卫生运动，持续深入开展"一科普六行动"专项行动。每年组织爱国卫生志愿者50万余人次，发放各类科普宣传资料9万余份，集中整治小区、村庄5000余个（次），集中开展病媒生物防制消杀活动10余次，环境和生活质量持续改善。开展爱国卫生月宣传，动员广大群众参与到爱国卫生运动中来，组织各单位采取生物、物理、化学等防治措施，扎实做好冬春季灭鼠、越冬蚊蝇消杀和夏秋季灭蚊、防蝇工作，降低四害危害，严格将四害密度控制在国家卫生城市标准范围内。推进健康城市建设，深入开展健康单位、村镇、单位、家庭等"健康细胞"创建活动，建成省级健康镇4个，省级健康单位18个，省级健康村10个，"济源示范区五星健康文明家庭"1079户。开展生活饮用水监测，2023年农村居民饮用水水质达标率93.39%，城市居民饮用水水质达标率100%。

7. 妇幼健康促进行动

健全妇幼健康服务网络，形成以妇幼保健院为中心，综合医院为支撑，镇卫生院为枢纽，村卫生所为基础的四级妇幼保健网。提升妇幼健康服务能力，依托市人民医院、妇幼保健院分别建成危重孕产妇救治中心和危重新生儿救治中心各2个，妇幼保健院创建为三级医院，人民医院等5家二级以上医疗保健机构、12家镇卫生院和433家村卫生室达到省级妇幼健康服务能力标准化。开展妇幼健康特色专科建设，妇幼保健院开展"孕期保健特色专科""新生儿保健特色专科""中医药科室标准化"等特色专科建设，引进"家化产房""导乐分娩""水中分娩"等特色服务，成立母婴照护中心，实现了产妇从怀孕至产后42天康复连续性保健服务。落实省"两癌"和"两筛"民生实事，省定任务量和筛查率均超额完成，5年共免费筛查宫颈癌52 645人，乳腺癌55 201人，2023年"两筛"产前筛查率71.66%，新生儿"两病"筛查率99%，听力筛查率99%。为妇女儿童提供全生命周期健康服务,从婚前保健、孕期保健、儿童保健、青春期保健到妇女保健形成全生命周期服务链条。孕产妇系统管理率92.76%,早孕建册率94.37%,产后访视率98.45%,高危管理率97.6%;0—3岁儿童系统管理率95.33%,0—6岁儿童健康管理率93.19%,儿童眼保健覆盖率93.19%;婚检率86.95%,孕前优生覆盖率93%,叶酸发放率272.9%,基本避孕药具发放率58%,"艾乙梅"检测率100%;梅毒感染产妇阻断率100%;各项指标均达到省级要求,部分指标位居全省前列。

8. 中小学健康促进行动

开展健康素养进校园,健康教育讲座每周一节,每所学校每学年30节。加强校园健康教育,将健康教育列入了教学计划,学校健康教育课本拥有率、开课率均达到100%,学生健康知识知晓率达90%以上,学生健康行为形成率达85%以上。强化学生体质锻炼,扎实开展"两个大课间"活动,中小学生全员参加,在校户外活动时间1小时以上,提升中招体育考试分值,引导学生加强体育锻炼。开展篮球、排球和冰雪运动特色学校创建活动,4所学校被评为全国"篮球体育传统特色学校",2所学校被评为全国"排球体育传统特色学校",3所学校被评为全国"冰雪体育传统特色学校"。推进明眸工程,保障学生视力健康,3个明眸工程试点学校采购照明设施全部投入使用。充分利用全国"爱眼日"和两个爱眼宣传月组织各中小学校开展丰富多彩的近视防控知识宣传活动,校眼保健操普及率达100%。改善学校办学条件,投资5000余万元修建81所学校运动场地,新建改扩建10所学校,全部安装符合标准照明设施,为39所中小学配备全新课桌椅6327套。强化心理健康教育,促进学生身心健康。以"培育阳光心理,护航健康成长"为主题,持续组织心理健康教育宣传月"六个一"活动,组织蒲公英志愿服务队开展心理下乡活动,开通3条高考心理咨询服务热线,进一步加强中小学生心理健康教育课程体系建设、心理辅导室建设、构建校园心理危机预防及干预体系。强化学校食品安全管理,加强宣传教育和从业人员培训,开展学校食品安全专项整治活动,学校食堂"互联网+明厨亮灶"实施率100%。

9. 职业健康保护行动

建立健全职业病诊断救治康复网络,设立职业健康检查机构5家、职业病诊断机构2家、职业卫生技术服务机构2家。完成王屋镇尘肺病康复站、克井镇尘肺病康复站建设,并投入运营。组建济源示范区职业健康专家库,包括工程技术、职业卫生、放射卫生、诊断鉴定四个类别专家组。打造职业病防治的"济源模式",建立"政府主导、卫健牵头、部门联动、镇办协管、单位自律、全社会参与"机制,2021年,承办了全省职业健康工作推进会,济源作为先进单位进行发言。开展职业病防治法宣传周活动,五部门联合开展,各镇(街道)政府积极组织1000余家用人单位开展宣传活动。开展"健康企业"创建活动,河南金利金铅集团被评为"健康企业标杆单位",济源中联水泥有限公司被评为"健康企业"。开展"职业健康达人"评定活动,4人获得市级"职业健康达人",2人获得省级"职业健康达人"。

10. 老年健康行动

加强老年健康教育,开展老年健康宣传周活动,实施家庭医生签约服务,全市65岁以上老年人家庭医生签约9.6万人,居家老年人家庭医生签约覆盖率达到100%。为65岁以上老年人开展健康评估、健康服务、中医体质辨识、健康危险因素调查和一般体格检查,65岁以上老年人规范化健康管理覆盖率74.74%。完善老年医疗服务网络,全市4家二级以上公立综合医院设置了老年医学科。医养结合机构增加到2家,安宁疗护中心2家,二级以上医疗机构开设的养老床位达到245张。大力开展老年友善医疗机构创建工作,河南省老年友善医疗机构达到7家,市级老年友善医疗机构占比达到90%。开展"智慧助老"行动。各医疗机构设立了老年人就医绿色通道,常态化疫情防控期间,机构入口增设老年患者"无健康码"绿色通道,方便老人就医。探索"全链式"医养结合模式,在玉泉、大峪、下冶卫生院开展"全链式"医养结合模式试点,通过健康养老服务信息平台,打造乡镇卫生院+乡镇敬老院+村卫生室+家庭的"全链式"医养结合模式。推进医养协作服务。养老机构和医疗机构全面开展签约合作,合力开展老年健康促进工作,全市17家养老机构已全部同医疗机构开展了签约服务,签约率100%。推进医养结合联合体建设。三院与六家市区老年公寓及七家乡镇养老院签订《医疗保障服务联合体协议书》,探索建立医疗机构和养老机构组成的医疗养老联合体,建立医疗养老互转绿色通道。持续提升医养结合服务质量,以北海街道清趣园社区为试点,探索"家庭+社区+志愿者+社区卫生服务中心"的居家社区医养结合运作机制。开展老年友好型社区创建工作,共有4家社区被评为"全国示范性老年友好型社区"。

11. 心脑血管疾病防治行动。

开展脑卒中防治体系建设,建成高血压防治中心和脑卒中防治中心,开通了脑卒中溶栓绿色通道,能够完成脑卒中急诊静脉溶栓的医院由1家增加到3家。开展脑卒中高危人群筛查干预项目,累计管理居民33 577人,其中既往脑卒中患者15 701人,高危人群5500人,完成随访29 448人次,持续规范开展心脑血管事件报告登记工作,镇、村医疗机构收集心脑血管事件信息并上报至市疾控中心,市疾控中心负责网络直报信息的审核和查重,心脑血管事件报告纳入年度考核内容。35岁以上人群首诊测血压率已达到100%,高血压患者规范管理率为85.38%,充分利用10月8日"中国高血压日"和10月17日"世界高血压日",开展形式多样的宣传咨询和义诊活动。继续实施HEARTS高血压防治项目。家庭医生每季度入村、入户,进行高血压等慢性病的健康知识宣讲和义诊。各级医疗机构开展高血压讲座,提升全民知晓率、治疗率和控制率。

12. 癌症防治行动

积极参与全省癌症防治网络建设,依托人民医院建成"市级癌症防治中心",依托肿瘤医院建成"县级癌症防治中心"。开展"肿瘤防治宣传周"活动,采取传统媒介与新媒体相结合的方式,广泛宣传肿瘤防治知识。在《济源日报》整版刊登肿瘤防治宣传海报,并在健康专栏多次刊登癌症防治核心知识;各级医疗卫生机构在微信公众号上推送癌症防治知识;村卫生室通过出板报、健康教育栏、张贴宣传版画等形式开展肿瘤防治知识宣传。开展肿瘤免费筛查,超额完成省级上消化道癌、宫颈癌、乳腺癌筛查任务,5年共开展上消化道癌筛查12 343例,宫颈癌筛查52 645例,乳腺癌筛查55 201例。2022—2023年,将肺癌免费筛查列入市民生实事,共筛查7100例,提高了早期肿瘤的诊断和治愈率。

13. 慢性呼吸系统疾病防治行动

完善慢阻肺防治网络,依托人民医院建设慢阻肺防治中心,并于2023年通过验收。开展慢阻肺筛查和综合干预工作,以人民医院作为慢阻肺筛查牵头医院,结合地域分布,选择7家医疗机构作为项目实施单位。成立慢阻肺筛查项目领导小组,加强督导及技术支持。组织专家深入项目实施单位开展现场督导指导,建立项目工作微信群,每月通报工作进度,每年均超额完成省定任务。开展"世界无烟日""世界慢阻肺日"等主题宣传日活动,通过悬挂宣传横幅、展板、发放宣传资料、现场咨询、健康义诊等形式让群众知晓吸烟的危害,为群众提供慢阻肺健康咨询,提高群众慢阻肺早发现、早诊断、早治疗的意识,70岁及以下人群慢性呼吸系统疾病死亡率多年保持低位,提前达到2030年目标值。

14. 糖尿病防治行动

进一步完善糖尿病防治网络。建立"省—市—镇"三级防治网络,各辖区医疗机构有专职工作人员负责糖尿病防治管理工作,定期开展业务培训和技术指导,不断提升队伍建设。工作人员规范开展糖尿病筛查、随访、干预、体检等工作。落实糖尿病综合干预项目,2021年完成500例任务,2023年完成300例任务,建立患者档案,持续开展危险分层和随访干预工作。加大糖尿病防治宣传,各级医疗卫生机构通过微信公众号、咨询台、电子显示屏、宣传版面和横幅等方式宣传糖尿病防治知识,医务人员深入基层,开展健康义诊、健康知识讲座,提高群众糖尿病防治知识和防范意识,2023年糖尿病规范管理率80.98%。

15. 传染病及地方病防治行动

筑牢新冠疫情防控体系。坚持"外防输入、内防反弹"总策略和"动态清零"总方针不动摇,先后有效应对和处置了多起疫情突发情况和突发问题,避免了疫情传播扩散,确保了济源防疫安全和社会大局和谐稳定,累计完成新冠病毒疫苗接种130余万剂次,人群覆盖率达93%。根据疫情形势变化,及时将工作重点由防控转为救治,实现新冠疫情防控平稳转段。强化艾滋病综合防治,针对不同人群采取合适的方式进行宣传,通过《济源日报》、《济源广播电视报》、疾病预防控制中心网站和微信公众号刊登和播放艾滋病防治知识。委托第三方机构,面向社会开展艾滋病性病有奖知识竞答活动,提高公众防治知识知晓率。设置两个国家级艾滋病监测哨点,及时发现目标人群。疾病预防控制中心和人民医院开设了艾滋病自愿咨询门诊,常年开展自愿咨询检测工作,免费提供咨询和检测。加强艾滋病感染者和病人随访管理,全部纳入数据库进行管理,实行专人随访。认真执行国家的艾滋病救治救助政策,免费开展咨询、检测、筛查和母婴阻断药物。加强性病的监测和防治宣传,持续提升性病防控能力。全面实施消除丙肝公共卫生危害项目,开展丙肝哨点监测。布病防控工作井然有序,多部门联防联控,信息共享。手足口病发病情况稳中有降,肠道传染病呈下降趋势。密切监测登革热、黑热病、猴痘等输入性疾病和禽流感与其他不明原因肺炎。持续做好预防接种工作,所有接种门诊开展扫码接种,免疫规划疫苗平均接种率94.53%。开展地方病相关健康危害因素监测工作,持续做好碘缺乏病监测、碘缺乏病日宣传活动,持续保持碘缺乏病消除状态。开展碘缺乏病现症病人随访管理工作,为47名碘缺乏病现症病人建立健康档案,开展健康随访管理,每年开展健康随访、健康体检、碘营养相关监测,指导病人科学补碘,不断提升生活质量,截至2023年底,现存碘缺乏病现症病人41人。

16. 中医药健康促进行动

健全完善中医药服务网络,以中医院为龙头,开设中医医疗项目,辐射7家市直医疗机构,开设中医临床科室、中医门诊和中医病床;12家镇卫生院全部设置有中医科、中药房,实现中医馆全覆盖,全部完成验收,其中8家创建为示范中医馆。依托市中医院适宜技术培训中心项目,全面推广适宜技术培训,12家卫生院全部能够开展针刺类、灸类、中医微创类、推拿类等6类以上中医非药物疗法,65.9%的村卫生室提供中医非药物疗法。开展中医药健康文化推进行动。市中医院成功申报河南省中医药文化宣传教育基地建设单位,组建了市级基层中医专家巡诊医疗队、社区健康宣讲团,定期开展中医文化进机关、进企业活动,开展中医药健康知识宣传,展示中医药文化魅力。开展"中医药文化进校园"宣传活动,市中医院分别与高级中学、沁园中学、东园小学、河合小学、王屋小学等合作建立了中医药文化传播基地,组建学生中医药社团,2023年在王屋小学建成本草馆,展出各种实物展品及标本120余件。提升中医药服务能力。投资1.5亿的中医院二期扩建工程已投入使用。依托中医院建设的省级区域中医(康复)诊疗中心于2023年12月完成验收,组建6个亚专科,开放床位200张,中西医康复医学医疗使用面积5000平方米。加强中医人才队伍建设。持续深入开展"西学中"培训,现有4家试点培训单位(中医院、人民医院、肿瘤医院、妇幼保健院),在培人数340名。持续推进中医助理全科医生培训工作,培养中医全科医学人才,在培人数30名。全面推广中医药适宜技术培训,2023年培训基层卫生技术人员560人。积极参加省级"仲景工程",申报省级青苗人才、全国基层名老中医传承工作室项目。

(三)组织实施和支持保障情况

1. 健全组织领导机制

示范区党工委、管委会高度重视健康济源建设,坚持将健康融入所有政策工作机制,高位搭建工作体系,成立健康济源行动推进委员会,管委会主要领导为组长,相关部门主要负责人为成员,建立协同联动机制,形成了"党委统一领导、党政齐抓共管、部门通力协作"的大健康工作格局。推进委员会多次召开会议,审议本年度工作要点,对健康济源行动工作作出具体安排部署。听取上年度考核情况报告,并对健康济源行动推进过程中的难点、堵点作出重要指示。

2. 完善考核督导机制

将健康济源行动工作作为考核减分项列入各部门年度综合目标考核内容,通过目标管理和奖惩机制推动各单位履行职责、落实措施。各部门坚持目标导向、问题导向,结合考核结果,紧扣目标任务,抓住薄弱环节,分析原因,制定政策,强化经费投入、资源整合和能力建设,补齐短板弱项,推动落实各项重点工作任务,指标稳步快速提升。

3. 构建宣传推广矩阵

在卫生健康委官方网站、官方微信公众号开设"健康济源行动"专栏,并与济源新闻传媒中心合作,通过《济源日报》纸媒及微信公众号、"在济源"等媒体集中宣传健康济源行动,发布重要政策、普及健康知识,各成员单位利用本单位的宣传载体,转发"健康济源行动"专栏信息,发布本单位开展的健康济源活动信息,形成以"健康济源行动"专栏为中心的宣传工作网络,共同展示健康济源行动进展和成效,营造建设健康济源的良好氛围。

二、面临的主要挑战

(一)人口老龄化加速

截至2023年,济源市65岁及以上老年人10万人,占常住总人口的比例达13.9%。人口老龄化以及人口结构的变化将使医疗服务,尤其是慢性病、老年病管理和治疗服务的需求量增加,要求医疗卫生资源进行相应的调整。另外,人口老龄化将会对医保筹资和支付带来巨大的压力,还会导致健康维护与医疗、护理的成本上升。

(二)公众自我健康管理的意识和能力需要提高

吸烟、过量饮酒、缺乏锻炼、不健康饮食、空气污染等慢病的主要致病风险因素广泛流行,且未得到公众应有重视。此外,经济社会转型期工作和生活节奏的趋快,劳动关系、人际关系趋紧,工作和生活压力趋增,借助互联网失序蔓延的不良情绪和社会氛围,对公众心理和生理健康造成的影响逐渐凸显。

三、策略展望

（一）进一步完善老年健康服务体系

支持鼓励有条件的医疗机构积极设立养老机构，在医、康养项目内部设立医疗机构，通过养老机构和医疗机构融合发展，为长期卧床、生活不能自理等需要康复护理的老年人提供医疗、康复、护理等服务，让老年人在健康中安享晚年。逐步扩大家庭病床服务覆盖范围，实现"居家住院、医保报销"就医机制，缓解行动不便老年人就医难题，减轻就医负担。

（二）深入实施健康济源行动和爱国卫生运动

持续推进健康济源建设，大力促进社会共治、医防协同、医防融合，聚焦影响人民健康的心脑血管疾病、癌症、慢性呼吸系统疾病、糖尿病等重大疾病，推动防治关口前移，加强早期筛查、早诊早治，鼓励医务人员积极参与健康宣教，让公众掌握更多的健康知识和技能，努力控制主要健康影响因素和危害人类健康的重大疾病。

（供稿：李小营，赵炜方，贺向红）

BⅣ　典型案例

B.40 鹤壁市：创新模式、全民共建，努力实现健康科普全覆盖

一、工作背景

近年来，鹤壁市坚持一切为了人民健康的发展理念，深入实施健康知识普及行动，把普及健康知识纳入卫生健康工作整体部署，加强规划、政策、行动协同发力，健全管理体制、工作运行和保障机制。创新实施健康促进"13621"行动，建立政府、医院、媒体、社区多层面共同参与的大健康科普宣传模式，形成部门协作、上下联动、齐抓共管的工作格局，真正实现从"治病为主"向"预防为主"的转变，全市群众健康素养水平得到大幅度提升，从2016年10.03%上升至2020年27.09%，跻身"全国健康城市建设进步最快十大城市"。

二、主要做法

（一）"1测"

每年组织一次市级健康素养水平测试。抽取城乡3000余人为代表样本，通过监测，深入分析群众主要健康问题和需求，针对性开展"医教结合""医养结合""体医融合""控烟联合行动"等干预项目，查漏补缺，补齐短板弱项，多层次多角度广泛传播健康知识与技能。

（二）"3创"

开展健康促进县区、医院、学校等支持性环境建设。积极发挥医疗卫生资源，在全民健康教育与健康促进工作中的主阵地和主渠道作用。创建一批健康机关、健康学校、健康医院、健康社区（村）等支持性环境，打造健身步道、健康主题公园、健身活动角等，推广和普及健康生活方式；积极建设城市高品质15分钟生活圈，涵盖医疗服务、养老服务、全民健身、绿色出行等功能，推动形成全人群健康绿色低碳生活、慢病预防与治疗、智慧康养服务体系。目前，已创建省级健康促进县区1个、健康促进医院5个、健康乡村26个、健康单位51个，市级健康细胞1240个，五星文明健康家庭420户。

(三)"6 进"

推动健康教育进家庭、进乡村、进社区、进学校、进机关、进企业。坚持关口前移,针对儿童、青少年、职业人群、妇女、老年人等重点人群,大力宣传全生命周期健康科普知识。探索"网格化+健康促进"工作方法,将签约医生纳入社区网格服务团队,开展精准到户、精准到人、精准到病的健康教育服务工作,倡导健康行为与生活方式。开展"健康鹤壁行·名医走基层"专项行动,深入机关、学校、企业、乡村、社区、家庭,开展以健康中原政策宣讲、健康知识讲座、乡村医生全员式科普技能培训、医疗业务帮扶、健康文化演出、科普书刊捐赠等"十个一"为主要内容的系列活动。先后开展"健康鹤壁行·名医走基层"志愿服务活动 800 余次。

(四)"2 建"

加强基层健康教育阵地建设和队伍建设。先后举办全市健康教育科普技能培训班 5 期,对家庭医生开展健康科普技能培训和健康素养标准课件推广培训 30 期;举办 4 届健康科普能力大赛,8 人在省级比赛中获得荣誉。建设病媒生物科普馆、中医养生健康游园、青春期健康教育基地、五岩山健康旅游示范基地等健康科普阵地;修缮健康步道 388 条,健康主题游园和长廊 163 个。组建由 90 名市级健康科普专家、78 名县级健康科普专家、2471 名乡村级健康教育骨干,组成的三级健康科普队伍。

(五)"1 帮扶"

组织市级医院一对一帮扶县区,提升当地居民健康素养水平。7 家医院为县区开展健康巡讲、健康义诊、医疗帮扶、基本公卫健康教育服务能力提升等工作。为 29 所学校各配备 1 个健康医疗团队,为 22 家幼儿园配备 1 名健康副园长,开展一对一健康指导。

三、推进成效

(一)以传播为载体,建立健康宣传体系

统筹医疗卫生机构、社会团体和新闻媒体等各类资源,依托电视、广播、报纸、网站、新媒体和健康中原 120 电视栏目、热线服务电话等多种媒介,建立"二台二报三网"的健康促进全媒体传播矩阵。制作权威健康科普标准课件、健康素养 66 条系列短视频 80 余部。推动"互联网+精准健康科普",开展全市健康素养网络竞答活动,邀请专家开展科普云直播,扩展健康科普知识的传播面和受众面。创作优秀科普作品,连续两年在全国新时代健康科普作品征集大赛中获奖。

（二）以融合为抓手，推进健康共享机制

建立健全健康促进融入机制，形成合力，共建共享。将健康促进融入乡村振兴战略，开展"健康鹤壁行·名医走基层"志愿服务活动，普及知识，开展义诊健康服务；融入全国文明城市、文明单位创建目标，倡导公序良俗，引导健康生活；融入爱国卫生运动，开展"一科普六行动"；融入全民健身活动，全市4186名健康指导员对群众开展针对性的健康指导；融入学校教育，在中小学开展健康教育课程，将健康教育和健康干预融入学校日常教学各个环节；融入社区网格服务团队，为群众提供健康教育、预防保健、康复治疗、咨询指导等全方位服务；融入医疗机构诊疗全过程，从入院、院中、出院到第三方回访，实施全过程健康教育；融入社会组织活动，联合市养生保健协会等社团组织，在社区开展"健康大讲堂"活动；融入医药卫生体制改革，将健康素养水平纳入医改考核指标。将健康促进与中医"治未病"深度结合，在全市二级以上医院和37个乡镇卫生院、社区服务中心建设中医馆，提供集养生、理疗、保健等于一体的中医特色保健服务。通过多方融入结合，不断普及健康知识，提升群众健康理念，将健康促进延伸到每个社区、每个家庭、每个角落。

（三）以防疫为契机，加强健康知识宣讲

集中全力做好防疫健康知识宣传，维护人民群众健康。联合市委宣传部组建"防汛救灾健康教育宣讲团"，组织专家走进"7·20"受灾群众安置点，开展健康知识巡讲。市卫生健康委每日发布健康知识温馨提醒；充分运用全市885个农村"大喇叭"、550个社区"小音响"，累计播放防疫健康知识长达80万小时；针对不同群体，通过朋友圈和微信群推广防护知识4.2万条；在所有小区、村庄、单位、商场、医疗机构，实施健康教育宣传栏更新、宣传版面张贴上墙、科普短视频电子屏连续播放系列行动，实现全方位全覆盖广传播。群众对健康知识、防疫科普由"关注少"到"处处见""记得牢"，进一步激发了主动获取健康知识的强烈意愿。

四、经验启示

（一）政府主导

将健康促进纳入各级政府考核目标，推动将健康融入所有政策落地见效。先后出台《关于全面加强健康促进与教育的指导意见》《鹤壁市健康教育和健康促进工作规范》《鹤壁市关于开展健康促进"13621"工作模式的通知》等政策文件，强力推进，抓细抓实。

（二）完善机制

成立由市政府副市长为组长、各相关单位分管领导为成员的领导小组,组建健康促进专家委员会,明确工作职责,构建"政府主导、部门协作、专业机构支撑、全社会参与"的健康促进工作体系。

（三）加强宣传

统筹医疗卫生机构、社会团体和新闻媒体等各类资源,依托电视、广播等多种大众媒介,建立健康促进全媒体传播矩阵,构建全方位、多媒体、多层次的健康教育网络。

B.41 郑州大学第二附属医院:发挥临床营养专长,助力"好好吃饭"这件事

营养是健康的重要物质,合理膳食是实现营养均衡、身体健康的必要手段。健康河南行动实施以来,郑州大学第二附属医院积极探索,大胆创新,深入推进合理膳食行动,充分发挥自身优势,助力"好好吃饭"这件事,切实满足人民群众对美好生活的需求。

一、工作背景

当前,我国正处在从保障食物供应和食品安全,转向提高国民营养健康的进程,城乡居民对食品安全和营养健康的需求日益提高。河南省是农业大省,农村人口占比高,受思想观念、生活习惯等因素影响,大多数群众特别是农村居民对如何"吃的健康"缺乏正确认识。因不合理膳食造成的营养失衡现象比较普遍,慢性病患病率呈逐年上升趋势。为充分发挥合理膳食在维护全生命周期和防控重大疾病中的基础性作用,郑州大学第二附属医院（以下称郑大二附院）作为河南省营养学会临床营养专业委员会主委单位,在做好院内病人营养管理工作基础上,充分发挥自身临床营养专长,积极探索建设我省首个集膳食指导、科普宣教、教育培训、实践操作、示范带教多位一体的"合理膳食培训基地"。

二、主要做法

（一）普及营养知识,倡导健康饮食风尚

自2015年河南省全民营养周主题宣传活动开展以来,郑大二附院连续8年积极参

与,动员组织多方资源,开展大型营养义诊、万名志愿者倡议、营养及合理膳食知识"五进"等多种形式的营养健康科普宣传活动。近3年来,连续承办全省全民营养周主题活动,开展18个地市线上营养特色菜展示等主题活动。关注"一老一小"等重点人群营养状况,编写《老年健康促进系列手册》,承办河南省老年健康科普短视频评比、老年健康周等活动,不断加大对重点人群的健康科普宣传力度。

(二)开展膳食指导,推动慢病自主管理

建立河南省临床营养质控中心工作体系,强化对住院患者的营养风险筛查管理,建立筛查—评估—诊断—治疗的营养诊疗体系。利用本院营养师专业特长,组织对周边社区居民的健康咨询、营养评估和合理膳食指导;把居民请进营养实操间,观摩学习食物合理搭配、健康烹饪方法,手把手指导其自主进行每日食谱调整;针对存在肥胖、高血压、糖尿病等健康问题的居民,结合个人患病情况和营养状况,帮助制定个性化的带量食谱;教会居民掌握观察体重等健康指标的方法,实现慢病的自我营养管理。

(三)建设营养食堂,打造实践技能基地

2018年,郑大二附院在全省率先建设营养食堂,选派厨师到上海、天津等地开展健康膳食配餐等进修学习,着力提高营养厨师营养膳食制作技艺。按照就餐者不同需求开展个性化订餐服务,加强对传统烹饪方式的营养化改造,推广健康烹饪模式,营养餐供不应求,逐步形成了自己的营养健康品牌。2021年,郑大二附院营养食堂作为我省首个营养食堂建成单位,积极承担全省营养食堂试点单位培训任务,编写培训教材,举办培训班,将营养知识和科学配餐理念等理论知识,形象生动地展示出来,为全省培养了一大批营养厨师。

(四)做好示范带教,推动营养人才培养

为充实各级营养人才队伍,提升营养指导工作能力,自2021年起,我省启动营养指导员培训工作,计划到2030年完成1万人培训任务,实现每万人一名营养指导员目标。郑大二附院全程参与,编写了《营养厨师培训教程》《营养指导员带教实习手册》等一系列培训教材,规范统一了全省实习点带教课程。积极开展营养指导员师资培训,深入带教实习点进行现场指导,全面传授营养宣教传播技能,为营养膳食行动的全面推进发挥了重要作用。

(五)支持营养抗疫,发挥免疫基石作用

(1)参与新冠患者的临床救治。郑大二附院两次带领临床营养专家,第一时间进驻新冠患者定点收治医院,对医务人员、营养厨师开展营养培训,制定个性化膳食和治疗膳

食带量食谱,为患者进行膳食营养治疗。

(2)开展新冠患者的膳食调查研究。组织临床营养专家对进驻院区新冠患者展开膳食调查,收集膳食摄入数据、营养相关检测指标,研究营养与新冠疾病转归的关系。

(3)制定《新冠肺炎防治营养膳食指导方案》,推动营养支持应用于重症、危重症患者的治疗康复,对患者、一线工作者和社会公众分别提出营养膳食建议,助力做好常态化疫情防控。

三、推进成效

(一)营养健康科学理念深入人心

营养健康宣教活动常态化开展,有效促进了合理膳食及营养健康知识的普及,调动了全社会参与的积极性、主动性、创造性,将营养健康理念引入社区、单位和家庭,使营养健康逐步成为全社会的共识和自觉行动,群众饮食行为更趋理性,人人参与、人人建设、人人共享的国民营养健康新生态逐步形成。

(二)膳食指导成效得到广泛认同

郑大二附院治疗膳食配制室自2018年开展工作以来,每年为特殊饮食需求的住院患者配置治疗膳食3.8万份,80%以上患者症状得到明显改善。医院营养健康食堂与营养师联合打造个性化膳食管理,80%以上管理对象体重已经下降15%,大部分人达到了塑型,改善血压、血脂、血糖的效果。由营养师精准制定的"好好吃饭"套餐供不应求,"配餐减肥"成为时尚,河南电视台、郑州电视台等多家媒体给予报道。

(三)营养健康指导能力有效提升

将营养食堂建设和营养指导能力提升工作相结合,使营养食堂发挥示教基地作用,辐射带动多个省级医院、学校食堂,使他们具备开展新一轮更为广泛的合理膳食培训指导的能力。

(四)参与实战取得营养抗疫经验

一是对郑州新冠病毒感染定点医院营养不良住院患者,给予个体化膳食加口服营养补充。一周后患者血清总蛋白和白蛋白水平显著高于干预前,患者满意度达97.8%。二是对安阳五院新冠病毒感染患者开展膳食调查,为新冠患者膳食供给标准及营养治疗方案的制定提供了科学依据。三是把河南营养食堂经验带进新疆,协助哈密市中心医院创建第一家"妊娠糖尿病一日门诊"。

四、经验启示

(一)知识普及需要坚持不懈和协同带动

借助河南省营养学会临床营养专业委员会平台,持续开展营养健康科普宣教,上下联动机构及行业协会、学会等多方参与,积极引导公众营养观,逐步形成多方协同、全民参与、共建共享的良好氛围。

(二)工作规划需要专业支持和标准规范

整合省营养学会、省临床营养质控中心、全省临床营养科等优势资源,发挥临床、营养专家的专业技术作用,为全省合理膳食行动目标制定、营养标准体系建设提供专业支持,促进行政决策科学化、精准化。

(三)人才培养需要理论学习和实践操作

作为全省首个培训基地,带动各地营养健康食堂试点建设,推广健康烹饪模式,推进食堂营养健康转型。充分发挥培训基地实践带教功能,实现各级营养人才培养理论与实践的有机结合,培养全方位、多层次的营养人才。

(四)营养作用需要深入发掘和不断探究

发挥营养健康基石的作用,积极开展营养治疗,服务特殊人群,助力疫情救治、营养援疆、"一老一小"营养健康等。通过营养工作的全方位参与、支持、服务、合作,体现出合理膳食、营养健康在维护人民群众身体健康方面的重大潜力和不可替代的重要作用。

B.42 驻马店市:推进"体医融合",建设健康驻马店

一、工作背景

运动是良药,身心共健康。推动体育与社会心理服务、医疗融合发展,为百姓提供全方位、全过程的健康指导和保障,让更多的百姓动起来、健起来、更快乐、更健康,是卫生健康工作的重要任务。在2019年机构改革中,驻马店市委、市政府以改革创新精神,成

立卫生健康体育委员会,积极构建新的大健康工作格局。为贯彻落实健康中国行动,驻马店市积极开展"体医融合,推进健康驻马店"试点工作,加快推动全民健身、社会心理服务与医疗服务的融合,实施监测评估、服务指导,引导群众健康生活,不断提升全民健康水平。

二、主要做法

（一）开展全民健身指导培训

一方面,抓好培训载体。驻马店市卫健体委把健身运动作为推动常态化疫情防控措施的有效载体,出台具体实施方案。市体育总会密切配合各部门,强化队伍建设,按照不少于服务社区人口3‰的标准,组建社会体育指导员队伍。坚持把群众喜闻乐见的广场舞、太极拳、健身气功、羽毛球、乒乓球等活动,以及健康管理、运动损伤、运动康复及心肺复苏等医学知识技能纳入专题培训范围,先后举办全市社会体育指导员培训班13期。2021年举办运动健康管理培训班,特邀崔新东、李玉周、吴卫东等运动健康管理专家授课,培训市级医疗机构医生和健身站点社会体育指导员270人,为加快推进复合型体育健康人才队伍建设和深入开展"体医融合"奠定了坚实基础。另一方面,开展进社区活动。通过持续开展健身指导服务,不断增强居民健身意识,培养科学健身行为。组织社会体育指导员队伍进社区,开展讲座和现场传授指导,为广大群众健身活动提供技术服务。聚焦社区居民中青少年"小胖墩、小眼镜",以及中老年群体患常见病、慢性病居民,重点指导开展健身活动,加强健康服务和综合干预。

（二）开展国民体质监测

一方面,延伸服务领域。市卫健体委持续加强全民健身与全民健康深度融合,制定了国民体质监测实施方案,每年安排部署测试工作任务。组建由监测人员和健身指导员组成的国民体质监测服务队,以驿城区为试点,推进国民体质测定网点向城市社区、乡镇延伸,积极开展运动处方指导公益服务项目。另一方面,多层面开展监测工作。选择公务员、环卫工人、企业职工、大学生、居民等代表性人群,从2020年起每年定期进行跟踪测试,建立受测人员健康档案。根据测定结果,进行年度情况对比分析和有针对性的健身指导,为开展体医融合促进居民健康工作提供科学参考数据。

（三）开展健康科普宣讲

针对居民主要健康问题、健康危险因素、群众需求,结合青少年、妇女、老年人、残疾人、0—6岁儿童家长、农民工等重点人群不同情况,开展健康教育,印制发放《中国公民健康素养66条》宣传折页30万份。依托医疗机构优势资源,组建128名健康科普专家团队,重点普及健康素养知识、职业病防治法律法规,在辖区内大力开展"健康大讲堂"活动。结合"健康中原行·大医献爱心"驻马店站活动,组织开展老年健康知识进家庭,宣传普及高血压、糖尿病、心脑血管防护等健康知识,广大群众受益良多。

(四)开展心理健康指导和干预服务

组建社区心理服务工作者队伍,参与心理服务工作人数不少于服务社区人口的3‰。与工会、妇联、教育部门结合,开展各种人群的心理健康辅导,提供心理健康宣讲及后续心理服务,普及心理健康知识,传授简易实用的心理健康技能,辅导常见心理问题和心理困扰。全社会参与心理服务的社会氛围日益浓厚,心理健康知识知晓率不断提高。

三、推进成效

(一)社会体育指导员的作用得到充分发挥

驻马店市不断加大力度组织社会体育指导员培训。截至2023年,已有国家级社会体育指导员37人、一级184人、二级1824人、三级25 380人,总人数27 425人。社会体育指导员人数占本地总人口比例达到3‰,直接服务基层健身群众300多万人,为体育的全民化、大众化打下了良好基础。社会体育指导员深入社区、医院、机关、学校、农村,巡回开展"走基层、送健康"全民健身志愿服务系列活动,通过持续开展的健身指导服务,不断增强居民科学健身意识,培养群众的科学健身行为。

(二)常态化的科学健身指导效果明显

市卫健体委在常态化开展国民体质监测的同时,与科学健身指导有效结合,联合多部门开展线上线下健身科普咨询、健康知识讲座、心理健康辅导等系列活动。采取网络展示、网络交流、线上指导相结合的形式,传播体育健身知识,宣传居家科学健身项目和方法,鼓励群众广泛参与科学健身活动,参加群众近30万人次,在电视新闻、平面媒体、微信公众号、今日头条等传播点击量近600万次。

(三)群众参与健身活动的意识明显增强

针对疫情防控期间群众体育健身的需求,积极组织开展群众体育活动,宣传健身效果,采取"互联网+体育"的形式,开展线下运动、线上交流、视频展示分享,打造特殊时期全民参与的健身大舞台。2021年全市共举办各类线上线下活动260多次,参加人数近10万人。截至2023年,全市共有各类体育协会94个,体育健身俱乐部66个,经常参加体育锻炼人数 310 万,达到全市总人口的 45%。

四、经验启示

健身是基础、医疗是手段、健康是目的。健康中国战略明确提出全民健身与全民健康深度融合,形成运动促进健康、体医融合促进慢性病预防和非医疗干预的新机制、新模式。要进一步建立科学合理的体质测评和运动处方指导体系,培养群众科学健身、健康防病能力,充分发挥全民健身对于健康的积极作用,更好地为人民健康保驾护航。

B.43 郑州市:推动控烟立法,建设无烟环境

近年来,郑州市卫生健康委(爱卫办)持续推动控烟立法,强化监督执法力度,开展健康知识科普宣传和无烟环境创建,减少吸烟和二手烟暴露对身体造成的危害,引导群众践行健康生活方式,切实维护群众健康权益,助力健康郑州建设。

一、工作背景

《郑州市公共场所禁止吸烟条例》(以下简称《条例》)于 1998 年 9 月 1 日正式实施,2010 年 9 月完成第一次修订。随着公众对烟草烟雾危害的认识不断增强,城市文明程度的不断提高,社会各界对郑州再次修订完善《条例》、推动室内公共场所全面无烟环境立法的呼声也越来越高。2019 年,为深入实施健康中国战略和健康河南行动,进一步加强控烟、禁烟工作和健康城市建设,郑州市卫生健康委(爱卫办)向市人大和市司法局提出修订申请,2020 年 6 月,省、市人大常委会审议通过了《条例》的第二次修订。

二、主要做法

(一)因时因势,积极推动控烟立法

(1)适时开展修订。《条例》是世界卫生组织《烟草控制框架公约》在中国生效后,国内第一批由省级人大颁布的控烟法规。《条例》的实施,对控制二手烟暴露和危害、提升全市公共场所控烟管理水平提供了有力的法律保障,对全国、全省控烟立法工作起到了积极的示范和促进作用。但是,随着健康中国战略实施,公民文明行为倡导的不断推进,《条例》中禁烟区域范围、执法主体、处罚额度等内容已不适应形势发展和工作需要。

(2) 突出修订重点。坚持依法依规,结合健康中国、健康河南行动中控烟禁烟的目标要求,《条例》第二次修订有以下特点:扩大禁烟适用范围,规定公共场所全面禁烟,取消室内工作场所和公共场所的吸烟区设置;进一步明确执法主体,由市、县两级卫生健康部门,负责辖区内禁止吸烟工作;加大处罚力度,对违反条例规定在禁止区域吸烟的,处50元—200元罚款;增加禁止未成年人吸烟条款,即"禁止未成年人吸烟,禁止向未成年人销售烟草制品"。

(3) 加强政策解读。《条例》公布实施后,郑州市卫生健康委在《郑州日报》等多家媒体以答记者问形式刊登《条例》15问,对《条例》修订背景、意义、依据、禁烟范围、违法处罚、禁烟场所等内容进行政策解读,提高社会各界知晓率;印制新版禁烟标志标识3万张,免费发放至各级各单位广泛张贴,并制作《被吸烟,我不干》公益宣传视频,在全市核心商圈楼宇等户外大屏幕循环播放,广泛宣传普及室内工作场所和室内公共场所禁止吸烟规定;以市爱卫会名义印发《关于宣传贯彻实施新修改<河南省爱国卫生条例><郑州市公共场所禁止吸烟条例>的通知》,明确卫健、教育、公安、市场监管、文化旅游、交通等相关部门的控烟工作职责和执法权限,引导群众遵守《条例》规定、自觉控烟禁烟。

(二) 营造氛围,广泛开展《条例》宣传

(1) 抓好主题宣传。全市各级各部门充分利用爱国卫生月、世界卫生日、世界无烟日等主题日,通过设置集中宣传点、制作宣传版面、设立控烟咨询义诊台、印发控烟宣传品、召开中小学主题班会等形式,加强控烟知识教育普及和《条例》内容宣传,引导群众增强健康意识。《条例》第二次修订实施以来,全市共举办宣传活动6824场,发放宣传材料292万份,参与人数121万人,张贴新版禁烟标志标识33.85万张。

(2) 办好健康热线。充分运用12320卫生健康热线,向广大市民普及戒烟健康知识,回答群众健康咨询,讲解戒烟干预流程,接受群众相关投诉,动员广大市民关注和参与戒烟控烟。市卫健委(爱卫办)针对群众投诉内容进行认真梳理后,通报反馈至各区县(市),按照《条例》要求做好整改落实。

(3) 开展系列活动。在全市中小学派驻设立"健康副校长",开展"小手拉大手 禁烟路上一起走"主题禁烟活动,共计1460所学校119万余名学生参与其中;对广大市民开展"戒烟达人"评选及"戒烟控烟"签名活动;组织各级医疗机构完善戒烟服务体系,持续建设戒烟门诊示范基地,开展戒烟义诊活动和专题讲座,推广简短戒烟干预服务和烟草依赖疾病诊治,为烟民提供科学戒烟服务指导。

(三) 多措并举,推动《条例》贯彻落实

(1) 强化控烟执法监督。市卫生健康委印制《郑州市公共场所禁止吸烟条例行政处罚裁量基准》,对违法行为和处罚幅度进行细化,督促指导各区县(市)、各成员单位开展控烟执法及宣传活动。两年多来,全市开展禁烟集中执法1137次,处罚146次,督促提醒55万余人。

(2)规范推进控烟工作。印发《郑州市禁止吸烟警示标志制作标准与张贴规范》《郑州市城区吸烟区设置规范(试行)的通知》《公共场所设立义务禁烟检查员的通知》等,规范禁烟标志标识张贴和公共场所室外吸烟区设置,在各类公共场所设立禁烟劝阻员6.78万人。

(3)开展控烟成果"回头看"。2021年世界无烟日期间及《条例》修订两周年之际,市卫生健康委(爱卫办)联合郑州电视台就《条例》贯彻落实和控烟执法情况,两次开展系列现场采访报道,实地调查和现场曝光,显著提高了社会公众对吸烟有害健康的认识。

(四)狠抓落实,着力推进无烟环境建设

(1)大力开展无烟单位创建。2014年1月,郑州市委、市政府出台《关于领导干部带头在公共场所禁烟有关事项的通知》和《郑州市无烟单位创建命名和监督管理办法》,并将其作为创建卫生单位和文明单位的必要条件,以制度形式规范约束党政机关、领导干部带头在公共场所禁烟,各级党政机关公务活动严禁吸烟。在全市大力推进无烟机关、学校、医院等无烟单位创建活动,截至2021年,全市共创建命名无烟单位1275个,其中无烟党政机关785个、无烟学校344个、无烟医院127个。

(2)全面融入健康城市建设。2016年郑州被确定为全国38个健康城市建设试点,市政府出台《郑州市健康城市建设三年规划(2018—2020年)》,将创建无烟环境列入健康社区、健康村镇、健康单位等健康细胞工程建设标准,把创建"无烟单位"作为各类健康细胞建设的重要前提之一,在全市大力营造无烟环境。截至2021年,郑州市命名健康细胞6807个。"健康细胞建设郑州模式"被省级媒体专版宣传、全国推广。健康社区的做法,被中国疾控中心纳入"在卫生城市基础上开展健康城市标准化建设工作的政策研究"项目典型案例,《健康中国观察》杂志刊登。

(3)加强重点场所抽烟行为治理。两年多来,结合国家卫生城市复审、全国文明城市创建,市卫生健康委(爱卫办)制定《郑州市开展禁烟场所抽烟行为治理行动工作方案》,各区县(市)和市爱卫会成员单位充分发挥监管职能和行业指导作用,紧盯交通站点、文旅场所、机关单位等重点区域抽烟的不文明行为,集中开展健康教育、劝阻执法等治理行动,对发现问题坚持立行立改、限期整改。

三、推进成效

控制烟草危害,有效减少疾病,是全球共识。郑州市积极采取多种有效措施,消除烟草危害,维护人民群众身心健康。在借鉴杭州、武汉做法和调研论证基础上,郑州市对原

《条例》禁烟区域范围、执法主体和处罚额度等条款进行打包修订,增加"禁止向未成年人销售烟草"的内容,2020年8月新《条例》正式公布施行。《条例》的第二次修订,实现了河南省公共场所全面无烟立法城市零的突破,进入全国无烟立法城市第一方阵,得到了全国爱卫办、控烟办和省爱卫办的充分肯定。2021年,郑州市15岁以上人群吸烟率降至22.39%,提前超额完成了国家、省、市设定的2022年工作目标(24.5%)。

四、经验启示

推进"健康郑州"控烟行动,一是要不断强化控烟监督执法。要持续推动完善控烟管控体系,要加强多部门的联合执法,尤其要加强机场、高铁站、汽车站、学校、医院、网吧等法规条例明确的重点公共场所的查处力度,形成公共场所禁止吸烟的威慑力。二是积极推进无烟环境建设。充分发挥领导干部、教师和医务人员的示范引领作用,大力开展党政机关、学校、医疗卫生机构无烟环境建设。将创建无烟家庭纳入健康细胞建设内容,营造控烟戒烟的良好环境。三是加大宣传教育力度。要充分利用主题宣传活动,开展控烟健康教育,曝光一批违法行为,让文明健康生活方式深入人心。

B.44 新乡市:建立社会心理服务体系,推进社会健康和谐发展

一、工作背景

2019年以来,新乡市积极推进社会心理服务体系建设,将其纳入全市平安建设、政府目标、市委改革事项等多项重要考核,形成了"党政齐抓共管、政法卫健牵头、部门协调联动、基层紧密配合"的工作模式,围绕建机制、搭平台、育队伍、提能力,有力有序地推进全市社会心理服务。

二、主要做法

(一)完善基层心理服务体系建设,筑牢基层心理服务基础

在县、乡、村三级综治中心规范设置心理咨询室或社会工作室。全市以县、乡、村为单位建成率分别达84.6%、98.7%、77.3%。开展基层心理疏导化解服务千余次,并定期

开展社会心态分析研判、风险评估和预测预警。

（二）心理健康进校园，保护未成年人身心健康

加强网格管理，共同推进心理健康辅导体系建设。目前成熟站点397个，带动全市未成年人心理健康教育工作发展。增加"空中微课堂""基层心理帮扶""考生心理援助""家长团体"等多项心理辅导活动。"新老师讲心理"视频微课播放量近2.5万次。

（三）加强各类人员心理健康，促进社会健康和谐发展

（1）积极开展在职员工心理服务。县（市、区）总工会组成专家团队，建立心理咨询服务活动室，接待职工咨询。各市直单位大力开展针对本系统职工的心理服务。市公安局投资100余万元，在市人民警察学校挂牌成立"心理健康服务中心"。

（2）加强妇女心理健康工作。新乡市妇联与新乡市司法局联合成立了婚姻家庭纠纷人民调解委员会，推动将人民调解与预防和化解婚姻家庭纠纷有效结合，促进家庭和睦。

（3）加强社区矫正人员等特殊人群心理服务。新乡市13个社区矫正中心均设置有心理咨询功能室，配备心理咨询师，取得国家心理咨询师职业资格证人员有177人。对新入社区的矫正对象进行心理测评，并对其进行管理等级分类，对有可能重新犯罪，诱发不稳定因素的人员，制定并落实风险防范化解和处置措施，共建立个人心理档案2300多份。

（四）强化心理危机人群的干预，提供"一对一"在线心理服务

（1）开通一批心理服务热线。新乡医学院第二附属医院依托河南省心理援助热线（7095888）设立疫情专席，市疫情指挥部指导开通社会心理服务工作热线电话（2022011），为全市人民提供心理咨询和疏导服务；未成年人心理援助中心"新老师"心理咨询热线（12355），每天为未成年人及其家长提供心理咨询；各个县（市、区）均成立了本区域的援助热线队伍，开通了15条心理援助热线，全天候接受群众咨询。

（2）印制心理科普教材。新乡市组织专家编撰《心理自助手册》《新冠肺炎心理援助热线服务实例及应对手册》《新冠肺炎公众心理自助与疏导指南》，供心理援助专业人员和居民进行自助疏导。

（五）强化心理健康科普宣传

（1）线上开展心理课堂。疫情防控期间，市卫生健康委积极建设全市心理援助与培训的线上课堂，全面实施"云援助""云培训"，为心理援助队员和一线医务人员、一线社区工作人员及家属提供心理疏导、情绪支持、保障支持。

（2）线下开展社会心理服务宣传"五进"活动。举办心理健康教育主题演讲、心理健

康知识宣传展览等形式多样的科普宣传活动百余次。

（六）强化严重精神障碍患者综合服务

（1）加强对有肇事肇祸倾向的严重精神障碍患者的排查检测工作。2020年，市财政落实161.64万元用于以奖代补政策，全市排查出2525名肇事肇祸倾向的精神障碍患者，全部纳入规范化管理。

（2）加大精神障碍社区康复工作力度。依托11个精神障碍社区康复服务站，落实残疾人保障政策，逐步提升精神障碍患者的医疗费用，保障医疗救助水平。在做到"应治尽治"的基础上，进一步完善精神障碍患者的隐私保护及其家庭陪护人员的失业保障政策，减轻患者及其家庭的心理压力和经济负担。

三、推进成效

（一）强化人才培养和业务培训

近年来，新乡市充分利用医师转岗培训充实精神卫生工作队伍。市卫生健康委每年至少举办两期重性精神疾病防治知识培训班，为重性精神疾病管理治疗工作顺利实施提供了人才保障。据统计，目前，全市每10万人中可提供服务的精神科执业（助理）医师达到5.57人。

（二）实施广覆盖的社会心理服务

新乡市不仅支持个体心理健康发展，也重视群体心理健康与社会心态建设，联动多方资源解决实际问题，不断提升群众获得感、幸福感、安全感。全市各乡镇（街道）综治、卫健、公安、民政、残联等单位成立精神卫生综合管理小组，实现了部门协作配合、联管联控。目前，全市严重精神障碍患者20 681人，报告患病率达到4.1‰，规范管理率为85.05%，服药率为85.06%；居民心理健康素养水平达9.6%，中小学校配备专兼职心理健康工作人员比例100%。近年来，全市没有发生一起因心理问题和精神障碍造成的恶性肇事肇祸案（事）件，保持了社会和谐稳定。

（三）社会心理服务工作亮点纷呈

获嘉县信访局聘请政法、医院、保险等单位有心理咨询资质的退休老干部和专业人员从事群众咨询和矛盾调解；原阳县委政法委联合卫健、工会等单位，出资35万元培训120名心理咨询和治疗人员，组织开展各类心理健康宣传教育活动；红旗区教育系统、平原示范区和牧野区政法系统加强心理咨询中心（室）建设，软硬件设施齐全，为开展心理健康教育活动奠定了坚实基础。

四、经验启示

(一)要健全党政领导、部门协同、社会参与、专家支持、媒体宣传的长效工作机制

坚持预防为主、突出重点、问题导向、注重实效的原则,建立健全经常性社会心理服务疏导和预警干预机制,从源头到末梢进行全周期社会治理。要发挥专业社会工作和中华优秀传统文化的优势,促进司法、医务、青少年、婚姻家庭等社会工作融入社会心理服务网络,发挥心理服务在信访、社区调解、治安调解、人民调解、行政调解、司法调解中的作用。

(二)要认真落实精神障碍患者救治救助工作

坚持底线思维,采取更加有力的措施,严格落实部门责任,重点加强工作协调,做好每年的全面排查和日常工作,认真进行患者确诊登记,切实加强患者救治救助。落实"以奖代补"政策,对辖区内已经鉴定、确诊的严重精神障碍患者,落实监护包保责任,确保无脱管漏管,并得到有效的救治救助和服务管理,严防肇事肇祸重大案(事)件发生。

B.45 鹤壁市:深化健康环境促进行动,绘就高质量生态画卷

一、工作背景

近年来,鹤壁市深入贯彻习近平生态文明思想,坚持"绿水青山就是金山银山"理念,紧紧围绕健康鹤壁行动工作总体部署,以不断满足人民群众对优美生态环境的需要为宗旨,持续深化健康环境促进行动,推动全域生态文明建设水平不断提升,实现了由"煤城"到"绿城"的华丽转身。2022年成功创建国家生态文明建设示范区,入选国家十大智能社会环境治理特色实验基地。淇河鹤壁段入选全国首批"美丽河湖"案例、全省唯一,成为全国生态环境智慧监测创新应用试点。

二、主要做法

（一）坚持高位推动，构建生态文明制度体系

鹤壁市坚持把生态文明建设融入经济社会发展全过程、各方面，着力构建权责清晰、导向明确、多元参与的生态文明建设工作体系。

(1) 坚持齐抓共管。鹤壁市委、市政府高度重视，科学规划，将国家生态文明建设示范区创建工作纳入全市"365661"工程，谋划生态文明建设新蓝图。成立了由市政府主要领导为成员的创建工作专班，多次召开会议研究创建工作。市人大、市政协将生态文明建设工作列入重点视察调研内容，监督工作开展。各县区、市直各部门协调联动，社会各界积极参与，全市上下拧成了"人人重视生态、人人参与环保"的一股绳。

(2) 坚持系统观念。高水平编制《鹤壁市国家生态文明建设示范市规划（2021—2035年）》，将生态文明建设纳入年度综合考评、权重占到20%以上，为顺利推进工作提供了有力保障。

(3) 坚持监督实效。市委、市政府主要领导带队，采取"常委进驻、现场办公"形式，深入到各县区，集中交办问题，有效推动环保督察问题整改。成立5个由正县级干部任组长的督查帮扶组，建立清单推进、考核奖惩、追责问责等机制，严查生态环境领域突出问题。

（二）聚焦污染攻坚，夯实环境质量绿色根基

近年来，鹤壁聚焦环境污染突出问题，持续深入打好蓝天、碧水、净土保卫战，PM_{10}、$PM_{2.5}$、空气优良天数3项指标连年保持"两降一增"，2022年空气质量综合指数改善率全省第五，地表水环境质量改善情况全省第一，淇河生态评价指数在海河流域排名第一，农用地污染耕地、建设用地污染地块安全利用率保持100%。

(1) 提升治理效能。根据季节性污染特征，开展秋冬季综合治理、春夏会战、百日攻坚雷霆行动等系列攻坚行动。在建成大气监管网格基础上，建设了21个水质自动监测微型站点，实现水、气网格化监管全覆盖。

(2) 构建治理体系。在全省率先出台《关于加强散煤污染治理的决定》，制定大气污染防治条例、淇河保护条例等5部地方性法规，印发《关于加强"两高"项目生态环境源头防控的实施细则（试行）》，建立企业环境信用"红绿榜"并实施差异化监管，以良法促善治保发展。

(3) 促进压力传导。研究制定环境空气质量改善量化问责办法，建立清单推进、考核奖惩、追责问责等机制。每个重点乡镇建立一支专业队伍，制定一个有效方案，装备一套治理设施,打通污染防治"最后一公里"。成立督查帮扶组开展夜查暗访等工作,全面压实县区属地责任、行业监管责任、企业主体责任。

(三)严守生态底线,构筑城市绿色生态屏障

(1)实施生态功能提升。鹤壁在全国率先编制市级全域国土空间生态保护修复规划,南太行94个山水林田湖草沙生态修复试点全部建成,在全省率先完成露天矿山整治三年行动和绿色矿山建设任务。划定生态保护红线总面积189.06平方千米,占国土面积的8.83%,在西部山区形成完整的太行山生态屏障。全市湿地保护面积22.5335平方千米,湿地保护率达66.6%,全省第四。

(2)实施国土绿化提速。连续5年开展"满城樱花、银杏绣城、处处竹园、绿满鹤壁"建设,年均造林超10万亩、造林面积占市域面积比例全省第一,人均公园绿地面积超过22平方米,全省第一。"森林河南"责任目标考核连续2年获优秀等次。

(四)优化结构布局,推动产业转型绿色发展

鹤壁市贯彻新发展理念,坚持以创新驱动引领产业转型,改造提升传统产业,培育壮大新兴产业,谋篇布局未来产业,形成了"四优三新"主导产业体系,实现了由"煤城"向"绿城"的嬗变。

(1)推动产业绿色转型。实施绿色低碳转型战略,加快高碳产业低碳化、黑色产业绿色化、绿色产业规模化,建成"花园工厂"40个、绿色工厂11家,煤炭产业占比下降到6.1%,高新技术产业占比提高到55.1%,数字经济核心产业占比连续两年全省第二,因产业转型升级成效明显两次受到国务院表彰。

(2)促进科技成果转化。建成省级以上企业技术中心等创新平台241家,实施"双百"企业树标引领行动、科技型中小企业"春笋"计划等,培育国家科技型中小企业226家,国家级专精特新"小巨人"企业9家。

(3)推进资源循环利用。鹤壁市注重"双碳"牵引,强化"双控"倒逼,循环经济发展模式被国家发展改革委列为全国典型案例,单位GDP能耗降低率保持全省前三,全省唯一的"四合一"(生活垃圾、餐厨垃圾、污泥、建筑垃圾)静脉产业园投入运营,山城区大宗固体废弃物综合利用示范基地成为全省首个国家示范基地。

(五)提优环境品质,打造城乡融合宜居家园

鹤壁坚持以人为核心推进新型城镇化,大力实施乡村振兴战略,城乡建设日新月异。一是城市品质显著提升。以创建国家生态园林城市为契机,鹤壁加快城市绿化美化建设,不断提升市民生活品质,城区近年新建改造公园游园150余个,新增公园绿地面积500余万平方米,公园绿地服务半径覆盖率达到98.76%。二是乡村面貌不断改善。紧

密围绕"11566"乡村振兴工作整体布局,以创建全国城乡融合发展示范区和全省首批美丽乡村示范市为契机,全面推进城乡公交、城乡环卫等城乡"九个一体化",水、电、气等农村基层设施"六个全覆盖",重点建设九个小城镇试点、九个镇村融合示范带、四个美丽乡村示范带和130个乡村振兴示范村,打造中原地区乡村振兴"鹤壁模式"。针对山区丘陵水资源缺乏地区,鹤壁探索研究出"草粉生态"改厕模式,入选全国农村厕所粪污处理及资源化利用9种典型模式之一,人居环境整治工作获评河南省先进市。近几年先后实施1个国家级和62个省级美丽乡村建设项目,打造王家辿等4条美丽乡村示范带,凉水泉村灵泉妙境石光院子被认定为国家首批甲级旅游民宿,白龙庙"五号山谷"入选世界"十大必睡民宿"。

三、推进成效

鹤壁市积极探索、勇于创新,为更好满足公众对优美生态环境的需求,交出了一张张亮眼的成绩单,实现了一次次历史性的突破。

(一)探索国土空间规划"鹤壁模式"

在全省率先编制完成市级国土空间总体规划,"三区三线"划定成果在全国首批通过自然资源部审核。

(二)探索循环经济"鹤壁模式"

构建起循环型工业、循环型农业、循环型社会"三位一体"循环经济体系,全市工业固体废弃物综合利用率达到93%、农村秸秆综合利用率达到95.6%,建立循环经济相关标准1000多项,产业聚集、协同发展的鹤壁循环经济发展模式被国家发展改革委在全国推广。

(三)探索节能减排"鹤壁模式"

强力实施产业园区改造提升等"五大工程",建设示范项目180个,完成投资85亿元,"十三五"节能控煤考核全省第三,国家节能减排财政政策综合示范市考核连续3年获评优秀。

(四)探索清洁取暖"鹤壁模式"

建立"补初装不补运行"的财政补贴机制,实施"六个一"推广建设标准,农村清洁取暖率达到100%,清洁取暖试点市终期考核全国第一。

(五)探索海绵城市"鹤壁模式"

投资34.1亿元建成276个海绵城市项目,8项技术标准规范全省推广,申请专利12项,46.5%的城市建成区达到海绵城市要求,取得了"小雨不湿鞋、大雨不内涝、水体不黑臭、热岛有缓解"的效果。

四、经验启示

(一)领导重视、高位推动是创建成功的基本保障

鹤壁市委、市政府高度重视生态文明建设和生态环境保护工作,及时调整创建工作指挥部,领导全市生态创建工作。主要领导亲临生态创建、环境污染等工作一线,现场调研督导,解决具体问题。在全市形成了"党委领导、政府负责、人大政协监督、环保统筹、部门协作、全社会参与"的生态文明建设格局。

(二)部门联动、精诚合作是创建成功的重要条件

全市多次召开会议,研究部署生态文明创建和生态环境保护工作,市委常委会、市政府常务会议定期听取创建工作情况汇报,研究解决重大问题。创建办印发创建工作任务分解表,定期调度、督查考评,督促全市上下各司其职、各负其责,形成了信息共享、资料共享、成果共享的良好工作机制。各部门密切配合、精诚合作,确保了创建各项指标全面达标。

(三)真抓实干、创建为民是创建成功的制胜关键

生态创建的目的是不断改善生态环境质量,让老百姓享受到优良生态环境带来的红利。鹤壁市加大环保项目资金投入,在生态空间、生态修复、生态经济、生态环境质量改善等方面优化升级。近年来,公众对鹤壁的生态环境质量、生态人居环境、生态文明教育、生态文明制度建设等方面的满意率均达到95%以上。

B.46 三门峡灵宝市妇幼保健院：以中医中药之"灵"，护妇幼健康之"宝"

一、工作背景

中医药是中华民族的瑰宝，其"简、便、验、廉"等特色优势在应对21世纪的健康挑战中仍然有着不可或缺、不可替代的重要作用。近年来，党和国家多措并举促进中医药发展，强力推进中医药融入妇幼健康工作。习近平总书记在河南南阳考察时作出重要指示："我们要发展中医药，注重用现代科学解读中医药学原理，走中西医结合的道路。"

灵宝市妇幼保健院抢抓机遇，积极弘扬中医药文化，全方位推行"无中医不保健"的服务理念，以开展全生命周期中医药服务为支点、以打造"妇幼健康+中医"融合发展的灵宝模式为杠杆，实现"小支点"撬动了"大杠杆"，走出了一条特色发展之路，被河南省卫健委确定为河南省中医药妇幼适宜技术推广首批试点单位，荣获"河南省妇幼中医药特色单位"称号；科研论文《中医药融入妇幼健康服务模式探索》荣获全国妇幼健康科技成果奖一等奖；2023年12月在中国民族卫生协会中医药预防医学分会作题为《从中医适宜技术谈基层医院中医药发展》的经验交流发言，该文入选《2023年中医药大健康产业蓝皮书》。灵宝市妇幼保健院中医药融入妇幼健康服务新模式，为基层医疗卫生机构充分发挥预防、保健、医疗、康复等综合职能，更好地守护人民健康探索出了新思路、新经验。

二、主要做法

（一）转变理念，夯实发展之基

（1）中医药健康服务理念全融入。保健院大力倡导中医理念回归，于2015年确立了"无中医不保健"的发展理念，将中医服务理念融入到妇女儿童全生命周期健康服务的每个环节；成立了以院长为组长的中医药工作小组，制定中医药长期发展规划，实行多部门协作，全面推进"妇幼健康+中医"发展理念，中医药健康工作步入快车道。

（2）中医药健康服务患者全覆盖。保健院三大业务部均开展中医服务，其中孕产保健部开展督脉熏蒸、中药贴敷、催乳等中医服务；妇女保健部门诊、病区均设立中医馆，可同时开展艾透灸、三焦气旋灸、葫芦艾灸、中医按推、中药封包、耳穴埋豆、中医埋线等中西医联合治疗服务；儿童保健部开展小儿推拿、小儿三焦灸、中药灌肠、中药透皮贴、蜡疗等儿童中医绿色疗法,不输液、少吃药,实现儿童"无哭"治疗,收到了良好的社会反响。保健院深入总结提炼中医适宜技术开展经验,共有产后身痛、产后恶露不绝、感冒、咳嗽、小儿泄泻五个优势病种入选《河南省妇幼保健机构妇儿中医适宜技术》,品牌影响力进一步提升。

(3)中医药健康诊疗服务全程化。保健院全面推广中医药适宜技术31项,做到了患者到哪里就诊中医药服务就延伸到哪里。孕产妇从孕期保健开始就能接受中医艾灸纠正胎位、中药贴敷保胎、耳穴治疗妊娠剧吐等中医药服务;分娩后中药督脉熏蒸、手指点穴催乳,产后生化汤、中药封包塌渍、新生儿退黄茶、新生儿药浴退黄疸等特色服务,其中,"大黄芒硝贴"对糖尿病、贫血、肥胖等剖宫产术后产妇伤口愈合效果非常明显;产后开展的生姜泥治疗痔疮服务,用药后24小时痔核明显缩小、疼痛显著减轻,同时促进排便功能,受到产妇及其家属的一致好评。

(二)优化机制,激活发展之能

(1)培训交流强技术。保健院坚持"走出去",先后选派业务骨干分批到东阳市妇幼保健院、西北妇女儿童医院、重庆市儿童医院、新密市妇幼保健院、驻马店市中医院等学习中医特色技术。近年来共外派学习56人次,引进新技术30项。坚持"请进来",特聘全国中医临床优秀人才,河南中医药大学第一附属医院儿科主任闫永彬、妇科主任康志媛来院定期带教,并成立名中医传承工作室。坚持"广交流",先后与河北省赵县、巨鹿县、任丘市,河南省济源市、濮阳县、邓州市、洛宁县、博爱县等妇幼保健院开展中医适宜技术学习交流,促进共同发展。

(2)政策倾斜提质效。保健院将中医药业务单列,提高中医绩效分配比例,调动中医工作人员积极性。对参加"西学中"医师报销学费,累计参加西学中医师已占全院医师总数54%,让更多护理人员参加中医适宜技术培训,成为"能西会中"的多面手,多途径提升中医服务质量。

(3)加大投入作保障。2020—2023年,投入1000余万元,设置中药房、中药饮片调剂室、中成药调剂室、煎药室,按标准配备煎药机、封包机、粉碎机、中药调试柜等设施设备,购置督脉熏蒸床、中药熏蒸仓、扶阳透灸仪、智慧艾灸床等中医设备50余台,为中医药工作发展提供了有力保障。

(4)智慧中医促创新。中医科引进中医"治未病"系统、问止中医AI系统,让传统中医插上智能化翅膀。医师将症状全部录入电脑,后台数据分析做出中医辨证,医师根据辨证结果"精准治疗"。智能化中医弥补了妇幼保健院诊疗人群范围局限的短板,提高了中医救治服务能力。

（三）全面推动，聚合发展之力

（1）强化技能培训，挖掘基层中医资源库。利用县、乡、村三级妇幼保健网培训会，为乡村妇幼保健员、村医免费培训普及中医适宜技术；选拔骨干村医组建精英班，建立学习群，手把手教学和线上教学相结合，提升基层妇幼保健人员中医素养。保健院受灵宝市卫健委委托成立妇幼中医药专科联盟，为辖区乡镇卫生院开展中医传帮带，2022年为辖区10家乡镇卫生院免费带教中医药人员11名；利用村医例会开展中医培训，受益村医1000余人次；2023年结对帮扶6家乡镇卫生院，其中朱阳镇中心卫生院、故县镇卫生院中医药服务人次同比分别增长76%、95%。

（2）组织技术选评，提高中医医疗知名度。保健院每月组织各部门对上个月治疗效果显著、治疗人次最多的前两种中医适宜技术进行选评推介。依托治疗项目，推选出优秀中医师和优秀治疗师，提高中医专家社会知名度。通过孕妇学校、家长课堂、移动宣讲等广泛开展中医保健理念宣讲，推广家庭中医保健科普，提高群众对中医医疗保健的认识、理解和支持。

（3）推进健康科普，增强中医品牌影响力。主动联系各乡镇、居委会、企事业单位，开展中医科普讲座，推动中医科普知识"五进"。医院与灵宝市教体局联合开展"中医元素"进校园活动；与灵宝市妇联联合开展"中医元素进机关"三八系列健康讲座活动，每年进机关讲课百余场，受到广泛欢迎；利用微信、抖音、报刊等媒体，全方位、多层次开展中医健康科普宣传，《河南日报》《医药卫生报》《黄河时报》等进行了宣传报道，省内外兄弟单位纷纷前去学习交流。

三、推进成效

（1）中医药健康事业飞速发展。保健院中医药业务由最初的一个科室拓展到全面开展并成立中医病区，中医药服务人次由2015年的50人次增长到2023年的3892人次，8年间增长了70余倍。服务人群也得到扩大。中医药服务理念由初始的"治病为主"转变为现在的"治病与保健并重"，充分突出了妇幼保健院的中医保健特色。

（2）中医药服务水平显著提升。保健院在中医科建设的基础上，大力建设、优化布局中医馆，熟练开展妇女儿童中医适宜技术8项，确定中医优势病种5个，推行中西医联合查房会诊，抗生素使用率明显下降，门诊人均费用持续下降，患者门诊输液及用药率下降30%，药占比控制在17%左右，缩短了患者治疗时间和平均住院天数，降低了群众就医成本。

（3）群众满意程度持续提高。在2022年河南省妇幼机构绩效考核评比中获A++，河南省仅有6家县级妇幼保健院获此殊荣，考核结果显示患者满意度达98.68%。

四、经验启示

灵宝市妇幼保健院走"妇幼健康+中医"融合发展之路,收到了"人民群众得实惠、医务人员得鼓舞、卫生事业得发展、党和政府得民心"的共赢效果。

(1)理念作先导。对中医药服务的共识和坚定信心,是推进"妇幼健康+中医"融合发展的前提基础。

(2)人才为支撑。不拘一格用人才,使"妇幼健康+中医"融合发展有了坚实的技术支撑、不竭的动力源泉。

(3)机制来保障。激励政策的倾斜,让中医药工作者施展才华有舞台、事业发展有奔头。

(4)创新添动力。中医药是传统瑰宝,守正创新,才能永葆生机。

(5)初心守健康。守护人民健康是妇幼健康工作的初心和落脚点,用祖国医学解决民生问题,才能实现儿童强、母亲强、中国强的目标。

B.47 南阳市方城县龙城小学:深培育阳光心理,护学生健康成长

开展心理健康教育,既是学生自身健康成长的需要,也是社会发展对人全面素质的需要。方城县龙城小学强化党建统领,高度重视心理健康教育工作,在全面贯彻新时代党的教育方针、实施素质教育的过程中,推进"阳光教育",开展心理健康教育活动,努力培养学生"自知、自尊、自立、自信、自强"的心理素质,使学生增强自我调控、承受挫折、适应环境的能力。

一、工作背景

随着社会的飞速发展,人们的文化观念、生活方式、思维意识都发生了剧烈变化,当代小学生的心理负荷能力遇到了前所未有的考验。有资料表明,在我国约有1/5的儿童青少年都存在不同程度的心理行为问题,如厌学、说谎、作弊、自私、任性、退缩、焦虑、抑郁等种种外显的和内隐的心理行为问题。这些心理行为问题不但严重地影响着儿童青少年自身的健康发展,而且也给正常的教育教学工作带来巨大的困扰,直接影响教学任务的完成与教育目标的实现。为推进健康方城行动,在学校开展心理健康教育十分迫切,也具有重要意义。

龙城小学目前有56个教学班,在校学生3576人,在编教师119人,心理健康专职教师3人。学校党支部现有党员30名,党小组5个,党组织健全。学校把促进心理素质提高、预防问题发生作为小学生心理健康教育的主要目标,将心理健康教育贯穿于全部教育教学活动之中。学校开展心理咨询,举办心理讲座,依靠心理专家、专门工作者和广大教师做好学生心理健康教育。要求教师以一种更宽容、更理解和接纳的态度来认识和看待学生和学生的行为,不仅注意到行为本身,更注意去发现并合理满足基本的心理需求;不简单地进行是非判断,而是从一种人性化的角度去理解和教育学生,做到了润心启智、护苗成长。心理健康教育真正体现了对学生的尊重,建立了相互支持、理解和信任的良好师生关系,促进了学校教育教学工作的高质量发展。

二、主要做法

(一)领导高度重视,心理健康教育工作认识到位

1. 认识到位

学校领导认识到心理健康教育工作是德育工作的一部分,是素质教育的需要,是不断提高学校办学质量的需要,是为学生创造一个良好的成长环境的需要,是为学生终生不断进步发展奠定良好的心理基础的需要。学校成立了心理健康教育工作领导小组,校长担任组长,积极开展心理健康教育工作,德育处具体负责组织实施,使心理健康教育有了组织上的保证。

2. 保障有力

学校将心理健康教育纳入学校规划中,进课程、进课表、进头脑,不论是学年还是学期工作计划都将心理健康教育列为学校重点工作之一。此外,学校成立心理健康教育名师工作室、心理健康咨询室,咨询室设备设施齐全,并有3位专职心理健康教育教师任课。每班每周至少一节心理健康教育课,每学期进行一轮心理健康问卷调查或筛选,对有心理问题的学生建立台账,定期做心理疏导,对单亲家庭、留守儿童、残疾生、特困生、特异体质学生都进行了排查统计,由班级老师制定关爱帮扶措施。

(二)整合各种资源,发挥心理健康教育合力

1. 充分利用课堂教学,扎扎实实推进心理健康教育

在学科教学中渗透心理健康教育,是实现心理健康教育目标的主渠道。学校建立了集体备课、心理健康与学科融合机制,引导教师深入备课教研,挖掘教材中有利于培养学生良好心理素质的因素,通过巧妙的活动设计,使师生之间达到共鸣和合声,实实在在推进心理健康教育。在课堂中巧妙地渗透德育思想、心理教育,努力培养学生正确的人生

观和积极进取的人生目标。

2. 开展一系列心理健康知识宣传活动

结合学校实际开展线上线下相结合的心理健康主题教育活动。利用黑板报、宣传栏、校报校刊、校园广播以及根据学生年龄特点开展主题班队会、心理剧展演、制作手抄报及心灵书签、绘制心理漫画、观看心理电影、写心灵成长心得、毕业班心理辅导讲座等活动宣传心理健康知识，为学生搭建表现才华的舞台，调节学生的身心，释放学生的潜能。通过各种竞赛，来培养学生的合作精神、拼搏精神，把不怕困难、顽强拼搏、不怕失败、积极进取等良好的心理因素种植在学生心中，让学生懂得心理健康在人的成长过程中的重要性。学会学习，学会合作，学会做事，学会面对困难和挫折，使其健康成长，为将来走向社会打下良好基础，实现了"活动育人""活动育心"，在潜移默化中培养了学生良好的心理素质。

3. 利用学校各种设施，推进心理健康教育

学校通过宣传橱窗、校园文化墙、校园网、心理咨询室等开展形式多样、丰富多彩的心理健康教育活动。学生在参与活动中，培养了团结合作、拼搏创优的团队意识。

（三）引导学生主动参与，切实提高心育实效

一是利用宣传活动，使学生科学认识心理健康教育。许多学生缺乏对心理健康教育的科学认识，比如，有些学生认为心理健康教育的对象是心理有问题甚至是心理变态的人，所以难免对心理健康教育有抵触情绪。老师们通过心理橱窗、主题班会、心理课堂等途径来宣传心理健康知识，消除学生误解。二是针对学生需要，开展各项心理健康教育活动。兴趣是学生最好的老师，老师们本着"心理健康教育要蹲下来看孩子的需要"为原则，对学生时时进行心理谈话。在课堂上，教学内容力求联系学生的实际，每课教学只要能有利于学生的心理健康，有利于学生的潜能开发，有利于学生的全面发展，就大胆进行尝试。

（四）加强心理辅导，关注和保护特殊群体的正当权益和身心健康

在学校生活中，有一些特殊群体的利益更容易遭到侵害，包括学习成绩落后的学生，比较调皮、淘气的男生，家庭条件差、父母离异的学生，有亲属患有精神病或正在服刑的学生，以及那些性格内向、怯懦、寡言少语的学生等等。这些少年儿童容易遭到学生的歧视，受到心理伤害的可能性也要比一般学生大得多。为使他们找到自信，防止他们在隐性伤害中对社会和自己丧失希望、自暴自弃，学校采取了综合措施。

1. 开展心理咨询，建立健全心理档案

学期之初，各班开展细致的心理健康普查。根据其结果设立特殊学生心理档案。并在各个班级设立"知心姐姐"信箱，以利于教师及时了解学生的思想动态，心理辅导老师及任课教师就能够依据不同情况，协同进行引导、教育。

2. 开辟舒心阵地，理解信任学生

学校通过"舒心氧吧"社团活动阵地，和学生建立密切联系。2019年起，参与社团人数每学期达80多人，建立问题学生台账370多例。通过社团活动辅导老师和心理辅导老师正面的、积极的教育，促膝谈心，提高他们的思想认识，增强理智。对问题学生多表扬鼓励，善于发现学生的闪光点，及时肯定学生的优点，提高学生积极进取的自信心，获得了比较好的教育效果。

（五）推进家校配合，共助学生心理健康

学生生活的环境主要是家庭和学校。如何采取民主型的教养方式，营造和睦、温馨的家庭气氛是家庭教育首要问题。家长是孩子最好的心理医生，学校心理健康教育要赢得实效，必须赢得家长的支持。着力修筑学校与家庭之间沟通的桥梁，开办好家长学校，普及心理教育基本知识，交流先进经验与做法。不定期召开家长会，共同探讨孩子心理健康问题，形成了学校、家庭教育合力。学校畅通了家校互联网络，建立了家访制度，通过《致家长的一封信》，使学校与家庭互相沟通，共同引导学生热爱生活、热爱科学、关心社会、关心他人，培养他们的责任感、独立性、自尊心和自制力，养成乐观进取的精神。

三、推进成效

（一）专题教育提高了学生的认知水平

通过校园文化、专题讲座、主题班会、课堂渗透等途径，加大宣传力度和专题教育，让学生了解和参与心理健康教育活动，来优化自身心理素质，提高自身心理健康水平。

（二）特色活动畅通心灵交流渠道

"舒心氧吧"社团活动是学校开展心理健康教育的特色。"舒心氧吧"是一种以谈话、游戏为主要形式的小型聚会，每周三的班队课进行一次，时间一般为70分钟。通过师生的互动活动，使学生对心理健康获得一种感性的认识和体验，同时获得心理调节的方法与技巧。在活动中，学生可以大胆地向老师说出自己的心里话，和同学一起交流学习和生活中的快乐与苦恼，他们相互激励，共同收获快乐。

（三）心理专题讲座发挥良好的教育效果

针对一年级新生适应学校生活的心理教育，针对五年级学生开展青春期的心理教育，开展班主任专题心理讲座，开办成功父母成长讲堂培训班，等等。从学生的心理特点、心理发展规律、心理诉求等进行介绍和讲解，促进了师生关系的改善，促进了和谐班

级、幸福家庭建设。

四、经验启示

(一)建立心理档案

建立心理档案有助于教师发现和诊断学生个人或班集体存在的心理障碍与行为困扰,及早发现可能出现的问题端倪。使老师方便快捷地了解学生的能力差异、个性特点、心理诉求、学习心理等,为教师科学地管理和教育学生提供直接方法,从而使教师在教育工作中能有的放矢,减少盲目性,提高针对性,进而提高教育教学质量。

(二)开展心理健康教育更加需要有科研意识

学校把开展心理健康教育研究,作为一线教师参加教育科研的主要方式,在交流和沟通中,大家群策群力,形成了有效的经验措施。实践证明,要使学生的心理得以健康发展,教育工作者必须掌握好心理知识,遵循学生心理发展的规律,在实践中灵活运用心理教育规律,探索学生的心理发展,才能取得良好的成效。

(三)增强联动协作建设心理健康教育系统工程

将心理健康教育纳入学校工作的整体规划,全体教师、各部门都主动承担对学生进行心育的责任。家庭与社会积极配合学校工作,营造心育健康环境,使心理健康工作更深入实际,更好地为学生服务,切实帮助学生提高身心素质,促进学生的健康成长。

B.48 中国石化中原石油化工有限责任公司:践行"大健康"理念,助推企业高质量发展

一、工作背景

中国石化中原石油化工有限责任公司(以下简称公司)积极响应健康中国号召,着力推进健康企业建设,建立健全员工健康管理工作体制机制,严抓职业危害源头,提升健康服务质量,全面开展全员健康促进工作。强化员工个人健康意识和责任,大力倡导"个人是自己健康的第一责任人"理念,培育人人参与、人人建设、人人共享的员工健康新生态。

二、主要做法

（一）建立健全管理机制，保障职工身心健康

1. 组织保障

公司设立健康安全环保委员会，主任委员由公司主要负责人担任，副主任委员由公司领导班子成员担任，成员由公司安全总监、副总师和职能部室主要负责人组成。委员会办公室设在安全环保部，公司安全总监任办公室主任。安全环保部为公司综合监督管理部门，负责健康、安全、环保、消防管理。公司工会负责开展员工健康促进工作。

2. 计划方案

公司始终高度重视全员健康促进工作，将完成情况纳入中层管理人员绩效考核。强化源头管控健康危险因素，动态监控重点危险因素和重点场所，持续实施健康干预，督促员工当好自身健康的第一责任人。

3. 健康制度

建立完善员工职业健康管理制度、职业病危害防治责任制度、职业病危害警示与告知制度、职业病危害项目申报制度、女工保护制度、民主协商制度等相关制度规定，从依法合规层面有效维护了职工健康权益，构建和谐劳动关系。

（二）严抓职业病危害源头防控，强化工程防范措施落实

1. 职业病防护"三同时"管理

全面评估生产过程中职业性化学、物理、生物因素，以及劳动过程及作业环境等对作业人员的不利影响，依据评价结果对相关职业性危害采取相应的管理措施和工程防范措施。

2. 工作场所职业病危害因素控制

每年依据新改扩建项目和生产装置工艺、设备、材料等变化情况，定期对生产作业场所的毒物、粉尘、噪声、高温等职业病危害因素进行识别。目前共设有各类职业病危害因素检测点217个，每年委托有资质的检测机构进行年检一次；日常监测高毒物质每月一次，一般毒物和粉尘每季度一次，噪声每半年一次；检测结果及时履行告知程序。每3年开展一次职业病危害现状评价。2023年完成投资500万检验计量中心化验室改造项目，改善了员工工作环境。

3. 职业病危害防护与应急救援设施

职业病防护设施方面，公司共设置密闭采样器305台，通风排毒设施（排风扇、通风橱、万向排风罩）216台，消声器38台、粉尘收集器3台，以及3套带有排风系统的试剂

柜。应急救援设施方面,包括喷淋洗眼器 62 台,风向标 26 个,空气呼吸器 56 台,固定式报警仪 68 台,应急药箱 42 个,除颤仪 11 个,血压计 59 个。以上设备设施均包干到岗、落实到人,并定期组织检测维护,确保好用。

4. 工作场所职业病危害因素警示标识设置

依据《工作场所职业病危害警示标识》《中原石化职业病危害警示与告知管理办法》等,公司在产生职业病危害的工作场所,设置可以使职工产生警觉并采取相应防护措施的图形、线条、文字、信号、报警及通信等的警示标识和警示说明,对存在或产生严重职业病危害的工作岗位设置职业病危害告知卡,在生产场所醒目位置设置公告栏。

(三)提高健康服务质量,提升职工健康素养

1. 设立健康点,配备医疗器械

根据生产区域危害因素分布情况,合理设置医疗救援站点。2021 年公司在厂前区设置健康小屋,在生产区人员集中场所配备齐全的日常监测和应急救援设备设施,努力创造人人参与健康管理的氛围。

2. 员工健康评估,分类健康管理

根据《中华人民共和国职业病防治法》《职业健康检护技术规范》对体检工作统筹部署、一体推进,将职业健康体检和一般健康检查紧密结合,女职工健康检查与婚前、孕前和孕期保健相结合。2012 年建立健康信息查询平台,可查询职业健康信息、体检信息及工作场所职业病危害因素检测数据。

3. 应对新冠疫情,科学布置防控

制定《公共卫生突发事件应急预案》及食源性疾病、新冠病毒感染等专项应急预案,防止疾病传播流行,保障员工家属身心健康和生命安全。

4. 完善健身场地,开展群体活动

在生活区,公司建有职工文体活动中心,包括阅览室、图书馆、篮球场、羽毛球馆、乒乓球馆、健身房等休闲健身场地。在厂区,公司为"职工之家"配备跑步机、跳绳、握力器、臂力棒等各类实用型器材器械,不断增强了职工的获得感。同时设有心理健康辅导室、沙盘室,为促进员工健康创造条件。

5. 抓实健康培训,预防职业病例

制定《中原石化职业病防治宣传教育培训管理办法》,按计划开展职业健康预防、控制、法制、救护技能等培训工作,确保员工熟悉岗位接触职业病危害因素的理化性质、毒性、危害、防护和应急救援处理,了解岗位职业病防护设施的使用,自觉养成佩戴防护用品的好习惯。

6. 关爱员工健康,构建人文环境

公司日常送温暖、帮扶救助、大病救助等各项工作已经形成标准化制度。如:春节等

重大节假日、大检修、高温季节等,公司领导班子成员分别到生产一线看望慰问职工。常态化开展"我的健康我负责"健步走活动,目前已连续5年、累计达标2.4万人次、发放奖品15万余元。开展多种形式的科普宣教,进行员工健康基线调查,定期发布疫情防控、口罩佩戴、防暑降温、防血吸虫病等健康知识。

三、推进成效

(一)员工自主健康意识大幅提升

通过各项健康活动的有效开展,引导员工树立正确的健康观和卫生观、养成良好的工作生活学习习惯,增强疫情自主防控的意识和能力起到了积极有效的促进作用。

(二)应对公共卫生问题能力明显增强

通过配备配齐专兼职职业健康人员,建立起各部门各单位横向到边、纵向到底的深度沟通协调机制,信息应对、应急处置"绿色通道"更加便捷顺畅,为高效解决突发员工健康问题、突发公共卫生事件提供了坚强保障。

(三)公司健康理念取得突破性转变

通过党建融入职业健康工作、党政工团"四轮驱动",同心同力、同向同行,健康意识、健康理念从员工传递到家庭、影响到社会,为推动全公司实施"健康中国·濮阳"行动起到了积极促进作用。

(四)健康管理典型做法形成常态

开展健康高危行为干预活动和职业健康调查工作,收集、整理、分析员工健康相关数据,定期发布健康预警信息,为员工健康提供指导意见。配合医疗机构开展重点人群的疾病筛查、体检诊断、康复治疗、健康宣教等针对性工作,为重点群体提供专业健康管理服务。协调发挥社区卫生服务中心在城镇医疗体系中的作用,以基本公共卫生服务和居民家庭服务为抓手,以信息化建设为支撑,积极探索员工家属的社区健康管理服务模式。

四、经验启示

健康安全事关人人、人人有责。长期以来,中原石化公司始终秉承"大健康"理念,围绕职工、家属身心健康,积极完善健康保障、建设健康环境、优化健康服务,广大职工"主动健康"理念进一步增强,"个人是自己健康的第一责任人"理念深入人心。

B.49 郑州市第九人民医院（郑州市老年医院）：强化老年友善管理，做实老年健康服务

一、工作背景

郑州市第九人民医院（郑州市老年医院）是集医疗、教学、科研、康复、预防保健为一体的三级老年专科医院，是郑州市"区域老年医养中心"。2018年，被中国老年医学学会评选为老年友善医院。2021年，被河南省卫生健康委命名为"河南省老年友善医疗机构"。医院坚持以服务老年患者为中心，以发展老年医学专科特色为重点，多措并举，探索创新，从老年友善文化、管理、服务、环境等方面，持续改善老年人便捷、舒适、安全的就医体验，不断满足老年人健康服务需求。

二、主要做法

（一）营造敬老助老文化氛围

（1）加强医院文化建设。以创建全国一流的老年病综合医院为目标，凝聚高质量发展力量，将为老服务理念、态度、行为和日常用语等纳入医院职工行为守则。

（2）构建老年友善氛围。举办为老年人过生日、读报、带操等多种活动，丰富老年患者住院生活，将关心关爱老年人落到实处。制定义诊、讲座、送医送药等计划，每月深入社区家庭开展为老公益服务。定期组织门诊及住院老年患者开展健康知识讲座，坚持为他们提供就医指导、健康宣教等服务。门诊、病房、文化连廊等多处公示健康教育信息，开展老年健康促进和疾病预防知识宣教。

（3）开展社工志愿服务。将老年友善理念渗透到每一个环节，建立从门诊到住院引导、陪伴的志愿服务流程。目前志愿者发展到150余人。

（二）完善为老服务工作制度

（1）强化制度保障。通过建立咨询接待、服务监督随访、老年友善医疗护理、老年综合评估干预等管理制度，以及老年友善评价机制和奖励措施，设立专项资金等，完善老年友善服务与管理的长效工作机制。

（2）规范教育培训。制定完善包括老年医学、老年心理学、老年医学伦理学、老年护

理技能、老年人沟通交流技巧等内容的培训制度,对员工开展全面系统的继续教育。

(3)推进医联体建设。发起成立包括146家机构的"河南省老年医养联盟",搭建"互联网+医养"结合平台,实施人才培养、双向转诊等工作机制,实现医疗养老资源整合、服务衔接。

(三)优化老年就医流程

(1)提供老年就医连续性服务。建立方便老年人就医的门急诊流程及绿色通道,设立人工挂号及现金收费窗口,设置"无健康码"绿色通道。同时,针对失能、失智老年人安排接送服务,提供协助办理出入院手续及出院衔接服务。

(2)加强老年综合评估和风险防范。针对老年入院患者进行一般评估与高风险筛查,如跌倒、肺栓塞、营养不良等;落实筛查后知情告知制度,积极为老年患者提供临床药学、营养配餐、家属照护等服务和指导。

(3)提供老年特色医学专科服务。老年医学中心在老年门诊和老年病房基础上,设置造口伤口门诊、PICC门诊等护理门诊。安宁疗护中心是河南省首家开展姑息治疗与临终关怀医疗服务的专科中心,在服务上具有显著优势。

(四)改善老年就医环境

(1)完善导示标识系统。对门急诊和住院病区的无障碍通道、坡道及警示标识,存在标识不清等问题进行整改。设置老年人专用临时停车点,方便老年人就医上下车。

(2)基本设施更适老。对院内设施进行适老化改造,从灯光、洗浴设施、家具颜色、座椅高度等细节进行调整,加装扶手、防撞设施。

(3)打造舒适就医环境。院内环境整洁,墙体彩绘敬老爱老、老年健康知识等画面文字;楼宇之间通道宽度适宜,在文化连廊、病区走廊、阳光房等处均设有休息椅。

三、推进成效

(一)老年人就医更加便捷、安全、舒适

通过老年友善医院建设,为老年患者及其家庭提供了人文关怀、政策支持、服务优化、适老环境等方面的支持和便利,改善了老年人就医体验。医院通过整合照护服务,提高了医疗质量和老年患者满意度,保障了老年患者就医安全,有效解决了老年人看病难问题。

（二）老年医学专科特色更加明显

（1）老年医学中心在区域内更具优势。以推广实施"综合评估、多学科诊疗、个案管理"的老年医学核心技术为重点，着力发展对老年患者的营养、康复、急救、重症、创面修复、中长期照护等综合服务，建立起了老年急性期治疗、中期照护、康复护理、长期照料与临终关怀的完整老年健康服务体系。

（2）安宁疗护中心走在全国第一方阵。按照国际临床专科标准和服务规范，为各种严重疾病和因衰老导致的终末期患者，提供提高生活质量、减轻痛苦症状和规范人文关怀的姑息（缓和）医疗和安宁疗护服务。多次承担国家及省级安宁疗护人才培训项目，编制全国首部《姑息治疗与安宁疗护基本用药指南》《安宁疗护临床质控标准》，填补了相关领域空白。

（三）医养结合服务创新发展

探索建立"3模式+2平台"医养结合服务。

（1）联盟协作模式。医院利用老年医学中心、安宁疗护中心、心理医院等专科优势，与"河南省老年医养联盟"加强协作，将医疗和养老实现了无缝对接。

（2）无陪护理模式。医院在开展老年中、长期照护服务时，引入生活照料等养老服务，减轻了患者家属负担。

（3）机构合作模式。成立郑州第九人民医院荥阳医院，探索"居家—社区—机构"医养结合机制。

（4）互联网+医养结合一体化平台。为联盟各成员单位提供老年健康管理、远程视频问诊、远程健康教育、老年综合评估等信息化服务。

（5）社团管理平台。通过市老年医学学会、老年健康指导中心、老年病诊疗质控中心等社团平台，开展老年健康管理、老年医疗护理、老年医学人才培养等公益性服务活动。

四、经验启示

郑州市老年医院坚持以人民健康为中心，以老年人健康需求为导向，针对老年患者共性特点和医疗服务需求，优化老年人就医服务流程，加强精细化服务管理。发挥老年医学专科优势，带动区域内专科发展，建立完善区域内老年医疗健康服务网络，牵头组建老年医学、安宁疗护等专科联盟，老年健康服务能力和水平不断提升。

B.50 河南省脑卒中防治中心（郑州大学第一附属医院）：夯实全省脑卒中防治网络，开创脑卒中防治新局面

一、工作背景

脑卒中是全球第二位、我国第一位的致死病因。我国脑卒中分布具有显著的地域差异，基本表现为"北高南低，中部突出"的特征，中部地区是我国脑卒中高发区域，发病率、患病率和死亡率位居前列。推动全省脑卒中防治工作科学、规范开展，探索脑卒中预防、诊疗、管理相结合的综合防治工作模式，是共建共享健康河南的重要基础。

河南省自2014年启动脑卒中防治网络建设工作，截至2023年，全省17个省辖市、济源示范区105个县实现脑卒中防治中心全覆盖。与此同时，河南还是全国最早参与脑卒中高危人群筛查和干预项目的省份之一，依托"省市县乡村"五级防治网络实施的"防治管康"管理模式，推动了脑卒中患者院前救治、院中规范化救治、院外随访及健康管理，有效降低了全省脑卒中发病率和死亡率，也为全国脑卒中综合防控模式和体系的构建提供了借鉴。

二、主要做法

为推进脑卒中综合防控和早诊早治体系进一步完善，在省卫生健康委指导下，省脑卒中防治中心在卒中防治体系建设、高危人群筛查和干预、急诊救治能力建设、急救地图、适宜技术推广和人才培养、科普宣教、红手环志愿者行动等方面进行了深入的探索，取得了阶段性的成果。

（一）建立健全脑卒中防治体系及网络

河南省脑卒中防治工作经历了3个阶段。第一阶段始于2014年9月，成立省脑卒中防治中心，建立省市县三级脑卒中防治中心，探索完善脑卒中预防、诊疗、管理相结合的综合防治工作模式，逐步推广脑卒中防治适宜技术，普及卒中防治意识。第二阶段从2018年8月到2020年6月，发布了二、三级医院卒中中心评价细则，逐步完善脑卒中优先诊治机制，建立急诊急救信息共享机制，加强卒中中心规范化建设。第三阶段从2020年7月至2023年，将卒中中心评审列入二级医院升三级医院的必备条件，作为一票否决。对河南省脑卒中防治中心建设评价细则和指导认证进行了不断优化，持续推动全省卒中

防治工作深入开展。

（二）广泛开展脑卒中高危人群筛查和干预

1. 开展区域卒中高危人群筛查行动

（1）国家脑卒中高危人群筛查干预项目。自2011年实施，已覆盖我省18个地市23家项目医院46个项目点，每年项目经费1000余万元，完成10万例脑卒中高危人群筛查和干预工作。

（2）省级健康中原县域心脑血管病高危人群综合筛查干预项目。自2021年实施，已覆盖我省25个县域，每年项目经费560万元，完成7.5万人次心脑血管病高危人群的筛查干预和综合管理。

（3）在13个试点县开展县域脑卒中防治一体化示范项目。每年开展20万人筛查干预和宣教工作。

（4）郑州、安阳、平顶山、焦作、新密等地，将脑卒中筛查和干预列为政府民生实事。每年分别投入财政专项资金500万以上，用于脑卒中高危人群筛查，取得显著的社会效益。

2. 推动院内脑卒中高危人群筛查和干预

（1）针对门诊患者。在门诊、病房、电梯、宣传栏等主要地方设置脑卒中高危人群"8+2"简易筛查量表，方便就诊患者及家属扫码填写，增加机会性筛查的比例。对于识别出的脑卒中高危人群，建议至脑血管病门诊就诊，进一步完善颈动脉超声等检查。

（2）针对住院患者。通过把简易筛查量表植入电子病历系统，要求相关科室对高危人群进行脑血管评估。对于中重度颈动脉狭窄患者按危急值进行上报，由多学科讨论制定适当的治疗方案。此外，充分运用信息化技术，通过 HIS（医院信息系统）、公共卫生平台系统抓取卒中高危人群并建档管理，同时鼓励各县域在医共体、健联体内开展脑卒中高危人群筛查工作。

（三）积极开展中风120及红手环志愿者科普宣教

在全省广泛开展"卒中防治百（县）千（乡）万（村）亿（人获益）"教育培训活动，通过电台、电视台、抖音、微信公众号、图书等多种媒介深入基层、社区、学校、养老院等，提高公众卒中早期识别意识。一是建立村医、乡医、村民微信群。定期推送 BEFAST、"中风120"和"脑卒中早期八大临床症状"等卒中早期识别知识及急救地图，搭建"医患"直通车。二是农村大喇叭播放脑卒中急救科普知识。三是培养村、乡医作为哨点医生。四是开展红手环志愿者宣教活动。五是推行专家故乡行模式，增强医患沟通。六是培养家庭"健康明白人"。

（四）优化卒中绿色通道及"一键启动"

积极推行"一键启动"模式，在涉及卒中急性治疗的多个岗位均配备对讲机，当接诊疑似卒中病人时，相关岗位人员同时得到指示，迅速做好诊治准备。根据患者来源不同，梳理出急诊120、急诊自行就诊、门诊就诊、院内发病、医共体/医联体转诊等五大急救流程。对于120接诊的疑似卒中患者，在急救车上开展预评估、预分诊、预谈话、预处理，尽快进行静脉溶栓治疗。2023年全省静脉溶栓率提高到20.3%，70%以上医疗机构溶栓时间控制在30分钟内，比国家标准快15分钟。

（五）积极推动基层卒中防治单元建设

加强乡镇卫生院能力建设。通过专业技术人员县为乡用、进修培训、对口帮扶、信息化互联互通、远程指导等措施，推进卫生院在安全前提下开展溶栓建设。建立乡村卒中防治哨点和吹哨人制度，实现卒中救治关口前移、早期识别、快速转诊。

（六）加强防治中心及人才队伍建设

实施基层骨干医师培训和栋梁521培训计划，对全省卒中防治医务人员进行全方位多轮次系统化专科培训。大力推广普及急性缺血性卒中静脉溶栓、介入取栓、颈动脉内膜剥脱、颈动脉支架植入术、颅内动脉瘤栓塞术或夹闭术，开展脑心健康管理师、卒中康复医师、血管超声等专项培训。实施城市三级医院与县级医院对口支援"伴飞计划"，确保支援效果。

三、工作成效

（一）防治网络实现全覆盖

目前，省市县乡村五级防治网络逐步完善，打通了全省脑卒中防治工作最后一公里，初步构建了全生命周期的脑卒中管理模式。

（二）高危人群筛查干预成效突出

积极实施多个筛查干预项目，完成脑卒中高危人群筛查326万人次，实现对高危人群分级分类管理。推动各级脑卒中防治中心及地方政府完成脑卒中高危人群筛查干预100万人次。我省脑卒中高危人群筛查干预数量和质控均位居全国首位，脑卒中防治工作荣获全国先进单位；河南省脑卒中防治中心主任许予明教授荣获国家脑卒中防治十周年突出贡献奖；连续3年在中国脑卒中大会上举办河南专场，介绍河南模式和经验。

（三）适宜技术快速提升

河南省脑卒中防治中心组织开展静脉溶栓、取栓、颈动脉内膜剥脱、脑心健康管理师等培训班50余期，组织市县基层医师卒中专项培训300余场。目前，全省有301家二级及以上医疗机构能够开展急性缺血性卒中的静脉溶栓工作，185家医疗机构能够开展血管内治疗。急诊"一键呼叫"模式以及"绕行急诊""CT室溶栓"等新理念在全省推广应用，实现救治效率大幅提升，卒中的致死致残率下降。

（四）科普宣教广泛开展

目前，全省已成立300余家红手环志愿者团体及1万余名红手环志愿者，通过基层血管健康管理中心认证单位180家，各中心共开展患者教育培训会上千场，受益人群数百万。

（五）脑卒中防治科研硕果累累

重点研发专项百余项，获批国家级和省部级科研平台，执笔数十部行业指南或专家共识。累计发表SCI论文300余篇，取得河南省科技进步一等奖、二等奖等科研成果。

四、经验启示

随着人口老龄化的不断加剧，卒中防治工作压力巨大，任重道远。要进一步落实预防为主工作总方针，在重点做好系统化防控的基础上，进一步探索创新防控模式，推进"脑卒中筛查与防治一体化示范基地建设项目"，通过三师共管、三病同防，建立起中长期绩效评价评估标准，为卒中防治工作探索新路径。

B.51 郑州市：打造"九个统一"模式，构建市县乡一体化癌症防治新格局

一、工作背景

癌症是严重威胁人类健康的一大疾病，是导致中国居民预期寿命受损、因病致贫、因病返贫的主要疾病。郑州市重点关注发病率和死亡率较高的肺癌，自2020年起，持续四年把肺癌早期筛查项目列为民生重点实事，打造郑州市肺癌防治"九个统一"新模式，取

得较好社会效益。

二、主要做法

（一）统一管理，明确任务

成立管理小组和工作小组，由郑州市卫健委牵头，主管主任任管理组组长，疾病预防控制处具体负责管理。项目单位郑州市第三人民医院组建工作专班，院长任工作组组长，下设筛查组、质控组、科普专家组、信息组、财务管理组等，各组之间任务明确，具体负责项目落实。

（二）统一经费，加强保障

每年肺癌筛查工作启动前，郑州市卫健委联合市财政局进行项目论证，对项目的科学性和有效性进行评价，并印发郑州市肺癌早期筛查项目工作实施方案，每个区县（市）选取符合条件的乡镇卫生院、社区卫生服务中心为项目初筛单位，区县（市）人民医院、中医院为项目复筛单位，向全社会公示，并指导各区县（市）和相关医疗卫生单位积极做好项目宣传资料印制。郑州市卫健委和郑州市财政局共同做好财政经费配套，为项目顺利开展做好保障。

（三）统一培训，扎实推进

每年组织召开全市肺癌早期筛查工作培训会，对辖区内初筛及复筛机构开展针对性培训及项目指导。对调查问卷及复筛检查中的技术路线进行详细解读，确保筛查机构能够准确翔实地了解并记录居民的生活习惯、家族病史、烟草暴露、环境暴露等因素，全面评估居民的患癌风险。四年来累计培训调查人员5000余人。

（四）统一协调，推广科普

项目开始以后，各项目单位在郑州市第三人民医院牵头组织下，成立了多个癌症防治宣教专家队伍，深入各筛查机构，走进社区、乡村，积极开展居民健康教育及肺癌防治知识宣传，让更多的群众认识到肺癌的危害，了解如何防止肺癌的发生，以及如何建立健康的生活理念。四年来，累计开展健教宣传500余场，受益群众5万余人。

（五）统一宣传，营造氛围

2019—2023年，累计印制肺癌早期筛查宣传彩页、宣教手册、筛查问卷20万份，向居民免费发放，并在"健康郑州"公众号公布肺癌早期筛查相关信息，同时利用全国肿瘤宣传周等卫生宣传日举办大型义诊宣传活动。通过发放宣传页、新媒体访谈、开展健康知识讲座等多种方式,开展肺癌防治知识宣传和免费筛查宣传动员工作,营造"人人知晓、积极参与"的良好社会氛围。在国家、省市级媒体发布宣传稿近百篇,包括《人民日报》、人民网、央广网、学习强国、今日头条、《郑州日报》、《郑州晚报》等各大权威媒体平台,以及郑州发布、郑州电视台等多家媒体,广泛宣传郑州市委、市政府为民办事的惠民举措,使广大群众了解民生实事肺癌早期筛查工作的意义、目的及参与方法,提升肺癌筛查项目知晓度。

（六）统一思路,理顺流程

针对肺癌筛查工作中参与单位多,筛查员流动性大,对专业知识掌握不强,对技术路线不熟悉的难点,开展定期的线上和现场工作会。组建筛查工作群,定期推送癌症防治工作有关要求,及时解答筛查机构在具体工作中遇到的问题,保证工作流程顺利通畅,保质保量完成年度工作。

（七）统一平台,信息完整

搭建专用的"重点民生实事肺癌早期筛查项目信息平台",内容包含了初筛管理、高危确认、复筛管理、每周进度、复筛统计和工作底册,同时为筛查机构分配了管理权限,为工作人员分配了初筛员、复筛员和管理员权限,分别负责各自分管工作信息的填报和工作内容的审核,方便每位工作人员顺利完成工作的同时掌握各自工作进度,保障了各个工作环节配合顺畅。在工作的过程中,工作组对郑州区域肺癌高危人群的性别分布、年龄分布、高危因素分布等进行了初步分析,逐渐搭建起郑州区域肺癌防治的网络平台。

（八）统一数据,保证质量

为了保证肺癌早期筛查项目能够让群众真正受益,全面了解居民的生活方式、运动习惯、家族病史、职业暴露等,科学评估居民的患癌风险,同时也保证数据的真实、有效性,杜绝出现假冒、重复的情况,采取现场填报纸质版筛查问卷与网络版问卷相结合的方式。由初筛机构筛查员征求居民同意,现场询问居民问卷信息,填写纸质版问卷,并登录居民手机用户端同时填写,确认无误后筛查员签字留存,同时将居民身份证信息拍照后上传至网络端,确保信息与居民本人相匹配。系统端将筛查信息按照"中国肺癌筛查标准"的高危人群判定标准自动分类,将需要进行下一步复筛的人群信息同步反馈给当地复筛机构,由复筛机构负责通知受试者来院免费进行高危体检,保证了整个环节真实、高效。

（九）统一质控，有序推进

在肺癌早期筛查工作中，建立周报告、月报告制度，及时督促各单位落实筛查进度，利用筛查信息平台，密切跟踪分析各筛查机构数据，切实采取有效措施，及时纠正发现的问题，掌握工作进展情况，定期对各区县（市）筛查机构工作情况进行质控督导。项目单位郑州市第三人民医院质控组和专家组定期到各筛查机构进行现场质控，随机抽查筛查人群进行电话核实，查看问卷有无疏漏、错误，现场查看影像检查结果、实验室检查报告，确保没有误诊、漏诊情况。郑州市卫健委定期召开肺癌筛查项目工作推进会，梳理工作中发现的问题，共同探讨解决应对之策，为推进项目打下坚实的基础。

三、推进成效

注重总结郑州市肺癌筛查工作中的工作经验，进行科学分析和整理，团队核心成员近年来分别在各类期刊发表相关论文。在2021全国临床肿瘤学大会、2021中国肿瘤学大会、第十二届中国慢病管理大会，先后展示了"郑州癌症防治新模式"经验。2022年，项目单位郑州市第三人民医院被国家癌症中心评为"国家标准化癌症筛查推广与管理中心"。

四、经验启示

截至2023年，郑州市肺癌早期筛查项目，累计高危风险评估20万余人次，进行癌症防治科普宣讲500余场，听课群众2万余人，发现问卷高危5万余例，免费进行低剂量螺旋CT、肿瘤标志物检测近1.5万例，影像检出≥5毫米的高危肺结节2000余例，检出了40余例早期肺癌，对提高群众防癌防治知识知晓度，降低肺癌发病率，改善肺癌患者生存率作出积极贡献。同时，为加强癌症防治中西医协同创新，郑州市第三人民医院先后与中国中医科学院西苑医院肿瘤诊疗部主任、岐黄学者杨宇飞团队，北京中医药大学肿瘤研究所所长、中医肿瘤临床学系主任胡凯文团队签约，在"高危肺结节数字中医AI健康协同创新""中医药在肺结节干预的临床研究"领域展开全面研究，争取在中医癌症防治领域做出更加有益的探索。

B.52 河南省慢阻肺防治中心(河南省人民医院)：完善体系，加大投入，推进慢阻肺防治见成效

一、工作背景

慢阻肺病是我国最常见且可以预防、治疗的慢性呼吸系统疾病。据2018年研究显示，我国20岁及以上成人慢阻肺患病率为8.6%，40岁以上人群患病率高达13.7%，估算我国慢阻肺病患者高达1亿。据2022年研究显示，慢阻肺病的疾病负担在全球范围内已升至第二位，致死病因已升至第三位，我国每年约有超100万人死于慢阻肺病，并有约500万人因该病致残。慢阻肺由于其起病隐匿，症状不典型，公众知晓度和认知度低，早期诊断率不高，晚期治疗效果不佳，疾病负担重，防控形势愈加严峻，日益成为社会关注热点。

2020年，河南省慢阻肺防治中心正式成立，也是全国首家省级慢阻肺防治中心。在省卫生健康委的大力支持下，省慢阻肺防治中心着力推进慢阻肺防治工作，制定全省慢阻肺防治规划、健全防治体系；成立慢阻肺防治工作领导小组和专家委员会，加强质控；借力人工智能和物联网肺功能新技术，构建大数据平台，防治工作取得初步成效。

二、主要做法

（一）健全防治体系，织牢民众防护网

按照《关于建立全省慢阻肺病防治网络的通知》精神，积极推动全省慢阻肺防治网络建设，探索监测、预防、诊疗、管理相结合的综合防治工作模式，让基层医疗机构有路径可依。慢阻肺防治体系由慢阻肺防治中心、成员单位和医疗卫生机构及各级疾控机构组成，分别设立三级防治网络。同步建设慢阻肺防治质量控制管理体系、综合防治信息平台，打造覆盖"防、诊、控、治、康"全程干预管理模式。

（二）完善政府主导，加大投入力度

一是实施国家基层呼吸系统早期筛查干预能力提升项目。2020年，投入8500万为60%以上的社区卫生服务中心和乡镇卫生院配备物联网肺功能仪。省慢阻肺防治中心

培训省级师资,保质保量地完成各项培训工作,目前已累计培训基层医务人员7562人,居全国第五位。二是实施中央转移支付慢阻肺高危人群早期筛查与综合管理项目。自2021年开始,累计投入1000余万元,项目点增加至14个,已完成高危人群线上筛查13.7万人(居全国第一位),高危登记及现场肺功能筛查1.6万人。三是实施省级慢阻肺筛查管理项目。自2021年,每年投入400万元,遴选44家基地医院,289家乡镇卫生院或社区卫生服务中心,参与慢阻肺筛查防治工作,提高慢阻肺病知晓率、治疗率和控制率。通过多个干预项目的实施,推动了全省慢性呼吸系统疾病防治管理水平提升。

(三)强化医防结合,注重能力提升

省慢阻肺防治中心结合工作实际,统一课件、加强督导考核,提升培训效果。联合省疾控中心,借力人工智能和物联网肺功能新技术,打造全国首个省级慢阻肺大数据平台,涵盖筛查、诊断、治疗、随访、转诊等全程管理信息。省慢阻肺防治专家组在项目实施过程中,加强质控管理,确保平台数据的真实性和有效性。医疗机构与疾控机构融合发展,共同提升以慢阻肺为主的慢性呼吸系统疾病的防治成效。

三、推进成效

(一)全省慢阻肺防治网络初见雏形

目前,覆盖18个地市的市级慢阻肺防治中心全部成立,预计2024年覆盖各县区的县级慢阻肺防治中心基本建成,切实推进优质资源扩容和下沉。

(二)开发河南省慢阻肺筛查管理平台

将慢阻肺筛查管理、疾病诊断、病情评估、规范治疗、随访管理、健康教育等疾病全周期管理全部纳入平台,实现疾病的高效、规范、智能管理。慢阻肺管理信息系统上线以来,筛查疑似慢阻肺病例20余万例,持续跟踪管理5.6万人,上传肺功能数据2万余条。

四、经验启示

加强慢阻肺等呼吸慢病防治体系建设是党和政府关切人民健康的重要实践。作为严重影响人民群众健康的四大慢病之一,切实提高居民对慢阻肺病的知晓率和检查率还有很长的一段路要走。以政府为主导,坚持医防融合,以项目为抓手,织密织牢防治网络是提升慢阻肺防治成效,减轻社会经济负担的重要途径。依托慢阻肺防治网络,开展慢阻肺筛查管理项目,持续推动筛查及早诊早治路径持续优化,鼓励各地区开展多样化的

慢阻肺防治健康教育活动,有助于提高社会各界的防治意识,提升健康素养,提高筛查覆盖率,构建全社会参与慢阻肺防治的良好氛围。

B.53 河南省糖尿病防治中心(郑州大学第一附属医院):推动关口前移,提高糖尿病防治水平

一、工作背景

糖尿病是最常见的慢性非传染性疾病之一。2021年全球糖尿病患者约5.29亿,预计到2050年全球有13.1亿糖尿病患者。我国糖尿病患病率为12.8%,患者人数居全球首位,患者预期寿命缩短4—10年,每年糖尿病医疗支出占医疗总支出的10%以上。糖尿病慢性并发症是患者致死、致残的主要原因。规范糖尿病患者管理,加强儿童青少年代谢早筛早防,对减缓糖尿病发生发展尤其重要。

2020年,河南省糖尿病防治中心成立。2021年,正式启动糖尿病防治项目,2023年项目覆盖范围逐渐扩大。通过建立糖尿病防治网络并不断推广糖尿病患者的规范化管理模式,大力开展儿童青少年代谢综合征的早筛早防,持续提高糖尿病防治知识知晓率,实现了糖尿病预防关口前移。立足临床,加大糖尿病防治人才队伍的培养,开展糖尿病及其并发症发病机制研究,大力推动科技成果转化,不断提高防治水平。

二、主要做法

(一)构建糖尿病防治网络工作体系

2022年,省卫健委出台《关于建立河南省糖尿病防治网络的通知》,明确了糖尿病防治机构、主要任务、质量控制管理等工作标准。省糖尿病防治中心制定了市级糖尿病防治中心资质审核评分细则,开展申报单位培训、专家评估验收等工作。

(二)定期随访,助力糖尿病患者规范化管理

1.指导各级医疗机构,依据患者危险因素监测情况,对患者进行分层管理

基地医院根据高危、中危、低危的危险分层结果,利用生活方式干预(如合理膳食、适当运动、控制体重、戒烟限酒等)及药物治疗(根据患者的具体病情制定个体化治疗方案),进行糖尿病综合管理。通过随访,定期监测糖尿病患者血糖以及糖化血红蛋白的达

标情况,控制糖尿病并发症的发生发展,积极推广糖尿病患者规范化管理技术。

2. 开展儿童青少年肥胖及代谢综合征早筛

开展儿童和青少年肥胖及代谢综合征筛查,掌握我省城市和农村儿童青少年代谢综合征的患病情况,为综合防控糖尿病及提高社会健康认识起到重要作用。早筛项目重点了解个人家庭生活方式、评估青春期发育、检测基础生化指标等,并对代谢异常的儿童青少年进行饮食、运动等多方面干预,进而实现了糖尿病防治关口前移。

3. 加强人才培养,开展诊疗新技术

依托防治项目,省糖尿病防治中心定期组织基地单位,进行糖尿病防治工作培训,举办10届胰岛素泵/动态血糖监测规范化培训班。举办14届郑州大学内分泌疑难病例研讨会,成为河南省内分泌专业的高端学术论坛及中部地区品牌式学术交流平台。中心先后派出多名医护人员学习糖尿病足治疗技术,建立糖尿病足换药室,系统开展糖尿病足蚕食清创、负压引流、创面后愈合等治疗技术,努力向多学科辐射,开展多项诊治新技术。

三、推进成效

(一)逐步形成三级糖尿病防治网络

2023年底,共评审7个市级糖尿病防治中心,预计2024年,全面完成市级糖尿病防治中心的现场调研,2025年完成县级糖尿病防治中心建设,实现河南省三级糖尿病防治中心全覆盖,最终建立上下联动、医防融合的糖尿病防治体系。

(二)糖尿病健康管理水平大幅提升

目前,参与河南省糖尿病防治项目的医疗机构增至31家,共筛查并综合管理14 000例2型糖尿病患者。通过河南糖尿病防治项目的实施,糖尿病知晓率由36.5%升至49.6%;患者血糖达标率由41.3%升至47.5%,糖尿病管理水平明显提高。

(三)糖尿病预防关口前移

开展了儿童青少年肥胖及代谢异常早筛项目,在郑州市及西华县中小学校完成3417例儿童青少年筛查。筛查结果表明,城市的超重/肥胖检出率高于农村,农村的代谢不健康检出率明显高于城市。该数据成为了解我省儿童青少年糖尿病防治现状的重要依据,有助于提高社会对儿童青少年糖尿病问题的关注。

(四)人才队伍不断扩大

积极培养糖尿病防治领域人才,糖尿病防治中心累计开展人才培训以及学术会议十余场,完出培训300余人次,培养硕、博研究生近百人。中心与多家国际著名大学及研究机构合作,加强青年医师培养,增强了他们的知识储备和专业技能。

四、经验启示

全面建立上下联动、医防融合的省—市—县三级糖尿病防治网络体系,开展糖尿病防治全民教育,普及健康文明的生活方式,建设健康支持性环境,实施重点人群和重点场所糖尿病健康促进,是推进糖尿病综合防治的社会"大处方"。加大糖尿病筛查和干预管理力度,优化糖尿病筛查管理模式,开展儿童青少年代谢异常问题筛查,是持续提升防治服务能力的重要方面。

B.54 许昌市:社会共同参与 终结结核流行

一、工作背景

2014年,世界卫生组织提出了"终止结核病流行策略",并提出2035年"终止结核病"目标,目标的核心是将结核病的发病率降低至10/10万以下。据估算,我国新发结核病例78万,发病率55/10万,我国结核病发病数量居世界第3位。许昌市采取综合措施,积极防控结核流行,为公共卫生安全筑起了坚强的防线。

二、主要做法

(一)不断强化防治措施,多途径提高患者发现率

(1)与基本公共卫生服务结核病患者管理项目有机结合。加强对基层医疗卫生机构结核病知识培训,落实重点人群结核病筛查,发现可疑肺结核患者及时转诊到结防机构进行检查,真正做到"早发现、早诊断、早治疗"。2023年,许昌市完成糖尿病随方患者结核病筛查率为98.34%,报告发病率为112.15/10万;参与年度体检的老年人结核病筛查率为99.14%,报告发病率为84.12/10万;二者报告发病率均高于日常发现方式,进一步说明重点人群筛查是发现肺结核患者的重要手段。

(2)加强综合医疗机构转诊、登记和管理工作。扎实做好结核病信息管理系统疫情报告与转诊核查工作,切实做好疑似肺结核患者的追踪,确保能够得到及时、规范的治疗管理。

（3）不断提高诊疗水平。许昌市结防所积极引进与推广 γ-干扰素释放试验、PCR 耐药药敏监测试验和分枝杆菌液体药敏试验等结核病诊断新技术,提高活动性肺结核患者发现力度。同时,加大耐利福平耐药检测力度,扩大肺结核患者耐药检测范围,缩短检测时间。2023 年,全市结核病定点医疗机构病原学阳性肺结核患者耐药筛查率达到 94.49%。

（二）提升专业队伍能力,切实规范肺结核诊疗行为

市结防所每年组织各项结核病业务培训,落实结核病感染控制措施,规范诊疗行为,提高诊疗质量,全面提升结核病防、治、管等综合防控能力与服务技能水平。通过日常业务督导、技术评估、质量控制等措施,进一步提高全市结核病定点机构的诊治水平、医疗质量、疫情报告、患者管理、实验室质控等工作质量。2023 年全市结核病定点机构培训各级各类结核病防治人员 3446 人次。

（三）严格规范健康管理,持续提高患者治疗率

根据《肺结核患者健康管理服务规范》要求,严格落实患者健康管理,并将其纳入年度基本公共卫生服务考核,积极推行家庭医生签约服务,做好肺结核患者居家治疗。疾控机构、定点机构和基层医疗卫生机构积极协作,信息互通,实现患者的转诊追踪、督导访视和治疗管理无缝衔接。2023 年,全市肺结核患者规范治疗管理率达到 96.94%,规则服药率达 95.66%,完成治疗率达 94.80%。

（四）持续关注重点人群,牢牢守住公共卫生安全

（1）加强学校防控。明确学校为防控工作的责任主体,督促教育部门全面落实新生入学体检、因病缺课登记、病因追踪、健康教育等综合防控措施。对在校的肺结核患者密切接触者开展筛查,防止学校出现聚集性疫情。结防机构进一步加强学校结核病日常疫情监测和处置,学校肺结核疫情处置率保持在 100%,牢牢守住校园公共卫生安全。

（2）扎实做好流动人口防控。按照属地管理原则,指导做好流动人口结核病患者诊断、报告、转诊追踪、信息登记和治疗、随访服务等工作。对跨区域治疗的患者,做到信息有效衔接,实现结核病患者的全程管理。

（3）积极落实结核菌/艾滋病病毒双重感染者的筛查管理工作。2023 年全市 HIV/AIDS 患者结核病筛查率达 99.13%,结核病患者常规筛查 HIV 抗体率达 99.21%。

（五）加强结核病宣教,营造社会良好氛围

2023 年"3·24"期间在本地地标建筑播放结核病防治宣传标语,同时联合高校开展

学校结核病防治现场宣传和知识竞赛答题活动。各县(市、区)通过进学校、社区和乡村,向广大群众宣传结核病防治知识,提高全民结核病防治知识知晓率。通过公众号、视频号许昌结核防治等新媒体宣传,进一步提升许昌市结核病防治工作的号召力和影响力。

三、推进成效

(一)结核病标准化门诊建设全覆盖

5个县级结核病防治门诊全部通过省级达标验收,设备配置与基本工作条件得到明显改善,结防队伍得到充实壮大,能力得到显著提升。

(二)基本公共卫生服务结核病项目更加规范

进一步加强基层医生结核病防治培训,健全三级防治网络,肺结核患者规范管理率和规则服药率均达到90%以上。在2023年度全省结核病临床诊疗技能竞赛中,许昌市代表队获得了全省团体第一名的好成绩。

(三)进一步提高结核病发现率

加强结核病定点机构与综合医院的协调沟通,定期对疫情报告、转诊情况进行监督检查,对疫情漏登、漏报严重的医疗单位进行通报。全市疑似肺结核总体到位率达到95%以上。从2014年起,全市肺结核报告发病率呈历年下降趋势,结核病疫情得到有效控制。

(四)实现基本医疗保险与公共卫生项目的衔接

2019年,市卫健委联合医保部门研究出台"肺结核病按病种付费"政策,到2023年底,全市执行按病种付费肺结核患者25 910人次,医保报销588.67万元,患者自付比在20%左右,大大降低了肺结核患者的医疗负担。

四、经验启示

政府领导、部门参与是结核病防治工作的有力组织保障。防治网络体系是结核病防控关键。加强与教育、医保部门协作是防控的重要支撑。

B.55 南阳市：万名中医师家庭签约服务，构建"防治康养"南阳模式

一、工作背景

党的二十大报告对"推进健康中国建设"做出全面部署，强调要"促进中医药传承创新发展"。南阳作为全国、全省中医药大市，是医圣张仲景的故里、仲景文化的发源地，有发展中医药事业的优势。主要体现在：市县乡村四级中医药服务体系完善，全市共有75家中医医院（其中三级中医院6家、"三甲"中医院3家），797家中医诊所和门诊部，中医执业（助理）医师万余人。作为典型的人口大市、农业大市，农村地区人口规模大、慢性病患病率高，不同程度存在"看病难、看病贵"问题，亟待发挥中医药优势，促进人民健康。聚焦实际，南阳市创新开展"万名中医师家庭签约服务"，为城乡居民特别是"一老一少一残一优抚一低保"等重点人群提供中医药健康服务，开创覆盖全民和全生命周期的中医药"防治康养"模式，实现百姓得实惠、医院得发展、中医药得普及、政府得民心的多赢局面，为健康南阳建设开辟康庄大道。

二、主要做法

（一）实施"3211"工程，推进健康南阳行动

印发《南阳市万名中医师家庭签约服务实施方案（试行）》，各县（市、区）组建县乡村三级中医师+全科医师团队，与辖区居民签约，提供预防为主、防治结合的中医药服务。

"3"即采取三项主要措施——家庭签约、防治康养服务、医保医疗医药"三医"联动。

"2"即实现两个目标——缓解基层看病难、看病贵问题，解决病越看越多问题。

"1"即探索改革一套绩效考核办法，逐步打破现行医院的盈利模式，推动医院从"以治病为中心"向"以健康为中心"转变，预防为主、防治结合，回归医院的公益属性。

"1"即贡献一个中国特色"防治康养"的南阳模式。

（二）创新签约形式，建立服务体系

（1）建立服务机制。为居民建立"双向沟通、即时联系、预约诊疗、定期回访、常态巡诊"机制，实施健康人群每年至少一次、重点人群每月一次的履约服务。

(2)明确服务事项。为签约居民提供中医医疗、治未病、康复、慢病管理、重点人群管理、宣传教育等服务。

(3)优先服务重点人群。强化"一老一少一残一优抚一低保"重点人群和慢病患者精准服务,开展健康指导、疾病诊疗、儿童肥胖和近视防治、小儿脊柱弯曲、康复保健等服务,加强糖尿病、高血压等慢病管理。

(4)搭建服务信息平台。将签约中医师服务内容、健康科普知识等推送给居民,指导其做好健康管理。推广中医智慧诊疗和"共享药房",免煎配送,方便看中医、用中药。

(三)做好中医药为老服务,实施"双万"服务行动

将"万名护工养老服务"与"万名中医师家庭签约服务"相结合,开展"双万服务"行动计划。对康养照护类从业人员开展中医药知识技能培训,在签约中医师指导下,开展中医药健康科普、养生保健技能、日常照护、辅助康复训练、慢性病监测等方面的指导,共同为签约居民提供优质中医药服务和居家养老服务。

(四)坚持多措并举,实现可持续发展

(1)提升中医药服务的可及性。打造市级龙头中医专科、建好县级骨干中医专科,实现基层医疗中医化、中医服务特色化,打造"15分钟中医就诊圈",形成市域一体化中医药服务体系。

(2)提升基层中医师服务能力。在全市遴选出50—100项适宜技术,对基层中医师进行轮训。每年培训西学中人员1000人,充实中医师签约团队。

(3)加强中医药科普宣传。对签约居民普及中医药防病治病常识,包括膳食调理、起居调养、养生功法等。常态化举办"仲景大讲堂""中医药文化夜市",在社区、乡村建设中医药知识角,通过科普宣传,使群众掌握正确的养生保健理念和方法,养成积极健康的生活方式,提升中医药健康素养和身心健康水平。

(4)提升医院和医师参与积极性。将签约服务与基本公共卫生服务、紧密型县域医共体建设结合,在国家基本公共卫生服务中,增加中医药服务内容,占比原则上不低于30%;落实紧密型县域医共体医保基金总额付费、结余留用政策,体现"多劳多得、优劳优得",防止过度医疗,减轻群众健康成本。

三、取得成效

(一)提升了人民群众健康获得感

自2022年5月以来,全市签约率覆盖常住人口90%以上,重点人群签约247万人,

累计服务645万余人次,群众对中医药健康服务的认知度大大提升。

(二)切实推动医院"以治病为中心"向"以健康为中心"转变

促使医疗机构和临床医生建立预防为主、防治结合服务模式。以桐柏县为例,开展万名中医师家庭签约服务以来,慢性病总门诊就诊人次,2022年较上年同比下降3.48%;慢性病住院人次,2022年较上年同比下降5.30%。

(三)初步实现医保基金支出和参保人员自付费用"双下降"

随着"万名中医师家庭签约服务"落地和"医保基金总额付费、结余留用、超支合理分担"政策实施,推动医院管理理念转变,使医院真正回归了公益属性。据淅川县中医院统计,2022年7月1日至2023年8月1日,消渴病住院人次同比减少11.94%,次均费用降低0.33%;脑卒中住院人次同比减少4.49%,次均费用降低2.39%。

(四)缓解了群众看病难、看病贵问题

为居民提供治未病、慢病管理、疾病康复等服务,及时满足就医需求,使群众"不生病、少生病、少生大病",治病花费越来越少,减轻了就医负担,缓解了看病"难与贵"之痛。以内乡县为例,开展万名中医师签约服务以来,门诊中医药服务人次实现了较大增长,2023年上半年较2022年同期同比增长14.14%,住院中医药服务人次同期同比下降19.39%。

四、经验启示

(一)政府主导,部门联动是关键

南阳市将"实施万名中医师家庭签约服务工程"纳入全市民生实事,各县(市、区)政府发挥主导作用,抓好工作落实。发挥部门联动作用,中医药部门为实施主体,卫健、医保、财政、民政、残联、退役军人事务局等部门参与,一起整合惠民政策,共同推进实施。

(二)完善措施,精准服务是核心

加大配套措施制定和落实,推进签约服务可持续发展。通过做实履约服务、提升服务质量,实现了服务范围广泛化、服务对象精准化、服务方式多样化、特需服务个体化、服务推广便捷化的中医药服务新模式。

(三)搭建平台,管理评价是基础

依托"万名中医师家庭签约服务平台"开展绩效评价,加强数据管理运用。一是对已签约居民年龄分布、疾病谱等状况进行统计,对重点人群管理、慢病控制率等进行分析;二是精准统计签约中医师及所在机构工作量,重点考察群众满意度,体现"多劳多得、优劳优得",提高签约医师和机构工作积极性;三是综合考量制定《中医师家庭签约服务绩效评价方案》,进一步促进签约服务规范管理,不断提高服务质量。